의학용어집 6판 적용

알기 쉬운 핵심 병리학

제3판

저자 길초롱 · 김귀희 · 김미희 · 서보경 · 임유성 · 최영실 외

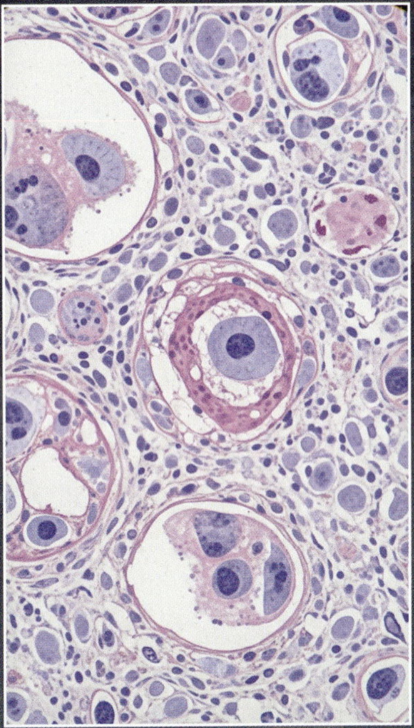

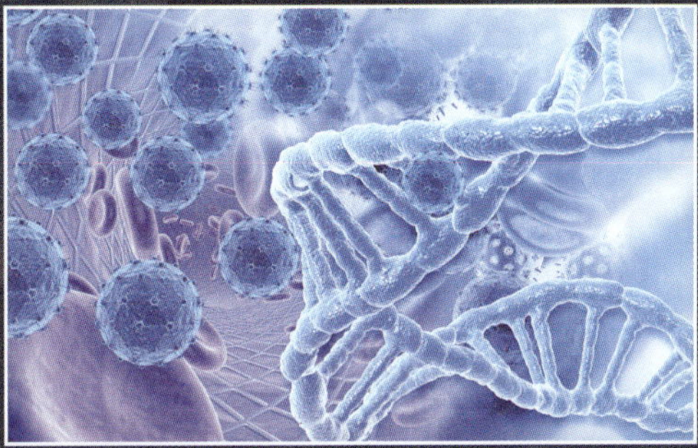

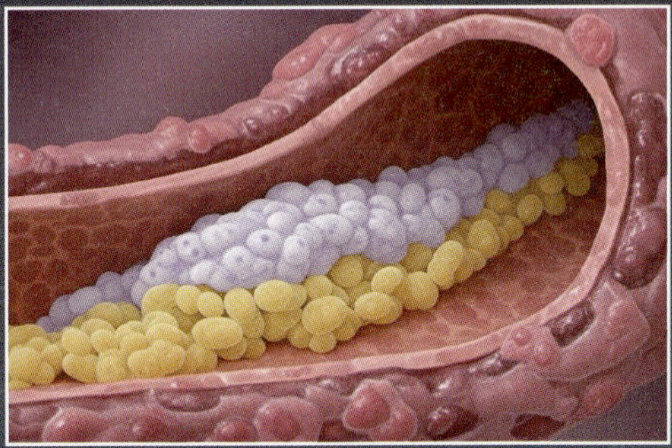

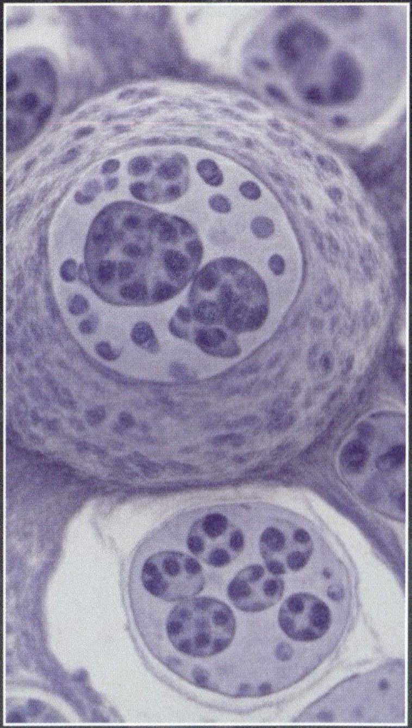

PATHOLOGY

의학교육

머리말

사람은 다양한 요인으로 인해 구조나 기능, 대사가 정상범위에서 벗어난 상태, 즉 질병에 걸린다. 병리학이란 질병에 걸리는 원인을 탐색하고, 질병에 걸린 환자의 신체에서 일어나는 변화가 어떠한 것인가를 연구하는 학문분야로, 의학 및 의료에 필수 정보를 제공한다. 나아가 이러한 연구 성과는 실제로 환자의 질병 진단이나 검진 및 예방에도 활용되어 질병의 원인이나 기전에 대해 연구하는 기초의학과 질병의 진료에 대해 연구하는 임상의학의 다리 역할을 담당한다고도 할 수 있다.

이처럼 병리학의 기초 없이는 의학 및 의료의 전반을 이해하기 어려우며, 따라서 간호사를 비롯한 임상병리사, 물리치료사, 작업치료사 등 보건의료분야의 전문직을 목표로 하는 사람들의 초기 교육에서 병리학의 습득은 중요한 위치를 차지한다.

필수 기초학문인 병리학을 쉽고 재미있게 접근할 수 있도록 이 책에서는 다음과 같이 노력하였다.

크게 〈총론〉과 〈각론〉으로 나누어 총론에서는 질병과 관련된 공통적 개념을 다루었고, 각론에서는 계통별로 임상에서 많이 접하게 되는 질병을 다루어 체계적으로 학습할 수 있도록 하였다.

병리학의 최신 내용을 충실히 담았고 쉽게 이해할 수 있도록 그림, 사진, 임상자료, 도표 등을 풍부하게 수록하였다. 또 의학용어에 대한 이해를 돕고자 각 챕터의 시작에 '핵심용어해설'을 실었고, 활용도가 높은 의학용어는 대한의사협회 의학용어위원회에서 발간한 「의학용어집 제6판」을 반영함으로써 최신 기준에 발맞추어 학습하도록 하였다.

간호 및 보건의료계열 학생들에게 유용한 병리학 교재가 되도록 쉬운 표현과 용어를 사용하고 여러 차례의 검토 과정을 거쳤으나 여전히 부족한 부분이 있으리라 생각한다.

그러한 부분은 개정을 거듭하면서 개선할 것을 약속하며 모쪼록 이 책을 통해 병리학 지식을 더욱 쉽고 재미있게 습득할 수 있기를 기대한다.

이 책이 출판되기까지 큰 도움을 주신 의학교육 출판사 사장님과 편집부 여러분에게 다시 한 번 감사의 말씀을 드린다.

저자 일동

Part I 총론

Chapter 10 선천이상 161

Chapter 11 노화 181

Part II 각론

Chapter 14 소화계통

Chapter 17 뇌 · 신경계통 333

Chapter 19 비뇨계통 385

Chapter 20 생식계통 401

Chapter 21 감각계통 423

Index 찾아보기 443

Part 01

총론

Chapter

01

병리학 입문

학습목표

1. 병리학의 개요를 설명할 수 있다.
2. 일상의 진료에서 병리진단의 역할에 대해 구체적인 예를 들어 설명할 수 있다.
3. 질병의 원인을 내인과 외인으로 나누어 설명할 수 있다.
4. 항상성의 개념을 예를 들어 설명할 수 있다.
5. 생활습관병의 개념과 발병에 관여하는 요인을 설명할 수 있다.

핵심용어해설

- **병리학**(pathology) : 질병 및 병적 상태의 본질에 대해 연구하는 의학의 한 분야이다.
- **병인**(etiology) : 인체의 균형을 파괴하고 질병을 일으키는 원인이 되는 것으로, 내인(인)자와 외인(인)자로 나뉜다. 내인(인)자는 원인이 처음부터 체내에 존재하는 경우를 말하고, 외인(인)자는 외상이나 세균, 바이러스 등의 미생물, 인체에 해를 미치는 다양한 화학물질 등이 체외에서 작용하거나 체내에 들어가서 질병을 일으키는 경우를 말한다.
- **부검**(autopsy) : 환자의 신체에서 분리한 세포나 조직 또는 사체에서 분리한 검체를 대상으로 질병을 검증하는 것을 말한다. 부검을 통해 ①임상진단의 적합성 여부, ②주병터 및 사망원인의 해명, ③치료 적합성 여부, ④치료에 의한 병터의 변화에 대해 정확한 판단이 가능해진다. 그 결과 현장 진료에 필요한 지식이나 기술의 향상뿐만 아니라 향후 의학연구의 과제선정 방침을 얻을 수 있다.
- **생검**(biopsy) : 생체 재료의 병리학적 검사를 말하며, 질병에 걸린 장기나 조직 일부를 병리학적 검사를 위해 채취해서 시행한다.
- **세포진단**(cytodiagnosis) : 신체 일부의 세포를 채취하여 현미경으로 관찰해서 비정상 세포의 유무를 조사하는 검사법이다. 주로 암진단 또는 집단검진에 사용된다.
- **조직진단**(histological diagnosis) : 병리진단 중에서도 세포진단과 구별할 필요가 있을 때 사용되는 용어로, 주로 조직을 검사 대상으로 하며 생검, 수술에 의한 장기 및 조직진단, 수술 중 신속진단 등이 있다.
- **진단병리학**(diagnostic pathology) : 임상과 직결된 병리학 영역이다. 대부분의 경우 병리학적 진단은 질병의 진단 자체를 말하며, 질병의 진행도, 중증도 등에 대해서도 판단이 내려지므로 치료법 선택이나 예후 판정에 중요한 근거가 된다.
- **항상성**(homeostasis) : 신체가 다양한 환경의 변화에 대응하여 내부 환경을 일정하게 조절하여 생존을 유지하는 현상이다. 혈액이나 사이질액의 성질과 상태가 일정한 것이나 체온조절 등이 그 예이다. 신경이나 호르몬에 의한 되먹임(feedback) 기전이 중요한 역할을 한다.

1 병리학의 개요

1. 병리학의 정의

병리학(pathology)이란 질병 및 병적 상태의 본질에 대해 연구하는 의학의 한 분야이다. 질병(disease)은 물질대사나 성장, 증식, 반응, 운동 등 다양한 인체의 기능에 이상이 발생한 상태를 말하는데, 병리학은 이러한 질병의 과정, 즉 질병의 원인과 발생기전, 경과, 죽음이라는 일련의 과정을 조사함으로써 질병의 성질을 연구하는 학문이다.

따라서 해부학, 세포생물학, 생리학, 생화학, 면역학이나 미생물학 등 많은 기초과학을 기반으로 하며, 한편으로는 임상의학과 밀접한 관계를 맺는다. 이러한 의미에서 병리학은 의학의 한 분야로 파악하기보다는 종합의학으로 간주해야 하며, 임상의학에서 진단과 치료는 병리학을 기초로 이루어진다고 할 수 있다.

2. 병리학의 분류

병리학은 크게 **인체병리학**(human pathology)과 **실험병리학**(experimental pathology)으로 나뉜다(그림 1-1). 인체병리학은 환자로부터 채취한 가검물을 대상으로 검사하는 **임상병리학**(clinical pathology)과 부검이나 수술 적출물, 탈락 세포 등을 대상으로 하는 **해부병리학**(anatomical pathology)이 있다. 의학의 본질상 살아 있는 사람을 대상으로 하는 실험에는 큰 제약이 있다. 따라서 의학 연구에서는 실험동물이나 배양세포를 이용하여 질병의 원인이나 기전을 해명할 필요가 있으며, 이를 실험병리학이라고 한다. 그러나 실험병리학도 최종적으로는 인체병리학의 해명을 목표로 한다.

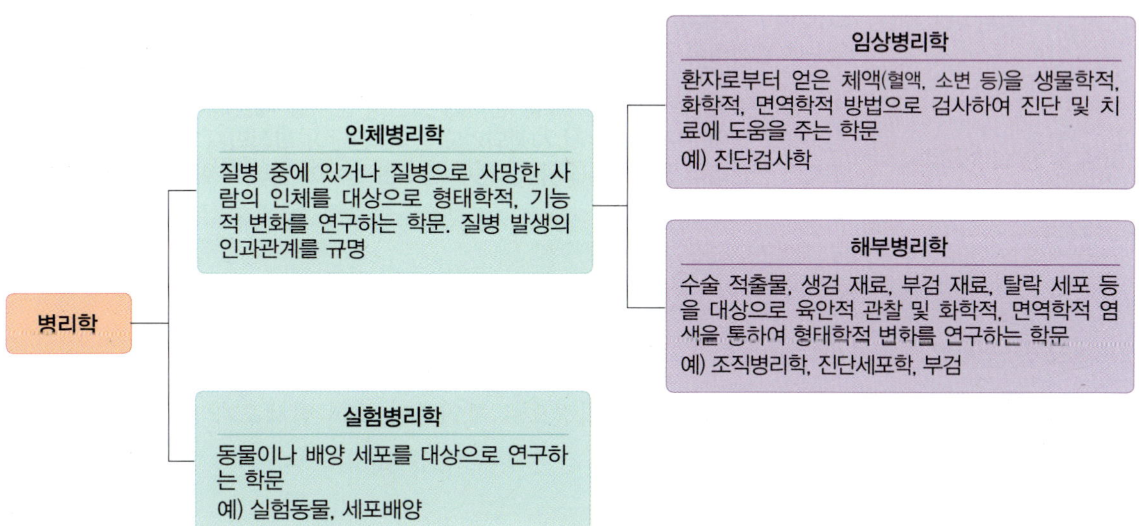

그림 1-1 병리학의 분류

1) 임상병리학(clinical pathology)

임상병리학에서는 피검자로부터 분리된 다양한 재료(혈액, 소변, 대변, 복수, 척수액 등)를 분석하여 질병 진단에 사용하며, 질병의 치료, 예후를 판단하기 위한 주요한 근거로 제공된다.

검체에 따라 혈액검사, 혈청검사, 소변검사, 체액검사, 가래검사, 대변검사 등으로 나눌 수 있고, 검사방법에 따라 화학적 검사, 분자생물학적 검사, 면역학적 검사, 생리기능검사, 핵의학검사 등으로 나눌 수 있다. 또한 미생물검사, 수혈의학검사, 유전자검사 등 다양한 분야를 통하여 건강검진, 질병의 발견, 진단, 감별, 질병의 중증도 및 예후 판정에 근거로 사용된다. 따라서 **진단검사학**(laboratory medicine)이라고 불리기도 한다.

2) 해부병리학(anatomical pathology)

해부병리학은 질병에 의해 유발되는 신체 조직의 구조적 변화와 형태학적 이상을 연구하는 병리학의 한 분야이다. 주로 조직학적(histological), 세포학적(cytological), 육안적(macroscopic) 수준에서의 병리학적 소견을 바탕으로 질병을 진단하고 평가하는 데 중점을 둔다.

(1) 조직진단(histological diagnosis)

인체에서 적출한 장기의 일부 조직을 검사 대상으로 하며, 표 1-1과 같은 종류가 있다(p.10 study plus 참조).

표 1-1 조직진단의 종류

종류	설명
생검 조직진단	생체 재료의 병리학적 검사를 말하며, 병터 부위의 장기나 조직의 일부를 채취하여 시행한다. 이 검사는 환자에게 매우 중대한 결정적 검사가 되는 경우가 많으며, 대부분 생검 조직의 병리진단을 근거로 악성종양의 확정진단을 판단한다.
수술에 의한 장기 · 조직진단	수술은 치료를 목적으로 시행되지만, 수술을 통해 절제한 장기에 대해서도 병리학적 검사가 이루어진다. 그 검사 결과를 통해 수술 전에 내려진 진단을 확인할 수 있으며, 그 밖에도 생검과 달리 큰 조직 또는 위나 폐(허파)와 같은 장기 자체를 대상으로 하기 때문에 병리학적 검사를 상세하게 시행할 수 있다.
수술 중 신속진단	병리진단은 질병의 진단, 치료법 선택에 결정적 근거를 제공하기 때문에 수술 중에 신속성을 요하는 진단으로서 시행되기도 한다. 진단이 확정되지 않은 경우나 종양의 조직형 진단이나 진행 정도의 판정 등이 필요한 경우에 병터 부위의 일부를 채취해서 신속하게 이루어진다.

(2) 세포진단(cytological diagnosis)

가래나 소변, 분비물 등에 함유된 세포를 현미경으로 확인하여 특히 암세포가 있는지를 판단하는 것으로, **세포검사**(cytology)라고도 한다. 표 1-2와 같은 종류가 있다(p.10 study plus 참조).

표 1-2 세포진단의 종류

종류	설명
박탈세포진단 (exfoliative cytology)	장기 표면에서 박리한 세포를 조사하는 것으로, 질 내용물(→ 자궁암), 가래(→ 폐암), 소변(→ 방광암) 등 다양한 장기를 대상으로 널리 응용된다.
흡인세포검사 (aspiration cytology)	유방이나 갑상샘 등에 병터가 있으면 가는 바늘을 삽입해서 흡인하고 이때 채취된 세포 안에 암세포가 있는지를 확인하는 검사로, 박탈세포진단보다 신선한 세포를 얻을 수 있으므로 병터 진단에 유력한 정보를 제공한다.

(3) 부검(autopsy)

질병 때문에 치료나 간호를 받던 환자가 사망했을 때 유족의 승낙 하에 시행된다. 부검을 통해 ①임상진단의 적합성 여부, ②질병의 진행도, ③치료의 적합성 여부, ④치료에 따른 병터의 변화 여부, ⑤사망원인 등에 대한 정확한 판단이 가능하다. 또 임상에서의 경험이 부검을 통해 증명되기 때문에 보건의료분야 종사자의 지식이나 기술이 향상된다.

2 질병의 개요

1. 질병의 정의

질병(disease)이란 인체의 정상적인 균형과 조화가 파괴되어 물질대사나 성장, 증식, 반응, 운동 등 다양한 인체 기능에 이상이 발생하는 현상을 말한다.

2. 질병의 원인과 항상성

1) 질병의 원인

인체의 균형을 파괴하고 질병을 일으키는 원인이 되는 것을 **병인**(etiology)이라고 한다(표 1-3). 병인은 크게 내인(인)자와 외인(인)자로 나뉜다. **내인(인)자**(intrinsic factor)는 원인이 처음부터 체내에 존재하는 경우로, 개체 또는 장기 등이 원래 가진 질병에 걸리기 쉬운 성질을 말한다. 따라서 유전적 요인이 크게 관여한다. **외인(인)자**(extrinsic factor)는 외상이나 세균, 바이러스 등의 미생물, 인체에 해를 미치는 다양한 화학물질 등이 체외에서 작용하거나 체내에 들어와서 질병을 일으키는 경우를 말한다.

병터 대부분은 세포나 조직 또는 장기의 형태적 변화를 일으켜 염증, 순환장애, 과다형성 또는 종양 등의 특징적인 현상을 나타낸다. 또한 형태적 변화와 함께 혈액이나 체액 등에 생화학적 또는 혈청학적인 변화가 나타나 이것이 병태의 파악과 진단에 도움을 준다. 다양한 병터 중에는 각각의 병인에 **특이적인**(specific) 변화도 있지만, 여러 병인에 공통하는 **비특이적인**(nonspecific) 변화도 많이 포함된다.

표 1-3 **병인(질병의 원인)**

구분		인자
내인(인)자		연령, 성별, 인종, 알레르기체질(개인적), 호르몬 이상(내분비 관련), 유전 및 염색체 이상(선천적)
외인(인)자	물리적 요인	외상, 화상, 방사선, 자외선 등
	화학적 요인	일산화탄소 등 유해한 화학물질 등
	생물학적 요인	미생물, 영양장애 등
	환경적 요인	대기오염, 수질오염 등

2) 항상성(homeostasis)

인체는 일상적으로 많은 **유해자극**(noxious stimulus)에 교란되고 있지만, 이에 대항하여 건강을 유지할 수 있는 이유는 외부의 다양한 변화에도 불구하고 인체의 내부 환경을 한결같이 유지하는 기전을 갖추고 있기 때문이다. 즉, 건강은 잘 조절되어 동적평형 상태에 있는 내부 환경의 정상성(stationarity)에 의해 유지되는데, 이러한 인체의 기능을 **항상성**(homeostasis)이라고 한다.

항상성 유지는 인체가 내 · 외적 위협을 극복하는 데 반드시 필요하기 때문에, 인체는 이 항상성을 조절하기 위해 많은 기전을 갖추고 있다. 내부 환경의 항상성 유지에는 신장(콩팥)에 의한 혈장 정화, 체내 수분의 양이나 삼투압 조절 또는 혈액의 완충작용이나 폐(허파)의 기체교환에 의한 pH 조절 등이 중요하다. 내분비계통이나 신경계통은 변화하는 내 · 외적 요인을 감지하여 되먹임(feedback) 조절을 통해 항상성을 효율적이고 효과적으로 유지하기 위한 조절기전으로서 중요한 역할을 한다. 또한 외부로부터 침입하는 미생물이나 이물(질)에 대한 면역계통의 반응도 중요하다. 그러나 조절할 수 없을 정도로 신체가 교란되어 항상성이 무너지면 정상적인 기능을 유지할 수 없게 되어 각종 장애에 의한 증상이 발생하고 질병으로서 인체에 나타나게 된다.

3. 질병에 대한 개인차와 개인의 반응

예전에는 질병의 원인으로 감염병이나 영양결핍 등의 외적 요인이 중요하였다. 그러나 생활환경이 향상되고 생활습관에도 큰 변화가 생긴 오늘날에는 인구의 고령화로 인해 질병의 구성이나 빈도에 큰 변화가 생겼다. 또한 최근에는 유전요인에 대한 연구의 획기적인 발달로 인간의 유전체(genome) 해독을 통해 질병에 걸리기 쉬운 체질, 즉 **개인차**에 대해서도 과학적으로 검증할 수 있게 되었다.

질병의 발병이나 예후에 관여하는 요인으로서 '유전요인', 병원체나 유해물질 등의 '외적요인', 그리고 식습관 · 운동 · 흡연 · 음주 등의 '생활습관요인'의 3가지가 중요하며, 생활습관병(life style disease)은 **'생활습관을 개선하면 질병의 발생이나 진행을 예방할 수 있는 질환'**으로 정의할 수 있다.

주요 생활습관병에는 고혈압, 당뇨병, 이상지질혈증(고지혈증), 비만 등이 있다. 이들 질환은 모두 **동맥경화증**(arteriosclerosis) 발병의 대표적인 위험인자이며, 같은 환자에게 여러 요인이 겹쳐 동맥경화증의 진행을 촉진함으로써 허혈심장병이나 뇌혈관장애의 원인이 된다. 또한 이들 질환은 성인기에 가장 많이 발생하는 대표적인 질환으로, 그 배경에 유전요인이 있는 일반적인(흔한) 질병이라는 의미에서 'common disease'라고도 한다.

생활습관병의 발병에는 평소의 생활습관뿐만 아니라 유전요인이 관여한다. 따라서 생활습관병은 유전요인에 생활습관으로 대표되는 환경인자가 개입해 발병하는 **다인자질환**이라고 할 수 있다. 또한 이러한 사실은 유전자에 새겨진 유전암호의 차이에 따라 질병에 걸리는 개인차가 발생하며, 유전자의 차이로 인해 동일한 환경요인에 노출되어도 질환이 발병하는 사람과 그렇지 않은 사람이 있음을 의미한다. 이러한 유전암호의 차이를 유전자다형성이라고 하며, DNA를 구성하는 1개의 염기 차이에도 질병에 더 잘 걸리거나 약물반응에 영향을 미친다는 사실이 밝혀졌다. 앞으로는 인간 유전체의 다양성이나 질환 유전자에 대한 해석이 더욱 활발해지고 또한 그러한 연구를 통해 얻은 성과가 일상 진료에 널리 응용될 것으로 기대된다.

Study Plus

세포진단과 조직진단

1. 세포진단

세포진단(cytodiagnosis)은 신체 조직이나 체액에서 세포를 채취하여 염색한 후 현미경하에서 관찰하여 비정상 세포의 유무를 조사하거나 어떤 질병인지를 진단하는 검사방법이다. 환자에게 가해지는 침습이 비교적 적고, 검체 채취나 표본 제작이 간편하며, 단시간에 검사할 수 있다. 그 밖에도 조직표본을 만들 수 없는 가슴막삼출액(흉수)이나 복수, 소변 등 액상 검체 속의 세포를 관찰할 수 있고, 수술 중에 가슴안(흉강)이나 복강 세정액 속의 암세포 유무를 조사하여 암의 진행 정도를 판정하는 데 도움을 줄 수 있다. 이형성 세포의 유무를 판단할 필요가 있는 선별검사에 적합하다.

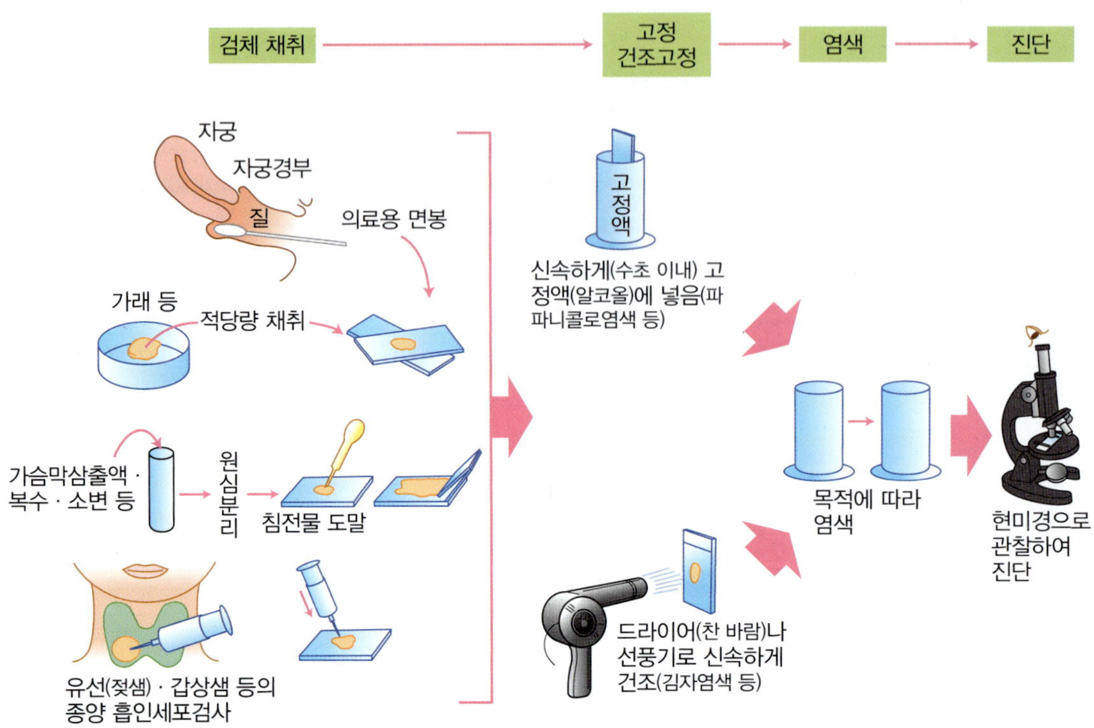

그림 1 세포진단의 과정

Study Plus

2. 조직진단

조직진단(histological diagnosis)은 진단을 목적으로 병터 일부를 채취하는 생검(biopsy)이나 수술로 적출한 장기를 이용하여 병터의 진단과 확산 등을 검사하는 것이다. 생검으로 채취한 조직이나 수술로 적출한 장기는 적출 조직의 몇 배 이상 되는 양의 포르말린에 고정한다. 작은 조직편인 경우는 하루 정도, 적출된 장기인 경우에는 1~2일 고정한 후 필요에 따라 사진을 촬영하고 조직학적으로 검사할 부분을 절단한다. 소화관은 원칙적으로 속공간을 열어 판에 붙이고 펼친 상태를 고정한다. 큰 자궁근종 등은 칼집을 넣어 고정하지 않으면 내부가 고정되지 않아 부패해 버리는 경우가 있다. 잘라낸 조직은 탈수하여 조직을 파라핀포매(paraffin embedding)하고 얇게 잘라 염색한 후 현미경으로 관찰 후 진단한다(그림 2).

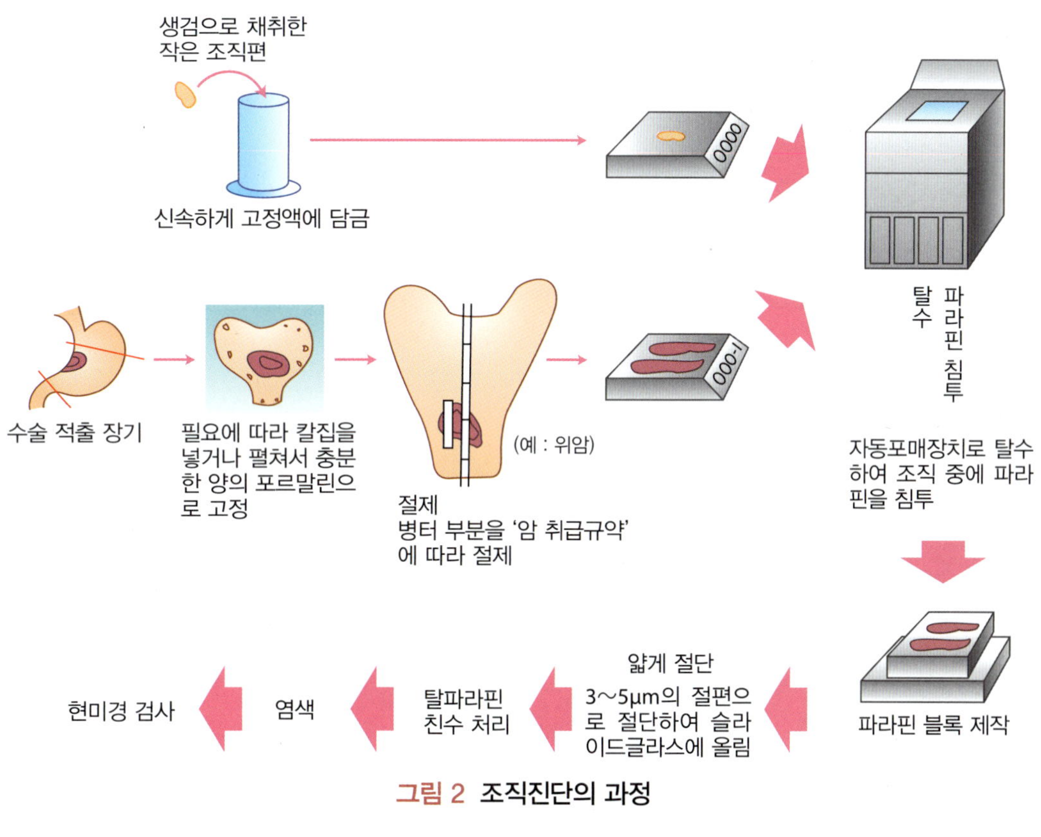

그림 2 조직진단의 과정

Chapter

02

세포손상

학습목표

1. 세포를 손상시키는 원인을 설명할 수 있다.
2. 세포변성의 개념을 설명할 수 있다.
3. 위축의 정의와 종류를 설명할 수 있다.
4. 괴사와 세포자멸사의 차이를 설명할 수 있다.

핵심용어해설

- **괴사**(necrosis) : 세포나 조직의 손상이 심해져서 회복 불가능한 죽음에 이르는 것을 말하며, 개체 전체의 죽음과 구별된다.
- **변성**(degeneration) : 손상을 입은 세포는 원인에 따라 DNA의 구조 변화나 복제 장애, 사립체의 기능 이상, 단백질 합성능력 저하, 세포 내 대사경로의 변화, 세포막의 펌프기능이나 투과성 이상 등이 발생하며, 그 결과 세포에 나타나는 다양한 변화를 말한다.
- **세포자멸사**(apoptosis) : 사전에 세포의 유전자에 입력된 자기파괴프로그램에 의해 일어나는 능동적인 세포사를 말한다. 조직의 발생 및 분화 과정이나 신체의 항상성 유지에 불필요해진 세포를 제거하기 위해 반드시 필요한 기전이다.
- **예후**(prognosis) : 질병이 진행되어 가는 경과에 대한 의학적 예측이나 전망을 말한다.
- **위축**(atrophy) : 세포, 조직 또는 기관(장기)의 용적이 감소되는 것을 말한다.
- **유전자**(gene) : 유전정보의 단위로, 특별한 단백질을 규정하는 정보를 가진 DNA를 말한다. DNA 속의 염기배열이 그에 대응하는 단백질의 아미노산배열을 규정하며, 각각 정해진 순서로 아미노산이 배열된 단백질이 구성된다. 즉, 유전자는 유전정보의 담당자이며, 단백질이 그 정보를 표현하는 수단이 된다. DNA의 염기배열과 그에 대응하는 단백질의 아미노산배열과의 관계는 유전부호(genetic code)라고 불린다.
- **유전체**(genome) : 세포 또는 개체가 가진 모든 유전정보를 말한다. 그 실체는 염색체에 들어 있는 DNA이며, 아데닌(adenine), 시토신(cytosine), 구아닌(guanine), 티민(thymine)이라는 4종류 염기의 특정 배열에 의해 유지된다. 따라서 모든 염색체를 구성하는 DNA의 염기배열이라고 할 수 있다.

세포는 쉬지 않고 활동하며 물질을 대사한다. 세포는 주위의 자극이나 환경 변화에 대응하여 형태를 바꾸거나 기능을 조절하여 적응한다. 그러나 세포가 적응할 수 있는 범위에는 한계가 있으며, 과도한 자극이나 스트레스가 가해지면 손상을 입는다.

손상을 입은 세포는 일반적으로 **변성**(degeneration)이라는 변화를 나타내는데, 손상 정도가 가벼우면 회복될 수 있지만(**가역변화**), 일정 한계를 넘으면 원래 상태로 회복되지 못하고 기능이 완전히 정지되어 결국에는 죽음에 이른다(**비가역변화**). 손상의 결과에 따라 일어나는 세포의 죽음을 **괴사**(necrosis)라고 하며, 이는 개체의 죽음(사망)과는 구별된다(그림 2-1).

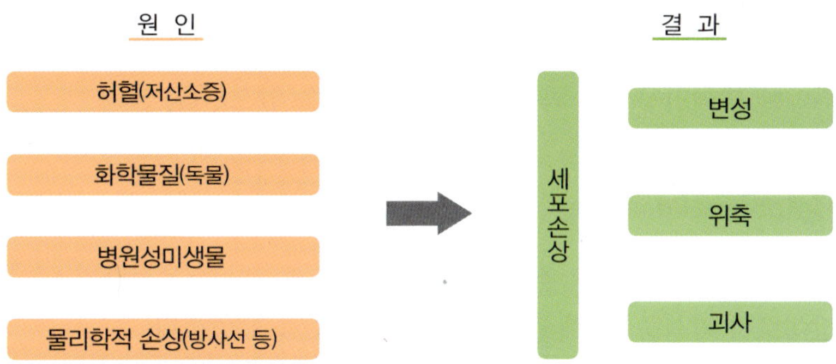

그림 2-1 **세포손상의 주요 원인과 결과**

1 세포손상의 원인

세포를 손상시키는 원인은 다양하지만, ①허혈(저산소증), ②화학물질(독물), ③병원성미생물, ④방사선으로 대표되는 물리학적 손상이 중요하다.

1) 허혈(ischemia)

허혈은 가장 일반적인 세포손상의 원인이다. 동맥경화증(arteriosclerosis) 등의 동맥 병터나 혈관 내에서 혈액이 응고되어 생기는 혈전에 의해 동맥의 속공간이 좁아지거나 막히면 혈액이 공급되지 않아 (허혈) 산소가 결핍된다(저산소증, hypoxia).

심장근육이나 뇌조직에 허혈이 발생하면 손상을 입은 세포 대부분이 괴사되어 심근경색증(myocardial infarction)이나 뇌경색증(cerebral infarction)이 발병하여 심장이나 뇌의 기능은 크게 장애를 받는다.

2) 화학물질(chemical substance)

유해한 화학물질이 어떠한 원인으로 체내에 들어와 세포손상을 일으키는 경우를 **중독**(intoxication)이라고 하는데, 심하면 세포의 괴사나 개체의 죽음(사망)을 유발한다. 이 경우 중독물질에 따라 특정 세포의 손상이 초래된다. 예를 들어 염화수은($HgCl_2$)이나 어떤 종류의 항균제에 의한 신장(콩팥) 요세관의 손상, 사염화탄소(CCl_4)에 의한 간세포의 손상, 파라콰(paraquat; 제초제)에 의한 폐(허파)나 신장의 손상이 있다.

3) 병원성미생물(pathogenic microorganism)

생체 내에 침입한 미생물(세균, 리케차, 바이러스, 진균, 원충, 기생충)은 면역계통에 비자기(nonself) 항원으로 인식되어 다양한 면역반응이나 염증반응 및 감염병을 일으킨다.

4) 물리학적 손상(physical damage)

방사선은 높은 물질 투과성과 이온화 작용으로 세포핵에 존재하는 유전자의 실체인 DNA를 손상시키기 때문에 만성장애로서 악성종양, 재생불량빈혈, 기형 등을 유발한다.

MEMO **방사선**(radiation)

방사성 원소의 붕괴로 물체에서 발생되는 입자를 말하며, 크게 전리방사선과 비전리방사선으로 나눌 수 있다. 전리방사선에는 전자기파(알파선, 베타선, 중성자선)와 입자파(감마선, X선)가 있다. 비전리방사선은 분자 구조에 영향을 미치지 않으며, 자외선, 가시광선, 적외선, 극초단파, 라디오파 등이 있다.

2 세포손상의 결과

1. 가역변화

1) 변성(degeneration)

손상을 입은 세포에서는 각각의 원인에 따라 DNA의 구조 변화나 복제 장애, 사립체(mitochondria)의 기능이상, 단백질 합성능력 저하, 세포 내 대사경로의 변화, 세포막의 펌프 기능이나 투과성 이상 등이 발생한다. 그 결과 세포에 나타나는 다양한 변화를 **변성**이라고 한다.

특히, 세포질의 부기(swelling)나 지방의 공포(vacuole)가 나타나는 경우가 많다. 세포부기(cell swelling)는 산소의 결핍 때문에 사립체에서 ATP 생산이 중단되는 등의 이유로 세포막 기능이 장애를 받아 세포의 내부 환경을 유지하지 못해서 세포질 내에 다량의 수분이 고인 상태로, **공포변성**(vacuolar degeneration)이라고도 한다.

간세포나 심장근육세포에서는 지방대사가 장애를 입어 지방 공포가 출현하여 **지방변성**(fatty degeneration)에 빠지기 쉽다(그림 2-2). 이러한 변화는 가역적이므로 손상의 원인이 제거되면 세포는 정상으로 회복된다.

02

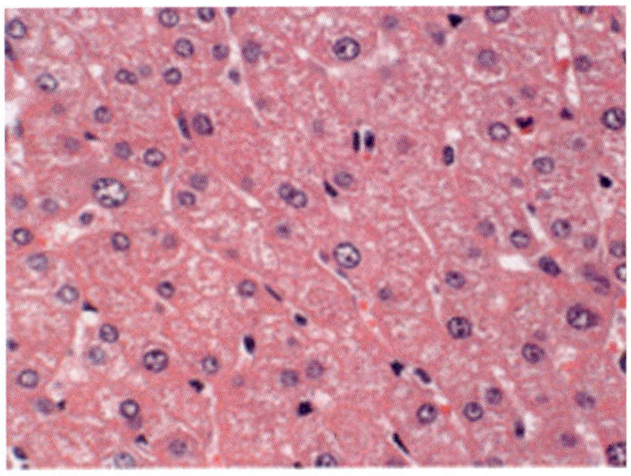

a

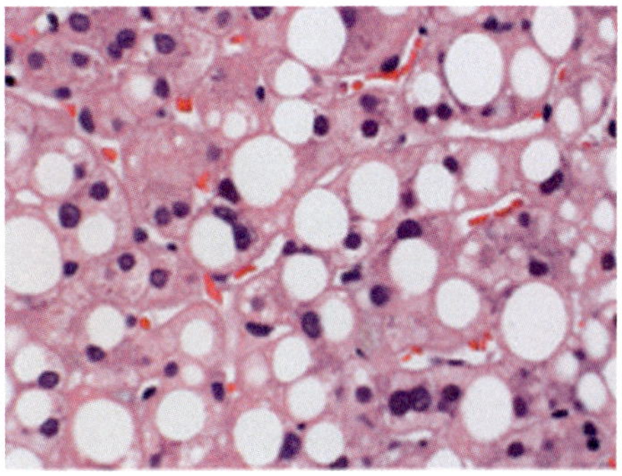

b

그림 2-2 **간세포의 지방변성**

지방변성에 빠진 간세포(b)에서는 정상 간세포(a)에서는 볼 수 없는 큰 공포가 세포질 안에서 관찰되며, 핵은 세포 가장자리로 밀려나 있다. 이 공포는 비정상적으로 축적된 지질에 따른 것으로, 그 안의 지질은 표본을 제작할 때 용출되므로 공포로서 관찰된다. 간세포의 지방변성은 알코올에 의한 간장애 시 흔히 볼 수 있다.

2) 위축(atrophy)

세포, 조직 또는 기관(장기)의 용적이 감소되는 것을 **위축**이라고 한다. 위축은 조직 및 기관 등이 정상적인 크기까지 도달한 후 그 용적이 감소되는 것을 말하며, 처음부터 충분히 형성되지 못해 용적이 작은 것은 **형성저하증**(hypoplasia) 또는 **발육부전**(growth failure)이라고 하여 위축과 구별한다.

위축의 성립에는 기관과 조직을 구성하는 세포 수의 감소와 세포 크기의 감소가 관여한다(그림 2-3). 위축된 세포에서는 대사활성이 저하되고 기능도 저하된다.

(1) 생리적위축(physiologic atrophy)

소아기에는 성숙된 가슴샘(흉선, thymus)이 성인이 되면 축소되거나 폐경 후 자궁이나 난소의 크기가 감소하는 것은 생리적위축의 대표적인 예이다. 노인에게서 나타나는 뇌, 간, 신장 등의 위축을 **노년위축**(senile atrophy)이라고 하여 생리적위축에 포함시키는 경우가 많으며, 때로는 동맥경화증에 의한 혈액 공급의 감소 등이 위축에 관여한다.

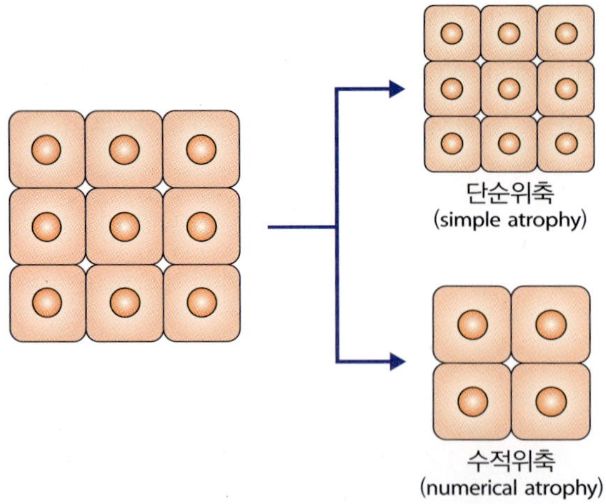

그림 2-3 위축

단순위축은 각각의 세포용적이 축소하여 장기가 작아지는 것이고,
수적위축은 세포 수가 줄어 장기가 작아지는 것이다.

(2) 불용위축(disuse atrophy)

기관이나 조직의 기능을 충분히 활용할 수 없는 기간이 오래 지속될 때 관찰된다. 예를 들어 노화 등의 원인으로 오랜 기간 침상생활을 하였거나, 여러 요인에 의해 움직이지 못할 때 팔다리의 근육이 가늘어지는 경우가 있다.

(3) 압박위축(pressure atrophy)

조직이나 기관(장기)이 지속적으로 일정한 기간 압박을 받아 발생한다. 예를 들어 디스크에 의해 척수가 만성적으로 압박을 받으면 척수위축이 발생하기도 하고, 결석 등에 의해 요로가 막혀 소변이 정체되면 요관이나 신우(콩팥깔때기)가 확장되고, 그로 인해 신장 조직이 압박을 받아 위축된다. 이 상태를 **수신증**(물콩팥증, hydronephrosis)이라고 하며, 신장 기능이 심하게 손상되고 소변정체로 인해 세균에 감염되기 쉬워 신우신염에 걸리기 쉽다.

욕창(decubitus)도 압박에 의해 발생하는 병터이다. 오랫동안 병상에 누워 있는 환자에게 발생하는 피부궤양으로, 어깨, 팔꿈치, 엉덩이 등 압박이 많이 가해지는 부위에서 잘 발생하며, 심한 경우 뼈가 노출된다.

2. 비가역변화

1) 괴사(necrosis)

손상이 심해져 회복이 불가능한 상태가 되면 세포나 조직은 죽음에 이르는데, 이를 **괴사**라고 한다.

세포가 비가역적으로 손상을 받으면 용해소체(lysosome) 안에 함유된 다양한 효소가 활성화하고, 그 때문에 세포를 구성하는 성분이 분해되어 **자가용해**(autolysis)라는 현상이 진행된다. 이에 따라 세포 형태의 변화가 나타나며, 현미경을 통해 세포의 생사를 판단할 수 있다.

괴사한 세포의 핵은 농축(핵농축, karyopyknosis)되고 파괴되어(핵붕괴, karyoklasis) 결국은 사라진다(그림 2-4). 세포막이나 세포소기관이 파괴되기 때문에 정상 상태에서는 세포질 내에만 존재하던 물질이 세포 밖으로 방출되어 혈액에서 발견된다. 예를 들어 심장근육, 간세포, 근육의 괴사 시에는 혈중 LDH(lactate dehydrogenase), AST(aspartate aminotransferase; =GOT), ALT(alanin aminotransferase; =GPT) 등의 효소가 상승하므로 질병 진단에 활용한다.

(1) 응고괴사(coagulation necrosis)

괴사조직에 함유된 단백질이 응고하여 수분상실이 현저하게 나타나는 현상이다. 날달걀과 삶은 달걀에 비유해 보면 날달걀은 정상 상태이고, 삶은 달걀은 응고괴사 상태라고 볼 수 있다. 심근경색증이 발병했을 때 관찰되는 심근괴사가 대표적이다.

(2) 액화괴사(colliquative necrosis)

괴사조직이 걸쭉하게 용해되어 액상이 되는 것으로, 뇌조직에서 나타날 수 있는 괴사 형태이다. 따라서 뇌경색증을 뇌연화증(encephalomalacia)이라고도 한다. 또한 세균감염으로 발생하는 고름집(농양)에서는 세균이나 중성구에서 유래한 단백질 성분의 효소에 괴사조직이 용해되어 공동이 발생하고 고름이 고이는 상태가 된다.

(3) 치즈괴사(caseous necrosis)

결핵에서 관찰되는 일종의 응고괴사로, 황백색 치즈처럼 보인다.

(4) 지방괴사(fat necrosis)

급성췌장염 발생 시 지방분해효소(lipase)가 외부로 유출되어 지방조직이 융해되고 거품 모양의 하얀 괴사가 형성된다.

(5) 섬유소모양괴사(fibrinoid necrosis)

혈관염에서 주로 발생하며 혈관벽에 면역복합체와 섬유소가 침착되어 연분홍색의 괴사조직이 관찰된다.

(6) 괴저(gangrene)

허혈이나 감염 또는 둘 다에 의해 발생하는 이차적인 조직손상을 말하며, 주로 손가락, 발가락, 손, 발에서 시작된다.

① **마른괴저**(건성괴저, dry gangrene) : 먼쪽(원위, distal)의 동맥폐색에 의해 발생하는 탈수성 허혈조직이다.
② **습성괴저**(wet gangrene) : 괴사조직에 세균감염이 더해져 부종과 홍반이 동반된다.
③ **기체괴저**(gas gangrene) : 클로스트리듐(*Clostridium*) 종의 감염에 의해 발생하며 피부밑조직에 가스가 발생하는 것이 특징이다.

3. 세포자멸사

괴사가 수동적인 세포사라고 한다면 세포에는 스스로 생명을 끊는, 즉 능동적인 세포사 기전이 존재한다. 이 '자살기전'은 세포 유전자에 미리 짜 넣어진 '자기파괴프로그램'이며, 이 기전이 작용하여 일어나는 세포사를 **세포자멸사**(apoptosis)라고 한다. 세포자멸사는 조직의 발생 및 분화 과정이나 인체의 항상성 유지에 불필요해진 세포를 제거하기 위한 필수적인 기전이다.

괴사와 달리 세포자멸사에서는 세포소기관의 변화는 적고, 핵에 변화가 생겨서 염색질이 핵막 가장자리로 응집하여 세포가 축소된다. 핵과 세포는 단편화되어 주위 세포나 대식세포(큰포식세포) 등에 의해 신속하게 처리(포식)된다. 다량의 세포 내 효소가 세포 밖으로 방출되는 일도 없고, 주위에 염증반응을 일으키는 일도 없다(그림 2-4).

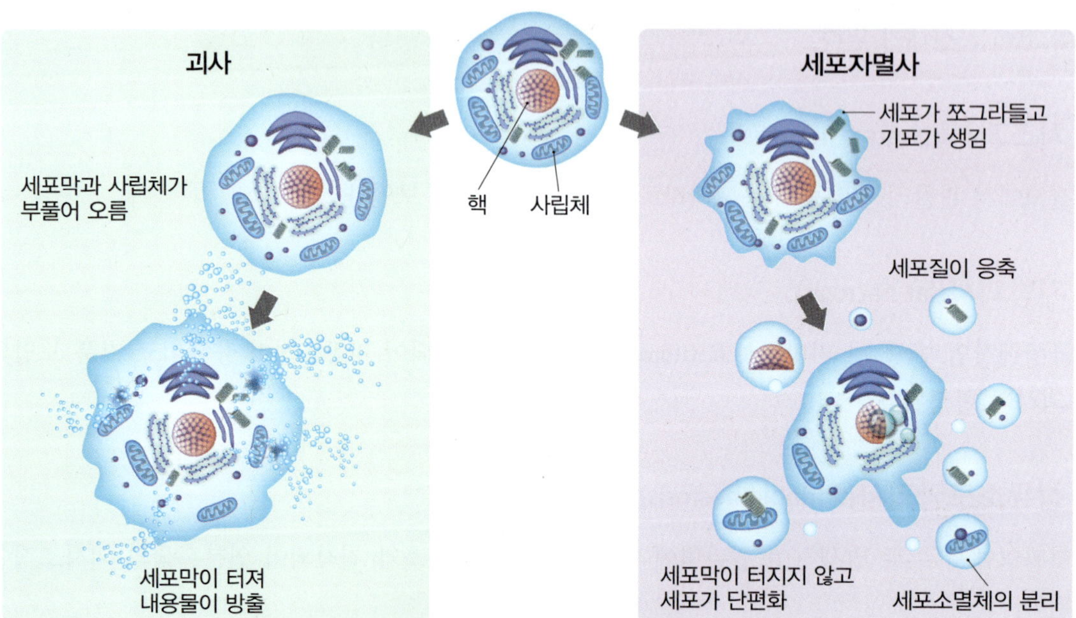

그림 2-4 괴사와 세포자멸사

Study Plus

세포와 조직

1. 세포의 구조와 기능

모든 생물은 **세포**(cell)라는 기본 단위로 구성된다. 세포는 생명활동을 영위하는 최소단위이며, 자가 복제인 세포분열에 의해 증식한다.

세포는 **핵**(nucleus)과 **세포질**(cytoplasm)로 구성되고, 그 주위를 **세포막**(cell membrane)이 둘러싸서 세포의 안과 밖을 구분짓는다. 세포질에는 명확한 형태를 취하지 않는 반유동성의 세포질과 특정한 형태와 기능을 가진 **세포소기관**(cell organelle; 세포질그물, 골지기관, 사립체, 용해소체 등)이 들어 있다(그림 1, 표 1).

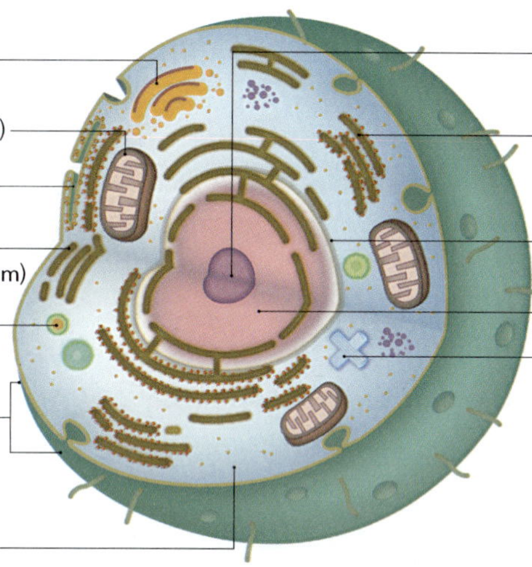

그림 1 세포의 미세구조

세포는 세포막으로 둘러싸여 있고, 그 내부는 핵과 세포질로 구성된다. 세포질 안에는 세포소기관이라고 일컬어지는 다양한 구조체가 있는데, 각각 독자적인 기능을 발휘한다.

표 1 주요 세포소기관

종류	설명
세포질그물 (endoplasmic reticulum)	세포막과 핵막 사이를 연결하는 판 모양의 그물 구조로, 형태적으로 표면이 매끄러운 무과립세포질그물(agranular endoplasmic reticulum)과 리보소체가 다수 부착한 과립세포질그물(granular endoplasmic reticulum)이 있다. 리보소체는 핵에서 유전정보를 운반해 온 RNA를 바탕으로 단백질을 합성한다.

Study Plus

표 1 주요 세포소기관 (계속)

종류	설명
사립체 (mitochondria)	세포 내부의 호흡을 담당하며 에너지를 생산하는 소기관으로, 산화인산화(oxidative phosphorylation)에 의해 ATP(삼인산아데노신, adenosine triphosphate)를 생산하여 필요로 하는 부위에 공급한다.
골지기관 (Golgi apparatus)	편평한 주머니가 여러 층 겹쳐진 형태의 소기관으로, 핵 주위에 위치하며 분비성 세포에서 발달되어 있다. 이곳에서 단백질이 가공되거나 농축 및 저장되었다가 필요에 따라 세포막으로 보내져 분비된다.
용해소체 (lysosome)	세포 내의 물질을 처리하는 소기관으로, 다양한 분해효소를 함유한다. 세포 내에서 불필요해진 물질이나 합성과정에서 잘못하여 생성된 물질, 나아가 세포 밖에서 흡수된 이물(질)(세균 등의 미생물 포함) 등을 분해 및 처리하는 역할을 한다.

2. 조직의 분류와 기능

조직(tissue)은 특정한 방향으로 분화된 집단으로 구성되며, 하나의 조직은 비슷한 형태와 기능을 가진다. 조직에는 상피조직, 결합조직, 근육조직, 신경조직 등이 있다.

1) 상피조직(epithelial tissue)

인체의 바깥표면(예를 들어 피부) 또는 체표면에 연속된 속공간(소화관, 기도, 요로 등)이나 기관(간, 췌장 등)의 속면을 덮는 조직이다. 피부를 덮는 상피를 표피(epidermis)라고 하고, 소화관이나 기도의 상피조직처럼 표면이 점액에 항상 젖어 있는 조직을 점막(mucosa)이라고 한다.

상피조직은 구성하는 세포의 형태에 따라 **편평상피**(squamous epithelium), **입방상피**(cuboidal epithelium), **원주상피**(columnar epithelium)로 분류되고, 세포의 성질에 따라 **원주상피**(columnar epithelium), **이행상피**(transitional epithelium), **중층편평상피**(stratified squamous epithelium) 등으로 나뉘며, 각각 인체 내에 존재하는 장소가 정해져 있다(그림 2). 상피조직은 외부로부터 인체를 보호하거나 소화, 흡수, 호흡을 하고, 각종 물질을 생산하여 분비하는 중요한 작용을 한다.

2) 결합조직(connective tissue)

결합조직에 속하는 세포는 다양한 형태와 기능을 가지는데, 인체와 기관을 지지하거나 기관과 기관을 결합하는 역할을 한다. 결합조직 대부분은 섬유성 결합조직이며, 인체 곳

Study Plus

곳에 존재한다(그림 3).

혈관은 혈액을 공급하기 위해 특별히 발달한 결합조직으로 이루어진다. 혈액도 혈장이라는 액체를 바탕질로 하는 일종의 결합조직으로 간주된다. **연골조직**(cartilage tissue)이나 **골조직**(뼈조직, osseous tissue)은 연골바탕질(cartilage matrix)과 뼈바탕질(bone matrix)을 생산하여 인체를 지지하기 위해 특별히 분화된 결합조직이다.

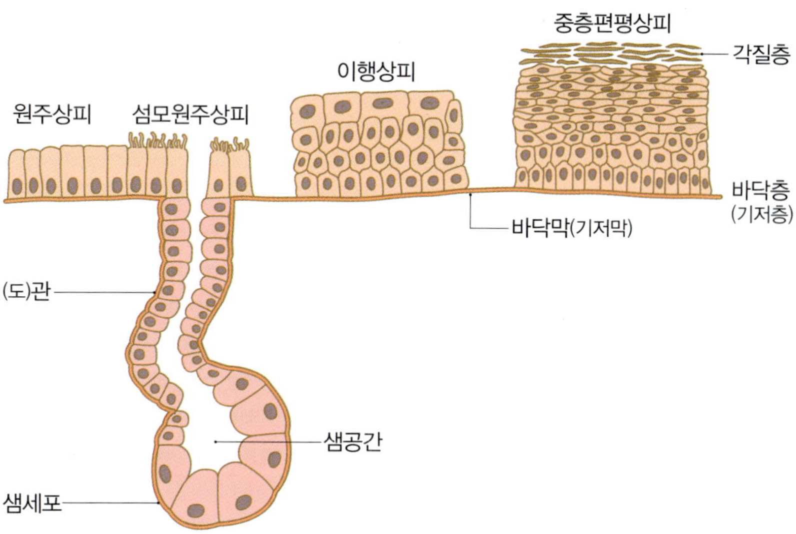

그림 2 상피세포의 종류와 구조

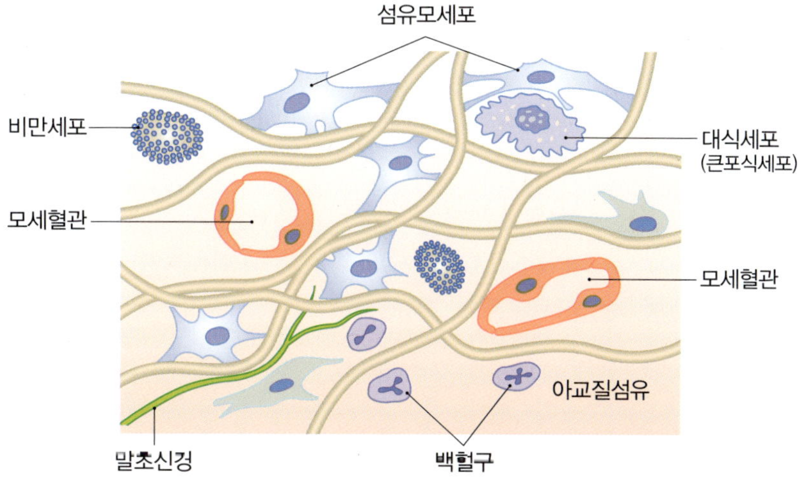

그림 3 섬유성 결합조직

Study Plus

3) 근육조직(muscular tissue)

근육조직에는 뼈대근육(골격근, skeletal muscle), 민무늬근육(평활근, smooth muscle), 심장근육(심근, cardiac muscle)의 세 종류가 있으며, 근육세포의 수축을 통해 운동기능을 발휘한다.

4) 신경조직(nervous tissue)

신경조직은 신경세포(신경원, neuron)와 신경세포를 지지하고 영양 공급을 담당하는 신경(아)교세포(neuroglia cell)로 구성된다. 신경세포는 신경돌기를 가지며 자극에 의해 흥분하고, 그 흥분은 신경돌기를 통해 전달된다.

Chapter

03

재생과 회복

학습목표

1. 비대와 증식의 차이를 설명할 수 있다.
2. 화생의 정의를 예를 들어 설명할 수 있다.
3. 재생의 정의와 재생능력에 따른 세포의 분류를 설명할 수 있다.
4. 육아조직과 상처치유 과정을 설명할 수 있다.
5. 일차치유와 이차치유의 차이를 설명할 수 있다.

핵심용어해설

- **대식세포**(큰포식세포, macrophage) : 전신의 결합조직에 분포하는 대형의 아메바 모양 세포이다. 혈액 단핵구에서 유래한다. 체내에 침입한 세균 등의 이물(질)을 포획하여 세포 내에서 소화 및 분해(포식)하면서 그것들에 저항하기 위한 면역 정보를 림프구에 전달하는 항원제시세포(antigen presenting cell, APC)로서도 기능한다.
- **비대**(hypertrophy) : 조직이나 장기를 구성하는 세포가 고유 구조를 유지하면서 수적 변동 없이 세포 크기와 기능 수행능력이 증가하는 현상이다.
- **상처치유**(wound healing) : 외상에 의한 조직의 결손을 상처라고 한다. 인체는 상처를 입으면 다양한 반응을 일으켜 이를 치유하며, 그 과정을 상처치유라고 한다.
- **애벌뼈**(가골, callus) : 골절 치유과정에서 골절 끝부분의 골막(뼈막)으로부터 증식하는 어린 결합조직(육아조직)을 말하며, 애벌뼈에서 뼈와 연골이 형성된다.
- **육아조직**(granulation tissue) : 손상된 조직이 복구될 때 새롭게 만들어지는 어린 결합조직을 말한다. 주체는 섬유모세포와 모세혈관이 풍부한 미성숙 결합조직이며, 시간이 경과하면 아교질이 생성되어 흉터형성(반흔화)이 일어난다. 육아조직은 상처가 치유될 때 주된 역할을 하지만, 그 밖에 여러 가지 원인에 의한 조직 결손이나 괴사 또는 이물(질)에 대한 반응으로 나타나며, 염증에서의 회복기 전으로서도 나타난다.
- **이형성**(dysplasia) : 세포질이나 핵에 크기가 다른 모양을 나타내는 세포의 비정상적인 증식을 말하며, 암세포와는 구별된다. 자궁경부(자궁목)를 비롯하여 후두나 식도 등에서도 발생하며, 상피내암종을 거쳐 침윤암으로 진행되는 대표적인 전암병터이다. 특히 자궁경부의 이형성 발생에 사람유두종바이러스(HPV)가 관여한다.
- **조직화**(기질화, organization) : 대표적인 이물(질) 처리 과정으로, 인체는 일반적인 이물(질)뿐만 아니라 체내에 생긴 혈전이나 괴사조직도 이물(질)로 인식하여, 주위 건강한 조직에서 육아조직이 침윤 또는 증식하여 이를 흡수하거나 치환하는 반응을 보인다.
- **증식**(hyperplasia) : 조직이나 장기를 구성하는 세포의 수가 증가함으로써 조직이나 장기의 용적이 늘어나는 것을 말한다.
- **화생**(metaplasia) : 어떤 분화된 조직이 다른 방향으로 분화된 조직으로 바뀌는 현상을 말한다. 기관지나 자궁경관(자궁목관)의 원주상피에서 관찰되는 편평상피화생이나 만성위염 시 일어나는 위점막의 장상피화생 등이 있다.

인체에 다양한 자극이나 손상이 가해지면 변성, 위축, 괴사 등의 퇴행성 변화를 보이거나 비대, 증식, 화생, 이형성, 재생 등의 진행성 변화를 보이며 소실된 조직이 회복되도록 작용한다.

1 비대와 증식

1. 비대

조직이나 장기를 구성하는 세포가 고유 구조를 유지하면서 수적 변동 없이 세포의 크기와 기능 수행 능력이 증가하는 현상을 **비대**(hypertrophy)라고 한다(그림 3-1). 이는 기능적 요구 및 호르몬에 관한 신호의 증가를 만족시키기 위해 적절하게 세포의 크기가 증가하는 적응 상태로, 세포가 분열할 수 없을 때 비대가 일어난다.

(1) 생리적비대(physiologic hypertrophy)

내분비호르몬의 자극이나 기능 항진으로 인해 조직이나 장기에 지나친 부하가 지속적으로 가해질 경우, 이에 적응하기 위해 생리적인 반응으로서 발생하는 비대이다. 임신 중 유선(젖샘)이나 자궁이 비대해지는 현상이 여기에 해당한다.

(2) 작업비대(work hypertrophy)

장기에 지속적으로 가해진 부하에 대응하기 위해 장기가 비대해지는 현상이다. 운동선수의 뼈대근육과 심장근육의 비대(생리적 작업비대), 대동맥판(막)협착으로 부하가 증가하여 일어나는 좌심실비대(병적 작업비대)가 여기에 속한다. 뼈대근육이나 심장근육은 쉽게 분열할 수 없기 때문에 비대하는 방식으로 적응하게 된다.

(3) 보상비대(compensatory hypertrophy)

좌우에 1쌍이 있는 장기에서는 한쪽이 손상을 입으면 반대쪽이 비대해져서 그 기능을 보상하는데, 이를 보상비대라고 한다. 예를 들어 한쪽 신장을 적출하면 나머지 한쪽 신장이 비대해진다.

(4) 거짓비대(pseudohypertrophy)

뼈대근육(골격근)의 유전질환인 근디스트로피(muscular dystrophy)에서는 근(육)조직은 위축해 있지만 지방조직이나 섬유조직이 증가하여 외견상 근육이 비대해진 것처럼 보여서 거짓비대라고 한다. 실제로는 근육이 위축되고 근력은 저하되어 있다.

(5) 호르몬성비대(endocrine hypertrophy)

호르몬의 분비가 증가하거나 호르몬이 결핍되어 발생하는 비대이다. 뇌하수체전엽의 기능 항진으로 성장호르몬(growth hormone)이 과다 분비되면 성장기에는 거인증(gigantism), 성장기 이후에는 말단비대증(acromegaly)이 발병한다.

2. 증식

조직이나 장기를 구성하는 세포의 수가 증가함으로써 조직이나 장기의 용적이 늘어나는 것을 **증식**(hyperplasia)이라고 한다(그림 3-1). 세포분열이 일어날 수 있는 세포에 자극을 가하면 증식이 발생한다. 비대와 증식은 서로 밀접한 관계에 있는데, 세포의 성격에 따라 안정세포와 불안정세포의 경우 동시에 일어나고 영구세포의 경우 세포분열을 하지 못해 비대만 발생한다.

증식에는 생리적인 것과 병적인 것이 있다. 임신 시 유방이 커지는 것은 생리적인 증식의 한 종류로서 유선세포가 증식한 결과이며, 이는 임신 중 호르몬(에스트로젠, 황체호르몬, 프로락틴) 분비가 증가하여 발생한다. 호르몬의 과잉분비에 따른 병적인 증식의 예로 자궁내막증식증(endometrial hyperplasia)을 들 수 있다.

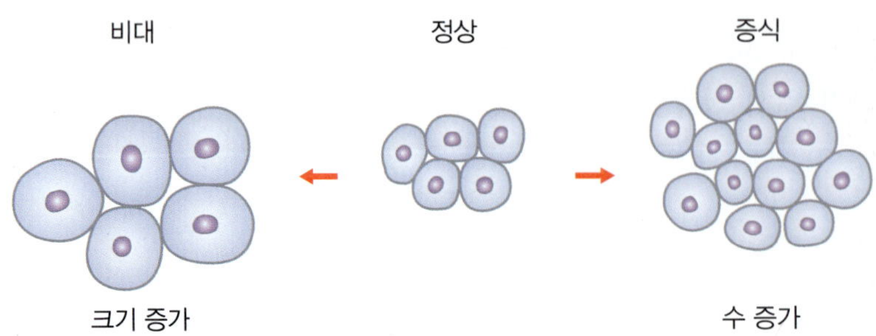

그림 3-1 비대와 증식

2 화생과 이형성

1. 화생

이미 어떤 방향으로 분화되어 성숙한 조직이 다른 성질을 가진 조직으로 바뀌는 것을 **화생**(metaplasia)이라고 한다. 손상에 대한 세포의 적응방식 중 하나로 상피조직에서 흔히 일어나며, 가역적인 변화이다. 자극을 제거하면 화생이 일어난 세포는 정상으로 돌아온다.

새로운 형태로 분화할 수 있는 조직 내 줄기세포(stem cell)에서 일어나며, 더 적응하기 쉬운 다른 세포로 분화함으로써 발생한다. 화생은 상피세포와 중간엽세포에서 발생하며, 상피세포는 다른 상피세포로 대체되고 중간엽세포인 섬유모세포는 골세포나 연골세포로 대체된다.

1) 상피조직의 화생

기관지점막의 원주상피가 비타민 A 결핍이나 흡연에 의한 자극 때문에 편평상피로 바뀌거나 자궁경부점막의 원주상피가 여러 자극으로 편평상피로 바뀌는 **편평상피화생**(squamous metaplasia)(그림 3-2), 만성위염 시 위의 점막상피가 장상피로 바뀌는 **장상피화생**(intestinal metaplasia) 등이 있다.

화생의 원인이 되는 손상이 지속되면 화생을 일으킨 조직에서 암이 발생하는 경우가 있는데, 기관지점막 원주상피의 편평상피화생에서는 편평세포암종(squamous cell carcinoma)이 발생한다. 자궁경부의 **사람유두종바이러스**(human papilloma virus, HPV) 감염에서는 자궁경관의 샘(gland)을 덮는 원주상피에서 편평상피로 화생이 일어나 편평세포암종의 발생 기원이 된다.

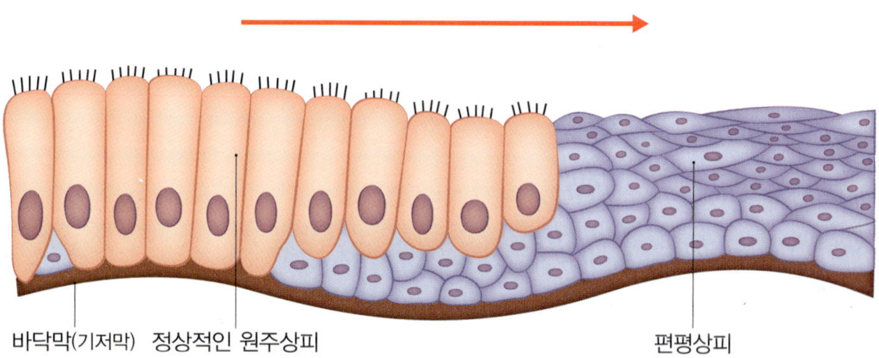

그림 3-2 기관지점막의 편평상피화생

2) 결합조직의 화생

본래 뼈가 형성되지 않는 섬유성 결합조직에서 섬유모세포가 골세포로 변화하여 골화(뼈형성, ossification)를 일으키는 경우가 있다.

2. 이형성

일반적으로 상피를 이루는 세포는 크기, 모양, 핵이 규칙적이고 세포 배열 또한 규칙적이며, 위층으로 갈수록 분화도(differentiation)가 높아진다. 그러나 **이형성**(dysplasia)은 세포가 비정상적으로 성숙하면서 세포의 크기, 형태, 배열 등이 무질서해진 상태이며, **비정형증식**(atypical hyperplasia)이라고도 한다.

그리고 핵의 염색 정도가 강해지는 것이 특징이다.

이형성은 주로 상피세포 병터에 사용되는 병리학적 용어로 분화와 성숙 모두의 이상을 의미하며, 피부의 빛각화증(actinic keratosis) 상피의 증식성 편평상피, 흡연자의 기관지나 자궁경부에서 편평상피화생이 일어난 상피에서 자주 발생한다. 이러한 이형성은 임상적으로 암의 전단계로 인식되므로, 암으로 진행될 가능성이 높은 **전암병터**(precancerous lesion)이다(그림 3-3). 그러나 모든 이형성이 암으로 변화하는 것은 아니며, 경우에 따라서는 자극이 없어지면 정상으로 돌아가기도 한다.

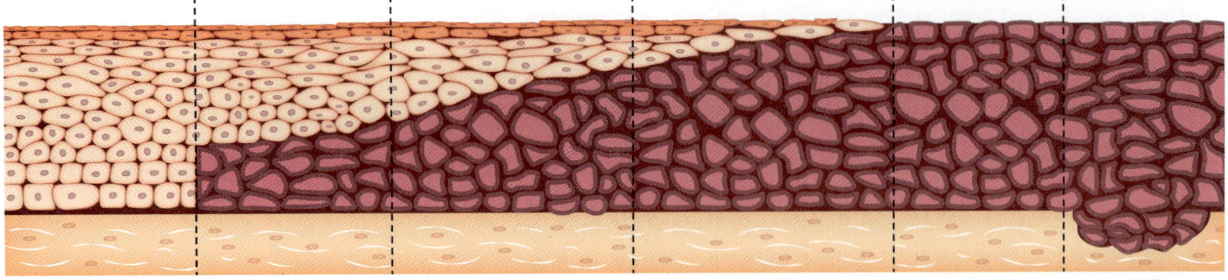

그림 3-3 자궁경부의 이형성 진행단계

3 재생과 회복

조직이 어떠한 원인으로 손상되었을 때 그 손상된 조직이 원래 상태로 복원되는 것을 **재생**(regeneration)이라고 한다.

표피, 모발, 손톱, 자궁내막(자궁속막), 혈구 등과 같이 재생이 생리적으로 일어나는 것을 **생리적재생**(physiologic regeneration)이라고 하며, 이 경우 이전 조직과 완전히 같은 상태로 재생되기 때문에 **완전재생**이라고 한다. 한편, 재생이 원래의 상태와는 다르게 일어나는 경우를 **불완전재생**이라고 하는데(그림 3-4), 병적상태에서 일어나는 재생은 대부분이 불완전재생이며, 조직이 재생되지 않는 부분은 결합조직으로 치환되는 경우가 많다.

조직이 손상되면 그 손상 부위를 향해 주위의 잔존 조직에서 세포가 증식하여 원래 부위를 구성하던 세포로 **분화**(differentiation)된다. 세포의 증식 및 분화에는 성장인자 등 다양한 화학매개물질이 관여한다.

일반적으로 재생능력은 하등동물일수록 강하고 고등동물은 약하며, 어릴수록 강하고 나이가 들수록 약해진다. 또한 재생능력은 조직에 따라서도 다른데, 특별한 기능을 수행하기 위해 특별한 구조를 갖춘 즉, 분화도가 높은 조직은 재생능력이 약하고, 반대로 분화도가 낮은 조직은 재생능력이 강하다.

인체를 구성하는 세포는 재생능력에 따라 다음과 같이 분류된다(표 3-1).

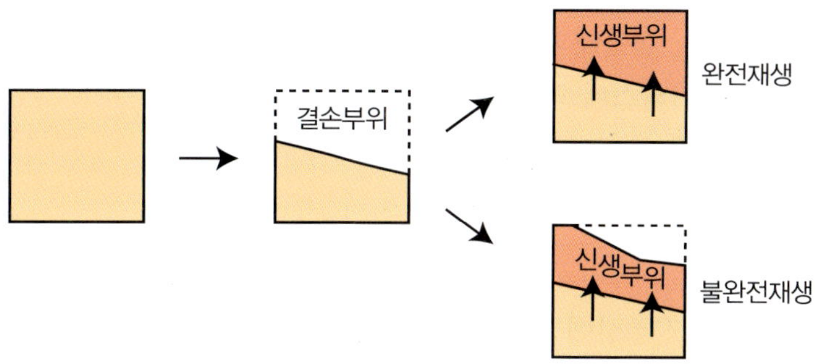

그림 3-4 재생

표 3-1 세포의 재생능력에 따른 분류

구분	유사분열능력	예
영구세포	• 분열능력 없음	• 중추신경계통 신경세포와 말초신경의 신경절세포 • 심장근육세포 • 뼈대근육세포
안정세포	• 휴지기(G_0)가 길 • 자극 받으면 분열 가능 • 약한 재생능력	• 샘조직으로 구성된 간 · 신장(콩팥) · 췌장(이자)의 실질세포 • 섬유모세포 · 민무늬근육세포 · 골모세포, 연골모세포의 중간엽세포 • 혈관내피세포
불안정세포	• 휴지기(G_0)가 짧음 • 언제든지 분열 가능 • 강한 재생능력 • 짧은 세포 수명	• 피부 · 입안 · 질 · 자궁경부 등의 바깥표면을 덮고 있는 편평상피 • 위 · 장을 덮고 있는 원주상피 • 비뇨계통을 덮고 있는 이행상피세포 • 조혈기관의 혈구세포

(1) 영구세포(permanent cell)

태아기에 최종 분화 후 더 이상 분열하지 않는 세포로, 재생능력이 없다. 따라서 한번 손상을 받으면 영원히 재생할 수 없으며, 눈의 렌즈, 중추신경세포, 심장근육세포, 뼈대근육세포 등이 여기에 해당한다.

영구세포의 예로 심근경색증의 경우 괴사에 빠진 심장근육세포는 재생되지 않고 그 대신 결합조직이 증가하여 괴사된 부분과 대체된다. 이 부분에는 심장근육의 수축능력이 없기 때문에 심장 기능이 저하된다. 뇌경색증의 경우에도 괴사에 빠진 신경세포는 재생되지 않고 그 대신 재생능력이 높은 신경(아)교조직 등으로 대체되지만, 신경세포의 기능을 대신할 수 없기 때문에 감각장애나 손발의 마비를 일으킨다.

(2) 안정세포(stable cell)

정상상태에서 그다지 활발하게 분열하지 않다가 어떠한 자극이 가해지면 활발하게 재생하는 세포로, 재생능력이 약하다. 샘조직으로 구성된 간, 신장(콩팥), 췌장(이자) 등의 실질세포, 골모세포 및 연골모세포, 민무늬근육(평활근), 혈관내피세포 등이 여기에 해당한다.

간을 부분 절제한 후나 바이러스에 의한 간의 급성손상 또는 화학적 손상 후 일어나는 간의 신속한 재생은 안정세포의 재생능력을 보여주는 좋은 예이다.

(3) 불안정세포(labile cell)

정상적인 환경하에서 생리적 현상에 의해 평생 끊임없이 분열을 반복하는 세포로, 재생능력이 강하다. 편평상피(피부, 입안, 질, 자궁경부), 원주상피(위장관), 이행상피세포(비뇨계통), 혈액세포, 결합조직, 신경(아)교조직 등이 여기에 해당하며, 평생 증식을 통해 탈락 또는 사멸된 세포를 채워준다.

4 상처치유

외상에 의한 조직의 결손을 상처(wound)라고 한다. 인체는 상처를 입으면 다양한 반응을 일으켜 상처를 치유하려고 하는데, 이 과정을 **상처치유**(wound healing)라고 한다. 상처치유 시 일어나는 인체의 반응에는 염증반응(Chapter 04 '염증' 참조)과 육아조직의 증식이 있다.

상처를 입으면 상처부위가 바로 닫히는 것이 아니라 상처부위에서 새살이 올라와 상처가 닫히고 치유된다. 이때 상처에서 새로 돋아나는 붉고 부드러운 조직을 **육아조직**(granulation tissue)이라고 한다. 육아조직에는 모세혈관이 풍부하고 백혈구나 조직구의 침윤과 섬유모세포의 증식이 관찰된다(그림 3-5). 시간이 경과함에 따라 섬유모세포와 혈관은 거의 사라지고 섬유모세포가 생산하는 아교질섬유가 증가하여 육아조직은 아교질섬유로 대체된다. 아교질섬유가 풍부한 하얗고 단단한 조직을 **흉터**(scar)라고 하며, 육아조직이 흉터조직으로 변화하는 과정을 **조직화**(기질화, organization)라고 한다.

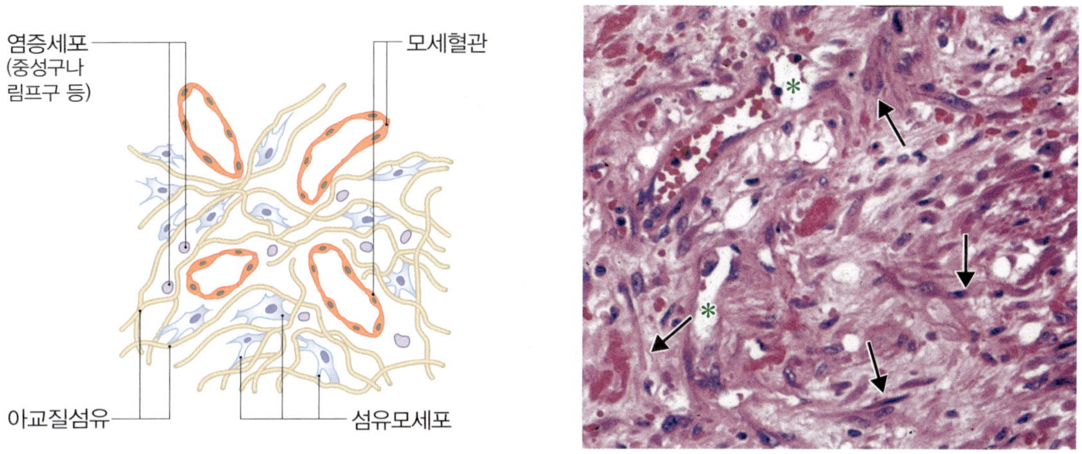

신생된 모세혈관(*)과 섬유모세포(→ : 방추세포)의 증식

그림 3-5 육아조직

1. 상처치유의 과정

상처치유의 과정은 크게 4단계로 나뉜다. 상처 발생 즉시 출혈을 멈추기 위해 주변 혈관들이 수축하고 혈액 속 혈소판이 활성화하는 **지혈단계**, 상처 주변에 혈관이 늘어나고 다양한 염증물질과 백혈구들의 작용으로 세균, 이물(질), 괴사조직을 제거하며 다양한 물질을 분비하여 상처 주위 세포를 활성화하는 **염증단계**, 육아종이 형성되는 **증식단계**, 흉터의 모양이 안정화하고 기능도 회복되는 **성숙단계**이다. 마지막 단계인 성숙단계는 수개월 이상 상처가 회복되면서 조직화하는데, 이 조직화는 상처치유에서 관찰될 뿐만 아니라 경색이나 염증 후 조직회복 시에도 관찰된다.

이들 지혈단계, 염증단계, 증식단계, 성숙단계에는 염증세포나 섬유모세포 등에서 다양한 활성물질(사이토카인, 케모카인, 성장인자 등)이 분비되며, 서로 영향을 주고받으면서 상처치유 과정이 진행되어 간다.

또한 조직화로 형성되는 흉터조직의 양은 상처치유 방법에 영향을 받는다. 예리한 메스로 절개된 수술 상처를 봉합한 경우 상처에 세균감염이 없으면 봉합에 의해 상처 양쪽 끝이 서로 맞닿은 상태가 되는데, 봉합 상태의 상처 부위는 즉시 혈액에 의해 손상된 피부 공간이 채워지고 상처 표면은 딱지(scar)를 형성하며 치유된다.

2. 상처치유의 형식

피부나 점막의 상처가 치유되는 형식은 조직 결손의 크기나 상처 표면의 상태, 감염 여부에 따라 다른 양상을 보인다(그림 3-6, 표 3-2).

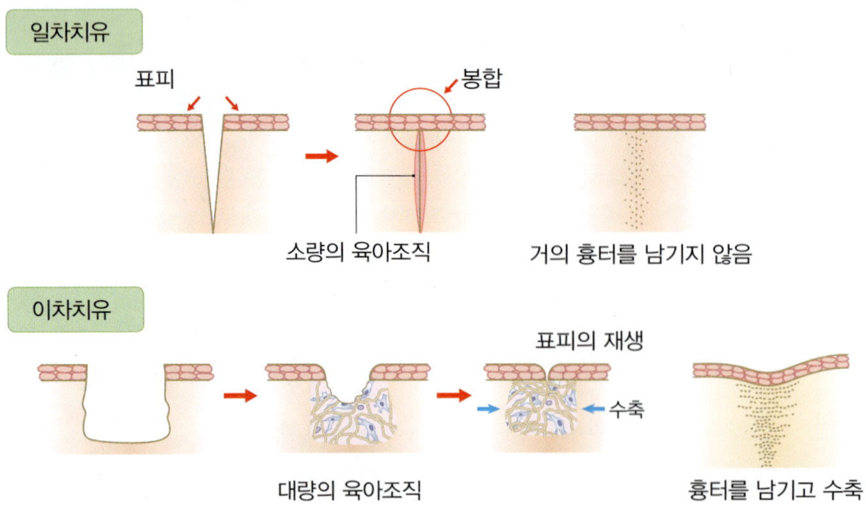

그림 3-6 상처치유의 형식

표 3-2 일차치유와 이차치유

	일차치유	이차치유
조직의 손상	경미	심함
절단면의 연결	봉합 등으로 연결 가능	연결이 불가능
감염 여부	위험 낮음	위험 높음
육아조직	거의 형성되지 않음	많이 형성
흉터조직	거의 형성되지 않음	크게 형성

1) 일차치유

일차치유는 조직손상이 적고 감염이 없으며 상처 표면이 밀착된 상태에서 일어나는 치유 형식이다. 예를 들어 예리한 메스로 절개된 수술 상처를 봉합한 경우 상처 부위에는 육아조직이 약간 형성되지만, 흉터는 거의 남지 않는다.

2) 이차치유

이차치유는 조직손상이 크거나 감염을 동반한 상태에서 일어나는 치유 형식이다. 예를 들어 으깸손상(압궤손상, crush injury)과 같이 상처가 크고 육아조직의 증식이 많은 경우에는 큰 흉터를 남기고 치유된다. 일차치유에 비해 염증이 심하고 치유가 늦으며 흉터가 형성되기 때문에, 흉터의 수축작용으로 장기 변형이나 운동 기능 제한이 발생할 수 있다.

3. 상처치유에 영향을 미치는 인자

상처치유에는 전신인자와 국소인자가 영향을 미친다(표 3-3). 전신인자에는 고령, 영양결핍, 혈액질환, 부신피질(부신겉질)호르몬 투여, 당뇨병 합병 등이 있다. 국소인자로서 상처 부위의 감염이나 혈액순환장애, 이물(질), 세포의 종류 및 괴사조직의 양 등이 영향을 미치며, 상처 부위의 안정이 유지되지 못하는 경우(외력이나 압박이 가해지는 경우)에는 상처치유가 지연된다.

표 3-3 **상처치유에 나쁜 영향을 주는 인자**

전신인자	국소인자
• 고령	• 감염
• 단백질 영양부족, 비타민 C 결핍, 아연 결핍	• 허혈(혈액공급이 나쁨)
• 스테로이드 과용	• 이물(질)의 존재
• 중성구나 대식세포(큰포식세포)의 감소증	• 괴사조직의 존재
• 당뇨병	• 손상 부위의 움직임
• 세포독성약물(항암제) 투여	• 방사선 조사
• 심한 빈혈, 출혈성질환	• 손상 부위의 압박

MEMO **골절의 치유**

골절 시에는 골절에 의해 생긴 골절단에 혈종(hematoma)이 형성된다. 이어서 주위 골막(뼈막, periosteum)에서 섬유모세포가 증식하여 육아조직과 유사한 **애벌뼈**(가골, callus)가 만들어지고 골절단의 혈종과 대체된다. 애벌뼈에서는 석회화(calcification)가 일어나 튼튼한 골조직이 된다.

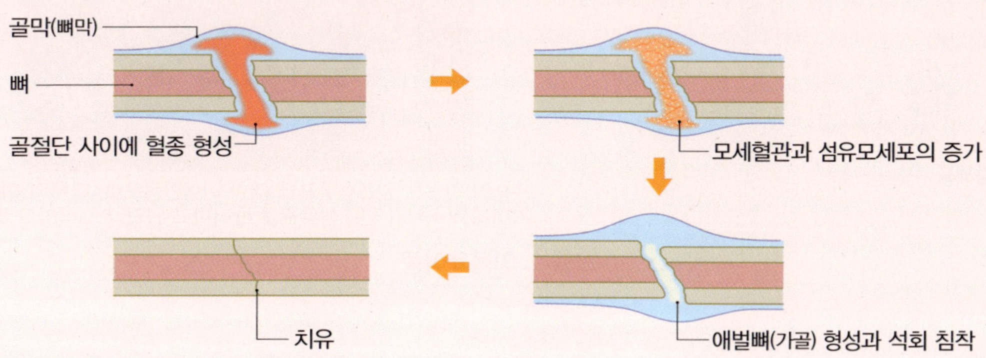

Study Plus

이물(질) 처리

외부 혹은 자신에게서 유래하는 유해한 물질을 이물(질)(foreign body)이라고 하며, 인체에는 이물(질)을 제거하는 기전이 갖추어져 있다.

1. 흡수와 제거

이물(질)이 몸 밖으로 제거되는 것이 가장 좋은 방법이지만, 제거되지 않고 조직에 머무는 경우에는 염증세포의 하나인 대식세포(큰포식세포, macrophage)에 흡수되며, 이 과정을 **포식**(phagocytosis)이라고 한다. 대식세포에는 소화효소가 풍부하여 포식된 이물(질) 대부분은 소화된다.

소화나 흡수가 어려운 이물(질)인 경우에는 대식세포나 대식세포가 결합해서 생긴 다핵의 거대세포(이물거대세포, foreign body giant cell)가 이물(질) 주위를 둘러싸고, 또 그 주위에 섬유모세포가 증식해서 덩어리 모양의 육아조직이 형성된다. 이처럼 이물(질)에 반응하여 생긴 육아조직을 **이물육아종**(foreign body granuloma)이라고 한다(그림 1).

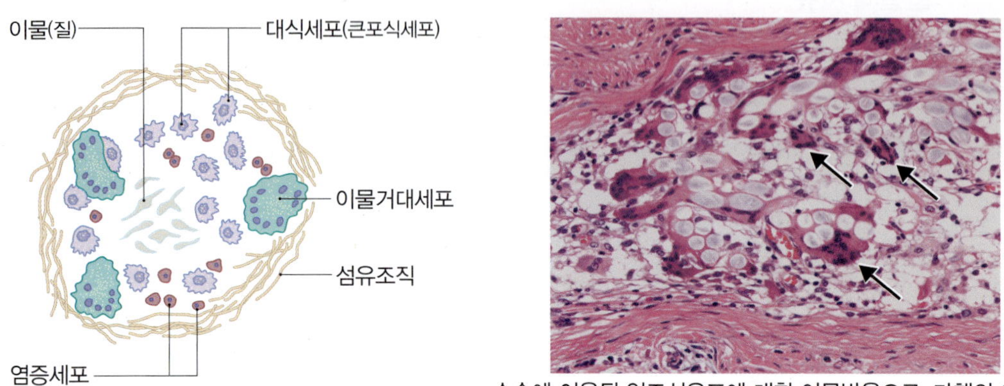

수술에 이용된 인조섬유포에 대한 이물반응으로, 다핵의 이물거대세포(→)가 인조섬유포를 둘러싸고 있거나 포식하고 있다.

그림 1 이물육아종

Study Plus

2. 조직화

이물(질)에 대해 육아조직이 증식하여 서서히 이물(질)을 흡수, 대체하는 것을 **조직화**(기질화, organization)라고 하는데, 육아조직은 최종적으로 섬유성 결합조직에서 흉터조직이 된다.

3. 피막형성

조직화가 충분히 이루어지지 않은 이물(질)에 대해서는 육아조직에서 변화한 섬유조직이 이물(질)을 주머니 모양으로 둘러싼다. 이것을 **피막형성**(encapsulation)이라고 하며, 이물(질)의 불완전한 처리방법이다.

Chapter

04

염증

학습목표

1. 염증의 원인과 염증에 의한 장기손상을 설명할 수 있다.
2. 염증에서의 순환장애와 삼출에 대해 설명할 수 있다.
3. 염증에 관여하는 세포와 화학매개물질, 사이토카인의 종류와 역할을 설명할 수 있다.
4. 급성염증과 만성염증의 차이를 설명할 수 있다.
5. 만성염증에 의한 조직의 회복과 장기손상에 대해 설명할 수 있다.
6. 육아종염증에 대해 설명할 수 있다.

핵심용어해설

- **대식세포**(큰포식세포, macrophage) : 전신의 결합조직에 분포하는 대형의 아메바 모양 세포이다. 혈액 단핵구에서 유래한다. 체내에 침입한 세균 등의 이물(질)을 포획하여 세포 내에서 소화 및 분해(포식)하면서 그것들에 저항하기 위한 면역 정보를 림프구에 전달하는 항원제시세포로서도 기능한다.
- **백혈구쏠림성**(백혈구주화성, leukotaxis) : 백혈구가 어떤 화학물질을 향해 운동(이동)하는 현상으로, 화학쏠림성(화학주성, chemotaxis)이라고도 한다. 백혈구가 염증 국소에 동원되는 과정은 백혈구쏠림성과 그것을 유도하는 인자로 설명할 수 있다. 세포 유래의 펩타이드, 활성화한 보체성분 C5a나 세포 유래의 케모카인, 아라키돈산 대사산물인 류코트라이엔 B4 등이 대표적인 백혈구쏠림성 인자이다.
- **비만세포**(mast cell) : 전신의 결합조직이나 점막조직에 존재한다. 혈액 중의 호염기구와 유사한 세포로, 조혈줄기세포에서 유래한다. 세포질 내에 과립이 들어 있으며, 과립 내에는 히스타민이나 세로토닌 등의 화학전달물질이 저장되어 있다. 세포 표면에 결합된 IgE 항체에 특정 항원이 결합하면 이것이 발단이 되어 과립 내용물을 세포 밖으로 방출하여(탈과립) Ⅰ형 알레르기반응을 일으킨다.
- **사이토카인**(cytokine) : 세포가 생산하여 분비하는 호르몬과 비슷한 작용을 하는 생리활성물질을 말한다. ①당단백질로, ②극미량에도 효과를 발휘하며, ③표적세포 특이적으로 세포의 수용체와 결합해서 작용한다. 면역반응이나 염증반응뿐만 아니라 생리적으로도 다양한 세포의 증식이나 분화에 관여하며 신체의 항상성 유지에 중요한 역할을 담당한다.
- **염증의 4징후**(four classical signs in inflammation) : 염증이 발생한 부위에서 관찰되는 변화로, '발적', '열감', '통증', '부기(종창)'을 염증의 4징후라고 하며, 여기에 '기능장애'를 추가하여 5징후라고도 한다.
- **옵소닌화**(opsonization) : 항원이 항체나 보체의 C3b와 결합하면 포식세포에 의한 포식작용이 촉진되는 것을 말한다.
- **육아종염증**(granulomatous inflammation) : 특수한 병원체에 의한 만성증식염증으로, 대식세포(큰포식세포)가 변화한 상피모양세포나 거대세포가 중심이 된 독특한 육아종을 형성한다. 결핵결절이 그 전형적인 예이며, 병터 성립에 Ⅳ형 알레르기가 관여한다. 특이염증이라고도 한다.
- **케모카인**(chemokine) : 백혈구에 대해 강력한 이동 활성을 나타내는 사이토카인으로, 대표적인 것으로 IL−8, MCP−1 등이 있다.
- **포식작용**(phagocytosis) : 세균이나 이물(질)을 체내로 흡수하여 분해하는 포식세포의 기능을 말한다.

사람이 살아가기 위해서는 장기(organ)의 정상적인 기능을 유지할 필요가 있다. 여드름이 생기거나 감기에 걸리거나 넘어져서 무릎이 까이는 등의 여러 가지 외적 자극 혹은 침입자(바이러스, 세균, 물리적자극 등)가 발생한다. 인체는 이들에 대해 방어하는 기전을 가지며 '염증반응'은 그 기전 중 하나이다. 인체를 위협하는 사건이 몸의 어디에서나 일어나듯이 염증도 마찬가지로 어디에서나 일어날 수 있는 반응이다.

염증이 발생한 장기는 대부분 기능장애의 증상이 나타난다. 폐렴에는 호흡곤란이 나타나고, 신(장)염에는 혈뇨나 단백뇨가 나온다. 이처럼 다양한 장기에 발병하며, 기능장애를 일으킨다. 또한 염증은 갑자기 생겼다가 치유되는 것과 천천히 생겨서 진행되는 것이 있는 등 원인이나 숙주의 상황에 따라 다양하다. 염증이 어떤 기전으로 무엇 때문에 발생하는지에 대해 이해하는 것이 중요하다.

1 염증의 원인

조직을 손상하는 모든 자극은 염증의 원인이 될 수 있다. 대표적인 염증의 원인으로는 세균이나 바이러스의 감염에 의한 생물학적 원인, 방사선이나 자외선, 열(화상) 등에 의한 물리적 원인, 산이나 알칼리 등에 의한 화학적 원인, 알레르기반응 등의 면역학적 원인이 있다(표 4-1).

표 4-1 염증의 원인

생물학적 원인	바이러스, 세균, 진균, 원충, 기생충 등의 병원성미생물에 의한 감염
물리적 원인	고열, 저온, 외력, 전류, 방사선, 자외선 등
화학적 원인	강산, 강알칼리, 독물 등
면역학적 원인	자가면역반응, 알레르기반응 등

2 염증의 증상

1) 국소증상(local symptom)

염증이 발생하면 대표적 증상으로 **발적**(redness), **발열**(heat), **통증**(pain), **부기**(종창, swelling)가 나타나며, 이를 **염증의 4징후**라고 한다. 여기에 **국소 기능장애**(loss of function)를 포함시켜 **염증의 5징후**라고도 한다. 예를 들어 베인 상처가 곪았을 경우 상처 부위가 붉게 부어오르고 만지면 열이 나고 통증이 있다. 또한 염증이 근육이나 관절에 미치면 운동장애가 되어 나타난다.

2) 전신증상(constitutional symptom)

염증은 기본적으로 인체의 국소에서 일어나지만, 그 영향은 종종 전신증상으로서 나타난다. 이것을 **전신염증반응**(systemic inflammatory response) 또는 **급성기반응**(acute phase reaction)이라고 한다. 감염이나 면역반응 때문에 비정상적으로 생산된 사이토카인(TNF, IL−1, IL−6) 등에 의한 전신반응이며, 임상적으로는 고열, C반응단백질(C−reactive protein, CRP)의 상승, 백혈구의 비정상적인 증가가 나타나며, 나아가 심장박동수 증가, 혈압 상승 등이 나타나기도 한다.

패혈증(sepsis)이나 세균혈증(bacteremia)에서는 병원체가 혈류로 침입하여 증식하게 되며, 이 과정에서 비정상적으로 증가한 백혈구에서 방출된 사이토카인(주로 IL−1)이 중추신경계통에 작용하여 고열이 발생한다. 또한 병원체가 생성하는 독성물질(내독소 등)은 전신의 혈관내피세포에 영향을 미쳐 작은 혈관 내에 다수의 혈전이 형성되는 파종혈관내응고(disseminated intravascular coagulation, DIC)를 유발할 수 있으며, 이로 인해 쇼크에 빠지거나 심하면 사망에 이를 수 있다. 최근 화제가 되고 있는 **전신염증반응증후군**(systemic inflammatory response syndrome, SIRS)은 패혈증, 외상, 췌장염 등의 침습에 대응해서 면역세포가 생산하는 대량의 사이토카인에 의해 발생한 전신성 급성염증반응을 가리키며, 다기관부전(multiple organ failure)이나 쇼크(shock)로 발전하는 경우가 많은 심각한 병태이다.

3 염증에 관여하는 세포와 화학매개물질

1. 염증에 관여하는 세포

염증에 관여하는 세포를 **염증세포**(inflammatory cell)라고 하는데, 혈액 중에서 혈관 밖으로 삼출되는 백혈구, 원래 조직 내(혈관 밖)에 존재하는 조직구나 **비만세포**(mast cell) 등이 중심이 된다. 골수에서 유래하는 백혈구에는 과립(백혈)구(granulocyte)라고 불리는 중성구, 호산구, 호염기구 외에도 단핵구와 이것이 분화한 **대식세포**(큰포식세포, macrophage), 림프구, 형질세포 등이 포함된다(표 4-2).

표 4-2 염증세포의 종류와 기능

종류			세포형태	특징과 기능
백혈구	과립(백혈)구	중성구	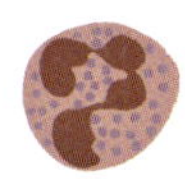	• 분엽핵(3엽~5엽)이 있으며 중성 색소에 염색되는 과립을 가진 세포이다. • 급성염증의 주역이다. • 유주능력과 포식능력을 가진다. • 살균 및 소화기능이 있다. • 다형핵백혈구라고 한다.
		호산구	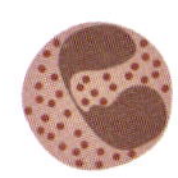	• 분엽핵(2엽)이 있고 산성 색소에 염색되는 과립을 가진 세포이다. • 기생충을 공격한다. • 알레르기(allergy) 말기에 관여한다. • 유주능력과 포식능력을 가진다.
		호염기구	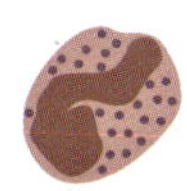	• 분엽핵(s자엽)이 있고 염기성 색소에 염색되는 과립을 가진 세포이다. • 알레르기(allergy)에 관여한다. • 비만세포라고 한다. • 히스타민과 헤파린 분비에 관여한다.
	무과립(백혈)구	단핵구	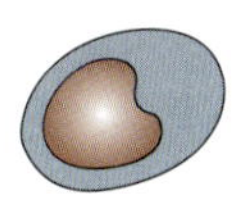	• 말초혈액 내에 존재하는 식세포계에 속한 세포로 성숙하여 대식세포(큰포식세포)가 된다.
		대식세포	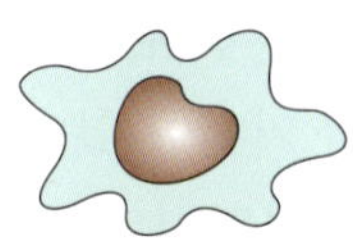	• 식세포계에 속한 세포로 말초혈액 중에서는 단핵구, 조직 중에서는 대식세포(조직구)라고 한다. • 유주능력과 포식능력을 가진다. • 염증반응과 면역반응을 조절한다. • 항원제시 기능을 가진다.
		림프구	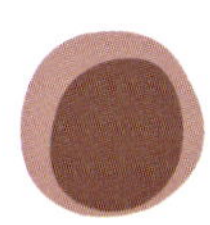	• 세포질이 적은 소형의 원형세포이다. • 면역반응의 중심적 역할을 한다. • 만성염증의 주역이 된다. • T림프구, B림프구, 자연살해세포로 분류된다.
		형질세포	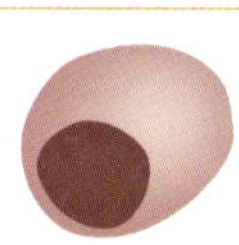	• B세포가 성숙, 분화된 난원형 세포이다. • 항체를 생산한다.
혈관내피세포			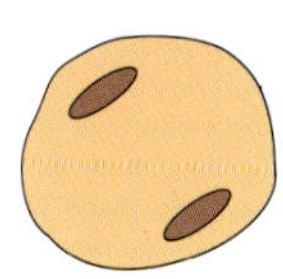	• 혈관 속공간을 덮는 편평한 세포이다. • 백혈구나 혈장 성분의 혈관바깥유출에 관여한다.
섬유모세포			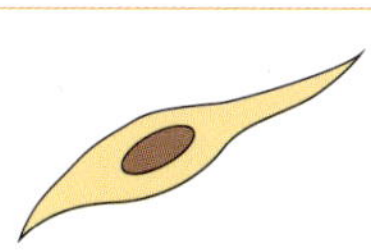	• 결합조직을 구성하는 주된 세포이다. • 아교질섬유(collagen fiber)를 생산한다.

1) 백혈구(leukocyte)

(1) 중성구(neutrophil)

염증 초기의 24시간 동안 급성염증이 발생한 국소에서 가장 우세한 염증세포이다. 세포 내에 용해소체(lysosome)라는 미세한 과립을 가지는데, 이것이 살균작용이나 단백질 분해작용을 함으로써 염증의 원인이나 염증으로 변성된 조직 등을 처리한다. 또한 포식작용(phagocytosis)을 통해 염증 병터에 있는 세균이나 조직의 잔해 등 조직 회복에 방해가 되는 물질을 세포 안으로 흡수하여 제거한다.

(2) 호산구(eosinophil)

중성구 다음으로 많은 과립구로, 알레르기반응이나 기생충 감염 시 많이 나타난다.

(3) 호염기구(basophil)

히스타민 등의 화학물질을 방출하여 혈관 확장이나 투과성 항진 등의 작용을 통해 주로 급성염증 반응을 촉진한다.

2) 림프구(lymphocyte)

림프구는 면역반응을 담당하며, 기능적으로 **T세포**(= T림프구)와 **B세포**(= B림프구)로 분류된다. 단핵구, 대식세포, 형질세포와 함께 만성염증의 중심적인 역할을 한다. 림프구는 포식능력이 없고, 세포질 내에 과립이 없다. T세포는 세포면역, B세포는 항체 생산을 담당한다. 특히, T세포는 그 자신이 가진 수용체나 생산하는 사이토카인에 의해 염증반응을 통괄하는 기능을 한다.

또한 면역에는 T세포 자신이 직접 면역반응에 관여하는 **세포면역**(cellular immunity)과 항체를 생산하여 항원을 제거하는 **체액면역**(humoral immunity)의 2가지 기전이 있다. 항체는 조직에 침입한 세균 등의 이물(질)에 대해 B세포에서 분화한 형질세포에 의해 생산되어 항원과 특이적으로 결합함으로써 염증에 관여한다. T세포는 B세포의 분화나 기능을 제어하는 역할도 담당한다(Chapter 06 '면역' 참조).

3) 단핵구(monocyte)와 대식세포(큰포식세포, macrophage)

림프구와 마찬가지로 만성화한 염증 부위에서는 단핵구의 침윤이 많이 관찰된다. 단핵구는 혈관 밖으로 나오면 활성화되어 대식세포로 분화된다. 대식세포는 염증에 상당히 중요한 세포인데, 주요 기능으로 항원제시나 포식작용, 살균작용 외에 염증에 관여하는 화학물질, 예를 들어 사이토카인이나 활성산소 등을 방출하여 조직장애를 일으킴과 동시에 성장인자 등을 생산하여 조직 회복에도 작용한다.

4) 형질세포(plasma cell)

형질세포는 B세포가 국소부위에서 성숙하여 항체 생성 세포로 변화한 것으로, 항체인 면역글로불린을 생성, 저장, 분비하는 역할을 한다.

5) 섬유모세포(fibroblast)

섬유세포는 혈관 바깥(사이질)에 존재하는 세포이다. 이 세포는 염증에 관여하는 여러 가지 화학물질에 의해 활성화하여 **섬유모세포**가 된 후 증식해서 염증으로 손상된 조직에 섬유나 세포바깥바탕질(세포외바탕질, extracellular matrix)을 생산함으로써 염증을 진정시키고 조직을 회복시키는 기능을 한다(섬유화). 섬유모세포의 증식에는 염증세포에서 유래하는 사이토카인이나 성장인자가 관여한다. 염증이 가라앉고 섬유조직으로 바뀌면 섬유모세포도 사라진다.

6) 혈관내피세포(vascular endothelial cell)

염증은 혈관을 중심으로 한 반응이며, 염증세포는 혈관으로부터 염증 부위로 공급된다. 또한 염증에 관련된 물질이 혈관내피세포를 증식시킨다. 혈관내피세포의 증식은 혈관 형성으로 이어져 염증반응이 촉진된다. 증식한 혈관은 염증이 치유되고 조직이 회복되면 서서히 소실된다.

2. 염증에 관여하는 화학매개물질

염증에 관여하는 여러 가지 화학물질을 **화학매개물질**(chemical mediator)이라고 한다. 염증 조직에 동원된 백혈구는 물론 조직 안에 원래 존재하는 대식세포, 비만세포, 혈관내피세포 등에서 생산된다. 자극에 의해 생산되며, 직접 염증을 일으키지는 않으나 염증 진행을 촉진한다. 그 기원에 따라 세포 유래 매개물질과 혈장 유래 매개물질로 분류할 수 있다(그림 4-1). 또한 세포 유래의 대표적인 화학매개물질을 정리하면 다음과 같다(표 4-3).

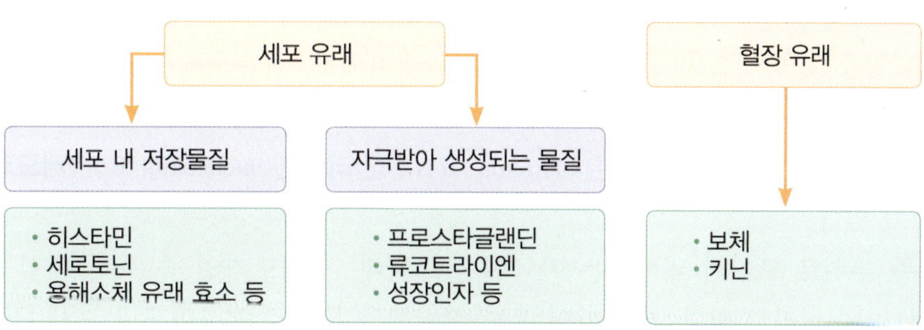

그림 4-1 화학매개물질의 분류

표 4-3 세포 유래의 화학매개물질

혈관작용아민	히스타민, 세로토닌	혈관 확장, 투과성 항진
아라키돈산 대사물질	프로스타글랜딘, 류코트라이엔	혈관 확장 · 수축, 투과성 항진 백혈구 유주
사이토카인	TNF, IL-1 등 MCP-1, IL-8(케모카인) 등	백혈구 유주, 유출, 집적
성장인자	PDGF, FGF, VEGF 등	세포증식, 섬유화 촉진, 혈관신생
기타	반응산소종(ROS) 산화질소(NO) 용해소체 유래 효소	조직장애, 병원체 제거 혈관 확장, 살균, 백혈구 유주 살균, 조직용해, 병원체 제거

1) 혈관작용아민(vasoactive amine)

혈관작용아민에는 **히스타민**(histamine)과 **세로토닌**(serotonin)이 있으며, 혈관의 확장과 투과성을 항진시키는 물질이다. 히스타민은 비만세포, 호염기구, 혈소판에서 생산되어 세포 내 과립에 축적된다. 외상이나 열, 염증 또는 면역반응, IgE가 관련하는 알레르기반응, 사이토카인, 보체 등에 의해 과립에서 세포 밖으로 방출되어 혈관의 확장이나 투과성을 항진시킨다. 세로토닌은 혈소판의 과립 속에 존재하며, 혈소판이 응집되면 방출된다.

2) 아라키돈산 대사물질(arachidonic acid metabolite)

아라키돈산은 세포막을 구성하는 인지질로, 여러 가지 염증성 자극이나 보체의 활성화에 의해 백혈구, 혈관내피세포, 비만세포에서 방출된다. 이 아라키돈산은 프로스타글랜딘(prostaglandin)이나 트롬복세인(thromboxan)이 되어 혈관을 수축 또는 확장시키고, 류코트라이엔(leukotrien)이나 라이폭신(lipoxin)이 되어 혈관을 수축시키거나 백혈구를 유주시킨다.

3) 사이토카인(cytokine)

사이토카인은 염증 및 면역을 담당하는 세포나 혈관내피세포, 섬유모세포 등의 많은 세포가 생산하는 폴리펩타이드로, 염증반응이나 면역반응의 중요한 매개체로서 작용한다. 사이토카인에는 **종양괴사인자**(tumor necrosis factor, TNF), **인터페론**(interferon, IFN), **인터루킨**(interleukin, IL), **케모카인**(chemokine) 등의 많은 종류가 있다.

백혈구가 염증 부위로 모이기 위해서는 자극이 필요한데, 사이토카인 중 특히 백혈구의 유주에 관여하는 것을 케모카인이라고 한다. 케모카인 유도에는 세균 유래의 펩타이드나 보체(나중에 설명)가 중요하다. 또한 TNF, IL-1 등의 사이토카인은 내피세포의 부착분자 발현을 높여 백혈구가 혈관 밖으로 유출되는 것을 촉진한다.

염증반응에 깊은 연관성을 가진 사이토카인을 **염증사이토카인**이라고 하며, IL-1, IL-6, TNF-α,

과립구집락자극인자(granulocyte colony-stimulating factor, G-CSF) 등이 여기에 속한다. 특히 IL-1, TNF-α는 혈관내피세포에 작용해서 백혈구의 부착을 촉진하고 응고활성을 항진시킨다.

4) 성장인자(growth factor)

성장인자는 특정 세포의 증식이나 분화에 관여하는 폴리펩타이드이다. 대표적인 것에 혈소판유래 성장인자(platelet-derived growth factor, PDGF), 섬유모세포성장인자(fibroblast growth factor, FGF), 혈관내피성장인자(vascular endothelial growth factor, VEGF), (형질)전환성장인자(transforming growth factor, TGF) 등이 있으며, 이들은 섬유모세포의 증식이나 아교질의 형성, 혈관신생 등에 작용한다.

5) 기타

그 밖의 매개물질로서 **반응산소종**(reactive oxygen species, ROS)과 **산화질소**(nitric oxide, NO) 등이 있다.

반응산소종(ROS)은 세균이나 면역복합체 등에 의해 자극을 받은 중성구나 대식세포에서 생산되며, 포식된 세균이나 조직의 잔해 등을 제거하는 강력한 활성을 가진다. ROS에 의해 케모카인이나 사이토카인이 유도되어 염증반응을 촉진한다.

산화질소(NO)는 여러 세포에서 생산되는, 반감기가 짧은 가용성 기체이다. 혈관 민무늬근육(평활근)을 이완시키는 작용이 있으며, 그 밖에도 대식세포에서 방출된 NO는 살균작용, 항혈소판작용, 백혈구 유주, 종양세포 괴사 등의 다양한 작용을 통해 염증반응에 관여한다.

MEMO **보체**(complement)

간에서 만들어지는 방어반응에 필요한 혈장 안의 단백질이며, 다양한 작용을 통해 염증반응에 관여한다. 병원체의 포식을 촉진하는 작용(**옵소닌화**, opsonization)이나 세포막에 구멍을 뚫어 세포를 죽이는 작용[**막공격복합체**(membrane attack complex, MAC)**의 형성**], 염증세포의 유주를 돕는 **화학쏠림인자**로서의 작용과 함께 면역복합체를 제거하는 작용이 있다.

4 염증의 분류

1. 발생부위에 따른 분류

염증이 발생한 장기나 조직의 명칭 뒤에 '염(-itis)'을 붙여 위염(gastritis), 간염(hepatitis), 골염(ostitis), 이주위염(치주염, periodontitis), 속질염(pulpitis) 등과 같이 분류한다.

2. 경과시간(시기)에 따른 분류

1) 급성염증(acute inflammation)

(1) 급성염증의 기전

급성염증은 급성으로 조직에 장애가 발생하거나 세균 등이 침입한 경우 이를 제거하고 회복시키기 위해 혈관반응을 통해 염증세포나 염증에 관여하는 다양한 화학물질이 염증 국소로 운반되는 신속한 반응이다. 급성혈관반응에는 ①세동맥이나 모세혈관처럼 가는 혈관(미세혈관계통)의 순환장애와 ②염증세포인 백혈구의 혈관 바깥으로의 삼출이 중요하다.

① 국소의 순환장애와 삼출

순환장애란 혈관의 확장과 수축으로 혈류가 바뀌어 혈관투과성이 항진된 상태를 말한다. 조직이 손상되면 그 직후에 **세로토닌**(serotonin) 등에 의해 일과성으로 세동맥이 수축되어 조직이 허혈 상태에 빠진다. 이어서 **히스타민**(histamine) 등의 혈관작용물질에 의해 세동맥이나 모세혈관이 확장되면 혈류가 증가(충혈)한다(그림 4-2). 확장된 혈관에서는 혈류가 천천히 흐르게 되고 혈관내피세포의 세포 사이 연결부분이 벌어져 이곳에서 혈액성분이 혈관 밖으로 새어 나온다(그림 4-3). 이 현상을 혈관의 **투과성 항진**이라고 하며, 혈장성분이 혈관 밖으로 새어 나오는 것을 **삼출**(exudation), 새어 나온 액체를 **삼출물**(exudate)이라고 한다.

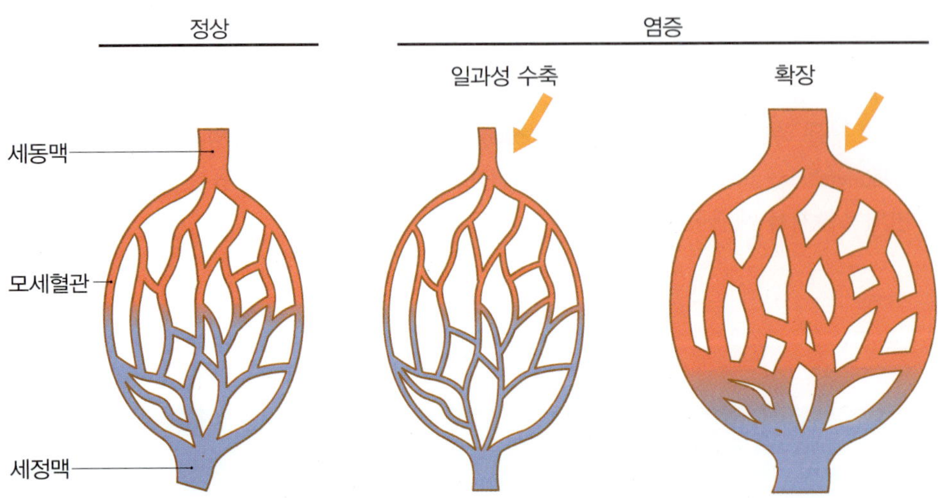

그림 4-2 염증에 의한 미세혈관계통의 반응

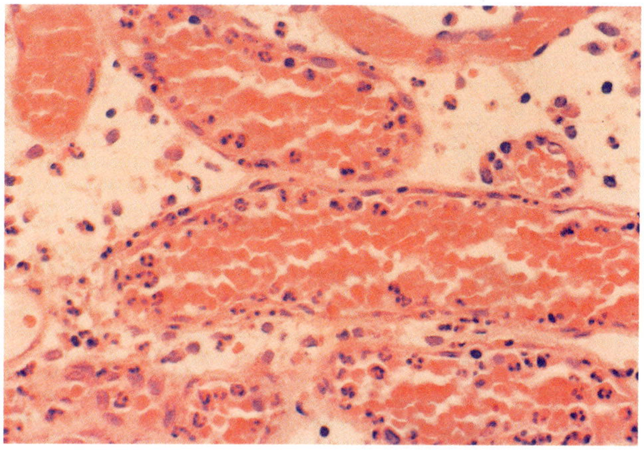

그림 4-3 충혈과 삼출

급성염증 시의 가장 현저한 반응이 충혈과 삼출이다. 모세혈관이나 세정맥이 확장되고 적혈구로 채워진다(충혈). 백혈구, 특히 중성구가 혈관 속면에 부착해 있다. 일부 백혈구는 혈관벽 안으로 침입해 있으며, 혈관 밖으로 이미 이동한 백혈구도 있다. 혈관 주위 조직은 액체성분의 삼출로 부종 상태가 되어 투명하게 보인다(염증성 부종).

② 혈구성분의 삼출 및 포식작용

염증의 자극을 없애고 손상받은 조직을 회복시키려면 혈액 중의 혈구세포가 혈관 안에서 혈관 밖으로 이동하고 그 세포가 생산하는 여러 가지 화학물질을 방출할 필요가 있다(그림 4-4). 혈액 안을 흐르는 **백혈구**(leukocyte)는 상당히 크기 때문에 혈관 밖으로 좀처럼 빠져나가지 못하지만, 염증으로 혈관내피세포가 자극을 받거나 순환장애가 일어나면 백혈구는 이동 속도를 감소시켜 내피세포 표면을 회전하다가(rolling) 정지해서(arrest) 내피세포에 부착한다(adhesion). 이 과정에서 내피세포 표면에 셀렉틴(selectin), 백혈구 표면에 인테그린(integrin) 등의 **부착분자**가 나와 백혈구는 내피세포와 강력하게 부착한다. 내피세포에 부착한 백혈구는 변형하여 내피세포의 세포 틈새를 통과해 혈관 밖으로 나와(그림 4-5) 염증 장소(손상 조직)를 향해 **유주**(emigration)한다.

염증 장소에서 백혈구는 다양한 화학물질을 방출함과 동시에 포식작용을 통해 손상 조직이나 세균 등 염증의 원인이 되는 물질을 처리한다. 중성구 등의 세포가 어느 특정 물질(세균 유래 펩타이드나 면역반응물질 등)을 향해 운동하는 것을 **화학쏠림성**(화학주성, chemotaxis)이라고 하며(그림 4-6), 화학쏠림운동을 일으키는 물질을 **화학쏠림인자**(chemotactic factor, chemotaxin)라고 한다.

또한 백혈구가 생산하는 물질에는 국소의 염증반응을 효율적으로 일으키기 위해 혈관을 증식시키는 물질이나 조직의 회복에 관여하는 섬유모세포의 증식을 촉진하는 물질(성장인자)이 있다.

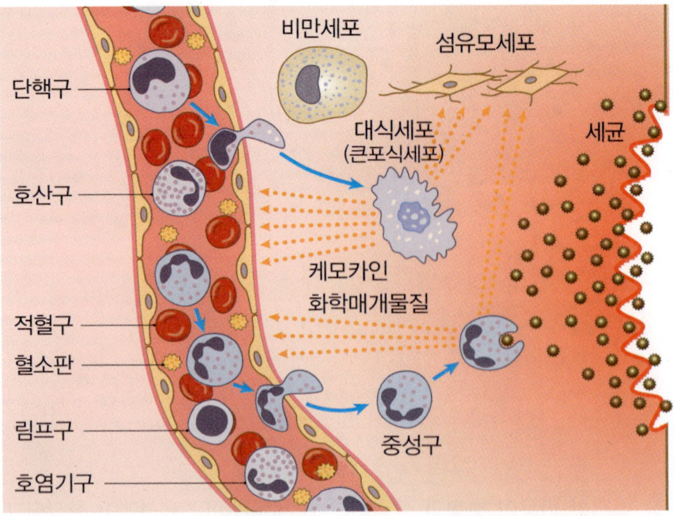

그림 4-4 혈관 안에서 밖으로 유주하는 백혈구

혈관 안에 존재하는 백혈구는 세균이 침입하면 혈관 밖으로 유출되어 세균에 다양한 작용을 하여 살균한다. 단핵구는 혈관 밖에서 대식세포(큰포식세포)가 되어 사이토카인이나 케모카인 등을 방출하고 조직장애를 조장하거나 안정화하여 최종적으로 회복시킨다.

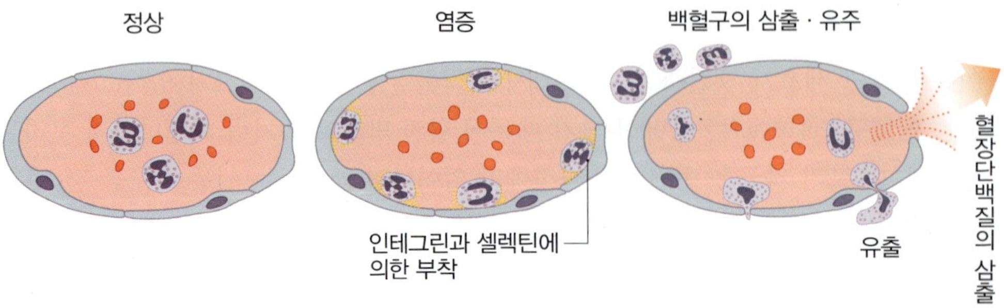

그림 4-5 급성염증 시의 특징적인 삼출

충혈로 혈류가 느려지면 백혈구가 내피세포에 접해서 흐르다가 결국 내피세포에 부착한다. 이때 셀렉틴(selectin; 내피 표면)과 인테그린(integrin; 백혈구 표면)이 부착에 관여한다. 내피세포의 세포 틈새가 벌어져 혈장성분이나 백혈구가 혈관 밖으로 삼출하는데, 백혈구가 변형하면서 혈관 밖으로 삼출하는 것을 유출이라고 한다.

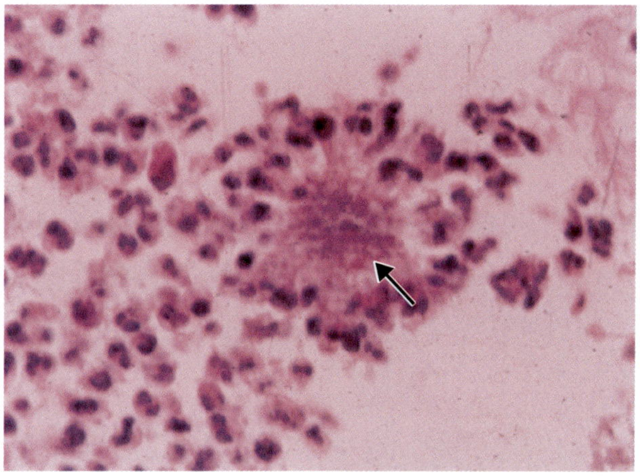

그림 4-6 화학쏠림성

중성구에는 운동(유주)능력이 있어 염증이 발생한 곳으로 모여서 세균 등의 침입자나 이물(질)을 처리한다. 그림에서는 중성구가 세균집락(colony; ⟶) 주위에 모여 있어 꽃잎처럼 보인다.

MEMO **포식작용**(phagocytosis)

인체에는 세균이나 이물(질)을 체내로 흡수하여 분해할 수 있는 다수의 세포가 갖추어져 있다. 그 작용을 **포식작용**이라고 하고, 포식작용을 하는 세포를 **포식세포**(phagocyte)라고 한다. 중성구나 단핵구, 대식세포는 케모카인에 의해 유주하는 세포이며, 스스로 이물(질)에 다가갈 수 있다. 염증 장소에 퍼져 있는 세포나 조직 붕괴 산물 등은 포식세포에 흡수된 후 포식세포의 세포질에 있는 용해소체의 효소에 의해 소화 및 분해 처리된다.

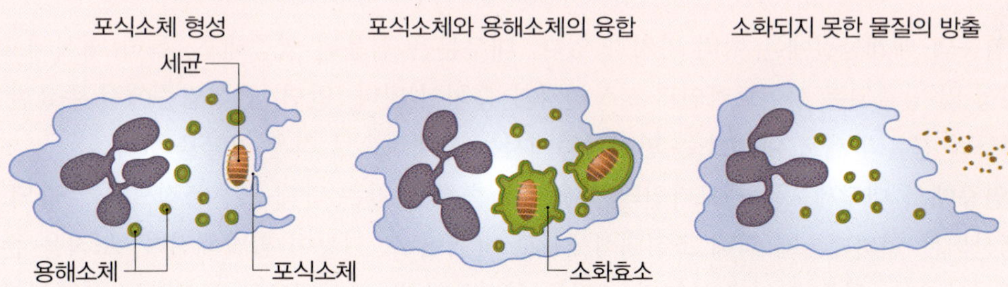
포식소체 형성
세균
용해소체
포식소체
포식소체와 용해소체의 융합
소화효소
소화되지 못한 물질의 방출

2) 만성염증(chronic inflammation)

(1) 만성염증의 진행과정

① 급성염증에 이어지는 만성염증

급성염증이 치유되지 않고 급성염증의 원인을 제거할 수 없는 경우에 일어난다. 병터에서는 중성구를 대신해서 림프구나 형질세포가 두드러지게 많아진다. 예를 들어 급성십이지장궤양이 발병하여 그 원인인 스트레스가 반복되면 급성염증이 치유되지 않고 점막장애가 계속되어 만성십이지장궤양이 되는 경우이다.

② 처음부터 만성염증으로 발병하는 경우

만성염증으로 발병하는 것은 예를 들어 바이러스간염(viral hepatitis; B형이나 C형)처럼 조직파괴성이 그만큼 강하지 않고, 또 면역기전에 의해 제거되기 어려운 성질의 병원체에 지속적으로 감염되는 경우를 들 수 있다. 다른 예로는 류마티스관절염(rheumatoid arthritis)처럼 자신의 조직 일부에 대한 자가항체(autoantibody)가 생산되어 조직에 결합하고 그것을 자극으로 염증이 발생하는 자가면역질환이나, 혈액 중 지질이 혈관벽에 침착하여 그에 대한 반응으로서 염증을 일으키는 동맥경화증(arteriosclerosis) 등을 들 수 있다.

만성염증에서 침윤 세포의 주체는 중성구가 아니라 림프구, 형질세포, 대식세포이며, 만성으로 지속되는 염증 자극에 의한 조직 파괴와 그에 반응하는 조직의 증식(섬유화)을 특징으로 한다. 다시 말해 만성적인 조직손상에 대한 지연된 회복반응으로 볼 수 있다.

(2) 만성염증의 매개물질

만성염증의 매개물질에는 여러 가지가 있다. 대부분은 침윤된 염증세포, 특히 대식세포나 림프구에서 생성 및 방출되는 사이토카인과 성장인자가 중심이 된다. 반면, 급성염증에서 주요한 역할을 하는 중성구의 침윤과 세포 내 효소는 만성염증에서는 상대적으로 적은 역할을 한다.

만성염증에서 대식세포는 케모카인의 작용으로 혈류에 있는 단핵구가 조직으로 유출되고, 림프구에서 생산되는 인터페론에 의해 조직대식세포로 바뀌어 그 기능이 활발해진다. 조직을 손상하는 인자를 제거하거나, 염증에 의해 붕괴된 조직을 처리하거나, 대식세포가 생산하는 성장인자를 함유한 사이토카인에 의해 섬유모세포나 민무늬근육세포의 증식을 촉진하여 조직 회복(섬유화)을 촉진하는 기능이 있다.

(3) 만성염증의 결과

만성염증질환은 장기간에 걸쳐 조직의 손상과 회복이 반복되면서 장기의 섬유화가 진행된다. 전형적인 예로 바이러스간염(B형, C형)에 의한 간경화증(liver cirrhosis)을 들 수 있다. 간염바이러스에 감염된 간에서는 바이러스에 의해 간세포 파괴가 일어나며, 이에 대해 림프구를 중심으로 한 염증세포가 침윤한다. 파괴된 간세포 일부는 재생되지만, 염증사이토카인이나 성장인자 등에 의해 탈락된 간세포 영역에는 섬유화가 일어난다. 재생된 간세포는 지속적인 바이러스 감염에 의해 다시 파괴되었다가 재생되고 동시에 섬유화가 진행되는 반복된 과정을 거치면서 간경화증으로 진행된다.

3. 조직변화에 따른 분류

1) 변질염증(alterative inflammation)

변질염증은 손상 부위의 조직에 뚜렷한 변성이나 괴사가 발생하고 삼출이나 섬유화는 거의 보이지 않는 염증으로, 전격간염이나 크로이츠펠트-야코프병의 뇌병터에서 관찰된다.

2) 삼출염증(exudative inflammation)

삼출염증은 삼출이 뚜렷한 염증으로, 급성염증이나 염증의 급성기에 나타난다. 삼출물(effusion)의 성질에 따라 다음과 같이 분류된다.

(1) 장액염증(serous inflammation)

혈액의 혈청성분(장액)이 삼출물의 주체를 이루는 염증으로, 세포성분은 적다. 비염에 의한 콧물, 복막염에서 관찰되는 복수 등이 여기에 해당한다. 화상 시 물집(수포)이 생기거나 벌레에 물렸을 때는 충혈과 혈관투과성 항진에 의해 피부가 붉게 부어오른다.

(2) 카타르염증(catarrhal inflammation)

기도나 소화관 등 점막 표면의 삼출염증으로, 장액이나 점액의 분비가 두드러진다. 점막상피에서 점액이 과잉 분비되는데, 상피의 박리나 점막부종을 동반한다. 카타르비염(대량의 콧물과 코막힘) 등이 여기에 해당한다. 반응은 국소적이며 보통은 치유되지만, 만성화하면 염증성 용종(polyp) 등의 점막비후를 일으킨다.

(3) 섬유소염증(fibrinous inflammation)

혈관투과성이 항진하면 섬유소(fibrin)를 다량으로 함유한 삼출물이 나온다. 섬유소염증에는 장막(가슴막, 심외막, 복막)이나 폐(허파)의 염증이 대표적이다(그림 4-7). 거짓막장염(위막장염)이나 인두디프테리아에서는 괴사에 빠진 점막 표층을 덮듯이 섬유소나 점액으로 이루어진 막 모양 물질(거짓막)이 표면을 덮는다.

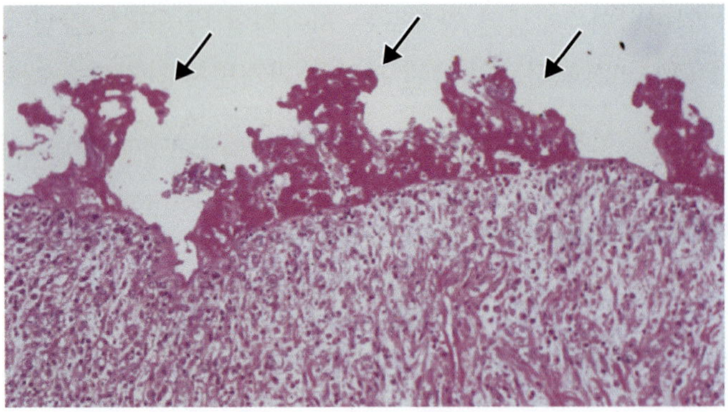

그림 4-7 섬유소염증

심근경색증 후 발생한 심외막의 섬유소염증으로, 표면에 섬유소가 융모 모양으로 침전해 있다(⟶).
아래쪽에는 염증세포의 침윤을 동반한 육아조직이 있다.

(4) 고름염증(화농염증, purulent/suppurative inflammation)

많은 수의 중성구가 출현하는 염증으로, 가장 전형적인 급성염증이다. 포도알균(*Staphylococcus*), 사슬알균(*Streptococcus*), 녹농균(*Pseudomonas aeruginosa*) 등의 고름형성균(화농균)에 감염되면 많은 수의 중성구와 세균이나 세포의 잔해로 이루어진 고름이 형성된다.

① 연조직염(phlegmon)

결합조직 안에 수많은 중성구가 뿌려지듯이 균일하게 침윤되어 있는 염증으로, 절개해도 고름은 나오지 않는다(그림 4-8a). 충수염이 그 예이며, 발적과 통증이 심하다.

② 고름집(농양, abscess)

곪은 조직이 괴사 및 파괴되어 공동을 형성한 후 여기에 고름이 고이는 것을 고름집이라고 한다(그림 4-8b, 4-9). 표면 근처에 있던 고름집이 터지면 궤양(ulcer)이 된다. 깊은 부분에 있는 고름집이 가는 관을 통해 표면으로 계속해서 흘러나오는 경우가 있는데, 이것을 샛길(누공, fistula)이라고 한다. 고름집은 발생 장소에 따라 폐고름집(pulmonary abscess), 뇌고름집(brain abscess)이라고 불린다.

③ 축농(empyema)

원래 인체 안에 공간을 형성하는 장소 즉, 위턱굴(상악동)이나 담낭(쓸개) 등에 고름이 고인 상태를 축농이라고 한다. 위턱굴 등의 부비동(코곁굴)에 고름이 고이는 비부비동염(nasosinusitis)이 대표적인 예이며, 축농증이라고 하면 보통 비부비동염을 가리킨다. 담낭에 고이면 담낭축농증, 자궁관에 고이면 자궁관축농증, 가슴안(흉강)에 고이면 가슴고름집(농흉)이라고 한다.

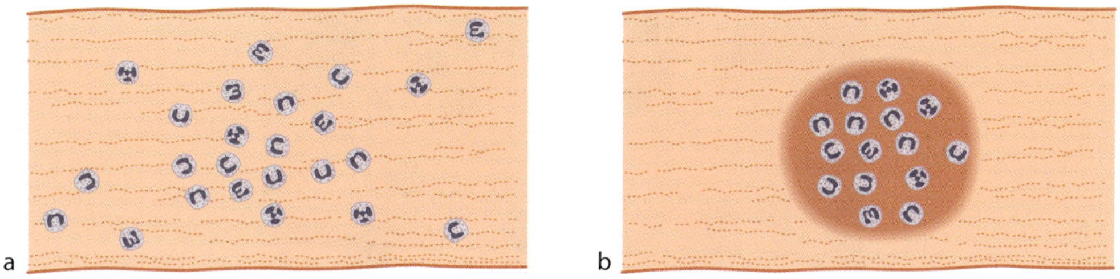

그림 4-8 연조직염과 고름집

a. 연조직염 : 조직 내에 흩뿌려지듯이 많은 중성구가 침윤해 있으며, 병터의 경계가 확실하지 않다.
b. 고름집 : 병터의 경계가 확실하다. 병터 부위는 괴사되어 공동을 형성하고 있으며, 내부에는 많은 중성구가 들어 있는 고름으로 가득 차 있다.

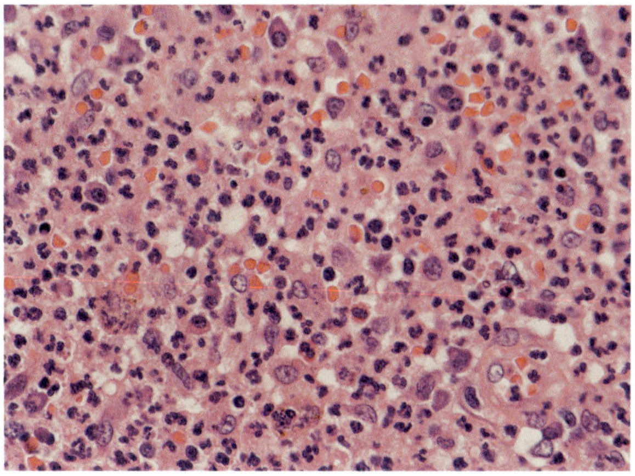

그림 4-9 고름집의 조직상

괴사에 의해 용해된 병터 부위에 중성구가 가득 차 있다(고름). 중성구는 짙은 보라색으로 염색된 작은 분엽 모양의 핵을 가지고 있어 다른 세포와 구별된다.

(5) 괴사염증(necrotizing inflammation)

조직의 괴사가 두드러지는 염증이다. 피부나 소화관 등에서는 괴사 부위가 탈락하여 장기 표면에 조직 결손이 생기면 궤양(ulcer)이 된다.

위궤양은 위액에 의해 점막이 손상되어 조직용해, 허혈이 더해져서 괴사에 빠진다. 결핵에서는 병터 부위에 **치즈괴사**(caseous necrosis)라고 하는 특유의 괴사가 일어난다. 헤르페스바이러스(herpesvirus)에 의한 신생아 바이러스간염(그림 4-10)에서는 간세포의 괴사가 뚜렷하다. 고름염증 또는 괴사염증에 부패균이 감염을 일으키면 부패에 의한 분해가 진행되어 암모니아나 아민류 등이 생산되어 심한 악취를 풍기게 되는데, 이를 **괴저**(gangrene)라고 한다. 가스 생산균이 감염을 일으켜 조직 내에서 기포가 관찰되는 것을 기체괴저(gas gangrene)라고 한다.

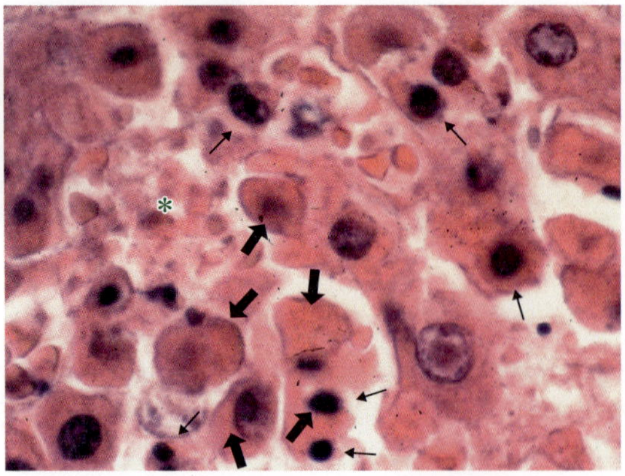

그림 4-10 신생아 바이러스간염

헤르페스바이러스에 감염된 세포가 호산성(붉은색)이 되어(➡) 단편화해 있다(*). 동시에 핵도 농축(→) 또는 소실되어 있어 간세포에 괴사가 일어나고 있음을 알 수 있다(Chapter 02 '세포손상' 참조).

(6) 출혈염증(hemorrhagic inflammation)

다량의 적혈구 삼출이 동반되는 염증을 말하며, 혈관투과성의 현저한 항진 또는 혈관 손상이 심한 경우에 발생한다. 대표적인 예로 인플루엔자폐렴(influenzal pneumonia), 페스트(흑사병, pest), 출혈성 대장염(hemorrhagic colitis) 등이 있으며, 이들은 혈관손상이나 심한 염증반응에 의해 발생한다.

3) 육아종염증(granulomatous inflammation)

육아종염증은 만성염증의 하나이지만, 현미경적 구조와 원인 때문에 특수염증으로 분류된다. 육아종(granuloma)이라는 특수한 병터를 형성하기 때문에 병터를 보면 병원체를 어느 정도 추측할 수 있다. 이 염증은 결핵이나 나병, 매독 등 면역기전을 통해 제거하기 어려운 특수한 병원체에 의한 만성증식염증이며, 병원체에 반응한 T세포에서 생산되는 사이토카인(IL-12나 IFN-γ)에 의해 대식세포가 모이고 증식해서 상피세포와 같은 형태가 되거나(상피모양세포), 여러 대식세포가 융합하여 다핵거대세포가 된다. 즉, 육아종의 주요 구성 세포는 대식세포와 림프구이다.

육아종성 병터를 나타내는 대표적 질환에는 **결핵**(tuberculosis)과 **유육종증**(사코이드증, sarcoidosis)이 있다. 특히 결핵에서는 상피모양세포와 다핵거대세포로 이루어진 결핵결절(tubercle) 중심에 치즈괴사(caseous necrosis)라는 특유의 괴사가 관찰되는 것이 특징이다(그림 4-11). 유육종증에서는 결핵과 매우 유사한 육아종이 형성되는데, 결핵과 달리 치즈괴사는 확인되지 않는다. 유육종증은 폐나 림프절, 간 등의 많은 장기에 육아종 병터를 형성하는 원인 불명의 질환이다. 현재는 발생률이 줄었지만, 매독도 육아종을 형성하는 질환으로 알려져 있다.

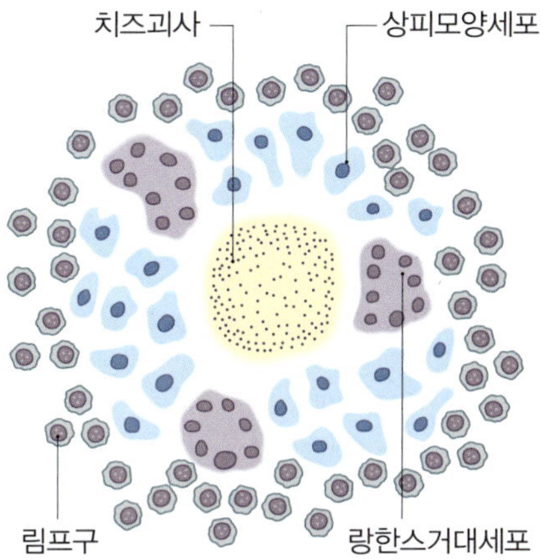

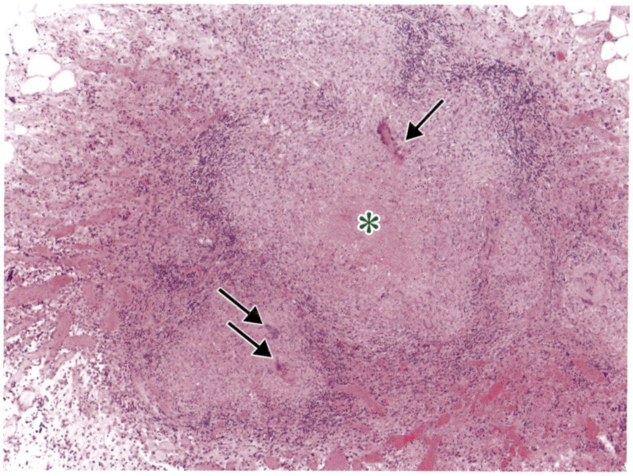

그림 4-11 결핵결절

결핵결절은 좁쌀 크기의 병터로, 왼쪽 그림은 그 모식도이다. 오른쪽 사진에서 중앙에 1개, 왼쪽 아래에 1개, 오른쪽에 작은 결절이 있으며, 이들이 융합하여 큰 병터를 형성하고 있다. 결절 중앙에 치즈괴사(*)가 있고 그 주위에 상피모양세포라고 하는 대식세포 유래의 세포와 다핵의 랑한스거대세포(→)가 둘러싸며, 그 바깥쪽에는 푸르게 보이는 림프구가 모여 있다. 결핵결절은 결핵 병터의 기본단위로, 대부분의 병터는 이러한 결핵결절의 무수한 집단으로 형성되어 있다.

Chapter

05

감염

학습목표

1. 병원성미생물의 정착과 감염의 차이를 설명할 수 있다.
2. 병원성미생물의 종류를 열거할 수 있다.
3. 병원성미생물이 체내로 들어오는 감염경로를 설명할 수 있다.
4. 장기 특이적인 감염병을 일으키는 병원성세균을 열거할 수 있다.
5. 병원성미생물에 의한 각종 감염병과 치료제의 항균작용에 대해 설명할 수 있다.
6. 균교대현상과 기회감염의 의미를 설명할 수 있다.

핵심용어해설

- **감염**(infection) : 병원체가 숙주의 생체방어기전을 뚫고 체내로 침입하거나 점막 표면에 부착하고 증식하여 숙주에게 어떠한 영향을 미치는 상태를 말한다.
- **그람염색**(Gram stain) : 세균 표층(세포벽)의 구조 차이를 이용한 염색법으로, 세균을 분류하는 하나의 기준이 된다. 그람염색의 결과와 세균의 형태(알균 또는 막대균)로 분류하며, 일상적으로 접하는 그람양성균의 상당수는 알균이다. 알균에는 포도알균과 사슬알균이 포함되며, 페니실린 등의 β락탐 계열 항생제에 대한 감수성이 높다. 그람음성균의 대부분은 막대균이며, 대장균, 살모넬라 등의 장세균이나 녹농균 등이 여기에 포함된다.
- **기회감염**(opportunistic infection) : 건강한 사람에게는 감염을 일으키지 않는 병원체(약독 또는 비병원성이라고 불리는 병원체)가 원인이 되어 발생하는 감염이다. 암, 백혈병 등의 조혈기종양, AIDS, 면역억제제나 스테로이드제의 사용, 장기이식 등 면역력이 저하된 상태에서 일어난다.
- **메티실린내성황색포도알균**(methicillin－resistant *Staphylococcus aureus*, MRSA) : 사람의 코안(비강)이나 인두 등에 토박이균으로 서식하는 황색포도알균이 페니실린 계열 항생제인 메티실린에 대해 약제내성을 획득한 것을 의미하지만, 실제는 많은 항생제에 내성을 나타내는 다약제내성균이다. 병원감염을 일으키는 대표적인 원인균이다.
- **병원감염**(hospital acquired infection) : 병원 내에서 성립한 감염을 말한다.
- **패혈증**(sepsis) : 세균 감염병이 전신으로 파급되어 상당히 위독한 상태이며, 감염에 대한 조절되지 않는 숙주반응으로 인해 생명을 위협하는 장기기능장애가 발생한 상태로 정의된다. 치료하지 않으면 쇼크, DIC, 다기관부전 등으로 인해 사망에 이른다. 감염병이 존재하고 ①의식장애의 변화, ②호흡수≧22회/분, ③수축기혈압≦100mmHg의 세 항목 가운데 2개 이상이 확인된 경우에 패혈증을 의심하여 집중치료관리를 고려한다.
- **표준주의**(standard precaution) : '모든 혈액, 체액(땀을 제외), 점막, 손상이 있는 피부에는 미생물이 있으며 감염성을 가지고 있을(전파될) 가능성이 있다'고 보는 개념에 따른 예방대책이다. 따라서 감염 여부와 관계없이 의료행위가 이루어지는 모든 환자에게 적용해야 한다.

병원성미생물(pathogenic microorganism; 병원체)이 생체의 방어기전을 뚫고 체내로 침입하여 정착 또는 증식하는 것을 **감염**(infection)이라고 한다. 감염을 일으키는 병원성미생물에는 세균, 진균, 바이러스, 기생충, 원충 등이 있다. 감염으로 인해 생체에 염증반응을 동반한 각종 병태가 발생한 것을 **감염병**(infectious disease)이라고 한다.

1 인체의 미생물 분포

인체는 무수한 병원성미생물과 공생하고 있다. 입안(구강)에는 300종 이상의 **토박이균**(indigenous bacterium)이 서식하며, 피부 표면에도 **세균**(bacteria)이나 **진균**(곰팡이, fungus; 주로 칸디다)이 상주한다. 소장이나 대장에는 장세균(enteric bacterium)이라고 불리는 세균이 상주하며, 대변 중량의 약 1/3은 이들 토박이균의 무게라고도 한다.

체내에 미생물이 상주하고 있든 새롭게 침입하든 감염병이라는 병태로 항상 진행되는 것은 아니다. 인체에는 중성구, 림프구, 대식세포 등이 체내의 병원성미생물을 항상 일정하게 감시하고 있어 병원성균이 증식하여 감염병이 발생하는 것을 막는다. 이러한 감시기전에 의해 세균이 체내에 생존하는 데에만 그치는 상태를 **정착**(colonization)이라고 한다. 각종 질환이나 노화로 인해 감염방어능력에 장애가 생겨 정착 상태에 있던 병원성균이 체내에서 활발하게 증식을 시작할 수 있게 되면 여러 가지 염증반응을 동반하는 병태가 야기되는데, 이를 **감염**(infection)이라고 하여 정착과는 구별한다.

05

2 감염의 종류

1) 증상감염(apparent infection)과 무증상감염(inapparent infection)

감염으로 인해 숙주에 임상적 이상이 나타나는 경우를 징후(sign)라고 한다. 그러나 감염된다고 해서 항상 징후가 나타나는 것은 아니다. 숙주가 병원성미생물에 감염된 후 징후가 나타나는 경우를 **증상감염**이라고 하고, 감염되더라도 징후가 나타나지 않는 경우를 **무증상감염**(불현감염)이라고 한다. 무증상감염이 장기간 계속되어 병원성미생물과 숙주가 서로 평형관계를 유지하는 상태를 **잠복감염**(latent infection)이라고 한다.

2) 내인감염(endogenous infection)과 외인감염(exogenous infection)

원래 숙주가 가지고 있던 미생물이 원인이 되는 경우를 **내인감염**, 즉 몸에 이미 있는 미생물에 감염되는 것이며, 외부에서 침입한 병원성미생물이 원인이 되는 경우를 **외인감염**이라고 한다. 외인감염은 다시 수평감염과 수직감염으로 나뉜다.

3) 직접감염(direct infection)과 간접감염(indirect infection)

직접감염은 감염원이 되는 병원성미생물을 가진 사람이나 동물로부터 직접적으로 감염되는 경우이다. 사람이나 동물의 체액, 배설물에 직접 접촉하거나 기침, 재채기, 침 등을 통해 감염이 일어난다.

간접감염은 감염원인 병원성미생물이 음식물, 기구, 의류 등을 통해 간접적으로 감염되거나 동물, 어패류, 모기, 진드기 등의 생물을 통해 감염되는 경우이다.

4) 급성감염(acute infection)과 만성감염(chronic infection)

병원성미생물에 감염된 후 발병하기까지의 시간적 경과에 따라 **급성감염**과 **만성감염**으로 분류된다. 급성감염은 감염된 후 발병하기까지 걸리는 시간이 짧고, 만성감염은 감염된 후 병원성미생물이 장기적으로 숙주에 남아 다양한 증상과 결과를 나타낸다.

5) 수평감염(horizontal infection)과 수직감염(vertical infection)

감염은 전파방식에 따라 **수평감염**과 **수직감염**으로 분류된다. 수평감염은 보균자에게서 타인으로 감염이 전해지는 경우로, 인플루엔자, 홍역, 수두 등이 수평감염으로 발병한다. 수직감염은 모체에게서 태아 또는 신생아로 감염이 전해지는 경우로, 태반, 모유, 산도를 통해 감염이 이루어진다. 매독, B형 간염, AIDS 등이 수직감염으로 발병한다.

6) 병원감염(hospital acquired infection, HAI)

병원감염은 병원이나 진료소 등의 의료기관을 이용하는 환자가 진료용 물품이나 의료인을 통해 병원성미생물에 감염되는 경우를 말한다. 병원 내에는 화학요법제에 내성이 생긴 미생물이 많은데, 저항력이 약해진 환자가 이러한 미생물에 감염되면 치료가 어려워지기도 한다.

7) 기회감염(opportunistic infection)

감염력이 약한 병원성미생물은 건강한 사람에게는 감염을 일으키지 않지만, 면역력이 저하되어 있는 사람에게 감염을 일으키는데, 이것을 **기회감염**이라고 한다. 노인 또는 암, 백혈병, 당뇨병, AIDS 등의 질병을 앓고 있는 환자나 면역억제제를 투여받고 있는 환자는 면역력이 저하되어 있으므로 기회감염에 쉽게 노출된다.

3 감염의 성립

감염은 감염경로를 통해 침입한 병원성미생물의 감염력을 인체의 저항력(생체방어기전)이 이겨내지 못할 때 성립된다(그림 5-1). 즉, 병원성미생물의 병원성이 인체의 저항력을 이기는 경우에는 감염병이 발병하고, 그렇지 않은 경우에는 발병하지 않는다. 이러한 힘의 관계가 비슷한 경우에는 감염이 성립하더라도 발병하지 않으며, 무증상감염 상태가 된다. 이처럼 감염의 성립에는 병원성미생물, 감염경로, 숙주의 감수성 등이 상호작용한다.

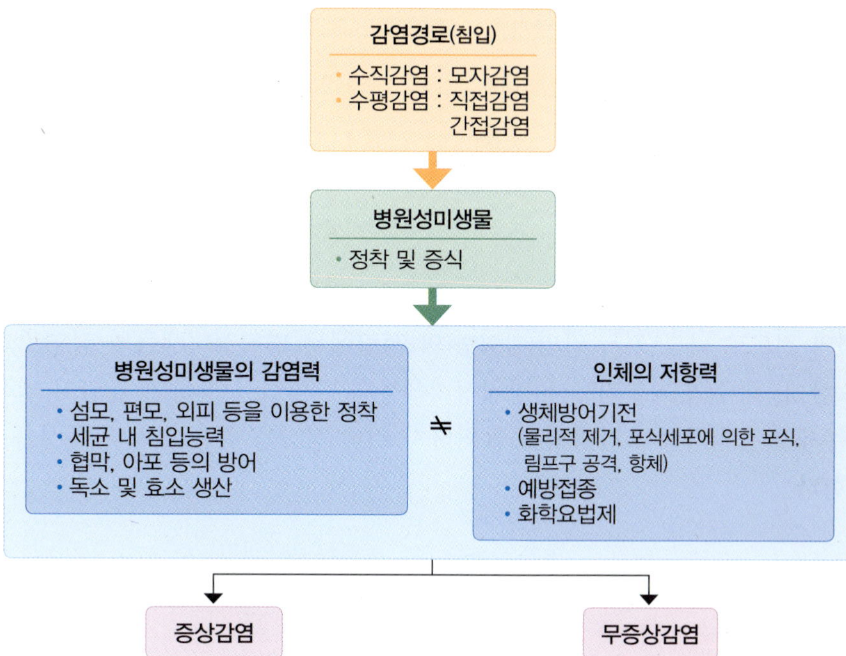

그림 5-1 감염의 성립

1. 병원성미생물

1) 병원성미생물의 종류

사람에게 감염병을 일으키는 병원성미생물에는 **세균**(bacteria), **진균**(fungus), **바이러스**(virus), **원충**(protozoa), **기생충**(parasite) 등이 있다(표 5-1). 그중에서 바이러스와 세균에 의한 감염성질환이 임상적으로 가장 많이 발생한다.

표 5-1 병원성미생물의 종류

세균(bacteria)	세포벽의 염색 여부에 따라 그람음성균과 그람양성균으로 구분하고, 형태에 따라 알균, 막대균, 나선균으로 구분하며, 산소요구도에 따라 무산소세균(혐기세균)과 유산소균으로 구분한다. 임상적으로 중요하며, 가장 빈도가 높은 감염병을 일으킨다. 대부분은 항균제(항생물질)로 치료할 수 있지만, 약물에 내성을 나타내는 세균도 적지 않다.
진균(fungus)	칸디다, 아스페르길루스, 크립토코쿠스, 뉴모시스티스 카리니 등이 있으며, 면역력이 저하된 환자에게 주로 기회감염을 일으키지만, 건강한 숙주(사람)에게 심각한 감염병을 일으키는 경우는 매우 드물다. 일부 진균 감염병에는 치료제가 있다.
바이러스(virus)	리노바이러스, 인플루엔자바이러스, 볼거리바이러스, 간염바이러스, 홍역바이러스, 사람유두종바이러스, 사람면역결핍바이러스 등이 있으며, 인플루엔자, 감기, 급성 · 만성간염, AIDS, 성인T세포백혈병 등의 원인이 된다.
원충(protozoa)	말라리아원충, 톡소포자충, 이질아메바, 리슈만편모충, 세모편모충, 와포자충 등이 있다.
기생충(parasite)	회충, 요충, 편충, 흡충(내부 기생충), 벼룩, 이(외부 기생충) 등이 있다.

2) 병원성미생물의 감염력

숙주에게 감염병을 일으키는 병원성미생물의 능력을 **감염력**(infectivity)이라고 하며, 감염력은 **독력**(균력, virulence)의 정도로 나타난다. 감염(감염병)의 성립에는 병원성미생물의 감염력과 숙주 저항력의 관계가 중요한데, 숙주의 저항력보다 병원성미생물의 감염력이 강하면 감염이 발생한다. 병원성미생물에는 숙주세포에 정착해서 감염력을 발휘하기 위해 정착을 위한 인자와 독성을 생산하는 병원성인자가 존재한다.

2. 감염경로 (그림 5-2, 표 5-2)

병원성미생물이 숙주의 체내로 들어가는 감염경로는 피부, 호흡기, 소화기, 혈액, 생식기 등 다양하며, 이들을 **침입구**라고 한다.

① **피부** : 황색포도알균이나 진균(칸디다)의 침입구

② **호흡기** : 호흡기 감염병의 원인균인 폐렴알균이나 인플루엔자균 등의 침입구

③ **소화기** : 감염성 장염의 원인균인 살모넬라, 비브리오, 장출혈성대장균(O157) 등의 침입구

④ **혈액** : B형 · C형간염바이러스, 성인T세포백혈병바이러스, AIDS 바이러스(HIV)의 침입구

⑤ **생식기** : 성매개병(sexually transmitted disease, STD)의 원인인 임균, 매독, 클라미디아 및 HIV의 침입구

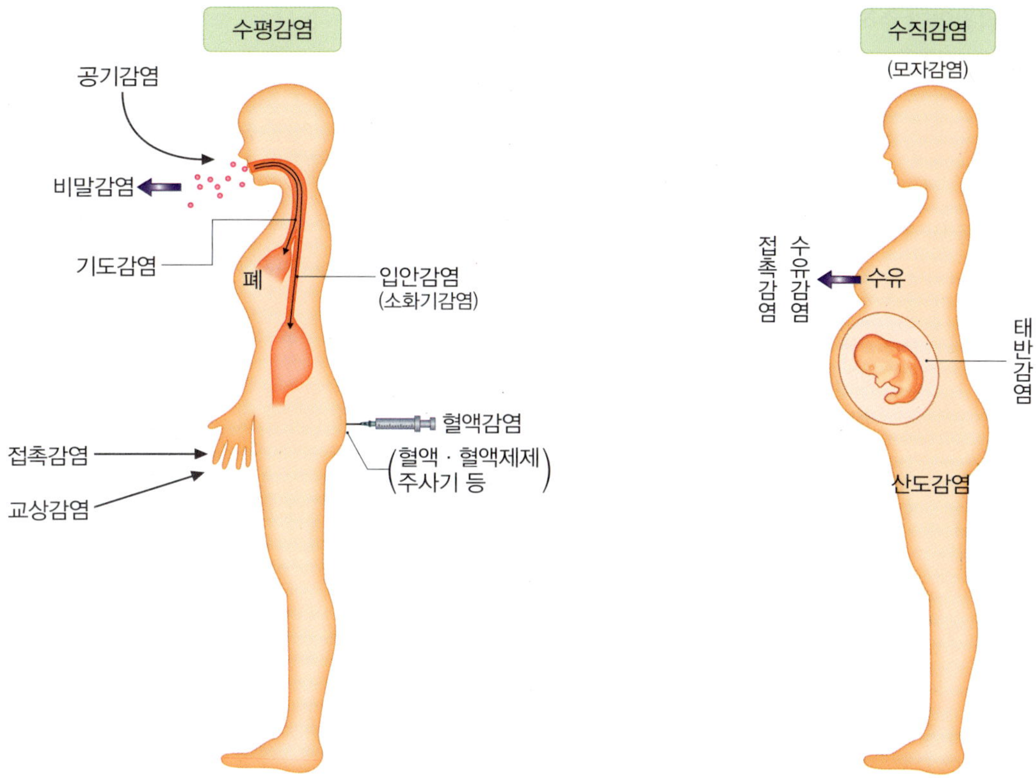

그림 5-2 다양한 감염경로

표 5-2 수평감염과 수직감염

종류		특징	미생물	질환
수평감염	접촉감염	• 병원체를 보유한 보균자나 보균동물과 직접 접촉함으로써 감염 • 성매개감염과 교상감염	• 세균(임균, 매독균, 마이코플라즈마 등) • 바이러스(단순헤르페스바이러스, B형간염바이러스, 사람면역결핍바이러스 등) • 진균(칸디다알비칸스 등) • 원충(질편모충, 이질아메바, 람블편모충 등)	접촉전염고름딱지증(접촉전염농가진), 임질, 매독, 광견병, 파상풍 등
	비말감염	• 재채기나 기침을 통해 흩어지는 병원체를 흡입함으로써 감염	• 세균(결핵균, 폐렴마이코플라즈마, 폐렴클라미디아 등) • 바이러스(인플루엔자바이러스, 풍진바이러스, 멈프스바이러스 등)	인플루엔자, 풍진, 볼거리(유행귀밑샘염), 백일해, 세균성폐렴, 마이코플라즈마폐렴 등
	공기감염	• 비말의 수분이 증발하여 발생하는 5μm 이하의 비말핵을 흡입함으로써 감염 • 비말핵감염과 먼지감염	• 세균(결핵균, 레지오넬라 등) • 바이러스(인플루엔자바이러스, 홍역바이러스, 수두대상포진바이러스 등) • 진균(아스페르길루스 등)	결핵, 홍역, 수두 등

표 5-2 수평감염과 수직감염 (계속)

종류		특징	미생물	질환
수평감염	매개체감염	• 식기, 주삿바늘, 의류 등의 오염물을 통해 감염 • 물, 음식물, 혈액 등의 매개체를 통해 감염	• 세균(황색포도알균, 세레우스균, 장출혈성대장균, 콜레라균, 보툴리누스균, 페스트균 등) • 바이러스(노로바이러스, 아스트로바이러스, E형간염바이러스, 일본뇌염바이러스 등) • 원충(말라리아원충, 파동편모충 등)	식중독, B형간염, C형간염, 후천면역결핍증후군(AIDS) 등
수직감염	태반감염	• 태반을 통해 병원체가 태아 혈액으로 들어와 감염	• 세균(매독균 등) • 바이러스(거대세포바이러스, 홍역바이러스 등)	선천매독, 선천풍진증후군, 선천거대세포바이러스감염병 등
	산도감염	• 분만 시 산도나 모체 혈액 속에 있는 병원체에 의해 감염	• 세균(B군사슬알균, 임균, 클라미디아 등) • 바이러스(단순헤르페스바이러스, 사람면역결핍바이러스, B형간염바이러스 등)	수막염, 각결막염, 클라미디아폐렴, 신생아헤르페스, 후천면역결핍증후군(AIDS), B형간염 등
	수유감염	• 모유를 통해 병원체가 감염	• 바이러스(사람T세포림프친화바이러스, 사람면역결핍바이러스 등)	성인T세포백혈병, 후천면역결핍증후군(AIDS) 등

3. 숙주의 감수성(인체의 저항력)

인체는 병원성미생물로부터 자신을 지키기 위한 다양한 감염방어능력을 갖추고 있다. 예를 들어 ① 병원성미생물 침입에 대한 물리적 장벽인 피부와 점막상피, ②병원성미생물을 포식하여 살균하는 **중성구** 및 **대식세포**, ③병원성미생물이 가진 병원성인자의 정보를 다른 면역세포에 전달하는 **T세포**(세포면역), ④병원성미생물에 부착하여 살균기능을 보조하는 항체를 생산하는 **B세포**(체액면역) 및 항체의 역할을 보조하는 **보체** 등을 들 수 있다. 이러한 기능의 공동작용을 통해 인체는 병원체를 침입구 부분에만 가두어 두거나 침입 초기 단계에 살균할 수 있다. 이들 감염방어능력을 저하시키는 병태가 있으면 병원성균은 신체의 방벽과 감시기능이 저하된 틈을 노려 숙주에게 공격을 가한다(감염병 발병).

4 병원성미생물

1. 세균

1) 종류와 특징

병원성미생물이 일으키는 감염병 중에서도 세균 감염병은 임상에서 가장 빈번하게 접하게 되는 질환이며, 신속한 진단에 이어 적절한 치료를 하는 것이 특히 중요하다.

세균은 **그람염색**(Gram staining)에 의해 **그람양성균**(균체가 청자색으로 염색)과 **그람음성균**(균체가 적색~분홍색으로 염색)으로 나눌 수 있다. 그람양성균은 균체가 공 모양인 것이 많고(그람양성알균), 그람음성균은 가늘고 긴 것이 많다(그람음성막대균)(표 5-3, 그림 5-3). 그람양성균과 그람음성균의 구별은 항균제 선택 등 치료 시 중요하다.

05

표 5-3 **대표적 병원성 세균**

그람양성알균	그람음성막대균
황색포도알균(*Staphylococcus aureus*) 사슬알균〈속〉(*Streptococcus*) 폐렴알균(*Streptococcus pneumoniae*) 장알균〈속〉(*Enterococcus*)	대장균(*Escherichia coli*) 클레브시엘라〈속〉(*Klebsiella*) 인플루엔자균(*Haemophilus influenzae*) 녹농균(*Pseudomonas aeruginosa*) 박테로이데스〈속〉(*Bacteroides*)

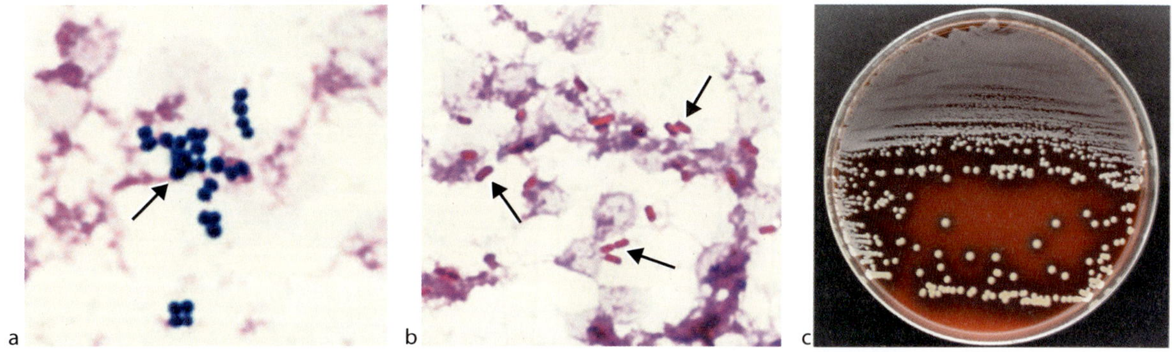

그림 5-3 **그람양성알균과 그람음성막대균**

a. 황색포도알균의 그람염색상. 청자색으로 물든 알균이 모여 일부가 포도송이 모양(→)을 하고 있다.
b. 대장균의 그람염색상. 적색~분홍색의 곤봉 모양 균체(→)를 확인할 수 있다.
c. 혈액한천배지 위에서 발육한 황색포도알균의 집락

2) 세균에 의한 감염병

가장 먼저 감염을 일으킨 장기에서 세균의 증식을 막지 못하면 세균은 계속해서 증식하여 세균이 분비한 독소 혹은 세균 자체가 혈액 안으로 유입되어[**세균혈증**(bacteremia)](그림 5-4) 각 장기에 다양한 장애를 일으키게 된다. 이처럼 감염에 의한 염증성 변화가 국소에 머물지 않고 전신으로 파급된 상태를 **패혈증**(sepsis)이라고 한다.

병원성세균과 각 감염 장기 사이에는 비교적 특이한 조합이 있어 어느 장기의 감염병인지를 임상적으로 진단할 수 있으면, 그 감염 장기에 감염병을 일으키는 병원성세균을 추측하여 항균제를 선택할 수 있다. 대표적인 감염병과 병원성세균을 정리하면 그림 5-5와 같다.

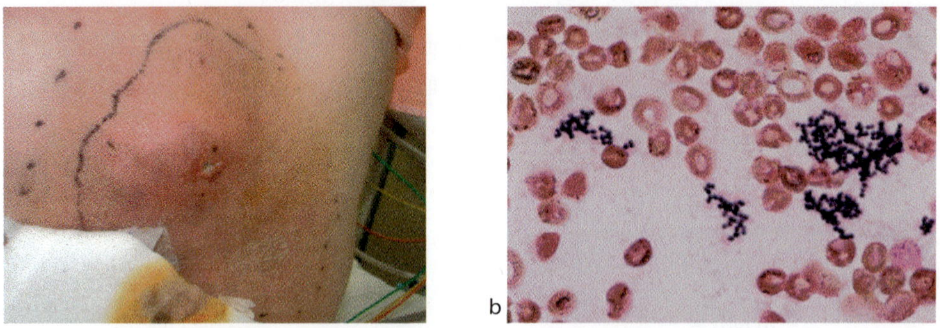

a　　b

그림 5-4 황색포도알균에 의한 세균혈증(51세 당뇨병 환자)

a. 당뇨병을 치료하지 않고 오래 방치하여 등에 생긴 피부 심부의 화농성 병터

b. 병터 부분의 배양뿐만 아니라 혈액배양(사진은 그람염색)에서도 황색포도알균이 검출

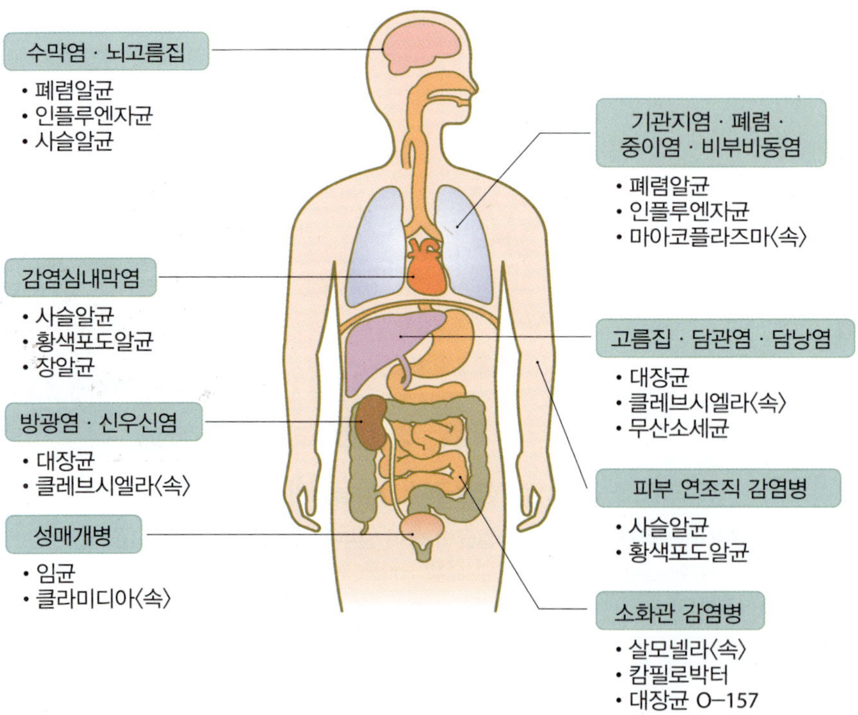

그림 5-5 각종 감염병과 그 병원성세균

3) 항균제(antimicrobic)

병원성세균이 숙주의 생체 내에서 활발하게 분열하려면 사람의 세포와 마찬가지로 세균도 DNA나 RNA라는 유전자 정보에 근거하여 단백질을 합성하고 자신의 균체를 재생함으로써 증식해야 한다.

항균제(항생물질)는 이러한 일련의 생명유지기전의 각 과정을 억제함으로써 항균작용을 발휘한다. 항균제의 대표적 작용기전은 다음과 같다(그림 5-6).

① **세포벽 합성 억제** : 베타락탐(beta-lactam) 계열 항균제[페니실린(penicillin), 세팔로스포린(cephalosporin), 당펩타이드(glycopeptide)]

② **단백질 합성 억제** : 아미노당화물(아미노배당체, aminoglycoside), 마크롤라이드(macrolide) 등

③ **DNA 복제 억제**(또는 DNA 사슬 단열) : 플루오로퀴놀론(fluoroquinolone)

④ **RNA 중합 억제** : 리팜피신(rifampicin)

⑤ **엽산 대사 억제** : 설폰아마이드(sulfonamide) 등

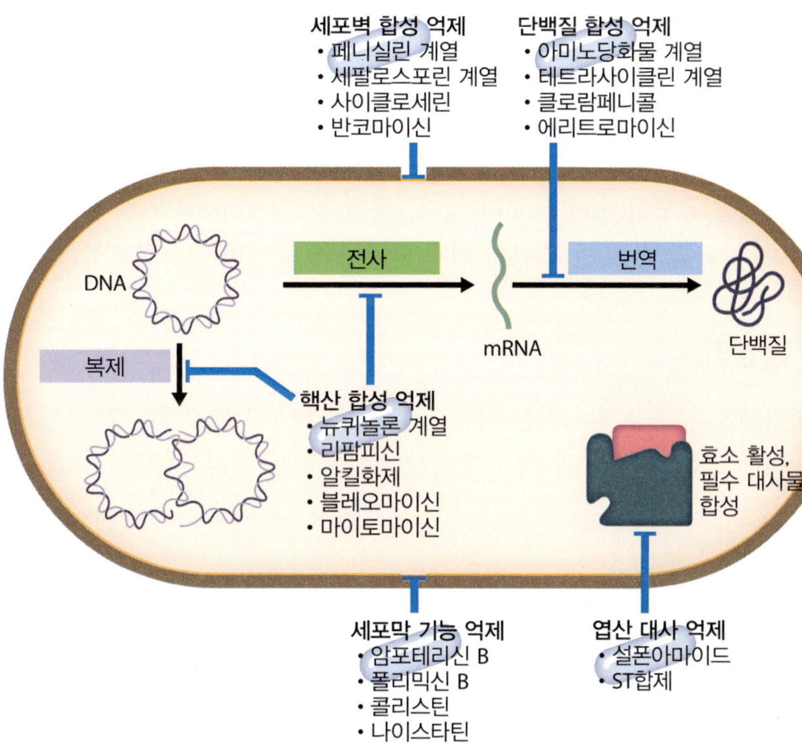

그림 5-6 대표적인 항균제의 작용기전

MEMO **내성균과 균교대현상**

병원성세균에 대해 항균제를 계속해서 사용하면 세균의 유전자 정보에 변화가 일어나 그때까지 항균 효과를 나타내던 항균제의 작용에 저항하는 성질을 가지게 된다. 이처럼 항균제가 잘 듣지 않게 되는 성질로 변화(진화)한 병원성세균을 **내성균**이라고 한다.

또한 한 환자에게 장기간 항균제를 투여하면 투여된 항균제에 효과가 없는 균만 생존하여 세력을 확대함으로써 감염병이 지속되는 경우가 있는데, 이를 **균교대현상**(microbial substitution)이라고 한다. 이러한 균교대현상은 항생제 남용뿐 아니라 면역력의 심각한 저하를 유발하는 상황일 때도 초래된다.

2. 진균

1) 특징

곰팡이, 효모, 버섯을 일컬어 **진균**(fungus)이라고 하며, 광합성 능력이 없는 식물이다. 세균과는 달리 진핵생물이기 때문에 핵막을 가지며, 사립체나 세포질그물 등의 세포소기관이 발달해 있다.

진균에는 가늘고 긴 구조로 곁가지를 내면서 증식하는 **균사형**(mycelial form)과 난형이나 원형 구조로 출아나 이분열로 증식하는 **효모형**(yeast form)이 있다. 생식 시 홀씨(spore)라는 난원형의 단세포를 형성하여 환경에 흩어지며, 발육할 수 있는 조건이 되면 발아하여 균사형이나 효모형으로서 증식한다.

2) 진균에 의한 감염병

진균은 건강한 사람에게 감염을 일으키는 경우도 있지만, 대부분은 기회감염을 일으키며 다행히 중증 질환으로 진행되지는 않는다. 진균에 의한 대표적인 감염병을 정리하면 표 5-4와 같다.

표 5-4 진균에 의한 감염병

병원성미생물		관련 질병
진균	칸디다	입안칸디다증, 식도칸디다증, 간고름집, 칸디다혈증
	크립토코쿠스	폐렴, 수막염
	아스페르길루스	각막염, 알레르기성기관지폐렴, 파종성아스페르길루스증
	피부사상균	몸백선, 손발톱백선, 머리백선

3) 항진균제(antimycotic)

항진균제에는 세포벽 구성성분인 펩타이드글리칸(peptideglycan)의 합성을 억제하는 캔딘계 약물, 세포막 구성성분인 어고스테롤(ergosterol)의 합성을 억제하는 아졸 계열 약물, 세포막에 작용하는 폴리엔 계열 약물, 핵산 합성 억제제인 플루시토신(flucytosine)이나 미세관 억제제인 그리세오풀빈(griseofulvin) 등이 있다.

MEMO **기회감염(opportunistic infection)**

병원성미생물에 대한 저항력이 떨어져 평소 감염이 일어나지 않는 약한 병원성균에도 중증 감염병이 발병하게 되는 것을 기회감염이라고 한다. 기회감염을 일으키는 대표적인 감염병에는 AIDS(후천면역결핍증후군), 주폐포자충폐렴, 거대세포바이러스감염병 등이 있다.

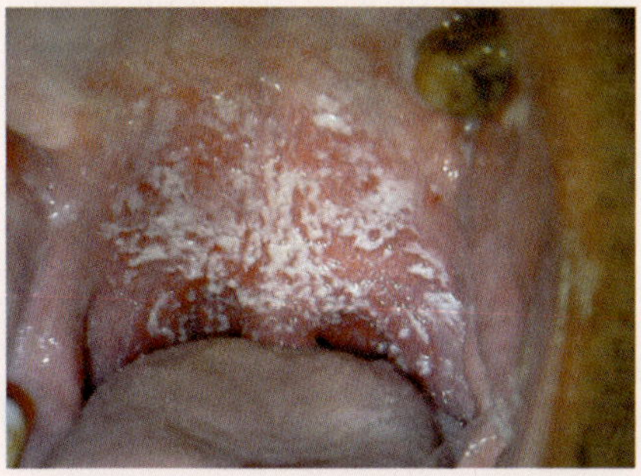

AIDS 환자에게서 확인되는 기회감염

입안칸디다증 : AIDS와 같이 세포면역의 기능이 심각하게 파괴된 환자에게서는 피부 점막에 상주하는 진균에 의한 기회감염이 발생한다. 감염방어능력이 정상인 사람의 입안에도 칸디다가 상주하지만, 심하게 발현되지는 않는다.

3. 바이러스

1) 특징

바이러스(virus)는 핵산과 단백질 외피인 캡시드(capsid)로 구성된 15nm~수백nm 크기의 병원성미생물이다. 핵산은 DNA나 RNA 중 하나만 가지며, 살아 있는 세포 내에서만 증식할 수 있다. 생체 내에 침입하면 혈류를 타고 특정 장기의 표적세포에 도달한 후 세포 내에 침입하여 병터를 일으킨다. 바이러스에 따라서는 잠복기가 10년 이상 되는 것도 있다.

2) 바이러스에 의한 감염병

바이러스에 의한 대표적인 감염병은 표 5-5와 같다.

표 5-5 바이러스에 의한 감염병

병원성미생물	관련 질환
바이러스	인플루엔자, 홍역, 풍진, 수두, 볼거리(유행귀밑샘염), 간염, 성인T세포백혈병, AIDS, 감염단핵구증, 단순포진, 대상포진 등

3) 항바이러스제(antiviral agent)

바이러스는 숙주세포에 의존해서 증식하기 때문에 높은 선택 독성을 가진 항바이러스제를 개발하기가 매우 어렵다. 현재 항바이러스제로서 바이러스에 주로 존재하는 효소나 바이러스 고유의 증식기전을 억제하는 약물이 개발되었다. 특히 발병 빈도가 높은 헤르페스바이러스에 대해서는 핵산복제억제제, HIV에는 역전사효소억제제, 단백질분해효소억제제, B형간염이나 C형간염 치료제에는 핵산합성억제제, 인플루엔자에는 바이러스의 침입 및 탈각억제제나 방출억제제가 있다. 또한 화학요법제는 아니지만 인터페론이 B형간염이나 C형간염 치료에 이용된다.

4. 기생충

1) 특징

기생충(parasite)에는 단세포로서 동물의 특징을 가지는 **원충**(protozoa)과 다세포생물인 **연충**(helminth)이 있다. 원충은 운동성이 있는 거짓발(위족, pseudopodium)을 가진 근족충, 편모를 가진 편모충, 운동성이 없는 포자충 등이 있으며, 연충은 선충, 흡충, 조충 등이 있다.

수중이나 토양 등 환경에 서식하는 자유생활형과 사람이나 동물에 기생하는 기생형으로 분류할 수도 있다. 기생형은 소화관이나 혈액, 비뇨생식기 등 고유의 기생 부위가 있는 것이 많다.

2) 기생충에 의한 감염병

기생충에 의한 대표적인 감염병은 표 5-6과 같다.

표 5-6 기생충에 의한 감염병

병원성미생물		관련 질환
기생충	원충	말라리아, 질편모충증, 아메바이질, 장아메바증, 주폐포자충폐렴, 톡소포자충증, 파동편모충증(수면병), 람블편모충증, 리슈만편모충증
	연충	고래회충증, 일본주혈흡충증, 구충증, 요충증, 회충증, 분선충증, 포충증, 광절열두조충증, 간흡충증, 폐흡충증

3) 항원충제(antiprotozoal)

아메바이질, 람블편모충증, 질편모충증, 말라리아에 대해 항아메바제, 항편모충제, 항말라리아제가 사용된다.

Study Plus

병원감염대책

환자나 의료종사자의 병원감염을 방지하기 위한 병원감염대책은 의료기관의 의무이다. 모든 의료종사자가 병원감염 방지에 대한 의식을 가지고 일상의 진료 속에서 확실한 병원감염 대책 및 적절한 감염병 진료(화학요법)를 실천하지 않으면 병원감염을 방지하기 어렵다.

의료기관 내 병원성미생물의 전파를 효과적으로 방지하기 위한 예방대책은 **표준주의**(standard precaution)와 **전파경로별주의**(transmission-based precaution)의 2단계로 이루어진다.

1. 표준주의

'모든 혈액, 체액(땀을 제외), 점막, 손상이 있는 피부에는 미생물이 있으며 감염성을 가지고 있을(전파될) 가능성이 있다'고 보는 개념에 따른 예방대책이다. 따라서 감염 여부와 관계없이 의료행위가 이루어지는 모든 환자에게 적용해야 한다.

표준주의에는 손위생, 기침예절, 개인방호구의 적절한 사용, 환경 청소와 소독, 환자에게 사용하는 의료기기의 관리, 혈액매개감염(바늘 찔림, 베인 상처, 점막 노출)에 대한 대책 등이 포함된다. 일상의 의료행위에서 모든 의료종사자는 이러한 대책을 확실하게 실천해야 한다(그림 1, 2).

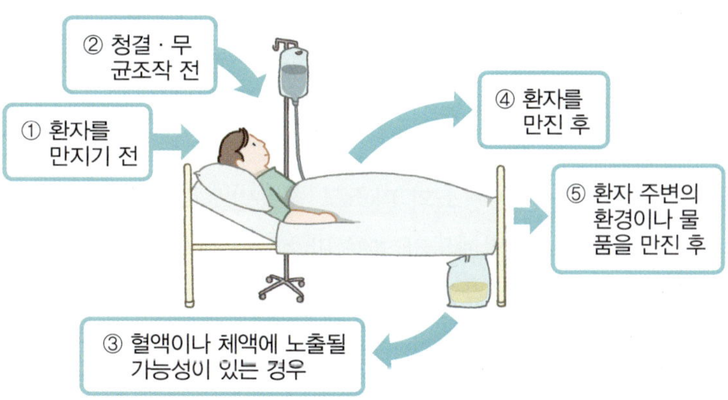

그림 1 손위생이 필요한 상황(WHO 발표)

05

Study Plus

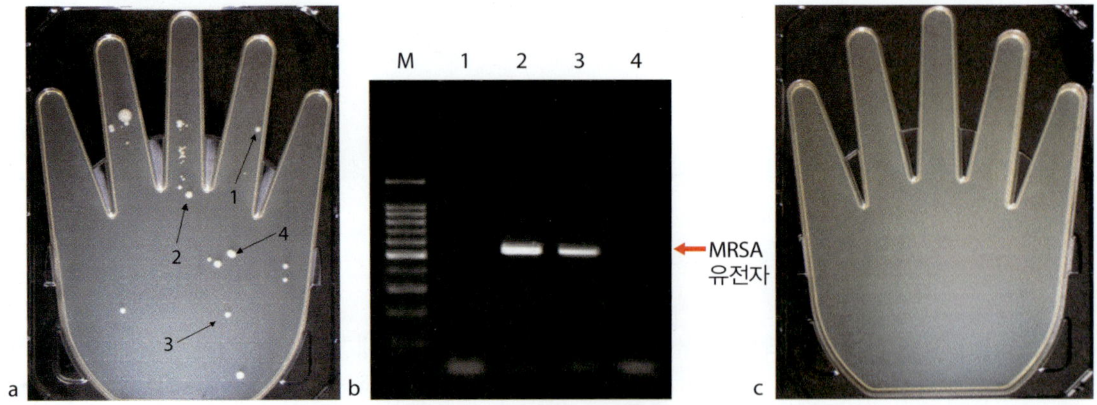

그림 2 손위생의 중요성

a. 가래에서 MRSA가 분리된 환자의 복부를 촉진한 의료종사자의 손바닥을 손 모양 배지(palm stamp)에 접종한 다음 날의 사진이다. 백색의 많은 집락이 발육해 있다.

b. a에서 확인된 집락(1~4)에 대해 MRSA 유전자 유무를 해석하면 2와 3은 MRSA임을 알 수 있다(→는 MRSA 유전자를 나타낸다. M은 유전자 크기의 지표).

a, b를 통해 의료종사자의 손에는 환자의 MRSA가 쉽게 부착한다는 사실을 알 수 있다.

c. a의 손 모양 배지에 손을 접촉한 다음 알코올로 손 소독을 한 직후 다른 손 모양 배지에 손을 접촉한 다음날의 사진이다. 손에 부착해 있던 세균은 알코올에 의해 거의 사멸되었다.

2. 전파경로별주의

표준주의만으로 전파를 방지할 수 없는 병원성미생물에 대해서는 표준주의와 함께 전파경로별주의를 적용한다. 전파경로별주의에는 대상으로 하는 병원성미생물의 전파양식에 따라 접촉주의, 비말주의, 공기주의가 있다. 여러 전파양식을 취하는 병원성미생물에 대해서는 이들을 조합시켜 적용한다. 전파력이 강한 병원성미생물에 의한 감염병이 의심되는 환자는 확정진단을 기다리는 단계부터 전파경로별주의도 적용하여 병원성미생물의 전파 위험을 줄이는데 노력해야 한다.

인플루엔자, 풍진 등의 대응에는 평소의 마스크 착용만으로도 충분하지만(**비말주의**), 홍역, 수두, 결핵 등에는 N95마스크라는 밀폐도가 높은 마스크를 착용할 필요가 있다(**공기주의**). 또한 홍역이나 인플루엔자 등의 바이러스 감염에는 백신접종을 통한 예방 효과를 기대할 수 있다.

MRSA(메티실린내성황색포도알균, methicillin-resistant *Staphylococcus aureus*)나 장출혈성대장균(O157) 등의 세균은 사람의 옷이나 손에 쉽게 부착하기 때문에 이러한 병원성세균을 보유한 환자를 간호할 때에는 장갑과 가운을 착용해야 한다(**접촉주의**).

Chapter

06

면역

학습목표

1. 면역을 담당하는 주요 세포를 열거하고 각각의 역할을 설명할 수 있다.
2. 체액면역과 세포면역의 주요 기전을 설명할 수 있다.
3. 이식 장기의 거부반응은 왜 일어나는지를 설명할 수 있다.
4. 알레르기와 자가면역질환의 기본적인 발병기전을 이해할 수 있다.
5. 알레르기를 발병기전에 따라 분류하고 대표적인 질환을 열거하고 설명할 수 있다.
6. 면역결핍증을 원인별로 분류할 수 있다.

핵심용어해설

- **도움T세포**(Th세포, helper T cell) : 항원 자극이나 IL−1 등의 사이토카인에 의해 유도된다. 각종 사이토카인을 생산해서 B세포와 공동하여 항체 생산을 유도하거나 세포독성T세포의 분화와 성숙을 유도하는 기능의 T세포를 말한다.
- **면역복합체**(immune complex) : 항원과 항체의 결합물로, 보체성분을 포함하는 경우도 있다. 면역복합체가 조직에 침착되면 Ⅲ형 알레르기나 전신홍반루푸스와 같은 자가면역질환이 발생한다.
- **면역관용**(immunologic tolerance) : 어느 특정한 항원에 대한 특이면역반응이 결여 또는 억제된 상태를 말하며, 면역내성이라고도 한다. 보통 자기 몸의 성분(자가항원)에 대해 반응이 일어나지 않는(자가관용) 것은 이 면역관용에서 유래한다.
- **보체**(complement) : 병원체나 이물(질)의 제거를 매개하는 혈청단백질의 한 무리로, 면역반응이나 염증 발현에 중요한 각종 생물학적 기능을 발휘한다. 보체는 약 30종의 단백질로 구성된다.
- **비만세포**(mast cell) : 전신의 결합조직이나 점막조직에 존재한다. 혈액 중의 호염기구와 유사한 세포로, 조혈줄기세포에서 유래한다. 세포질 내에 과립이 들어 있으며, 과립 내에는 히스타민이나 세로토닌 등의 화학전달물질이 저장되어 있다. 세포 표면에 결합된 IgE 항체에 특정 항원이 결합하면 이것이 발단이 되어 과립 내용물을 세포 밖으로 방출하여(탈과립) Ⅰ형 알레르기를 일으킨다.
- **세포독성T세포**(Tc세포, cytotoxic T cell) : MHC 항원이 다른 개체의 세포에 대해 그 항원에 반응하여 장애물질을 작용시켜 살해하기 때문에 살해T세포라고도 한다. 이식편의 거부, 바이러스 감염 세포의 제거, 종양면역에 관여한다.
- **세포면역**(cellular immunity) : 항체(체액면역)가 아닌 항원 특이적인 T세포나 포식세포에 의해 야기되는 면역반응이다. 바이러스 감염, 결핵균이나 한센병균, 진균 감염 등 세포 내에 기생하는 미생물에 대한 방어반응, 이식장기에 대한 거부반응, Ⅳ형(지연형) 알레르기 등에서 중심적 역할을 한다.
- **알레르기**(allergy) : 항원에 두 번째로 접촉했을 때 나타나는 비정상적인 면역반응으로, 생체에 불리한 반응이 되는 경우를 가리키며 과민반응이라고도 한다. 보통 4가지 유형으로 나뉘는데, 그 가운데 Ⅰ, Ⅱ, Ⅲ형은 체액면역, Ⅳ형은 세포면역에 의해 발병한다. Ⅰ형 알레르기를 단순히 알레르기라고 하는 경우도 많다.
- **억제T세포**(Ts세포, suppressor T cell) : 세포면역이나 체액면역을 억제하는 T세포를 말한다.
- **자가면역질환**(autoimmune disease) : 정상에서는 자신의 조직에 대해 면역반응을 일으키지 않거나 억제되고 있다(자가관용). 그러나 자가관용이 무너지고 자가항체가 과도하게 만들어지거나 자기 조직에 대한 T세포가 출현하면(자가면역현상) 조직이 손상되어 자가면역질환이 발생한다. 하시모토병, 자가면역용혈빈혈 등의 장기 특이적인 질환과 전신홍반루푸스, 류마티스관절염 등의 전신질환이 있다.
- **체액면역**(humoral immunity) : 항원(비자기인 이물(질))에 특이적으로 작용하는 항체를 생산하여 항체가 항원에 작용함으로써 항원을 제거 및 무독화하는 면역반응을 말한다.
- **항원**(antigen) : 항체의 생산을 유도하고 항체와 특이적으로 반응하는 분자를 말한다.
- **항원제시세포**(antigen−presenting cell) : 항원을 T세포에 제시하고 T세포의 활성화를 일으키는 작용을 하는 세포 무리로, 가지돌기세포(수상돌기세포)와 대식세포(큰포식세포)가 대표적이다. T세포는 항원제시세포에 의해 처리되며, 그 세포 표면에 제시된 항원을 인식한다.

면역(immunity)의 어원은 병역이나 납세 등의 의무를 면한다는 뜻의 라틴어 '*immunitas*'로, 역병(전염병)을 면하거나 질병을 면한다는 의미로 변하여 오늘날의 의학적인 개념에 이르렀다.

이 면역이라는 현상, 즉 인체에는 반복해서 발생하는 전염병으로부터 자신을 방어하는 기능이 있다는 사실은 예로부터 경험적으로 알려져 있었다. 18세기 말 에드워드 제너(Edward Jenner)는 종두(vaccination)를 통해 천연두의 발생을 예방하는 데 성공했고, 이를 최초로 과학적으로 증명했다. 그 후 19세기 후반에 각종 병원성미생물이 발견됨에 따라 파스퇴르(Pasteur)에 의한 광견병 백신 개발, 베링(Behring)과 기타사토(Kitasato)에 의한 항체 발견, 20세기에 들어 면역학의 기초적인 개념이 잇달아 정립되어 근대 면역학이 확립되었다.

최근에는 분자유전학적 방법을 이용하여 면역기전이 유전자 수준에서 상세하게 규명되면서 면역의 기본적 특징인 '이물(질)과 특이적으로 반응하는' 성질은 각종 의학적 검사에 응용되고 있다. 또한 면역세포인 림프구가 생산하는 여러 활성물질이나 억제물질이 암이나 자가면역질환 등에 매우 효과적인 치료제로 이용되며 면역학은 근대 의료에 크게 공헌하고 있다.

1 면역의 분류

면역은 자기 몸의 구성성분(**자기**)인지 아닌지(**비자기**)를 인식해서 비자기 성분이 침입한 경우에 이것을 특이적으로 배제하여 인체를 방어하는 기전으로, 생체방어에 중심적 역할을 한다(그림 6-1). 비자기에는 외부에서 침입한 미생물뿐만 아니라 체내에서 돌연변이를 일으킨 세포(암세포), 이식된 조직 등이 포함된다. 이 '비자기(nonself)'와 '자기(self)'의 반응을 **면역반응**이라고 한다.

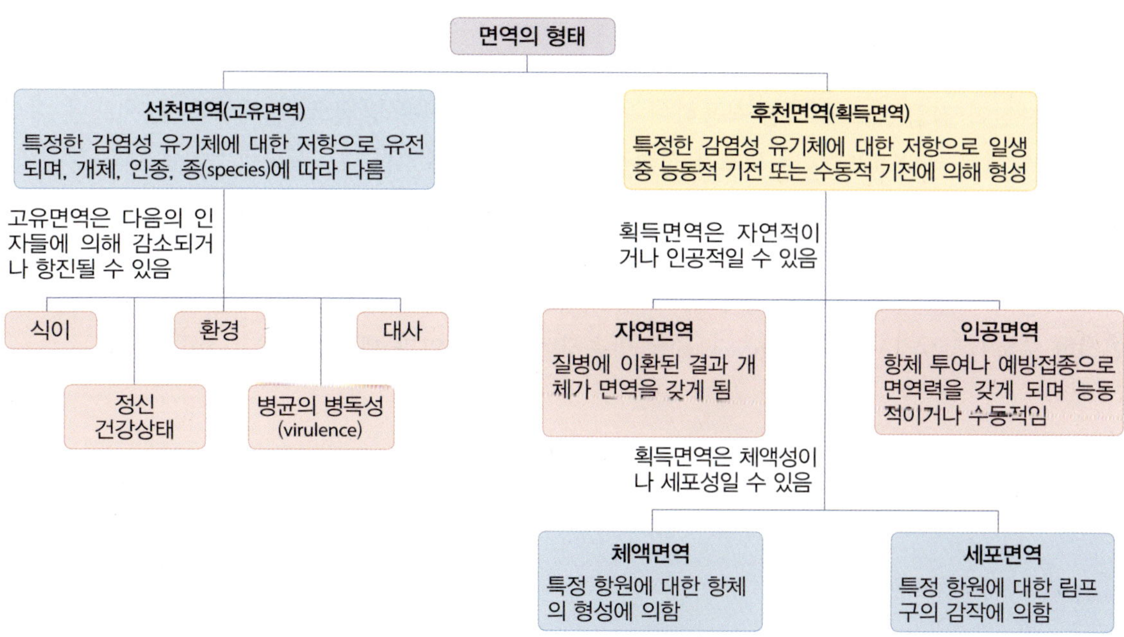

그림 6-1 면역의 형태

1. 선천면역과 후천면역

1) 선천면역(고유면역, innate immunity)

선천면역은 병원성미생물 등의 이물(질)이 체내에 침입할 수 없도록 차단하는 피부, 점막 등의 장벽을 뚫고 체내에 침입했을 때 대식세포나 중성구 등의 포식세포가 침입한 이물(질)을 포식하여 제거하는 생체의 비특이방어기전으로, 선천적으로 체내에 갖추어져 있다.

선천면역에는 피부 표피의 피지막, 점막 표면의 점액과 같은 물리적 방어인자, 보체, 항균물질, 인터페론과 같은 체액성 방어인자, 포식세포, NK세포, NKT세포와 같은 세포성 방어인자가 관여한다.

2) 후천면역(획득면역, acquired immunity)

후천면역은 선천면역으로 제거되지 않은 특정 침입자를 표적으로 하는 특이방어기전이다. 후천면역에서는 이물(질)(항원)에 한 번 노출되면 항체가 형성되며, 이후 같은 종류의 항원이 다시 체내에 들어왔을 때 이 항체가 이를 인식하여 제거하거나 무력화시킨다.

후천면역은 B세포와 T세포가 중심적인 역할을 하며, 각각 B세포수용체(B cell receptor, BCR) 또는 항체(antibody), T세포수용체(T cell receptor, TCR)라는 항원수용체를 발현한다. 이 항원수용체가 후천면역의 특징이며, 다양한 항원(병원체나 이물(질), 때로는 자신의 분자)과 반응하여 이를 제거하기 위해 작용한다.

(1) 체액면역(humoral immunity)

항원 자극에 의하여 **항체**가 만들어지는 면역반응으로, 인체에 항원이 침입하면 B세포에서 분화한 형질세포가 항체를 생산하여 항원을 제거한다(그림 6-2). 항체는 혈액이나 다른 조직액(체액)을 통해 운반되기 때문에 체액면역이라고 하며, 항체가 관여하므로 **항체매개면역**이라고도 한다.

(2) 세포면역(cell mediated immunity)

세포 자신이 침입 세포에 직접 작용하여 면역반응을 일으키는 방법으로, 세포독성T세포나 대식세포, 자연살해세포(NK세포) 등의 세포가 직접적으로 항원(바이러스나 일부 세균에 감염된 세포, 암세포, 알레르기 등)을 제거하는 면역반응이다(그림 6-3). **세포매개면역**이라고도 한다.

인체에 침입한 병원체(항원)는 대식세포나 가지돌기세포(수상돌기세포) 등의 항원제시세포에 포식되어 처리된 후 이들 세포 표면에 제시되어 도움T세포(helper T cell)나 B세포에 의해 인식된다. 병원체를 인식한 도움T세포는 사이토카인(cytokine)을 방출하여 체액면역과 세포면역을 조절한다.

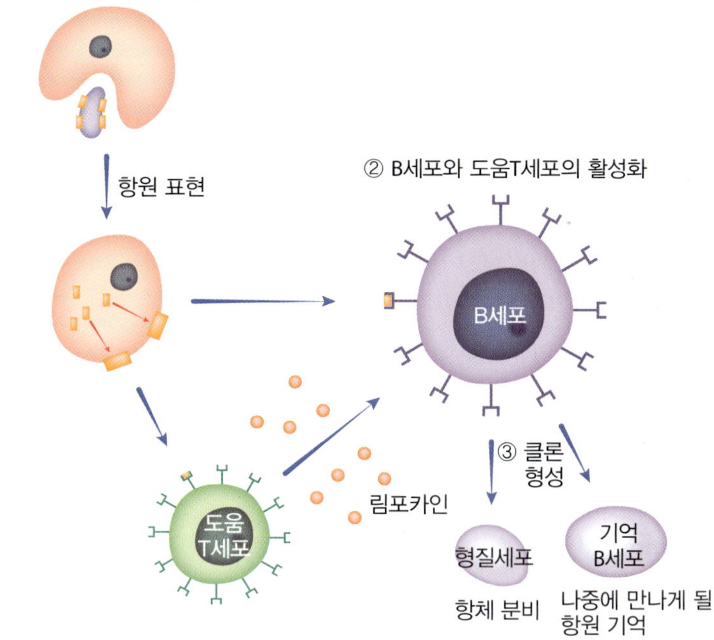

그림 6-2 **체액면역**

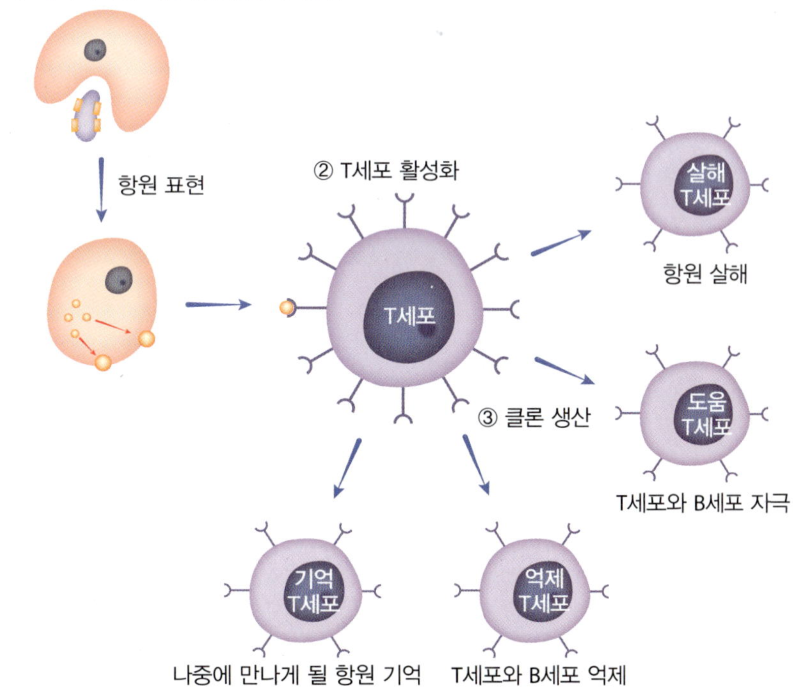

그림 6-3 **세포면역**

2. 능동면역과 수동면역

후천면역은 능동면역과 수동면역으로 나뉜다.

1) 능동면역(active immunity)

능동면역은 병원체 자체나 병원체가 분비하는 독소에 의해서 체내의 조직세포에서 항체가 만들어지는 것으로, 자연능동면역과 인공능동면역이 있다. **자연능동면역**(natural active immunity)은 질병 이환 후 획득한 면역으로, 어떤 질병을 앓은 후 형성된다. **인공능동면역**(artificial active immunity)은 인공적으로 항원을 투여해서 면역을 얻는 방법으로, 비교적 영구히 지속된다. 항원으로 백신이나 변성독소(톡소이드) 등을 예방접종하는 것은 인공능동면역에 속한다.

2) 수동면역(passive immunity)

수동면역은 다른 사람이나 동물에 의하여 이미 형성된 면역원(항체)를 체내에 주입하는 것으로, 능동면역에 비해 효력이 빨리 나타나며 동시에 지속시간이 짧다. 수동면역에는 자연수동면역과 인공수동면역이 있다. **자연수동면역**(natural passive immunity)은 태아가 모체의 태반을 통해 항체를 받거나 출생 후에 모유에서 항체를 받는 것을 말하고, **인공수동면역**(artificial passive immunity)은 회복기 혈청으로 면역혈청과 감마글로불린, 항독소 등의 항체를 사람이나 동물에게서 얻어 체내에 주사하는 것을 말한다.

2 면역반응에 관여하는 인자

1. 항원과 항체

1) 항원(antigen, Ag)

외부에서 침입한 병원성미생물을 비롯해 체내의 암세포, 이식된 조직 등의 비자기 물질을 **항원**이라고 한다.

2) 항체(antibody, Ab)

항체는 체액면역의 주체로, 인체에 항원이 침입했을 때 이에 대항하여 혈청과 조직 내에서 생성되는 **면역글로불린**(immunoglobulin, Ig)이다. 항원이 체내에 침입하면 B세포가 형질세포(plasma cell)로 분화하고, T세포의 도움을 받아 항체를 생성한다. 동일한 항원이 재차 침입할 경우, 기억세포에 의해 항원 인식단계가 생략되고 항체 생산이 급격히 증가한다. 항체는 항원의 독성을 중화하거나, 항원의 활성을 억제하고 포식작용을 유도하며, 보체계통을 활성화하여 항원을 용해시키는 작용을 한다.

항체는 기본적으로 2개의 무거운사슬(중쇄, **H사슬**, heavy chain)과 2개의 가벼운사슬(경쇄, **L사슬**, light chain)이 이황결합(disulfide bond)을 통해 결합하여 1개의 항체 분자를 형성한다. H사슬과 L사슬 모두 N 말단 부분이 각 항원에 대응하여 매우 현저한 다양성을 나타내는 가변부분으로 되어 있으며, 대응하는 항원과 그 부분에서 결합한다(그림 6-4).

면역글로불린은 IgG, IgA, IgM, IgD, IgE의 5가지로 분류된다(표 6-1).

(1) IgG(immunoglobulin G)

IgG는 세균, 진균, 바이러스에 의한 침입에 반응하여 인체에서 생성되는 특정 단백질로, 성인의 혈장 내 전체 항체 중 약 75%를 차지한다. 주로 이차면역반응 과정에서 생성되며, 태반을 통과하여 신생아가 생후 첫 몇 개월 동안 면역을 유지하도록 돕는다. IgG는 1차 감염 후기에 주로 생성되며 2차 감염 시 빠르게 증가하고, 보체(complement) 계통을 활성화하여 감염 방어에 중요한 역할을 한다.

(2) IgA(immunoglobulin A)

IgA는 침, 눈물, 호흡기와 소화기 점막 등 체표면의 점막 부위에서 주로 발견되는 항체로, 점막에서 감염 방어에 중요한 역할을 한다. 또한 모유를 포함한 다양한 외분비액에서도 발견되며, 병원체와 결합하여 체내 환경에서 포식세포의 표적이 되도록 유도한다. IgA는 혈장 내 면역글로불린의 약 10~20%를 차지한다.

(3) IgM(immunoglobulin M)

IgM은 주로 일차면역반응 과정에 관여하며, B세포의 표면에 존재하는 항체이다. 감염 초기 염증 부위에서 빠르게 생성되며 대식세포를 활성화시킨다. 총 면역글로불린의 약 5~10%를 차지하며, 특히 혈액형을 결정하는 항원에 반응하는 항체가 IgM에 해당한다.

(4) IgD(immunoglobulin D)

IgD는 IgM과 함께 주로 B세포의 표면에 존재하는 항체로, B세포가 항체를 생산하는 세포로 분화하는 과정에 영향을 미친다. 혈청에서는 극히 적은 농도로 존재하며(0.02~0.4mg/mL), 단백질분해효소에 대해 높은 감수성을 보인다.

(5) IgE(immunoglobulin E)

IgE는 주로 장내 기생충 감염과 관련이 있으며, 알레르기반응에서 중요한 역할을 한다. IgE가 비만세포의 수용체에 결합한 상태에서 항원이 침입하면, 비만세포가 히스타민 등의 화학매개물질을 분비하여 아토피(atopy), 기관지천식(bronchial asthma) 등의 과민반응을 유발한다. 혈청 내에는 극히 소량(20~50ng/mL) 존재한다.

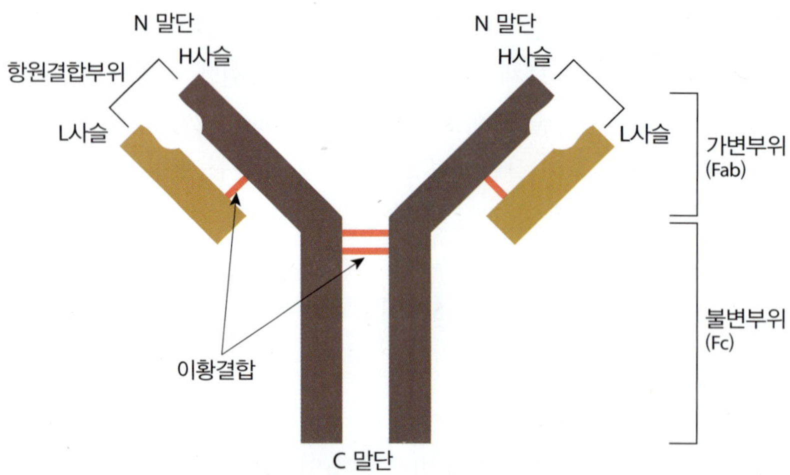

그림 6-4 항체의 구조

2개의 H사슬과 L사슬이 결합하여 좌우대칭의 항체 분자를 만든다.

표 6-1 면역글로불린의 종류

종류	특징	
IgG	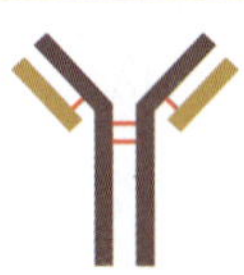 단일체	혈청 중에 가장 많이 함유되어 있는 면역글로불린으로, 감염방어에 가장 중요한 항체이다. 또 **태반을 통과할 수 있는 유일한 항체**로, 아직 충분한 항체생산능력이 없는 신생아는 모체로부터 받은 IgG가 신생아기의 감염방어에 중요한 역할을 한다.
IgA	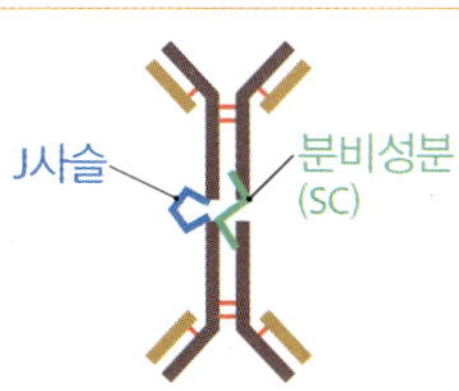 이합체(또는 단일체)	침이나 눈물, 장 분비액 등에 많이 함유되어 있는 분비항체로, **점막 표면의 감염방어**에 도움이 된다.
IgM	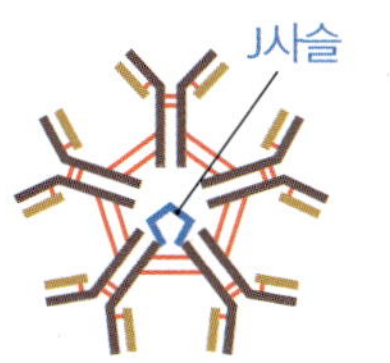 오합체 형성	분자량이 가장 큰 단백질로, 세균이나 바이러스의 중화나 응집반응에 관여한다. 또 일반적으로 면역반응 시에 **가장 먼저 나타나는 항체**이며, 그 후 IgG로 종류전환(class switch)이 일어나 IgG가 우세해진다.
IgD	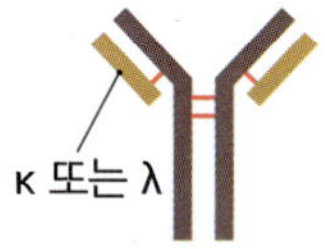 단일체	성숙 B세포에서 또 다른 항체인 IgM과 함께 공동 발현된다. 혈청 중에 미량 존재하며 임상적 의의는 불분명하다.
IgE	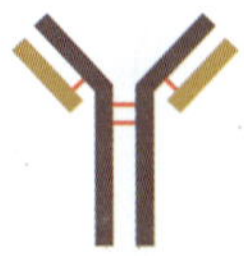 단일체	일반적으로 혈액에서는 미량밖에 검출되지 않지만 **과민반응을 일으키는** 대표적인 **항체**이다.

2. 면역에 관여하는 세포

면역계통을 담당하는 주요 세포는 림프구와 단핵구이지만, 골수계통의 다른 혈액세포도 이러한 세포의 제어를 받아 각종 면역반응에 직 · 간접적으로 작용한다(그림 6-5). 림프구는 면역 기능의 중심을 이루는 세포로, ①항체를 생산하는 B세포, ②그 자신이 특이적으로 이물(질)을 공격하는 세포독성T세포, ③다른 림프구의 기능을 도와 면역반응을 높이는 도움T세포, ④어떤 종류의 종양세포나 감염 세포를 공격하는 자연살해세포(NK세포), ⑤면역반응을 억제하는 억제T세포가 있다.

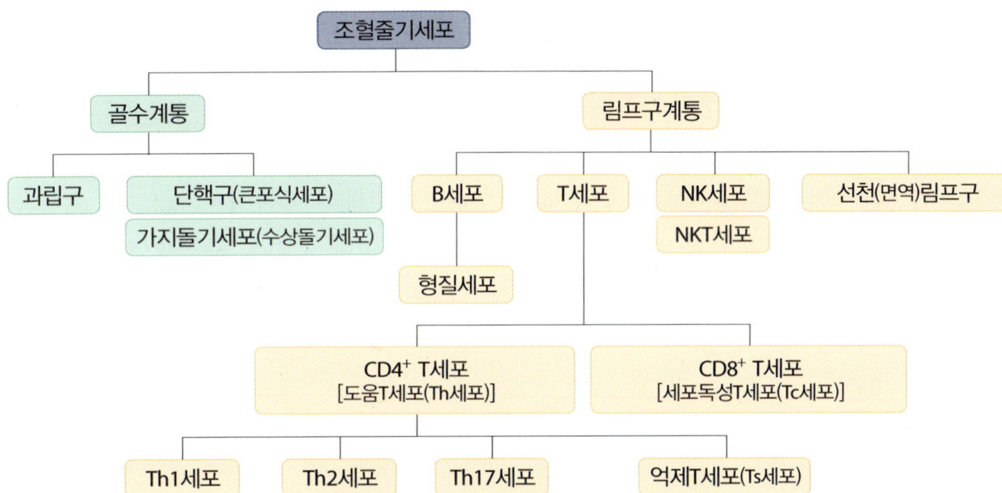

그림 6-5 면역에 관여하는 주요 세포

1) B세포(B cell)

B세포는 항체를 생산하는 림프구이며, 골수 안에서 조혈줄기세포로부터 분화되어 만들어지므로 **골수 유래**(bone marrow-derived) 즉, B세포(= B림프구)라고 불린다. 골수에서 만들어진 B세포는 말초 림프조직에서 항원의 자극을 받고, 또한 도움T세포의 도움을 받아 활성화함으로써 항체 생산 세포(형질세포)가 되어 항체를 분비한다. B세포는 말초 림프구의 10~20%를 차지한다.

2) T세포(T cell)

조혈줄기세포의 일부는 골수를 나와 **가슴샘**(흉선, thymus)으로 들어간 후 가슴샘 내에서 분화하여 T세포(= T림프구)가 된다. 이 분화과정에서 항체와 마찬가지로 각 항원에 대응하는 T세포수용체(T cell receptor)나 CD3, CD4, CD8 등의 분화항원(표면 표지분자)이 T세포 표면으로 나타난다. 이 중 $CD4^+$ T세포는 주로 항원과 반응하여 활성화되면 **도움T세포**(Th세포)가 되어 **사이토카인**(cytokine)이라는 각종 생리활성물질을 분비해 면역반응을 촉진하는 작용을 한다. 또한 $CD8^+$ T세포는 활성화하면 **세포독성T세포**(Tc세포)가 되어 표면에 대응 항원을 가진 세포를 직접 공격하는 세포면역(cellular immunity)을 일으킨다.

MEMO **도움T세포의 아집단**

도움T세포는 생산하는 사이토카인의 종류에 따라 Th1,Th2, Th17의 3가지 아집단으로 나뉜다. Th1세포는 주로 인터루킨 2(interleukin-2, IL-2)나 인터페론 γ(interferon-γ, IFN-γ)를 생산하여 세포면역을 촉진하고, Th2세포는 주로 IL-4, IL-5, IL-6, IL-10을 생산하여 체액면역을 촉진하는데, 이 2가지 도움T세포가 만드는 사이토카인에는 중복되는 것도 있다. 최근 Th1세포, Th2세포와는 별도로 IL-17을 생산하는 Th17세포가 알레르기나 자가면역, 감염방어 등의 면역반응에 중요하다고 밝혀졌다. 또한 이러한 면역반응을 억제하는 T세포의 아집단으로는 $CD4^+$ $CD25^+$ **억제T세포**(Ts세포) 등의 존재가 밝혀졌다.

3) 자연살해세포(NK세포, natural killer cell)

자연살해세포는 특정 항원에 면역되어 있지 않은데도 어떤 종류의 종양세포나 감염 세포를 죽일 수 있는 세포로, 미숙한 T세포의 한 형태로 간주한다. T세포수용체는 발현되지 않으며, 손상을 입히는 상대방의 인식기전도 아직 밝혀지지 않았지만, 일부 종양면역이나 조기의 감염방어에 중요한 역할을 한다. 또한 최근 T세포수용체를 가진 NK세포로서 **NKT세포**가 발견되어 면역반응에서의 역할이 주목을 받고 있다.

4) 대식세포(큰포식세포, macrophage)와 가지돌기세포(수상돌기세포, dendritic cell)

골수 유래 세포로 말초혈액에서는 **단핵구**(monocyte), 조직 속에서는 **대식세포**, 간에서는 **쿠퍼세포**(Kupffer cell), 뇌에서는 **미세(아)교세포**(소교세포, microglia)라고 불린다. 이 세포들은 포식작용을 통해 선천면역을 담당할 뿐만 아니라 후천면역반응에서 항원을 림프구(Th세포)에 제시하는 **항원제시세포**(antigen-presenting cell, APC)로서 중요한 역할을 한다.

그 밖에 **가지돌기세포**(수상돌기세포, dendritic cell)는 대식세포와 달리 포식작용을 하지는 않지만, 매우 효율적인 항원제시능력을 가진다. 최근 미생물의 인식기전으로서 이러한 세포 표면에 존재하는 **톨유사수용체**(Toll-like receptor, TLR)나 세포질 내의 **NOD유사수용체**(NOD-like receptor)가 주목을 받고 있는데, 세포 안팎의 병원체 센서로 작용해서 염증사이토카인이나 보체의 생산을 유도하고 염증이나 면역반응을 일으킴으로써 초기의 선천면역과 그에 계속되는 후천면역을 모두 촉진한다.

MEMO **톨유사수용체와 NOD유사수용체**

톨유사수용체(Toll-like receptor, TLR)는 항체나 T세포수용체에 의한 특이적인 항원인식에 앞서 더 원시적으로 세균이나 바이러스 등의 이물(질)을 인식하는 수용체 분자로, 주로 포식세포계통의 세포 표면에 발현한다. 지금까지 11종류의 톨유사수용체가 발견되었으며, 각각 세균벽 성분이나 바이러스 핵산을 인식한다. 주로 선천면역에 작용하지만, 항원제시세포를 활성화함으로써 후천면역반응도 촉진한다.

NOD유사수용체(NOD-like receptor)는 세포질에 존재하며 세포 내에 흡수된 세균이나 바이러스 성분, 결정성분 등과 결합해서 염증조절복합체(inflammasome)라는 복합체를 형성한다. IL-1을 주로 하는 염증사이토카인을 생산함으로써 염증 병태를 일으킨다. 관련 분자의 선천적인 유전자변이에 의해 주기성 발열 등의 전신증상을 나타내는 유전성 자가염증질환을 일으킨다. 또한 최근 통풍이나 크론병 등의 병태와도 연관성이 보고되었다.

5) 과립(백혈)구(granulocyte)

과립(백혈)구 가운데 **중성구**(neutrophil)와 **호산구**(eosinophil)에는 포식작용이 있어 선천면역으로서 감염방어에 도움이 된다. 중성구는 주로 세포 바깥의 증식성 세균 등 소형 미생물을 포식하여 소화하는데 비해 호산구는 알레르기성 질환이나 기생충 감염 시 증가한다. **호염기구**(basophil)나 조직 속의 **비만세포**(mast cell)는 그 과립 안에 히스타민(histamine)이나 세로토닌(serotonin) 등의 화학전달물질을 가지고 있어 세포 표면에 결합한 항체에 항원 자극이 가해지면 탈과립을 일으켜 주위에 염증을 파급시킴으로써 Ⅰ형 알레르기를 일으킨다.

06

3. 보체

보체(complement)는 항체의 작용을 보조하는 혈청단백질로서 발견되었다. 현재는 30종류 이상의 단백질이 보체 성분으로서 알려져 있으며, 항체에 의존하는 고전경로와 항체에 의존하지 않는 제2경로(대체경로) 및 제3의 경로(렉틴경로)에 의해 연쇄반응으로 활성화한다. 활성화한 보체성분은 포식세포를 반응 국소(염증부위)로 동원[이렇게 불러 모으는 작용을 **화학쏠림성**(화학주성, chemotaxis)이라고 함]함과 동시에 그 포식작용을 촉진한다(옵소닌작용). 나아가 활성화한 보체는 최종적으로는 세포막을 파괴하여 용균이나 용혈이 일어난다(p. 95 study plus 참조).

3 면역반응의 기전

인체에는 10^{11} 이상의 항원에 각각 대응하여 항체를 생산하거나 세포손상 활성을 나타내는 다수의 림프구 아집단[각각을 **클론**(clone)이라고 함]이 존재한다. 이들 림프구 클론은 발생 초기에는 클론으로서의 림프구 수가 적고 활성화도 되어 있지 않지만, 일단 항원에 자극을 받으면 그에 대응하는 림프구 클론이 증식하고 활성화하여 항체나 사이토카인을 대량으로 만들거나 세포손상 활성을 나타내게 된다. 이것이 **면역반응**(immune reaction)의 기본이다(그림 6-6).

체내에 침입한 미생물 등의 항원은 대식세포 등의 항원제시세포 내에 흡수되어 처리되며, 처리된 항원펩타이드는 대식세포 표면에 있는 **주조직적합복합체**(major histocompatibility complex, MHC) 사이에 끼워져 T세포에 항원으로서 제시된다. T세포는 그 표면에 있는 T세포수용체를 통해 항원펩타이드와 자신의 MHC 항원을 식별하여 도움T세포(Th세포)가 된 후 각종 사이토카인을 분비한다. 이때 Th1세포 우위의 활성화가 일어나면 세포면역, 즉 세포독성T세포의 활성이 촉진되고, Th2세포 우위의 활성화가 일어나면 체액면역, 즉 B세포에 의한 항체 생산을 촉진하게 된다.

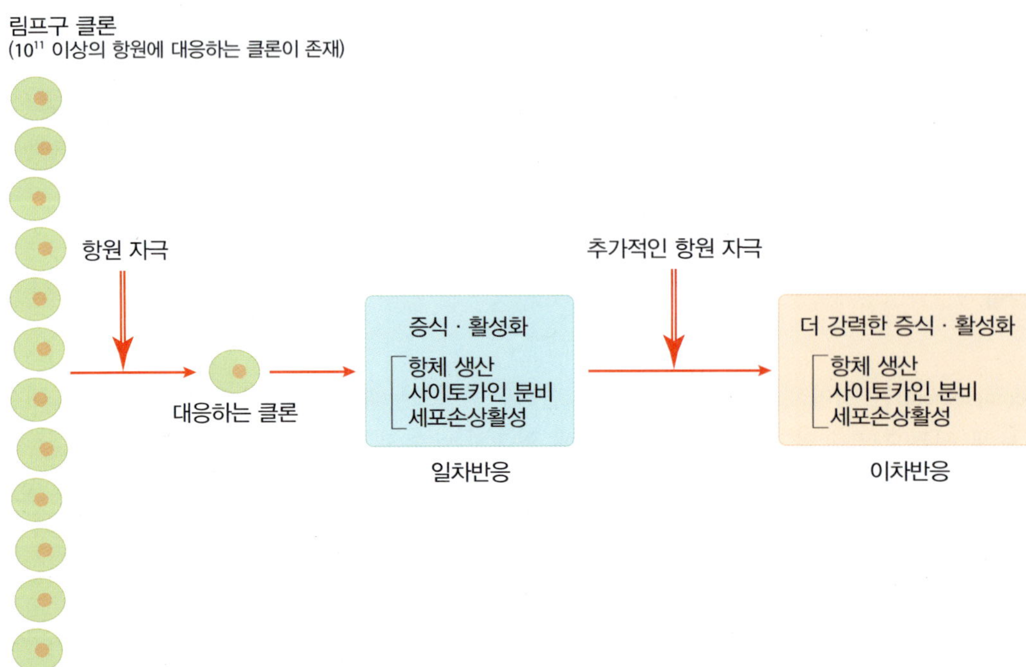

그림 6-6 면역반응의 기본

두 번째 항원자극을 받았을 때의 면역반응은 일차반응 때보다 한층 더 강력하며 더 짧은 시간에 나타난다.

MEMO **주조직적합복합체**(major histocompatibility complex, MHC)

MHC 항원은 원래 이식된 장기가 거부될 때의 표적항원으로서 발견되었다. 대부분의 세포 표면에 존재하는 항원이며, 개체 간의 다형성이 커서 이식 시에는 이 항원을 가능한 한 일치시킬 필요가 있다. 사람의 MHC 항원은 HLA(human leukocyte antigen)이며, 클래스 Ⅰ항원과 클래스 Ⅱ항원으로 나뉜다. 클래스 Ⅰ항원으로는 HLA-A, B, C가, 클래스 Ⅱ항원으로는 HLA-DP, DQ, DR가 알려져 있다.

4 이식면역

1. 장기이식

장기이식이란 기능이 상실된 장기를 다른 개체의 건강한 장기 또는 자신의 다른 부위와 교환하는 치료를 말한다. 이때 장기를 제공하는 사람을 **기증자**(donor), 장기를 이식받는 사람을 **수용자**(recipient), 이식된 장기를 **이식편**(graft)이라고 한다.

1) 이식거부(transplant rejection)

이식거부는 이식된 장기나 조직이 면역체계에 의해 비자기 성분으로 인식되어 면역학적으로 파괴되는 현상이다. 임상증상으로는 발열, 이식부위 통증, 이식된 장기의 기능 저하 또는 상실 등이 나타나며, 일반적으로 이식 후 4~15일 사이에 발생할 수 있다. 면역체계가 기증자(donor)의 조직을 비자기 항원으로 인식하고, 주로 T세포를 통해 면역반응이 유도되어 조직 파괴가 일어난다.

이식거부는 면역반응의 속도와 특성에 따라 초급성 거부반응(이식 직후 수분~수시간 이내), 급성 거부반응(수일~수주 내 발생), 만성 거부반응(수개월~수년 후 서서히 발생)으로 분류된다.

2) 이식거부반응(rejection reaction)

이식거부반응은 주로 조직의 조직적합항원 또는 사람백혈구항원(human leukocyte antigen, HLA)에 의해 유발된다. 수혈거부반응과 유사하게 세포 표면의 HLA 차이가 거부반응의 주요 원인이 된다.

기증자와 수용자의 HLA 유형이 일치할수록 거부반응의 가능성을 줄일 수 있으며, 특히 가족 간 이식에서는 유전적으로 HLA가 더 유사할 확률이 높아 이식 성공률이 상내적으로 높다.

초급성 거부반응은 주로 항체와 보체계통의 활성화에 의해 빠르게 발생하고, 급성 및 만성 거부반응은 주로 세포매개면역(T세포반응)에 의해 나타난다. 따라서 성공적인 이식을 위해 기증자와 수용자의 HLA 적합도를 사전에 면밀히 평가하는 것이 중요하다.

2. 이식편대숙주반응

골수이식으로 골수 기증자의 림프구가 숙주에 침입하면 보통은 거부반응으로 제거된다. 하지만 숙주의 면역 기능이 저하되어 거부반응이 일어나지 않는 경우에는 골수 기증자의 림프구가 숙주의 조직을 손상시키는데, 이를 **이식편대숙주반응**(graft-versus-host reaction)이라고 한다. 골수이식 시뿐만 아니라 일반 수혈 시에도 림프구 등의 면역세포가 살아 있는 상태로 이식될 때 일어날 수 있다.

5 면역질환

면역질환(immune disease)이란 면역에 관여하는 구성 성분과 그 기능의 변화로 인해 면역반응이 비정상적으로 일어나 발생하는 질환을 말하며, 알레르기, 자가면역질환, 면역결핍증 등이 포함된다.

1. 알레르기

면역의 본질은 체내에 들어온 이물(질) 제거에 있지만, 실제로 반응하는 장소에서는 많든 적든 조직의 손상을 동반하게 된다. 특히 이물(질) 자체가 그다지 유해하지 않은 경우에는 인체에 조직손상이라는 결과를 가져오는데, 이를 **알레르기**(allergy) 또는 **과민반응**(hypersensitivity reaction)이라고 한다.

알레르기는 그 발생기전에 따라 Ⅰ~Ⅳ형으로 분류된다(표 6-2).

표 6-2 **알레르기의 분류**

	Ⅰ형	Ⅱ형	Ⅲ형	Ⅳ형
반응	즉시과민반응	세포독성반응	면역복합체반응	지연과민반응
관여하는 면역반응	IgE	IgM, IgG	IgM, IgG	민감(화) T세포
조직손상의 작동세포	비만세포, 호염기구, 호산구	보체, NK세포, 중성구, 대식세포	보체, 중성구, 대식세포	활성화 대식세포, 세포독성T세포
주요 질환	알레르기비염, 기관지천식, 두드러기, 급성중증과민증	용혈빈혈, 혈소판감소자반	혈청병, 사구체신염, 한랭글로불린혈증, 전신홍반루푸스(SLE)	접촉피부염, 알레르기뇌척수염, 염증성장질환, 결핵성육아종

1) Ⅰ형 알레르기(즉시형) (그림 6-8)

Ⅰ형 알레르기는 IgE 항체가 관여하는 알레르기이다. **비만세포**(mast cell)(그림 6-7)나 호염기구의 표면에 결합해 있는 IgE 항체[즉시과민항체(reagin)라고도 함]에 특정 항원(allergen)이 결합하면 이것이 발단이 되어 이들 세포에서 히스타민(histamine), 세로토닌(serotonin), 류코트라이엔(leukotriene) 등의 화학전달물질이 방출되고, 이들 화학물질이 조직 손상을 일으킨다.

기관지천식, 알레르기비염, 두드러기 등 예로부터 잘 알려진 대표적인 알레르기질환은 모두 이 기전에 의해 일어난다.

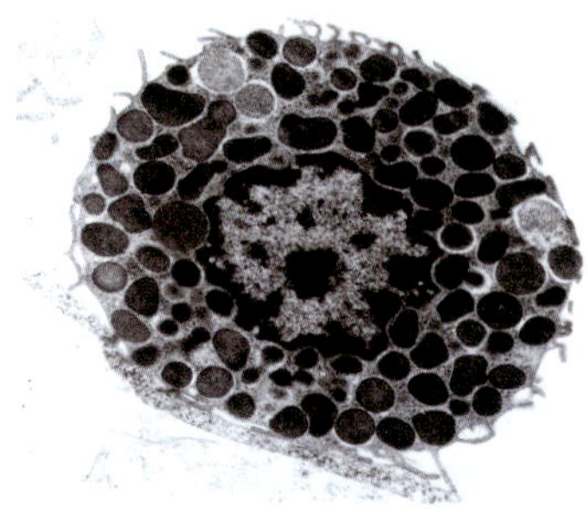

그림 6-7 비만세포

세포질 내에 검정 과립이 가득 차 있다. 과립 내에는 히스타민이나 세로토닌 등의 화학전달물질이 저장되어 있다가 항원의 항체 결합에 의해 과립 내용물이 세포 밖으로 방출된다(탈과립, degranulation).

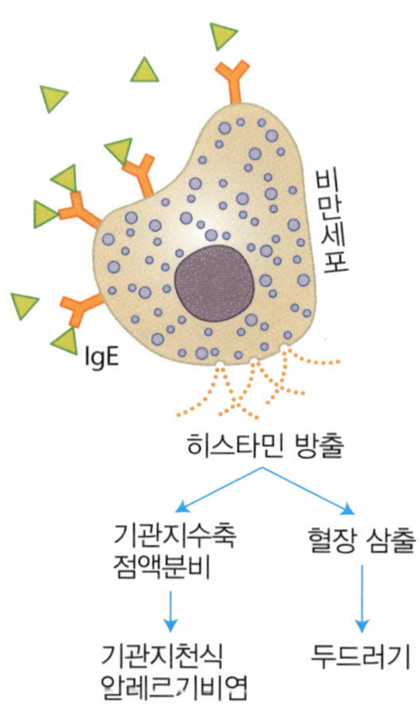

그림 6-8 Ⅰ형 알레르기의 발병기전

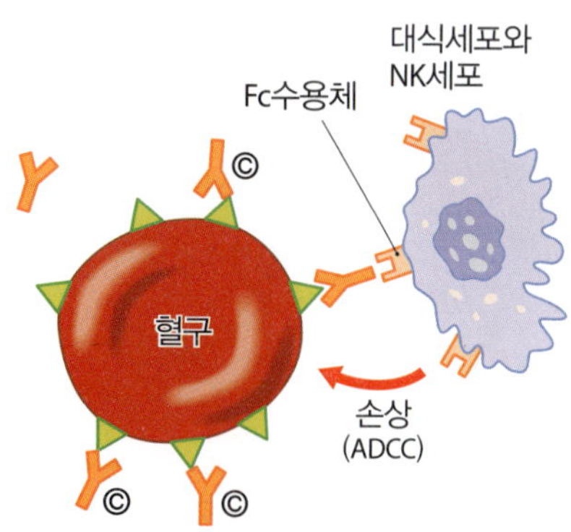

항원항체반응에 의해 세포막이 파괴된다. 또한 항원과 결합한 항체의 Fc 부분에 대식세포나 NK세포의 Fc수용체가 결합하여 표적세포를 손상시킨다(ADCC).

그림 6-9 Ⅱ형 알레르기의 발병기전

▼ 항원 ＞ 항체 © 보체 ∨ 항원수용체

2) II형 알레르기(세포손상형) (그림 6-9)

II형 알레르기는 적혈구나 혈소판 등의 세포를 항원으로 해서 만들어진 IgG 항체가 이들 세포를 손상하는 알레르기이다. 세포막 표면에 있는 항원에 IgG나 IgM 등의 항체가 결합하고 보체가 작용하여 그 세포를 파괴한다.

자가면역용혈빈혈이나 저혈소판자반병은 이 기전에 의해 일어난다.

3) III형 알레르기(면역복합체형) (그림 6-10)

III형 알레르기는 항원과 IgG 항체가 결합한 면역복합체(immune complex, IC)가 각종 장기의 작은 혈관벽에 침착하여 조직을 손상시키는 알레르기이다.

전신홍반루푸스(SLE)에서 관찰되는 루푸스신(장)염이나 급성사구체신염 등이 이 기전에 의해 일어난다.

4) IV형 알레르기(지연형) (그림 6-11)

IV형 알레르기는 I~III형과 달리 항체가 아니라 T세포를 통한 세포면역에 의해 조직이 손상되는 알레르기이다. 즉, 도움T세포가 생산하는 사이토카인에 의해 활성화한 포식세포나 세포독성T세포가 직접적인 손상작용을 일으킨다.

결핵균에 감염된 적이 있는 개체에 정제 투베르쿨린(결핵균이 만드는 단백질을 정제한 것)을 주사하면 사이토카인의 작용에 의해 대식세포나 중성구 등이 주사 부위에 모여들어 24~48시간 후 주사 부위에 두드러기(wheal)가 나타나는 투베르쿨린반응이나 장기이식 시의 거부반응 등은 이 기전에 의해 일어난다.

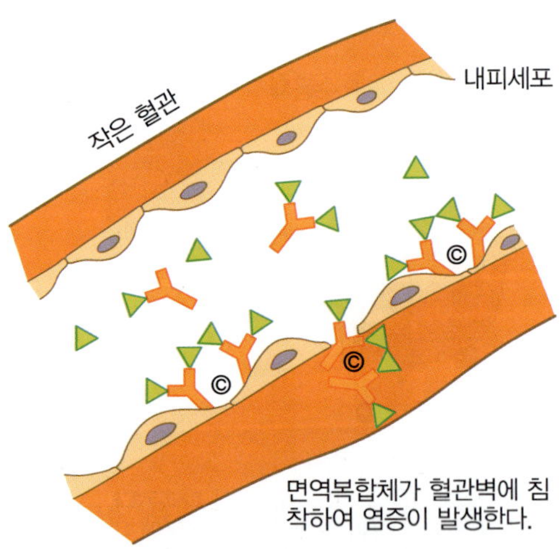

그림 6-10 III형 알레르기의 발병기전

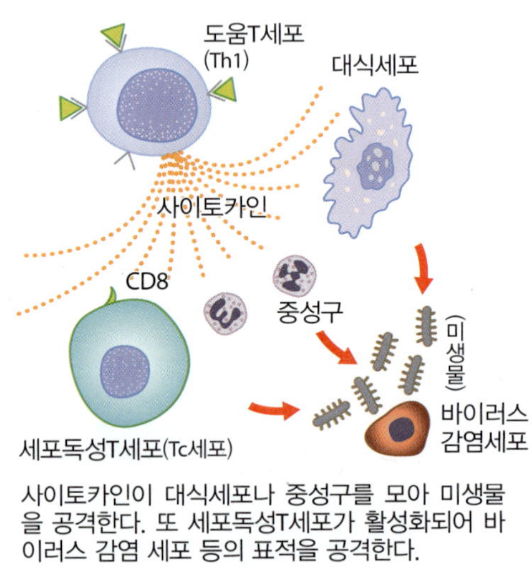

그림 6-11 IV형 알레르기의 발병기전

▼ 항원 항체 © 보체 ∨ 항원수용체

MEMO **II형 알레르기의 아형 – V형 알레르기**

세포 표면의 항원이 호르몬 등의 수용체인 경우 결합한 항체가 세포를 파괴하는 것이 아니라 수용체를 억제하여 호르몬의 기능을 억제하거나 반대로 수용체를 자극하여 호르몬이 작용하는 것처럼 세포를 활성화하는 경우가 있다. 이처럼 막 표면의 항원에 대한 항체가 세포의 기능항진 혹은 기능저하를 일으키는 유형은 II형의 아형이지만, V형으로 분류되는 경우가 많다. 그레이브스병(Graves disease)이나 중증근무력증(myasthenia gravis)은 이 V형 기전에 의해 발병한다.

2. 자가면역질환

면역의 기본은 '비자기(non-self)'를 '자기(self)'와 구별하여 제거하는 것이다. 일반적으로 자신의 조직이나 세포 등의 자가항원에 대한 면역반응은 거의 일어나지 않는데, 이를 **면역관용**(immunologic tolerance)이라고 한다. 그러나 이 면역관용이 어떠한 원인으로 파괴되면 자신을 공격하여 제거하려는 강한 면역반응이 성립하여 **자가면역질환**(autoimmune disease)이 발병한다.

자가면역질환은 알레르기와 마찬가지로 선천면역에서 작동하는 세포가 자기항원을 공격하여 조직 손상을 일으키는 병태이며, II, III, IV형 알레르기가 여기에 해당한다. 즉, 자기 성분에 대한 과민반응이라고 할 수 있다(그림 6-12).

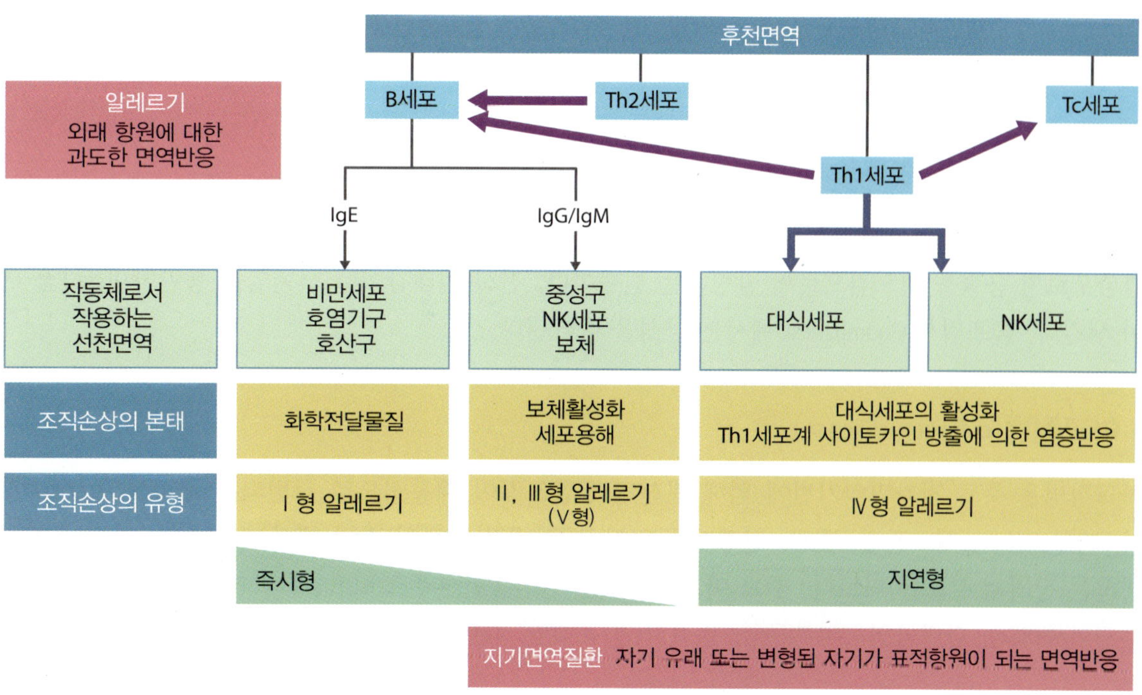

그림 6-12 자가면역질환의 병태

일반적으로 자가면역질환은 특정 장기에만 자가면역현상이 일어나는 **장기특이 자가면역질환**(하시모토병, 자가면역용혈빈혈 등)과 특정 장기에 한정하지 않고 전신에 분포하는 항원에 대한 자가항체가 나타나 손상이 광범위하게 일어나는 **장기비특이(전신성) 자가면역질환**(아교질병으로 대표되는 질환)의 2가지로 나눌 수 있다(표 6-3).

표 6-3 **자가면역질환의 분류**

장기특이 자가면역질환	장기비특이 자가면역질환
하시모토병, 그레이브스병, 중증근무력증 악성빈혈, 애디슨병 굿패스처증후군 자가면역용혈빈혈 특발혈소판감소자반병 일차담관성간경화증 궤양대장염, 교감눈염증 물집증, 유사물집증	전신홍반루푸스 류마티스관절염 전신피부경화증 다발근염/피부근염 쇠그렌증후군

1) 하시모토병(Hashimoto disease; 갑상샘염)

하시모토병은 자가면역반응에 의해 갑상샘에 림프구가 침입하여 갑상샘을 공격하는 항체가 만들어짐으로써 발병한다. 쇠그렌증후군, 악성빈혈, 류마티스관절염, 전신홍반루푸스 등 다른 자가면역질환을 동반하기도 하며, 여성에게 많은 질환이다.

2) 자가면역용혈빈혈(autoimmune hemolytic anemia)

자가면역용혈빈혈은 적혈구막 위의 항원에 대해 어떠한 원인으로 자가항체가 만들어지고 그것이 결합함으로써 용혈을 일으킴으로써 발병하는 빈혈이다. 전신 권태감이나 헐떡임을 동반하며, 가끔 황달이 생긴다. 쿰즈검사(Coombs test)에서는 양성을 나타낸다.

3) 아교질병(collagen disease)

아교질병은 주로 자가면역기전에 의해 전신의 결합조직이 계통적으로 침범되는 질환을 일컫는 말이다. 피부, 근육, 뼈 · 관절, 혈관, 신경계통 외에 많은 내장 기관이 발병 대상이 되지만, 질환에 따라 발병하는 장기의 분포는 다르다. 주요 아교질병에는 전신홍반루푸스(SLE), 류마티스관절염(RA), 전신피부경화증(SSc), 다발근염 · 피부근염, 결절다(발)동맥염, 류마티열의 6가지가 있다.

(1) 전신홍반루푸스(systemic lupus erythematosus, SLE)

대표적인 아교질병이며, 젊은 여성에게서 많이 발생한다. 피부(나비홍반), 관절, 신장(루푸스신(장)염), 중추신경계통, 심장, 폐 등 각종 장기가 침범되고, 또한 항핵항체나 항DNA항체를 비롯한 다양한 자가항체(autoantibody)가 환자의 혈청 중에서 관찰된다(그림 6-13).

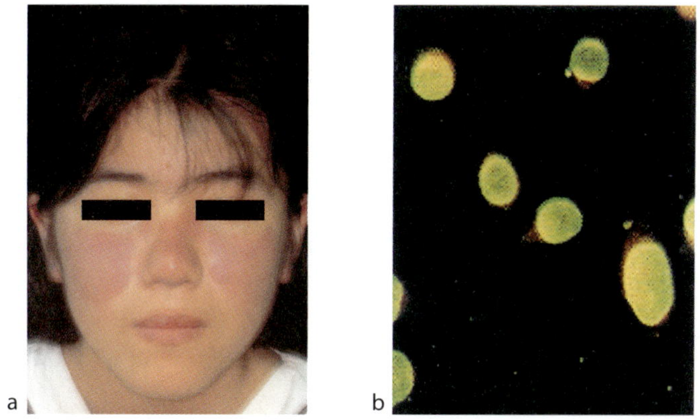

그림 6-13 전신홍반루푸스에서 관찰되는 나비홍반과 항핵항체

a. 대표적인 피진이며, 나비가 날개를 펼친 형태이므로 나비홍반이라고 불린다.
b. 형광항체법이라는 검사법에서 양성을 나타낸 항핵항체(antinuclear antibody)이다. 세포 절편에 SLE 환자의 혈청을 반응시키면 혈청 중에 존재하는 항핵항체가 절편 위의 핵항원과 결합한다. 이때 형광색소로 표지한 이차항체(항핵항체와 결합)를 첨가하면 절편 위의 핵이 형광을 띠기 때문에 핵과 결합하는 항핵항체가 환자의 혈청 속에 존재함을 알 수 있다.

06

(2) 류마티스관절염(rheumatoid arthritis, RA)

아교질병 중에서 환자 수가 가장 많다. 만성다관절염(polyarthritis)을 특징으로 하며, 점차 관절 파괴를 일으켜 인체의 기능장애에 이르는 경우가 많다. 그 밖에도 피부, 폐, 신경계통에 침범하는 경우가 있다. 환자의 혈청 안에는 류마티스인자(rheumatoid factor; 변성된 IgG에 대한 항체)나 항CCP항체 등의 자가항체가 관찰된다. 병태로는 관절 (윤)활막의 특정 항원에 특이적인 자가반응성 Th1세포에 의한 Ⅳ형 알레르기 기전 및 그와 관련된 각종 염증사이토카인에 의한 손상이 나타난다.

(3) 전신피부경화증(systemic scleroderma, SSc)

면역계통의 이상으로 피부에 아교질이 지나치게 많이 침착되어 피부가 단단해지는 질환이다. 피부 이외에 폐, 심장, 소화관 등에도 아교질이 축적되어(장기섬유화) 내장이 기능장애에 이르는 경우도 많다. 또한 레이노현상(Raynaud phenomenon) 등의 말초순환장애를 일으키기 쉽다.

3. 면역결핍증

선천성 또는 후천성 원인에 의해 면역계통이 제대로 작용하지 않는 것을 **면역결핍**(immunodeficiency)이라고 하며, 감염에 대한 저항력이 저하된다.

면역결핍증은 ①유전적인 원인에 의해 면역이상이 일어나는 일차면역결핍증, ②후천면역결핍증후군, ③만성질환이나 약물요법에 동반하는 면역결핍, ④노화에 따른 면역결핍 등으로 구분된다.

1) 일차면역결핍증

일차면역결핍증은 면역계통을 담당하는 요인의 유전적인 결손에 의한 것으로, 유·소아기에 반복되는 감염병으로서 발병하는 경우가 많다. 대략적으로 ①보체 결손, ②포식세포의 이물(질) 처리능력 결손, ③B세포의 결손과 기능이상, ④T세포 및 B세포의 결손에 의한 복합면역결핍증으로 분류할 수 있다.

2) 후천면역결핍증후군(acquired immunodeficiency syndrome, AIDS)

후천면역결핍증후군은 **사람면역결핍바이러스**(human immunodeficiency virus, HIV)의 감염에 의해 일어난다. HIV는 주로 $CD4^{+}$ (도움)T세포와 대식세포에 감염되어 이들 세포를 손상시킴으로써 면역결핍을 초래한다. 그러나 말초혈액의 $CD4^{+}$ T세포가 실제로 감소하여 AIDS를 발병하기까지는 보통 수년~10년이 걸린다.

3) 만성질환이나 약물요법에 동반하는 면역결핍

당뇨병이나 신부전, 아교질병 등의 만성질환에서는 림프구나 포식세포의 기능저하가 나타나 감염병을 일으키기 쉽다. 악성종양에서도 면역계통의 경도 기능저하가 나타난다. 또한 아교질병이나 악성종양에서는 그 치료에 사용되는 스테로이드나 면역억제제, 항암제 등에 의한 림프구나 포식세포의 기능저하가 임상에서 문제가 되며, 심각한 경우에는 AIDS와 같이 폐포자충폐렴(*Pneumocystis carinii* pneumonia)이나 거대세포바이러스(cytomegalovirus, CMV) 감염병 등의 기회감염으로 사망에 이르기도 한다.

Study Plus

보체의 역할과 보체활성화 경로

보체(complement)는 처음 항체의 작용을 보조하는 혈청단백질로서 발견되었다. 현재는 보체 관련 단백질이나 그 수용체를 통한 경로가 선천면역은 물론 후천면역에까지 중요한 영향을 미치는 것으로 밝혀졌다.

1. 보체의 역할

보체는 생체방어에서 크게 3가지 역할을 담당한다. 활성화한 보체는 ①침입해 온 미생물이나 이물(질)을 **옵소닌화**(opsonization)함으로써 포식세포가 이물(질)이나 면역복합체(항원항체보체복합체)를 포식하여 파괴하게 하고, ②보체활성화 과정에서 생성되는 저분자 보체성분(C5a, C3a, C4a 등)이 **백혈구**를 국소 부위로 동원하고 **활성화**하며, ③보체활성화에 동반하여 **막공격복합체**(membrane attack complex, MAC)를 형성함으로써 미생물이나 이물(질)을 직접 공격하여 파괴한다(그림 1).

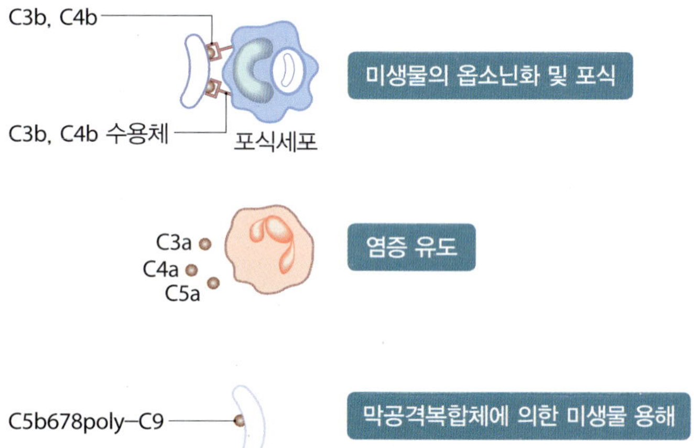

그림 1 활성화 보체의 역할

2. 보체활성화 경로

보체활성화 경로에는 분자의 차이에 따라 항체를 이용하는 **고전경로**, 렉틴을 이용하는 **렉틴경로**, C3의 가수분해에 의한 반응으로 활성화가 시작되는 **대체경로**의 3가지가 있다. 항체 없이 활성화하는 대체경로와 렉틴경로는 선천면역에 해당하고, 항체가 있어야만 활성화하는 고전경로는 후천면역에 해당한다.

Study Plus

1) 보체활성화 초기단계

고전경로	❶ IgM 또는 IgG가 미생물에 결합해서 일어난다. 이 항원-항체의 결합으로 항체의 Fc 부위에 C1이 부착한다. 부착한 C1은 활성화되어 C4와 C2를 절단한다. ❷ 그 후 생성된 C4b2a 복합체는 미생물에 부착한다. ❸ 이 복합체가 C3 전환효소가 되어 C3을 분해한다. ❹ 생성되는 C3b는 다시 미생물에 부착한다. 일부 C3b는 C4b2a 복합체와 결합하여, C5 전환효소의 기능을 가지는 C4b2aC3b 복합체를 만든다.
렉틴경로	❶ 항체 없이 혈장의 만노스 결합 렉틴(mannose-binding lectin, MBL)이 미생물에 부착하여 활성화된다. 그후 MBL에 결합하고 있는 효소가 C4와 C2를 절단한다. ❷ 그 후 생성된 C4b2a 복합체는 미생물의 세포 표면에 부착한다. ❸ 이 복합체가 C3 전환효소가 되어 C3을 분해한다. ❹ 생성되는 C3b는 다시 미생물에 부착한다. 일부 C3b는 C4b2a 복합체에 결합하여 C5 전환효소의 기능을 가지는 C4b2aC3b 복합체를 만든다.
대체경로	❶ C3의 가수분해산물인 C3b가 미생물 표면에 부착함으로써 시작된다. ❷ 미생물에 결합한 C3b는 Bb(factor B가 factor D에 의해 분해되어 생긴 조각)와 결합한다. ❸ C3bBb 복합체는 C3 전환효소로서 더 많은 C3을 분해한다. ❹ C3 전환효소의 작용으로 더욱 많은 C3b와 C3bBb가 미생물에 부착한다. C3bBbC3b 복합체는 C5 전환효소로 C5를 분해한다.

2) 보체활성화 후기단계

보체활성화 초기단계에서 미생물 표면이 C3b로 뒤덮이고 C5 전환효소가 형성된다. 이 C5 전환효소가 C5를 분해하여 C5b가 만들어지면서 보체활성화 후기단계가 시작된다. C5b가 생성되면 C6 분자와 결합하고 이어서 C7과 결합하며, 계속해서 C8이 차례로 결합한다. 마지막 단계에서 C9가 중합체(poly-C9)를 이루어 미생물 막에 구멍을 만든다. 이 C5b678poly-C9를 **막공격복합체**(membrane attack complex, MAC)라고 하며, MAC가 형성되면 보체활성화가 마무리된다.

Chapter

07

순환장애

학습목표

1. 순환장애의 원인이 되는 병태를 설명할 수 있다.
2. 충혈과 울혈의 차이를 설명할 수 있다.
3. 부종이 일어나는 기전을 설명할 수 있다.
4. 출혈소인에 대해 설명할 수 있다.
5. 동맥혈전과 정맥혈전의 차이를 설명할 수 있다.
6. 색전증을 설명하고 그 원인을 열거할 수 있다.
7. 경색의 종류를 열거하고 설명할 수 있다.
8. 쇼크의 원인과 발병 형태를 설명할 수 있다.

핵심용어해설

- **경색**(infarct) : 순환장애로 인해 장기나 조직에 국한성으로 허혈괴사가 발생하는 것을 말한다. 주로 끝동맥 또는 기능적 끝동맥이 막혀서 일어나지만, 정맥이 막혀서 일어날 수도 있다. 원인으로는 혈전 및 혈전색전이 중요하다.
- **곁순환**(collateral circulation) : 혈관이 연결된 부위에서는 본래의 통로에 심한 협착이나 폐쇄가 일어나면 혈액이 연결된 혈관을 통해 흐르게 되는데, 이 혈행로를 말한다.
- **메두사머리**(caput medusae) : 간경화증으로 문맥압항진이 일어나면 문맥혈이 간을 쉽게 통과할 수 없기 때문에 곁통로를 흐르게 되어 식도 하부나 복벽정맥 등이 확장된다. 배꼽 주위에 보이는 복벽정맥의 충혈을 말한다.
- **부종**(edema) : 혈관바깥조직에 액체성분이 지나치게 증가한 상태이다. 미세순환 수준에서 수분 이동의 균형이 무너져 혈관 밖으로 나오는 수분량이 혈관 안으로 돌아가는 수분량보다 많아지면 부종이 발생하게 된다.
- **색전증**(embolism) : 혈류를 타고 운반되어 온 비용해성 이물(질)에 의해 혈관이 막힌 상태를 말한다. 폐쇄를 일으킨 이물(질)을 색전이라고 한다. 색전으로서 가장 많은 것은 혈전 또는 그 단편(혈전색전)이며, 그 밖에도 골수나 지방조직, 종양조직, 양수, 세균덩어리 등의 고체, 주로 으깨어진 지방조직에서 유래하는 기름방울, 공기나 질소가스 등의 기체가 있다.
- **쇼크**(shock) : 갑작스럽고 심한 심(장)박출량의 감소와 조직을 흐르는 말초순환의 장애로 인해 생명유지에 필요한 주요 장기로 혈액을 공급할 수 없는 상태이며, 방치하면 죽음에 이른다. 저혈량쇼크, 심장성쇼크, 패혈쇼크, 급성중증과민반응쇼크 등이 있다.
- **울혈**(congestion) : 정맥혈의 환류가 장애를 받아 정맥과 모세혈관 내에 정맥혈이 정체한 상태이다.
- **출혈**(hemorrhage) : 혈액의 전체 성분(특히 적혈구)이 심혈관계통 바깥으로 나오는 것을 말한다.
- **허혈**(ischemia) : 국소로 유입되는 동맥혈이 감소하여 조직에 필요한 혈액이 흐르지 않게 된 상태를 말한다.
- **혈전**(thrombus) : 신체의 혈관이나 심장 내에서 혈액이 응고되어 생긴 덩어리이다. 신체 내에서 혈전이 생기는 병적 현상을 혈전증(thrombosis)이라고 한다. 혈전에 의한 혈관의 협착이나 폐쇄는 장기나 조직에 허혈성 변화나 경색을 일으킨다. 또한 색전증의 원인으로도 중요하다.

인체가 정상 기능을 유지하려면 혈액과 림프의 순환이 정상적으로 유지되어야 한다. 정상적인 혈액순환을 통해 인체 각 부위의 조직이나 세포로 생명 유지에 필요한 산소와 영양소가 공급되고, 탄산가스나 그 밖의 노폐물은 배출된다.

혈액순환은 좌심실에서 나와 전신을 순환한 후 우심방으로 돌아오는 **온몸순환**(전신순환, systemic circulation; **대순환**)과 우심실에서 폐를 통해 좌심방으로 되돌아오는 **폐순환**(pulmonary circulation; **소순환**)으로 크게 나뉜다(그림 7-1).

한편, 세포 수준에서의 물질교환은 세동맥, 모세혈관, 세정맥, 림프관 등의 미세한 혈관계통에서 이루어지며, 이를 **미세순환**(microcirculation)이라고 한다. 미세순환계통은 혈액과 세포 사이에서 산소 · 이산화탄소와 영양분 · 대사산물을 교환하는 직접적인 장소이며, 생명유지에 매우 중요하다. 이러한 계통에 장애가 생기면 세포에 필요한 영양소나 산소가 공급되지 않을 뿐만 아니라 불필요해진 노폐물은 세포 내에 축적된다.

순환장애란 병터로 인해 혈액순환이나 림프액순환이 방해를 받는 병태를 말한다. 순환장애는 세포 · 조직 내 산소나 영양소의 결핍을 초래함으로써 허혈성 손상을 유발하고, 장기의 기능을 저하시킴으로써 전신적인 영향을 미친다.

순환장애는 크게 **정체**에 의한 순환장애(충혈, 울혈, 부종), **누출**에 의한 순환장애(출혈), **협착 · 폐쇄**에 의한 순환장애(혈전증, 색전증, 허혈과 경색, 곁순환), **쇼크** 등으로 분류할 수 있다.

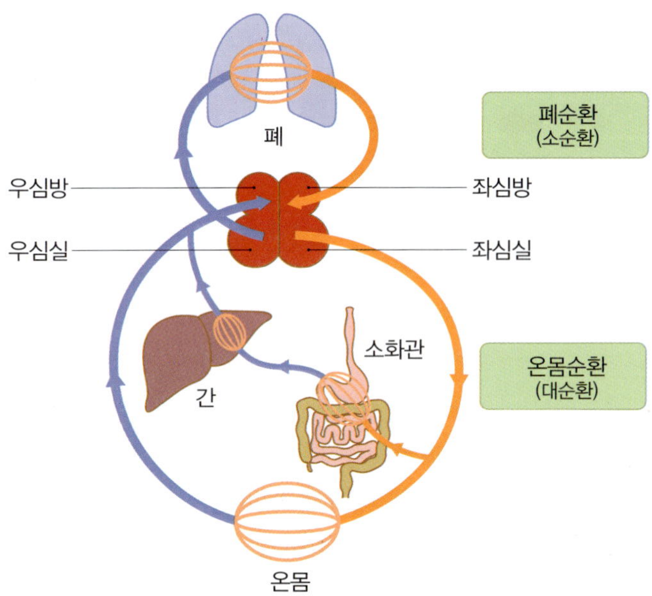

그림 7-1 혈액순환

온몸을 순환하는 정맥혈은 대정맥을 지나 우심방으로 돌아왔다가 우심실과 폐동맥을 거쳐 폐로 들어간다. 폐에서 기체교환을 마치고 동맥혈이 되어 폐정맥을 지나 좌심방으로 돌아간 후 좌심실에서 온몸으로 보내진다. 소화관에서 나온 혈액은 문맥이 되어 간을 거쳐 대정맥으로 합류한다.

1 정체에 의한 순환장애

1. 충혈

동맥이 확장되어 세동맥이나 모세혈관 내의 혈액이 증가한 상태를 **충혈**(hyperemia)이라고 한다(그림 7-2). 충혈은 조직의 기능항진이나 흥분 등의 감정이 원인이 되는데, 이러한 충혈은 대부분 일시적이며 병적인 의의는 없다. 충혈이 일어나는 병태 중에는 급성염증(Chapter 04 '염증' 참조)이 중요하다.

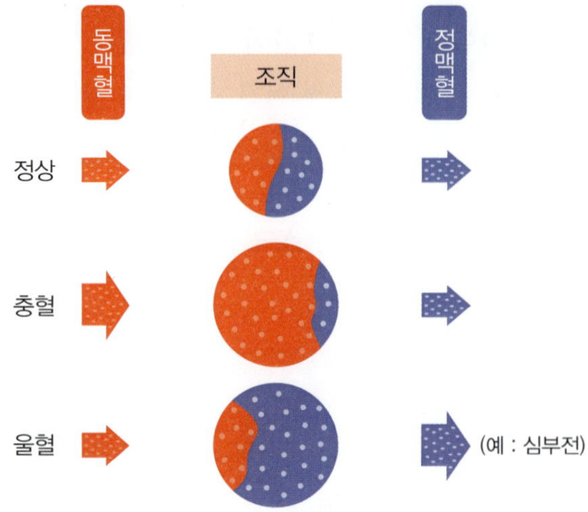

그림 7-2 충혈과 울혈

2. 울혈

정맥혈의 환류가 장애를 받아 정맥과 모세혈관 내에 정맥혈이 정체한 것을 **울혈**(congestion)이라고 한다(그림 7-2). 울혈이 장기간 지속되면 허혈(ischemia)과 마찬가지로 조직손상이 발생한다.

국소의 울혈은 혈전에 의한 정맥의 폐쇄, 종양이나 탈장 등에 의한 정맥의 압박 등이 원인이다.

전신의 울혈은 울혈심부전(congestive heart failure)이 있을 때 관찰된다. 이것은 심장, 특히 우심실의 기능이 약하기 때문에 폐 쪽으로 혈액을 충분히 박출할 수 없게 되고, 그로 인해 전신의 여러 장기에 정맥혈이 정체되어 간이나 비장(지라), 신장(콩팥) 등이 울혈로 인해 비대해진다. 복수가 차거나 피하부종도 발생한다.

폐울혈(pulmonary congestion)은 심근경색증, 판막증, 심장기형 등에 의한 왼쪽 심장의 기능상실로 일어난다. 좌심실의 펌프 기능이 저하되어 충분한 혈액을 박출할 수 없게 되면 폐의 혈관에 혈액이 정체된다. 혈액 정체에 의해 폐모세혈관이 확장되면 혈액 내의 수분이 혈관 밖으로 누출되거나(**폐부종**,

pulmonary edema) 출혈이 일어나기도 한다(그림 7-3). 만성폐울혈에서는 출혈된 적혈구가 폐포(허파꽈리) 내의 대식세포에 포식되어 혈색소가 처리된 후 혈철소(헤모시데린, hemosiderin)가 되어 대식세포 내에 축적되는데, 이러한 세포를 **심부전세포**(heart failure cell)라고 한다(그림 7-4).

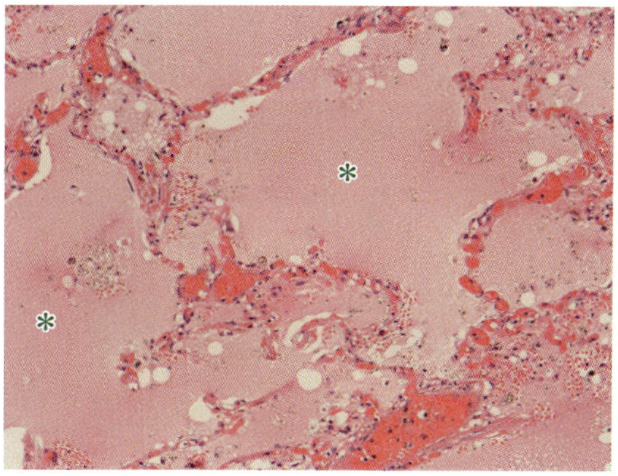

그림 7-3 **폐울혈과 폐부종**

폐포중격의 모세혈관 울혈과 폐포 내의 누출액(*) 저류. 산소교환을 하는 폐포에 물이 고여서 호흡을 할 수 없게 된다.

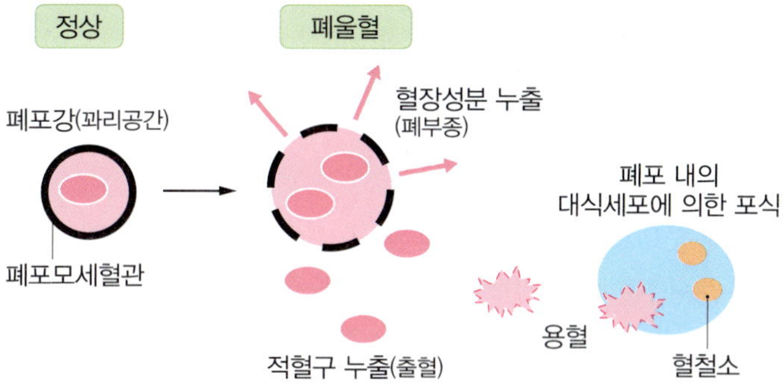

그림 7-4 **만성폐울혈에서의 심부전세포**

3. 부종

혈관바깥조직에 액체성분이 지나치게 증가한 상태를 **부종**(edema)이라고 한다. 부종의 원인을 이해하려면 모세혈관 영역에서 혈관 안과 조직 사이에 있는 액체성분의 출입에 대한 지식이 필요하다. 우선 동맥 쪽 모세혈관에서는 혈압(35mmHg) - 혈장교질삼투압(25mmHg) = 10mmHg의 여과압으로 혈관에서 조직으로 혈액 내의 액체성분이 밀려나온다. 한편, 정맥 쪽 모세혈관에서는 혈장교질삼투압(25mmHg) - 정맥압(15mmHg) = 10mmHg의 압력으로 조직에서 혈관 안으로 액체성분을 흡수한다(그림 7-5). 그런데 미세순환 수준에서 수분 이동의 균형이 무너져 혈관 밖으로 나오는 수분량이 혈관 안으로 돌아가는 수분량보다 많아지면 부종이 발생하게 된다. 부종 대부분은 세정맥 수준에서 일어나는 이상이 주원인이다. 부종이 일어난 부분은 부풀어 오르지만, 혈구성분을 함유하지 않기 때문에 색조의 변화는 없다.

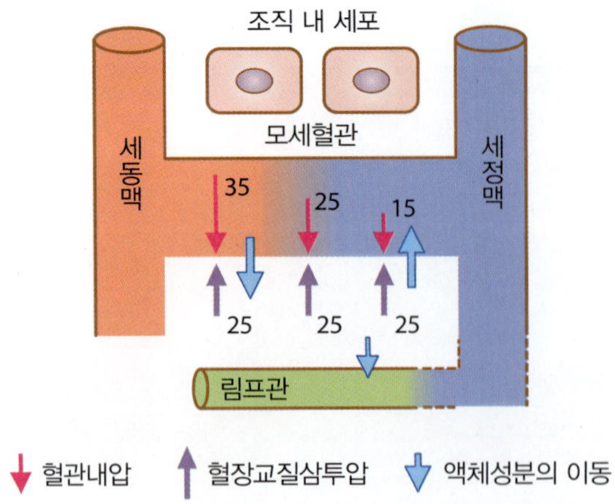

그림 7-5 **모세혈관에서의 체액 이동**

1) 부종의 원인

부종의 원인으로는 ①모세혈관에서의 정맥압 상승(정맥폐쇄, 우심부전), ②혈장교질삼투압 저하(신증후군, 저단백혈증), ③림프관 폐쇄, ④모세혈관 투과성 항진(염증) 등을 들 수 있다.

2) 부종의 종류

부종은 국소부종과 전신부종으로 나뉜다. 또한 복강, 가슴안, 심장막안(심낭) 등에 액체가 고이는 것을 **수종**(hydrops; 복수, 가슴막삼출액, 심장막액)이라고 하며, 폐포(허파꽈리) 내에 액체가 고이는 것을 **폐부종**(pulmonary edema)이라고 한다.

(1) 국소부종

정맥폐쇄에 의한 다리부종, 간경화증이나 암의 복막파종 등에 의한 복수, 염증부종(염증에 의한 투과성 항진에 따른 삼출물 저류), 사상충(filaria)의 림프관 내 감염이나 유방암 수술 후의 림프관 폐쇄에 의한 림프부종 등이 있다.

(2) 전신부종

우심부전에 의한 심장성부종(cardiac edema)과 신장성부종(renal edema)이 있다. 심장성부종은 복사뼈나 종아리 앞면에 나타나기 쉽다. 신장성부종의 원인에는 급성신(장)염이나 신증후군 등이 있으며, 특히 얼굴에 잘 나타난다.

MEMO **부종액의 종류 - 누출액과 삼출물**

누출액(transudate)은 비염증성 부종액을 가리키며, 정수압 또는 삼투압의 변화에 의해 생긴다. 단백질 농도가 낮고, 비중은 1.012 이하이다.

삼출물(exudate)은 혈관의 투과성이 항진함에 따라 생기는 부종액으로, 염증이 원인이 된다. 단백질 농도가 높고, 비중은 1.020을 넘는다. 염증성 백혈구를 다수 함유하는 것이 특징이다.

2 누출에 의한 순환장애

1. 출혈

혈액의 전체 성분(특히 적혈구)이 심혈관계통 밖으로 나오는 것을 **출혈**(hemorrhage)이라고 한다. 혈구 중에서 백혈구는 생리적으로 혈관 밖으로 돌아다니기도 하지만, 적혈구는 혈관 밖으로 나오는 경우가 없기 때문에 혈관 밖에서의 적혈구 존재는 출혈 판정의 지표가 된다.

1) 출혈의 원인

특별한 원인 없이 또는 아주 가벼운 외상에도 쉽게 출혈이 발생하고 지혈이 잘 되지 않는 상태를 **출혈소인**(hemorrhagic tendency)이라고 하며, 이는 주로 혈액응고 이상, 혈소판 이상, 혈관벽 이상에 의해 발생한다(표 7-1).

표 7-1 출혈소인

요인	설명
혈액응고 이상	혈액응고는 혈액에 포함되어 있는 여러 응고인자(coagulation factor)의 연쇄반응에 의해 일어난다. 따라서 응고인자가 하나라도 결핍되면 지혈반응이 정지되어 쉽게 출혈을 일으키고 지혈하기 어려운 결과를 초래한다. 혈액응고 이상의 원인에는 선천적인 것과 후천적인 것이 있다.
혈소판 이상	혈소판(platelet)은 지혈에서 가장 중요한 기능을 하는 혈구로, 혈소판의 양적인 감소 또는 질적인 이상은 출혈경향의 원인이 된다. 혈소판 기능의 이상은 혈소판기능저하(증)(thrombasthenia)에서 관찰되며, 혈소판 기능의 이상으로 인해 지혈이 잘 되지 않는다.
혈관벽 이상	비타민 C가 결핍되면 모세혈관벽이 약해져서 출혈이 일어나기 쉽고, 이로 인해 괴혈병(scurvy) 등이 발생한다.

07

2) 출혈의 분류

적혈구가 혈관 밖으로 빠져나오는 기전에 따라 **파열출혈**과 **누출출혈**로 구분된다. 파열출혈은 외상 등으로 심장이나 혈관의 벽이 파열되어 일어나고, 누출출혈은 혈관내피세포의 이상이나 혈액응고장애로 모세혈관벽에서 적혈구가 새어나오는 것을 말한다(그림 7-6).

또한 출혈은 혈관의 종류, 유출 부위, 병터의 종류, 출혈 장소에 따라 다양하게 분류할 수 있다(표 7-2).

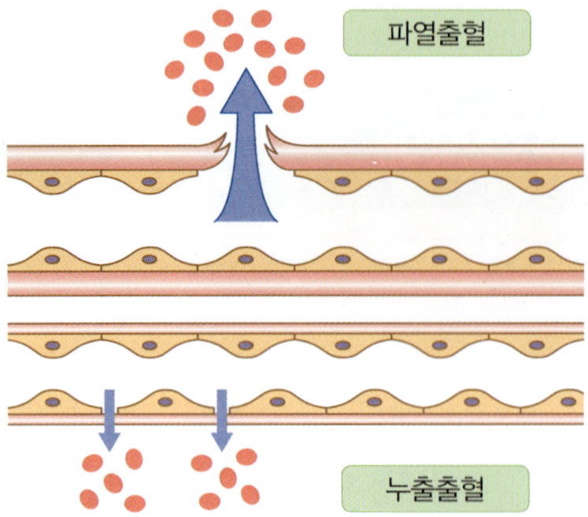

그림 7-6 파열출혈과 누출출혈

출혈은 혈관벽이 파열되어 일어나지만, 벽이 얇고 가는 혈관(모세혈관 등)에서는 내피세포와 내피세포 사이가 벌어져도 출혈이 일어난다.

표 7-2 출혈의 분류

분류	종류
혈관의 종류	동맥출혈, 정맥출혈, 모세혈관출혈
유출 부위	내출혈, 외출혈
병터의 종류	점출혈(petechial bleeding; 모세혈관성), 자반(purpura; 피부 밑의 작은 출혈), 혈종(hematoma; 출혈에 의한 응혈이 조직 안에 덩어리를 만듦)
출혈 장소	객혈(hemoptysis; 폐나 기관으로부터의 출혈), 토혈(hematemesis; 상부 소화관으로부터 출혈), 하혈(melena; 혈액을 포함한 분변을 배설), 혈뇨(hematuria; 요로계통의 출혈)

3) 출혈의 결과

대량 출혈(전체혈액의 약 1/3)이 급격하게 일어나면 쇼크에 빠져 사망한다. 또한 출혈량이 많지 않아도 출혈 부위에 따라서는 중대한 결과를 일으킨다. 뇌출혈(그림 7-7), 거미막밑출혈(지주막하출혈, subarachnoid hemorrhage) 등에서는 두개내압(머리속압력)이 항진하고, 심장막 내 출혈에서는 심장의 움직임을 기계적으로 압박하며(심장눌림증, cardiac tamponade), 결핵 등에 의한 객혈에서는 기관지폐쇄를 일으키기 때문에 갑작스러운 사망의 원인이 된다. 또한 소량의 출혈이 오래 계속되면 혈중 적혈구나 혈색소가 감소하여 빈혈(anemia)이 발생한다.

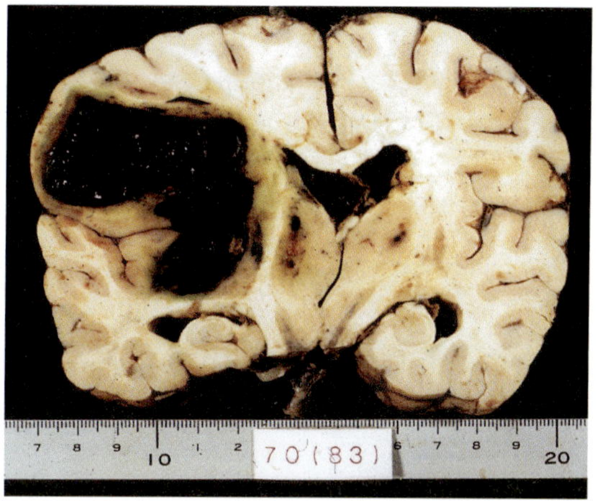

그림 7-7 뇌출혈에 의한 혈종 형성

왼쪽 대뇌반구에 광범위한 출혈병터가 있으며 뇌조직의 파괴가 현저하다. 병터가 있는 쪽(왼쪽)이 비대해져 반대쪽 뇌조직을 누르고 있다.

3 협착 · 폐쇄에 의한 순환장애

07

1. 혈전증

혈관벽이 손상을 받아 출혈이 일어나면 인체는 출혈을 멈추게 하는 다양한 기전을 작동시키는데, 이것이 **응고기전**(clotting mechanism)이다. 작은 혈관이 파열되면 혈관은 수축되고, 해당 부위를 흐르는 혈류가 느려지면서 파열된 혈관벽에 노출된 아교질섬유(collagen fiber) 등에 혈소판이 점착 및 응집해서 신속하게 혈소판 마개가 형성된다(일차응고혈전의 형성). 그러나 혈소판 마개만으로는 혈류에 쉽게 씻겨 내려가 불안정하므로 계속해서 혈액응고계통이 활성화되어 **섬유소**(fibrin)가 형성되고, 이로 인해 안정된 혈전이 형성되어 파열된 혈관을 막게 된다(그림 7-8, p. 117 study plus 참조).

혈액응고기전은 생존에 반드시 필요한 생리적 반응이다. 그러나 이 응고반응이 혈관이나 심장 내에서 비정상적으로 발생하기도 한다. 이러한 병적 현상을 **혈전증**(thrombosis)이라고 하며, 혈관이나 심장 내에서 혈액이 굳어 생긴 덩어리를 **혈전**(thrombus)이라고 한다.

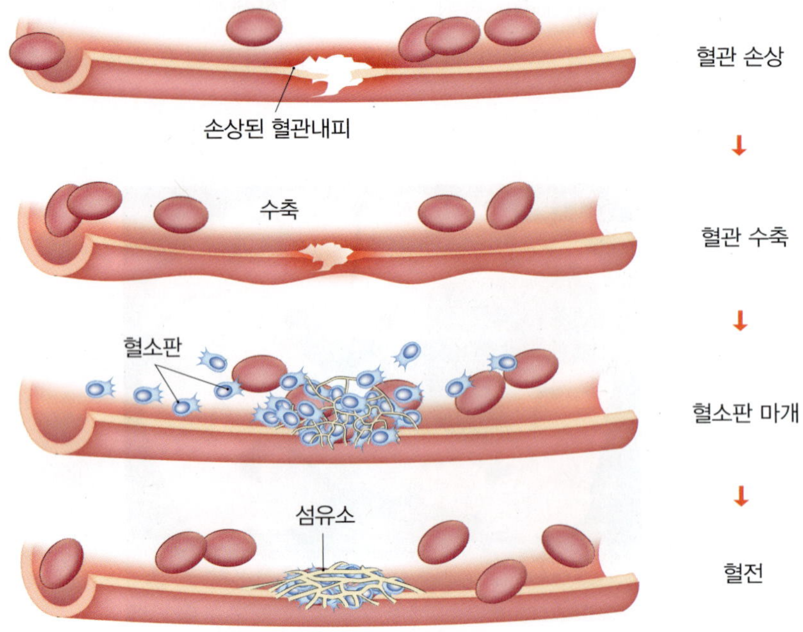

그림 7-8 지혈기전

보통은 1~3분에 혈소판 마개에 의해 파열 부위가 빠르게 메워진다. 내인성 · 외인성 응고계의 활성화에 의해 트롬빈이 형성되면 섬유소원이 생겨 단단한 혈전이 만들어지며 5~10분만에 지혈이 완료된다.

1) 혈전증의 발생기전

혈전의 형성에는 ①혈관내피세포의 손상, ②혈류의 변화(혈액이 천천히 흐르거나 멈추거나 난류가 일어남), ③혈액성분의 변화(혈액농축, 응고인자의 증가나 활성화)의 3가지 인자가 관여한다.

(1) 혈관내피세포의 손상

혈관내피세포가 손상되면 혈액응고인자가 활성화하여 손상 부위에 혈소판이 부착 및 응집하여 혈전이 형성된다. 특히 혈관내피세포가 탈락되면 그 아래에 위치한 아교질이 노출되고, 이 부위에 혈소판이 빠르게 모여들어 혈액응고기전이 활성화하여 혈전이 형성된다.

이러한 혈관내피세포 손상의 대표적인 병태는 죽(상)경화증이다.

(2) 혈류의 변화

혈액의 정상적인 흐름에서는 혈관 중심부는 혈류속도가 빠르며 혈액의 고형성분(혈구)이 흐르고, 혈관 가장자리인 혈관벽 쪽은 혈류속도가 느리며 액체성분이 흐른다. 따라서 혈액의 고형성분이 내피세포에 접착해서 손상시키는 일이 없다. 그러나 혈류속도가 저하되거나 혈관 확장 등이 발생하면 혈전이 형성될 수 있다. 혈류속도가 저하되면 혈액의 고형성분이 혈관 중심부에서 가장자리로 이동하여 혈관벽에 부착되고 섬유소가 모여 혈전이 형성된다. 또한 혈관이 확장되면 혈류의 변화로 인해 혈액의 고형성분이 혈관 가장자리로 이동하여 혈관벽에 부착되어 혈전을 형성하게 된다.

(3) 혈액성분의 변화

섬유소원(fibrinogen), 프로트롬빈(prothrombin), 혈소판(platelet) 등의 혈액 구성성분이 변화함으로써 혈액응고를 일으켜 혈전이 형성된다.

2) 혈전의 종류

혈전은 심혈관계통의 어느 부위에서나 발생하며, 형성되는 장소에 따라 동맥혈전, 정맥혈전, 미세혈전으로 나뉜다.

(1) 동맥혈전(arterial thrombus)

동맥은 혈류가 매우 빠르기 때문에 어떤 이유로 내피세포가 벗겨지면 그곳에 혈소판이 접착해서 응집하고, 이어서 혈액응고계통이 활성화하여 혈소판을 에워싸서 섬유소가 형성된다. 이처럼 동맥혈전은 주로 혈소판과 섬유소로 이루어지며, 육안으로 희게 보여서 **백색혈전**이라고도 한다.

동맥경화증 등 동맥벽에 이상이 있는 부위나 심장의 염증(류마틱열, 세균심내막염), 심근경색증 등이 있는 심장 내에 형성되기 쉽다(그림 7–9).

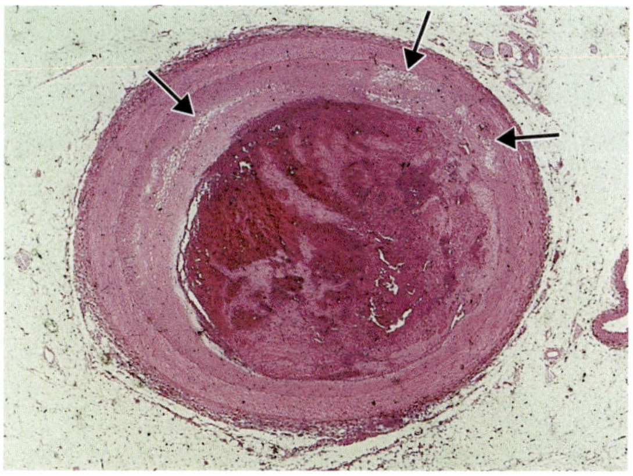

a

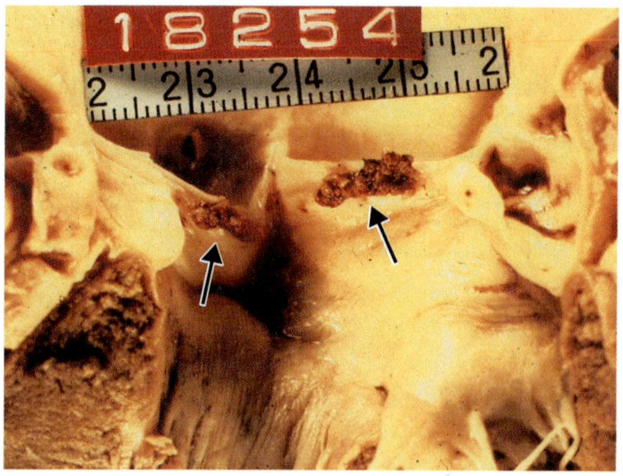

b

그림 7–9 **동맥혈전**

a. 관상동맥혈전증(coronary thrombosis). 동맥경화증(⟶)은 비교적 가볍지만, 속공간이 혈전에 막혀 급성심장발작에 의한 사망원인이 된다. 혈전 안의 분홍색 부분은 혈소판이 주요 구성성분이며, 붉은색 부분은 적혈구를 함유한다.
b. 대동맥판(막)에 생긴 혈전. 사마귀 형태(⟶)를 닮아서 사마귀(우췌, wart)라고 불린다.

(2) 정맥혈전(venous thrombus)

정맥은 혈류가 느리고 고여 있거나 정체되어 있어서 응고계통이 활성화하기 쉽다. 따라서 정맥혈전은 주로 섬유소와 적혈구로 이루어지며, 육안으로 붉게 보여서 **적색혈전**이라고도 한다.

다리나 골반 내의 정맥에 생기기 쉽고, 또한 온몸에 울혈이 있거나 병상에 장기간 누워있거나 비행기 등에서 같은 자세를 장시간 취할 때 발생하기 쉽다.

(3) 혼합혈전(mixed thrombus)

혈전이 발육하여 혈전 주위의 혈류가 불규칙해지면 적혈구가 혈소판과 섬유소그물 안에 걸려 흰 부위와 붉은 부위가 번갈아 보이게 되는데, 이것을 **혼합혈전**이라고 한다.

3) 혈전의 결과와 영향

① 혈전은 성장하여 혈관을 막는다. 막힌 혈관이 연결(문합)을 갖지 않는 끝동맥(end artery)인 경우 말초에 혈액이 공급되지 않아 **경색증**(infarction)을 일으킨다. 정맥에서는 울혈, 정맥류를 형성한다.

② 인체에는 형성된 혈전을 녹이려고 하는 기전인 **섬유소용해현상**을 갖추고 있으며, 이로 인해 과잉의 혈전 형성과 발육을 억제한다. 이 섬유소용해현상에 의해 혈전이 용해되기도 한다.

③ 혈전 일부가 떨어져 나가 혈류를 타고 흘러가 **색전증**(embolism)을 일으킨다.

④ **조직화**(기질화, organization; 혈관벽의 민무늬근육세포가 혈전 안으로 들어가 혈전을 치환)하여 혈관벽이 두꺼워진다.

⑤ 전신의 응고계통이 어떠한 이유로 항진되면 전신의 작은 혈관 내에 미세혈전이 많이 생기는데, 그 대표적인 질환이 **파종혈관내응고**(disseminated intravascular coagulation, DIC)이다.

MEMO **파종혈관내응고**(disseminated intravascular coagulation, DIC)

순환하는 혈액에서 혈액응고가 급격하게 일어나 주로 섬유소로 이루어진 미세혈전이 마치 씨앗을 뿌린 것처럼 전신의 미세순환계통에 나타나 중요한 장기에 혈류장애를 일으킴으로써 심각한 기능장애를 일으키는 증후군이다. 쇼크나 그람음성막대균에 의한 패혈증, 중증 외상, 말기 암 등에 동반되어 이차적으로 발병한다.

2. 색전증

색전증(embolism)이란 혈류를 통해 운반되어 온 비용해성 이물(질)에 의해 혈관이 막히는 상태로, 혈류를 따라 이동해 혈관을 막는 이물(질)을 **색전**(embolus)이라고 한다.

색전에는 혈전, 조직편(골수조직, 지방조직, 종양조직, 양수), 세균, 기생충 등의 고체, 기름방울 등의 액체, 공기, 질소가스 등의 기체가 포함된다. 이 중에서 가장 흔한 것은 혈전이 떨어져 나가 혈관을 막는 **혈전색전증**이다.

1) 색전의 원인

(1) 동맥색전(arterial embolus)

심장 내(좌심실이나 좌심방)에서 형성된 혈전이 떨어져 나가 발생하는 경우가 많으며, 특히 심근경색증, 판막증, 심방세동(심방잔떨림)에서 많이 동반된다. 동맥경화증 병터에서 형성된 혈전도 색전이 될 수 있다. 이러한 혈전색전에 의해 뇌경색증, 신장경색증, 비장경색증 등이 발생한다.

(2) 정맥색전(venous embolus)

골반 내의 정맥이나 다리의 정맥 등에 형성된 정맥혈전이 떨어져 나가 발생하는 경우가 대부분이며, 폐의 혈관을 막아 폐색전증의 원인이 된다. 커다란 색전이 큰 폐동맥가지를 막으면 급사의 원인이 된다.

2) 색전증의 종류

(1) 혈전색전증(thromboembolism)

혈전에서 떨어져 나온 색전이 혈관을 막을 때 발생한다. 색전은 혈류를 따라 이동하다가 자신보다 지름이 작은 혈관에 도달하면 그 부위에서 막히게 된다. 동맥계통을 흐르는 색전은 주로 동맥혈을 공급받는 뇌, 비장이나 신장 등의 혈관을 막는다. 반면, 정맥계통에서 생긴 색전은 정맥을 따라 우심장으로 이동한 후 폐로 들어가 폐혈관을 막는다(그림 7-10).

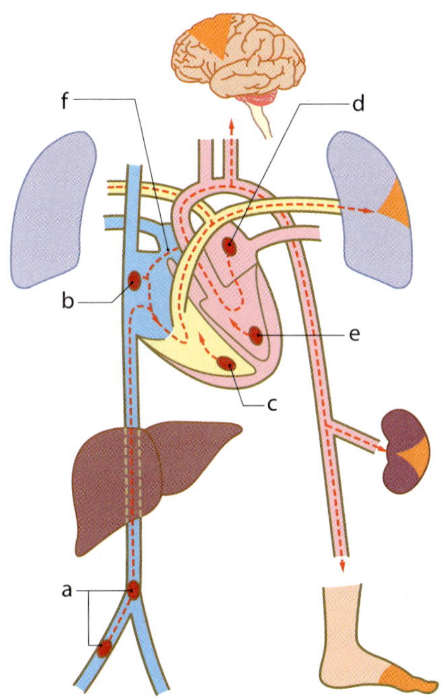

그림 7-10 혈전색전증의 경로

온몸순환계통의 정맥(a, 예를 들어 골반 내 정맥이나 다리의 정맥) 혈전에서 유래하는 색전은 우심장을 지나 폐에서 막히면 폐경색증을 일으킨다. 마찬가지로 우심방(b)이나 우심실(c)의 혈전 박리에 의해서도 폐경색증이 일어난다.
좌심방(d)이나 좌심실(e)의 혈전인 경우에는 온몸순환계통(뇌, 신장, 다리 등)의 색전증에 의해 경색이 여러 장소에서 발생한다.
우심방과 좌심방 사이에 있는 타원구멍(타원공, f)이 선천적으로 열려 있으면 정맥색전이라 할지라도 좌심방으로 들어갔다가 좌심실에서 유출되어 온몸순환계통에 색전증을 일으키는 경우가 있다(모순색전증, paradoxical embolism).

(2) 지방색전증(fat embolism)

골절이나 외상, 화상 등으로 피부 밑이나 골수의 **지방**조직이 파괴되었을 때 발생한다. 대량의 지방이 혈액순환으로 들어가면 폐나 뇌의 혈관에 막혀 호흡곤란이나 의식장애의 원인이 된다. 여기에는 지방에 의한 혈관폐쇄와 함께 지방의 독성도 관여한다.

(3) 공기색전증(air embolism)

수술 시 정맥에 **공기**가 들어가면 기포가 색전이 되어 폐동맥가지를 막는다. 정맥주사 시 잘못해서 공기가 주입되어도 같은 현상이 일어나므로 주의해야 한다.

(4) 양수색전증(amniotic fluid embolism)

분만 중 **양수**성분이 자궁벽의 정맥 내로 침입하여 발생한다. 출혈을 제어할 수 없으며, 갑작스러운 호흡곤란으로 쇼크 상태에 빠져 사망하는 경우가 많다.

3. 허혈

허혈(ischemia)이란 국소로 유입되는 동맥혈이 감소하여 조직에 필요한 혈액이 흐르지 않게 된 상태를 말한다.

1) 허혈의 원인

허혈은 혈전증, 색전증, 동맥경화증, 외부의 기계적 압박 등에 의한 동맥의 협착 및 폐쇄 등에 의해 발생한다. 또한 혈관의 기능적인 연축(spasm)에 의해서도 발생한다.

2) 허혈의 결과

허혈로 인해 조직이 받는 손상 정도는 국소에서의 허혈 진행속도(완만한가, 갑작스러운가), 동맥의 협착 정도(부분적인가, 완전한가), 장애를 받은 장기의 종류(산소소비량의 다소, 저산소에 대한 강도), 곁순환의 정도 등에 따라 달라진다.

서서히 진행되는 불완전한 허혈에서는 변성, 위축, 섬유화, 지방조직에 의한 치환 등이 일어난다. 갑작스럽고 완전한 허혈에서는 조직이 괴사되어 경색을 일으킨다.

4. 경색

경색(infarction)은 장기나 조직이 동맥혈의 공급을 받지 못해 허혈 상태가 된 영역이 국소적으로 괴사되는 것을 말한다.

1) 경색의 원인

경색은 혈액을 공급하는 동맥이 폐쇄되어 조직괴사가 발생하는 상태이다. 이는 완전한 허혈로 인해 발생하며, 동맥의 분지 형태나 연결(문합) 유무가 경색 발생에 중요한 영향을 미친다. 관상동맥처럼 분지된 가지 사이에 연결이 없는 **끝동맥**(endartery)에서는 허혈로 인한 경색이 일어나기 쉽지만, 장간막 동맥이나 피부동맥처럼 여러 곳에 연결이 있는 경우에는 경색이 잘 일어나지 않는다(그림 7-11). 특히 심장근육과 뇌처럼 산소 소비량이 많고 허혈에 취약한 장기는 경색이 쉽게 발생한다. 동맥폐쇄의 주요 원인으로는 혈전증과 혈전색전증이 가장 흔하다.

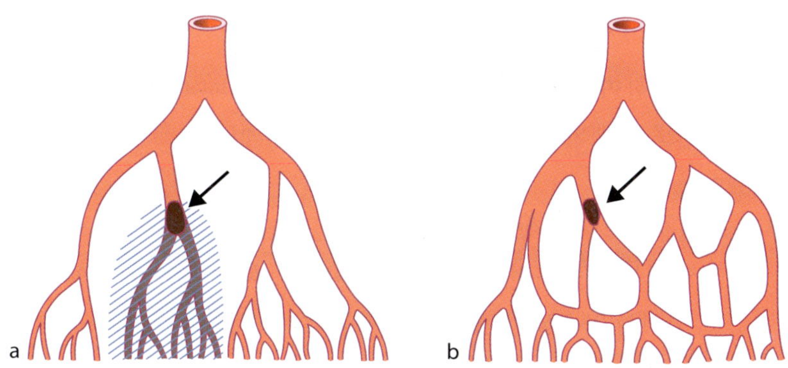

그림 7-11 경색

a. 연결이 없는 끝동맥에서는 검은 부분(→)이 혈전이나 색전에 의해 막히면 사선 부위가 괴사된다.
b. 연결이 많은 동맥에서는 검은 부분(→)이 막혀도 충분한 곁순환이 있기 때문에 말초조직에 허혈이 일어나지 않는다.

2) 경색의 종류

(1) 빈혈경색(anemic infarct)

경색 부위가 창백한 색을 띠므로 **백색경색**(white infarct)이라고도 한다. 끝동맥을 통해 영양을 공급받는 장기에서 일어나며 신장, 비장, 심장, 뇌에서 많이 발생한다(그림 7-12).

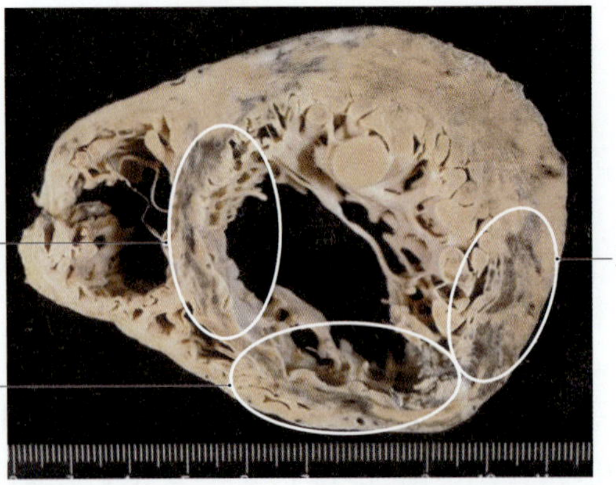

그림 7-12 심근경색증

심장을 가로로 자른 단면으로, 왼쪽이 우심실, 오른쪽이 좌심실, 아래쪽이 앞벽이다. 좌심실의 가쪽 벽(오른쪽) 전반부, 앞벽(아래쪽) 및 심실중격(좌심실과 우심실 사이의 벽)에 걸쳐 괴사와 섬유화가 일어나 출혈과 충혈을 동반하고 있다.

(2) 출혈경색(hemorrhagic infarct)

경색 부위가 출혈을 동반하여 붉은 색을 띠므로 **적색경색**(red infarct)이라고도 한다. 일반적으로 정맥이 막힌 경우나 이중으로 동맥의 지배를 받는 장기에서 일어나기 쉽다. 많이 발생하는 장기는 폐, 소장, 뇌이다.

뇌경색 중 일부는 출혈경색으로 진행하기도 한다. 이는 다음과 같은 기전으로 발생한다. 뇌에 혈액을 공급하는 동맥이 혈전 또는 혈전색전증에 의해 폐쇄되면, 해당 관류 영역에 빈혈경색이 발생한다. 이후 혈관을 막고 있던 혈전이 용해되어 혈류가 재개되면, 괴사된 모세혈관에서 혈액이 누출되어 출혈이 일어나고 이로 인해 출혈경색이 발생한다.

3) 경색의 결과

경색 부위에서는 **조직괴사**가 일어난다. 괴사조직은 인체에는 이물(질)에 해당하므로 괴사조직에 대해 중성구나 대식세포의 침윤이 일어나 단백질분해효소에 의해 괴사조직을 녹이거나 포식하여 처리한다. 그 후 육아조직에 의해 조직화(기질화)되어 괴사로 생긴 결손 부위를 채워 회복하게 된다(Chapter 03 '재생과 회복' 참조). 육아조직은 시간이 흐르면 섬유화하여 흉터조직이 된다.

5. 곁순환

혈관에는 서로 다른 혈관과 연결통로를 갖는 경우와 그렇지 않은 경우가 있다. 이러한 혈관 간 연결을 **연결**(문합, anastomosis)이라고 한다. 연결을 가진 혈관에서는 본래의 통로에 심한 협착이나 폐쇄가 발생하더라도, 연결된 혈관을 통해 혈류가 유지될 수 있다. 이러한 대체 혈류 경로를 **곁순환**(collateral circulation) 또는 **곁통로**(collateral channel)라고 한다(그림 7–13).

대표적인 예로 간경화증에서 발생하는 **문맥고혈압**(portal hypertension)이 있으며, 이로 인해 문맥혈이 간을 우회하는 곁순환이 발생한다. 이는 주로 다음 세 가지 경로를 통해 이루어진다. 간경화증에서는 간의 정상구조가 파괴되어 간이 단단해지고 간 내를 통과하는 문맥가지가 압박을 받기 때문에 문맥혈이 통과하기 어려워진다. 그렇게 되면 문맥혈은 간을 우회해서 통과하기 쉬운 다른 통로로 흐르게 된다(그림 7–14).

① 위 주위의 정맥은 식도 하부의 정맥과 연결(문합)되어 있으므로 문맥고혈압이 있으면 식도로 향하는 이 곁통로를 통해 다량의 혈액이 흐르게 된다. 따라서 식도의 정맥은 확장되고 구불구불해져 정맥류를 형성한다. 이 **식도정맥류**(esophageal varix)가 파열되면 대량 출혈을 일으켜 종종 간경화증 환자의 사망원인이 된다(그림 7–15).

② 태생기에 있던 배꼽정맥의 흔적을 통해 배꼽 주위의 복벽 피부밑조직에 있는 정맥으로 흐르는 곁통로가 있다. 이 때문에 배꼽 주위의 정맥이 방사상으로 확장되는데, 이를 **메두사머리**(caput medusae)라고 한다.

③ 장간막정맥과 직장정맥과의 연결을 통해 항문 주위로 향하는 곁통로가 발달하면 그 부분에 정맥류가 발생하여 **치핵**(hemorrhoid)의 원인이 된다.

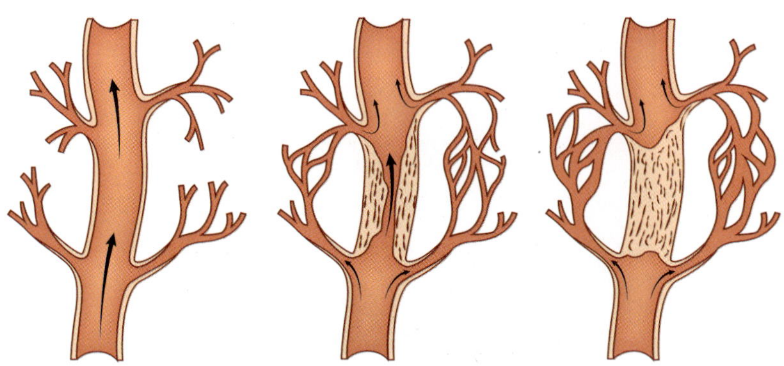

그림 7–13 곁순환

본래 지나가는 길이 막히면 혈액은 연결혈관을 흐르게 된다. 우회로가 된 혈관(곁통로)은 확장된다.

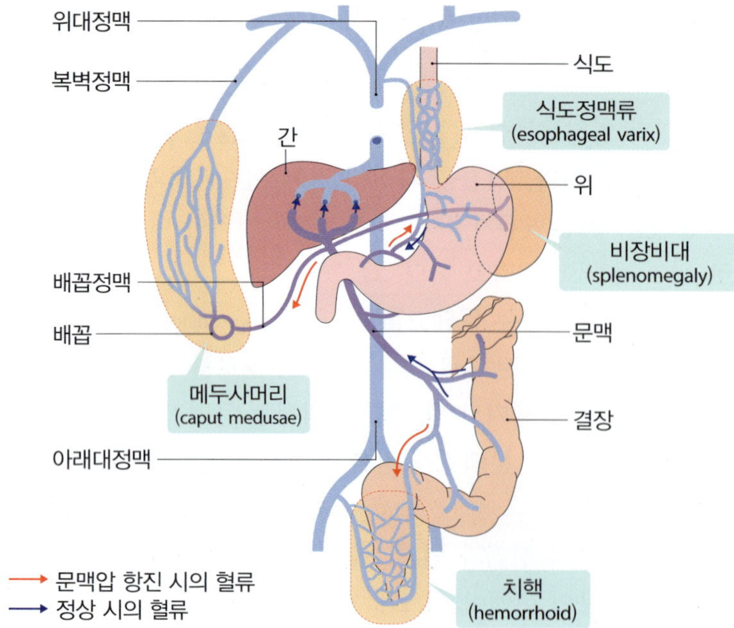

그림 7-14 **문맥고혈압 시의 곁순환(세 가지 경로)**

간경화증이 있으면 간 내에 있는 문맥가지가 압박을 받아 문맥혈이 통과하기 어려워지며 그로 인해 문맥압이 항진한다. 곁순환이 형성되기 때문에 메두사머리, 비장비대, 식도정맥류, 치핵 등이 발생한다.

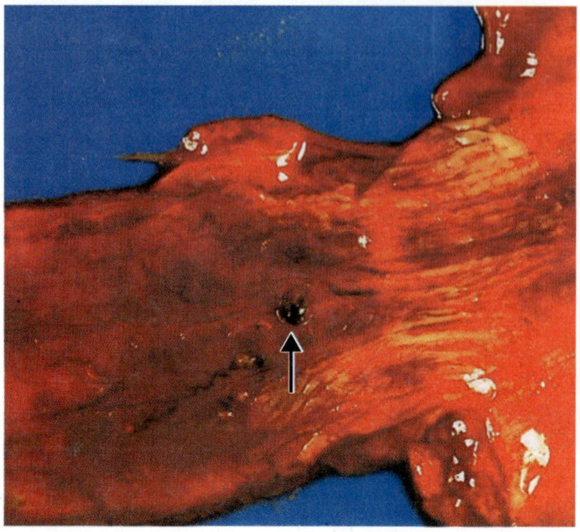

그림 7-15 **식도정맥류**

간경화증에서 합병된 것으로, 확장되어 구불구불해진 정맥(암자색으로 보임)이 있다. 이 정맥이 파열(→)되면 대량 출혈의 원인이 된다.

4 쇼크

인체의 혈액량이 급속도로 심하게 감소함으로써 생명 유지에 필요한 혈액이 공급되지 못하는 심각한 병태를 **쇼크**(shock)라고 한다. 심장의 펌프 기능이 갑자기 저하되거나 혈관이 광범위하게 확장되면 전신을 순환하는 혈액량(유효 순환혈액량)이 감소한다. 이 때문에 장기나 조직의 미세순환계통을 흐르는 혈액량이 급격하게 감소하는 것이 쇼크의 발생요인이다.

1) 쇼크의 증상

쇼크가 일어나면 혈압은 저하되고 맥박은 약해지며, 피부는 차가워지고 땀을 흘리게 된다. 생명 유지에 빼놓을 수 없는 심장이나 뇌, 폐, 신장 등이 허혈상태가 되고, 그 결과 청색증(cyanosis)이나 소변량 감소가 일어난다.

2) 쇼크의 종류

쇼크는 발생기전에 따라 저혈량쇼크, 심장성쇼크, 폐쇄쇼크, 분포쇼크의 4가지가 있다.

(1) 저혈량쇼크(hypovolemic shock)

외상이나 수술 등에 의한 대량 출혈이나 광범위한 화상, 심한 구토, 설사 등에 의한 대량의 체액상실로 일어난다.

(2) 심장성쇼크(cardiogenic shock)

심장의 펌프 기능이 급격하게 장애를 받아 심(장)박출량이 감소됨으로써 일어난다. 가장 대표적인 것으로는 급성심근경색증에 따른 심장근육의 수축력 저하와 부정맥을 들 수 있다.

(3) 폐쇄쇼크(obstructive shock)

심장 또는 대혈관에서 혈액을 보낼 수 없게 되어 발생하는 것으로, 폐색전증, 심장눌림증(cardiac tamponade), 긴장기흉(tension pneumothorax) 등이 원인이다.

(4) 분포쇼크(distributive shock)

혈관의 급격한 확장으로 말초혈관저항이 감소해 혈압이 저하되어 일어난다. 혈관 확장의 원인에 따라 Ⅰ형 알레르기에 의한 **급성중증과민반응쇼크**(anaphylactic shock), 세균 감염(특히 그람음성막대균이 생산하는 내독소)에 동반하는 **패혈쇼크**(septic shock), 격렬한 통증, 공포 등의 강한 정신적 자극이나 뇌 · 척수로 가는 심한 장애에 따른 **신경성쇼크**(neurogenic shock) 등이 있다.

07

3) 쇼크의 결과와 영향

쇼크의 병태는 전신을 순환하는 혈액량(**유효 순환혈액량**)이 감소하여 발생하는 미세순환계통의 장애이다. 유효 순환혈액량이 감소하여 혈압이 저하되면 인체의 보상기전으로서 교감신경이나 부신수질에서 카테콜아민(catecholamine)의 분비가 항진되어 전신의 세동맥과 모세혈관을 수축시킨다. 이것은 말초의 미세혈관을 좁혀서 혈액이 순환하는 공간을 감소시킴으로써 유효 순환혈액량의 상대적인 증가를 촉진하려는 것으로 결국 혈압을 상승시킨다. 이와 같은 혈관 수축은 뇌와 심장에는 일어나지 않아 뇌와 심장의 혈액순환이 유지된다. 즉, 생명 유지에 가장 중요한 기관인 뇌와 심장은 다른 기관을 희생시켜서라도 인체를 지키려고 하는 방어기전으로 볼 수 있다.

그러나 이 보상기전에도 한계가 있어 순환혈액량의 감소가 장시간에 걸쳐 고도로 지속되면 심각한 쇼크 상태가 된다. 모세혈관 수축에 의한 조직의 혈류 저하가 계속되면 조직이나 세포는 **저산소증**(hypoxia)에 빠진다. 저산소증에 의해 내피세포가 장애를 받게 되면 모세혈관으로부터 혈장성분이 혈관 밖으로 누출되고, 순환혈장이 더 감소되어 혈압 저하와 저산소증이 심해진다. 이러한 상태를 **비가역쇼크**(irreversible shock)라고 하며, 매우 위험한 상황이다. 쇼크 시에는 신장에서 혈류가 감소하여 요세관이 괴사를 일으키고 급성신부전(acute renal failure)에 빠진다. 위나 장에서는 점막 출혈, 미란, 궤양이 일어나게 되고, 폐에서는 폐부종도 나타난다.

Study Plus

혈액응고과정

혈액응고는 응고인자라고 불리는 혈장단백질의 연쇄반응에 의해 일어난다. 응고과정은 혈액 속에서 시작되는 **내인경로**, 혈관벽에서 시작되는 **외인경로**, 그리고 이 두 경로가 합류하는 **공통경로**로 나눌 수 있다(그림 1).

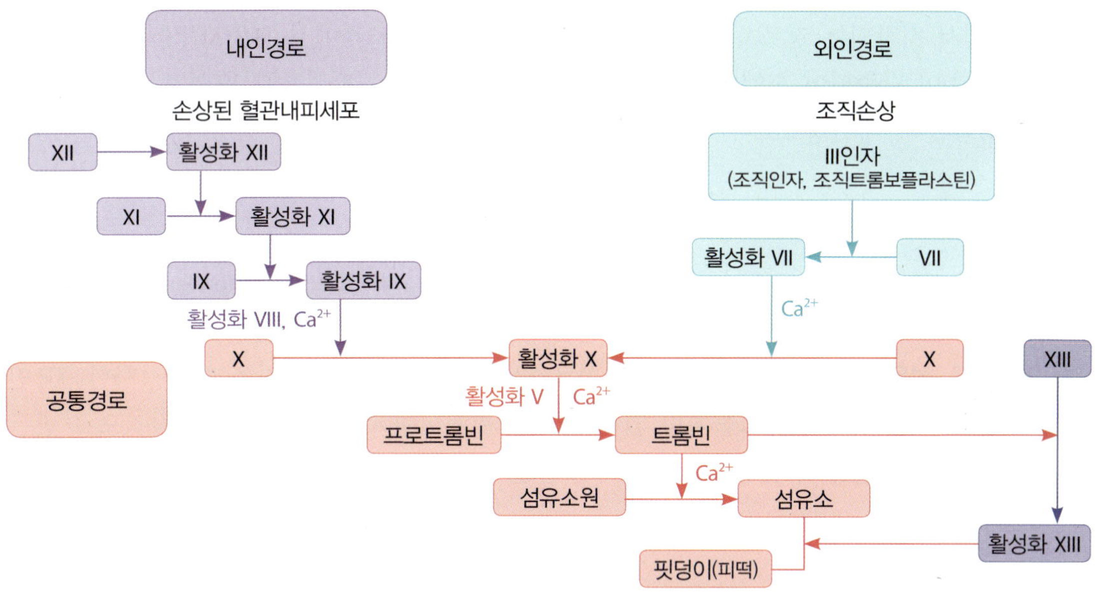

[참고] 응고인자의 관용명

- I : 섬유소원
- II : 프로트롬빈
- III : 조직트롬보플라스틴
- IV : 칼슘이온
- V : 불안정인자
- VI : (결번)
- VII: 안정인자, 프로콘버틴(proconvertin)
- VIII: 항혈우병인자
- IX : 크리스마스인자(christmas factor)
- X : 스튜어트인자(Stuart factor)
- XI : 플라스트롬보플라스틴 전구체(PTA)
- XII : 하게만인자(Hageman factor)
- XIII: 섬유소안정화인자

그림 1 혈액응고과정

Study Plus

1. 내인경로(intrinsic pathway)

혈액 중의 **응고인자**만으로 진행되는 경로를 내인경로라고 한다. 손상된 혈관벽에서 노출된 아교질섬유에 XII 인자가 접촉하면 XII 인자가 활성화함으로써 시작되며, 반응이 계속 진행되어 X 인자가 활성화한다.

2. 외인경로(extrinsic pathway)

혈관벽에서 시작되는 경로를 외인경로라고 한다. 손상된 조직에서 **III 인자**(조직인자, 조직트롬보플라스틴)이 방출되어 혈액 중의 VII 인자를 활성화하면, 이 활성화한 VII 인자는 다시 X 인자를 활성화한다. 내인경로보다 빠르게 진행된다.

3. 공통경로(common pathway)

내인 또는 외인경로는 도중에 합류하여 활성화한 X 인자가 프로트롬빈(prothrombin)에서 **트롬빈**(thrombin)을 생성한다. 트롬빈은 혈소판을 활성화함과 동시에 혈장 속에 있는 **섬유소원**(fibrinogen)을 **섬유소**(fibrin)로 변환시킨다. 섬유소는 칼슘이온(Ca^{2+})의 작용과 활성화한 XIII 인자의 작용으로 섬유 사이를 그물처럼 얽히게 하여 핏덩이(피떡)를 단단하고 안정적으로 만든다. 파열되었던 혈관이 이 핏덩이로 메워지면 출혈이 완료되어 지혈된다.

Chapter

08

대사이상

학습목표

1. 정상적인 대사 상태와 비정상 상태를 설명할 수 있다.
2. 이상지질혈증의 정의와 이상지질혈증이 일으키는 병태를 설명할 수 있다.
3. 1형당뇨병과 2형당뇨병의 차이를 설명할 수 있다.
4. 당뇨병의 만성합병증을 설명할 수 있다.
5. 대사증후군을 설명할 수 있다.

핵심용어해설

- **당뇨병**(diabetes mellitus) : 혈액 중의 포도당(glucose) 농도가 높아 소변으로 배출되는 증상에서 이름 붙여진 질병으로, 대사이상질환에 동반된다. 1형, 2형, 유전자이상이나 다른 분명한 원인(예를 들어 부신피질호르몬의 과잉투여)이 있는 것, 임신성의 4가지로 나눌 수 있다. 인슐린의 절대 부족으로 나타나는 1형당뇨병을 인슐린의존당뇨병, 인슐린을 효율적으로 사용하지 못하고 생활습관에 의해 오랜 시간에 걸쳐 진행되는 2형당뇨병을 인슐린비의존당뇨병이라고 부르기도 한다. 당뇨병은 심각한 합병증을 일으키는 질환으로서 의료계에서도 중요도가 높으며, 2형당뇨병의 경우 현대의 생활습관에서 유래되기 때문에 환자가 증가하고 있다는 점에서 많은 관심이 필요하다.
- **대사**(metabolism) : 생물체가 몸 밖으로부터 섭취한 영양물질을 몸 안에서 분해하고 합성하여 생체 성분이나 생명활동에 사용되는 물질이나 에너지를 생성하고, 필요 없는 물질을 몸 밖으로 보내는 작용을 말한다.
- **대사이상**(metabolic abnormality) : 인체의 물질대사 과정에서 생기는 장애를 통틀어 이르는 말이다.
- **대사증후군**(metabolic syndrome) : 내장지방형 비만과 함께 고혈당, 고혈압, 이상지질혈증 가운데 2가지 이상이 합쳐진 상태이다. 하나하나의 병태는 경증이어도 이들 병태가 겹치면 동맥경화증이 급격하게 진행된다.
- **아밀로이드증**(amyloidosis) : 아밀로이드(amyloid)라고 불리는 물에 녹지 않는(불용성) 섬유상의 비정상 단백질이 조직에 침착하여 장기의 기능장애를 일으키는 질병이다.
- **이상지질혈증**(dyslipidemia) : 혈액 내에 함유된 지질이 과도하게 많거나 부족한 상태를 말하는데, 특히 고LDL 콜레스테롤혈증, 저HDL 콜레스테롤혈증, 고중성지방혈증, 고non-HDL 콜레스테롤혈증 중 한 상태를 가리킨다.
- **저단백혈증**(hypoproteinemia) : 혈장단백질의 농도가 낮아진 것을 말한다. 다만, 혈장단백질의 절반 이상은 알부민(albumin)이므로 알부민의 농도가 혈장단백질 전체의 농도를 좌우하게 된다. 따라서 저알부민혈증이라고도 불린다.
- **지방간**(fatty liver) : 정상에서도 간 중량의 3~5%는 지방인데, 이 정상 범위를 크게 넘어 간에 비정상적으로 지방이 축적된 상태를 말한다.
- **지단백질**(lipoprotein) : 식사로 섭취하는 지방이나 간에서 합성되는 지질류는 물에 녹지 않는다(소수성). 따라서 물에 녹기 쉬운 단백질(부분단백질)과 결합해 혈중에서 녹는 형태가 되어 조직으로 운반된다. 이 지질과 단백질이 결합한 입자를 지단백질이라고 한다. 암죽미립(chylomicron), VLDL, LDL, HDL 등의 종류가 있다. 지단백질은 단백질이 바깥쪽에 있고 지질이 안쪽에 있으므로 물에 녹는다(친수성).
- **항상성**(homeostasis) : 인체가 다양한 환경의 변화에 대응하여 내부 환경을 일정하게 조절하여 생존을 유지하는 현상이다. 혈액이나 사이질액의 성질과 상태가 일정한 것이나 체온조절 등이 그 예이다. 신경이나 호르몬에 의한 되먹임기전이 중요한 역할을 한다.

인체는 주로 물, 무기질, 지질, 탄수화물, 단백질, 그리고 핵산으로 구성된다. 인체는 이러한 물질들을 흡수, 분해, 합성하는 **대사**(metabolism) 과정을 통해 생명 활동을 유지한다. 정상적인 상태에서는 대사 과정이 **항상성**(homeostasis)을 유지하여, 체내 각 물질의 농도가 적절한 수준으로 조절된다. 그러나 대사 과정의 일부에 이상이 발생하면, 특정 물질이 체내에서 과잉되거나 부족해지는 현상이 나타난다. 경미한 수준의 이상은 다른 생리적 기전을 통해 보상될 수 있으나, 이상이 심해질 경우에는 인체 기능에 장애를 초래하게 되며, 이러한 상태를 **대사이상**(metabolic abnormality)이라고 한다.

대사이상은 지질, 탄수화물, 단백질, 핵산 등 성분별로 구분하여 이해하면 쉽게 파악할 수 있으며, ①지질의 대사이상으로서 **이상지질혈증**(dyslipidemia), ②탄수화물의 대사이상으로서 **당뇨병**(diabetes mellitus), ③복합적인 이상으로서 **대사증후군**(metabolic syndrome)이 중요하다.

1 지질의 대사이상

혈액 중의 지질에는 **콜레스테롤**(cholesterol), **트라이글리세라이드**(중성지방, triglyceride), 인지질(phospholipid), 유리지방산(free fatty acid)의 4가지가 있다. 이 4종류의 지질은 혈액 중에 흩어져 있는 것이 아니라 서로 조합하거나 단백질과 결합하여 입자 상태로 있다. 이것을 **지단백질**(lipoprotein)이라고 한다(그림 8–1). 지단백질에도 지질이나 단백질의 조합에 따라 여러 종류가 있으며, 각각 특징을 가진다(그림 8–2).

체내에서 대사되어 생기는 **저밀도지단백질**(low density lipoprotein, LDL)은 작고 콜레스테롤의 함량이 높아 콜레스테롤을 말초조직으로 운반하는 역할을 하고, **고밀도지단백질**(high density lipoprotein, HDL)은 입자의 지름이 가장 작고 LDL과는 반대로 콜레스테롤을 말초조직에서 간으로 운반하는 역할을 한다(그림 8–3).

08

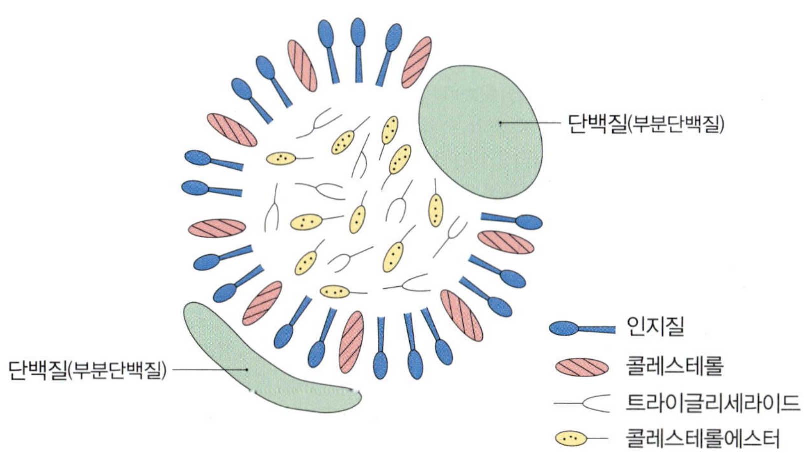

그림 8–1 지단백질의 모형도

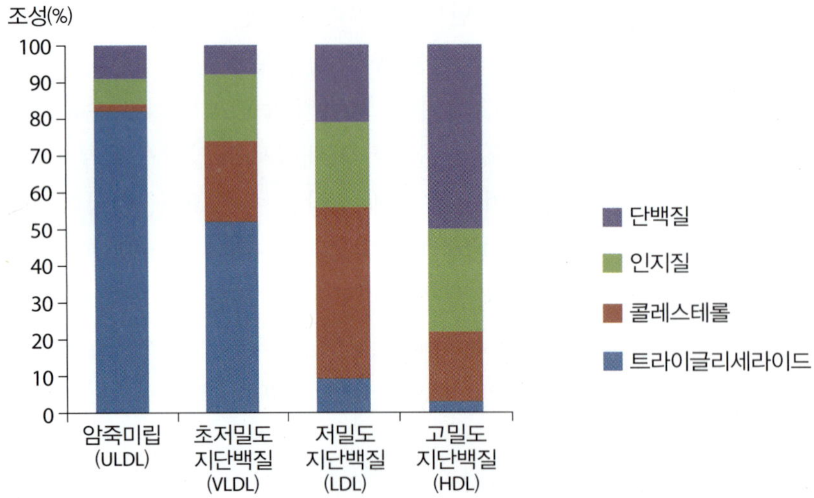

그림 8-2 지단백질의 종류와 조성

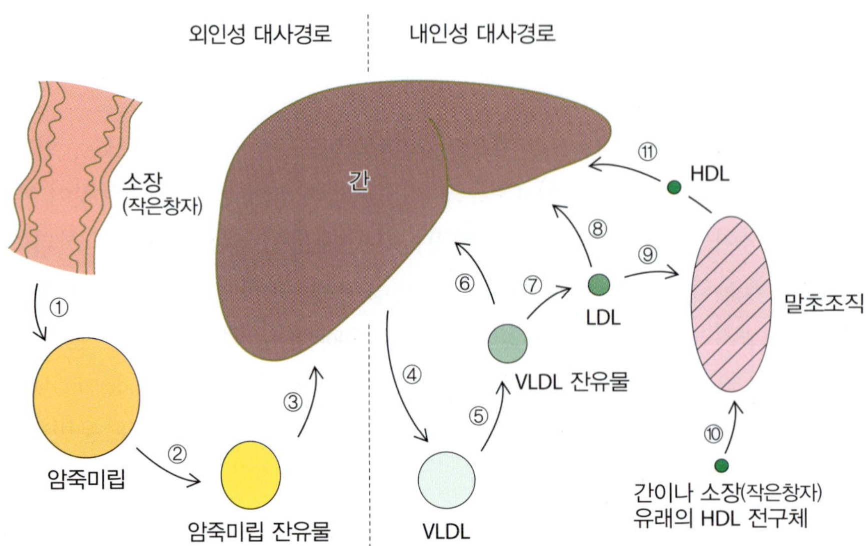

그림 8-3 지단백질의 대사경로

외인성 대사경로에서는 지질이 소장(작은창자)에 흡수되어 트라이글리세라이드가 풍부하고 입자 지름이 큰 암죽미립이 된다(①). 암죽미립이 혈액 안을 흐르는 동안 내부의 트라이글리세라이드는 분해되어 에너지원으로서 이용된다. 트라이글리세라이드가 감소함에 따라 암죽미립 입자의 크기도 감소하고(②) 최종적으로 암죽미립 잔유물이 되어 간으로 흡수된다(③).

한편, 내인성 대사경로에서는 트라이글리세라이드가 풍부하고 입자 지름이 큰 VLDL이 간에서 생산되고 혈액으로 방출된다(④). VLDL이 혈액 안을 흐르는 동안 내부의 트라이글리세라이드는 분해되어 빠져 나간다. 입자 크기도 감소하여 VLDL 잔유물이 된다(⑤). 그 일부는 간에서 흡수되지만(⑥), 일부에서는 다시 트라이글리세라이드가 빠져 나가 LDL이 된다(⑦). 결과적으로 LDL은 크기가 작고 콜레스테롤의 비율이 높아진다. LDL의 일부도 간에서 흡수되지만(⑧), 나머지는 말초조직으로 운반되어 내부의 콜레스테롤이 그곳에서 이용된다(⑨). 한편, 간이나 소장 유래의 HDL 전구체는 말초조직에서 불필요해지거나 남은 콜레스테롤을 흡수하고(⑩) 성숙한 HDL이 되어 간으로 운반되어 흡수된다(⑪).

1. 이상지질혈증

이상지질혈증(dyslipidemia)이란 혈액 내에 함유된 지질이 과도하게 많거나 부족한 상태를 말하는데, 특히 **고LDL 콜레스테롤혈증, 저HDL 콜레스테롤혈증, 고중성지방혈증, 고non-HDL 콜레스테롤혈증** 중 한 상태를 가리킨다(표 8-1).

표 8-1 한국인의 이상지질혈증 진단기준(한국지질 · 동맥경화학회 이상지질혈증 치료지침 제4판)

LDL 콜레스테롤*(mg/dL)	매우 높음 높음 경계 정상 적정	≧ 190 160～189 130～159 100～129 < 100
총콜레스테롤(mg/dL)	높음 경계 적정	≧ 240 200～239 < 200
HDL 콜레스테롤(mg/dL)	낮음 높음	< 40 ≧ 60
중성지방(mg/dL)	매우 높음 높음 경계 적정	≧ 500 200～499 150～199 < 150

* 이상지질혈증 진단의 LDL 콜레스테롤 '높음' 기준의 경우 치료지침의 저위험군(주요 심혈관계통 위험요인 1개 이하) 환자에서 약물치료 시작 권장기준으로 사용할 수 있음. 중증도 위험군의 경우 LDL 콜레스테롤 '경계' 기준을 약물치료 시작 권장기준으로 사용할 수 있음. 고위험군 환자의 경우 LDL 콜레스테롤 '정상' 기준을 약물치료 시작 권장기준으로 사용할 수 있음. 초고위험군의 경우 LDL 콜레스테롤 값에 관계없이 약물치료 시작을 권장함

1) 이상지질혈증의 원인

이상지질혈증은 ①일차성인 것, ②생활습관에 기인하는 것, ③**당뇨병**이나 갑상샘저하증, **신증후군**에 동반하여 발생하는 이차성인 것으로 나눌 수 있다.

일차성인 것은 유전적 요소가 강하고 가족 내에서 발생하는 경우가 많기 때문에 **가족성이상지질혈증**이라고도 한다. 가족성이상지질혈증의 대표적 질환은 LDL 수용체의 유전자 이상에 따른 **가족성고콜레스테롤혈증**(familial hypercholesterolemia, FH)이다. 부모로부터 그 유전자를 이어받으면 호모(homo)형 가족성고콜레스테롤혈증이 되고, 부모 어느 한쪽으로부터 이어받은 경우에는 헤테로(hetero)형 가족성고콜레스테롤혈증이 된다. 호모형은 16만~100만 명에 1명의 비율로 발병하며, 총콜레스테롤 수치가 500mg/dL 이상이나 된다. 헤테로형은 200~500명에 1명의 비율로 발병하며, 총콜레스테롤 수치가 호모형의 절반 정도 된다.

한편, 생활습관에 기인하는 이상지질혈증은 최근 일반사람 중에서도 증가하여 사회적으로 문제가 되고 있다. 이는 육식을 중심으로 하는 식생활 등 서구화된 생활습관 때문으로 판단된다.

2) 이상지질혈증의 병태

혈청은 보통 투명하지만, 트라이글리세라이드의 농도가 상승하면 희고 탁해진다(콜레스테롤 수치만 높을 때는 탁해지지 않음). 이상지질혈증이 있으면 지질이 체내 여러 조직에 침착되기 쉬우며, 특히 동맥 내막에 침착하여 **죽(상)경화증**(atherosclerosis)을 유발한다. 이는 지질을 포식한 대식세포(거품세포, foam cell)와 죽종(atheroma)의 형성을 특징으로 하며(그림 8-4a, 8-5), 동맥경화증의 대표적 형태이다. 특히, LDL 콜레스테롤 수치가 높을 때 발생하기 쉬워 LDL을 흔히 나쁜 콜레스테롤이라고도 부른다.

동맥경화증은 관상동맥을 침범하기 쉬운데, 그 정도가 심하면 심근경색증을 일으킬 위험성이 증가한다. LDL 콜레스테롤 수치가 상당히 높은 호모형 가족성고콜레스테롤혈증에서는 젊어서 심근경색증으로 사망하기도 한다. 또한 목동맥이나 뇌동맥에 동맥경화증이 생기면 뇌경색증을 발병할 위험성이 증가한다. 트라이글리세라이드 수치의 상승 역시 심근경색증의 발생률을 높이는 독립적 위험인자로 알려져 있다. 반면, HDL은 동맥벽 등의 조직 속에 있는 콜레스테롤을 운반하는 작용이 있으므로 동맥경화증을 예방한다. 실제 HDL 콜레스테롤 수치가 낮으면 동맥경화증이나 심근경색증을 발병하기 쉽다.

한편, 일부 이상지질혈증 환자에서는 **황색종**(xanthoma)을 일으키는 경우가 있다(그림 8-4b, c). 황색종은 지질이 조직 내에 침착한 것이며, 이름대로 황색의 덩이 모양의 병터가 눈꺼풀이나 힘줄 등에서 발생한다. 황색종은 미용적인 문제를 초래할 수 있으나, 일반적으로는 양성 병터로 생명을 위협하지 않는다.

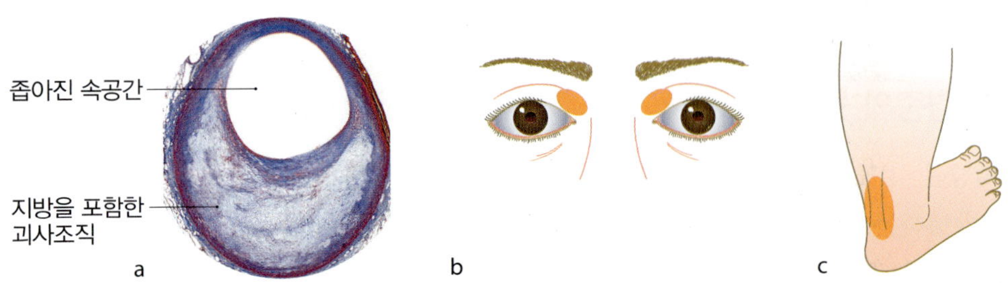

그림 8-4 이상지질혈증에 동반하는 변화

a. 동맥경화증(죽종) b. 안검황색종(■) c. 아킬레스힘줄황색종(■)

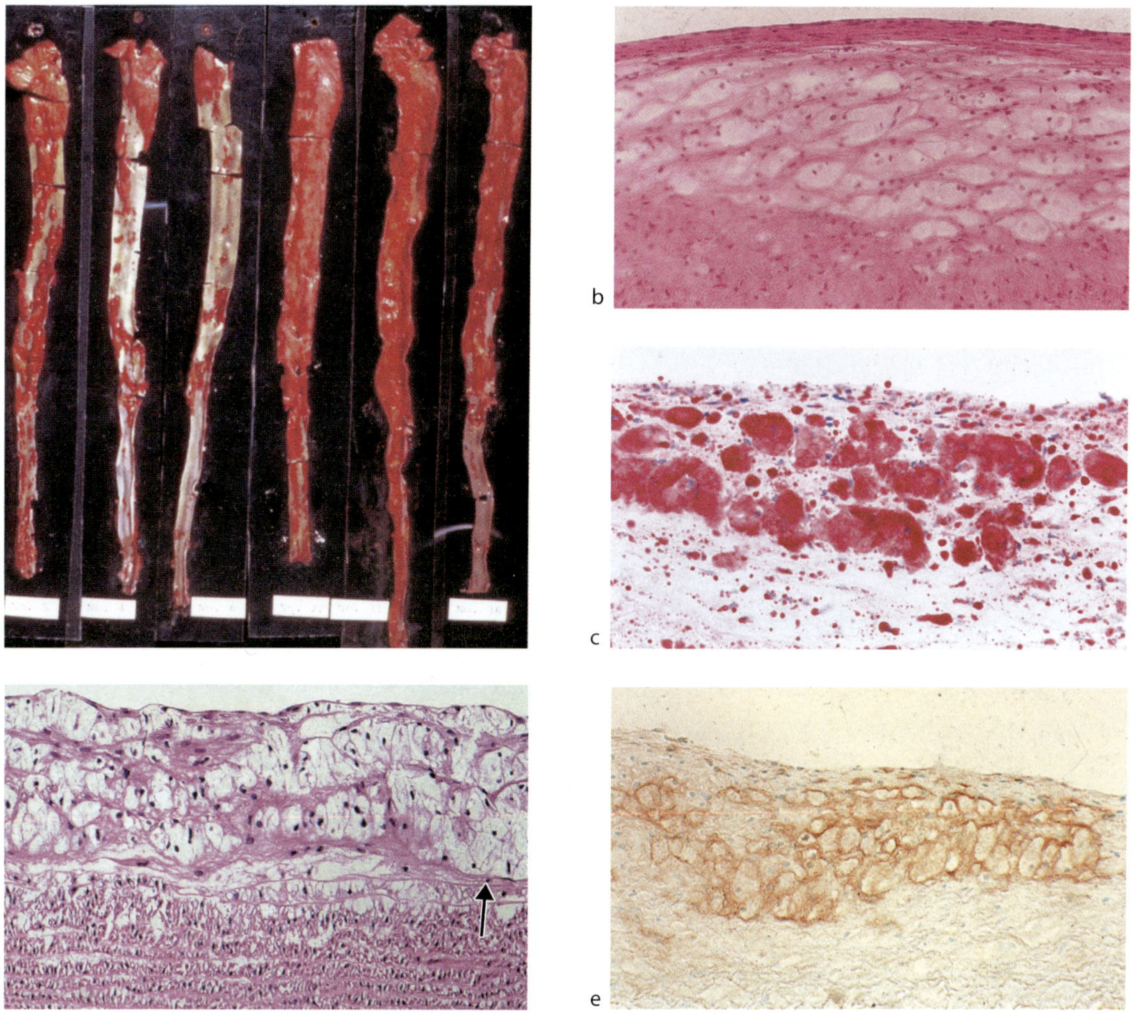

그림 8-5 이상지질혈증 – 고혈압 – 동맥경화증

a. 콜레스테롤 식이에 의한 실험적 동맥경화증. 토끼에 1일당 0.5g씩의 콜레스테롤을 사료에 섞어 16주간 투여. 사진은 대동맥을 세로로 연 후 지방을 붉게 염색한 것이다. 지방이 쌓인 병터부가 붉게 부어 보인다. 오른쪽 3마리에는 콜레스테롤 식이에 추가하여 신(장)동맥협착수술을 하여 고혈압도 부하하였으며 병터가 속막 전역에 퍼져 있다.
b. 사람의 초기 대동맥경화증. 속막에 모인 거품세포, 아래쪽은 민무늬근육세포로 붉게 보인다.
c. 지방염색. 지방이 빠져 보이지 않도록 동결조직을 얇게 썰어 절편을 제작한다. 거품세포의 세포체가 붉게 염색되어 지방이 채워져 있음을 알 수 있다. 민무늬근육세포에도 작은 지방방울이 있다.
d. 대동맥 병터의 조직상. 속막에 세포질이 밝게 빠진 거품세포(foam cell; 지방을 채운 세포이지만, 표본 제작을 위한 탈지 조작에서 지방이 빠져 세포질이 거품 모양으로 보임)가 모여 있다. →는 속탄력판으로 속막과 중(간)막의 경계를 나타낸다.
e. 항대식세포 항체에 의한 면역염색. 거품세포의 세포막이 양성(갈색)으로 염색되어 있으며, 거품세포가 대식세포에서 유래함을 알 수 있다.

2. 지방간

정상에서도 간 중량의 3~5%는 지방인데, 이 정상 범위를 크게 넘어 간에 비정상적으로 지방이 축적된 상태를 **지방간**(fatty liver)이라고 한다. 간은 지방이 축적하기 때문에 황색조를 띠며 커진다. 또한 상복부 촉진에서 간을 만질 수 있게 된다.

음식물로서 섭취된 지방은 장에서 흡수되어 간으로 운반된다. 지방은 간에서 다시 분해되거나 새로 합성되어 담즙이나 혈중으로 방출된다. 이러한 흐름(대사경로)의 어딘가에 이상이 생기면 간에 지방이 침착하여 지방간이 발생한다(표 8-2).

표 8-2 **지방간의 종류와 원인**

종류	원인
비만에 동반하는 지방간	간으로 운반되는 지방이 증량하기 때문
당뇨병에 동반하는 지방간	간의 지방 합성 증가와 분해 감소 때문
알코올지방간	간의 지방 합성 증가와 분해 감소 때문
영양장애성지방간	기아 상태가 되면 체내의 지방이 분해되어 간으로 운반되는 지방이 증가하기 때문
약물성지방간	간의 지질대사이상 때문

2 탄수화물의 대사이상

탄수화물의 대사이상을 이해하려면 우선 정상적인 탄수화물 대사, 특히 포도당 대사를 알아야 한다. 음식물 속의 녹말이나 당원은 녹말분해효소에 의해 분해되어 포도당(glucose)이 된 후 흡수된다. 혈중 포도당의 농도(혈당)는 식사 후에 높아지는데, 췌장의 랑게르한스섬 **β세포**에서 분비되는 **인슐린**(insulin)의 작용으로 가로무늬근육세포(뼈대근육세포나 심장근육세포)나 지방세포 등의 표적세포에 흡수되어 에너지원이 된다(**그림 8-6a**).

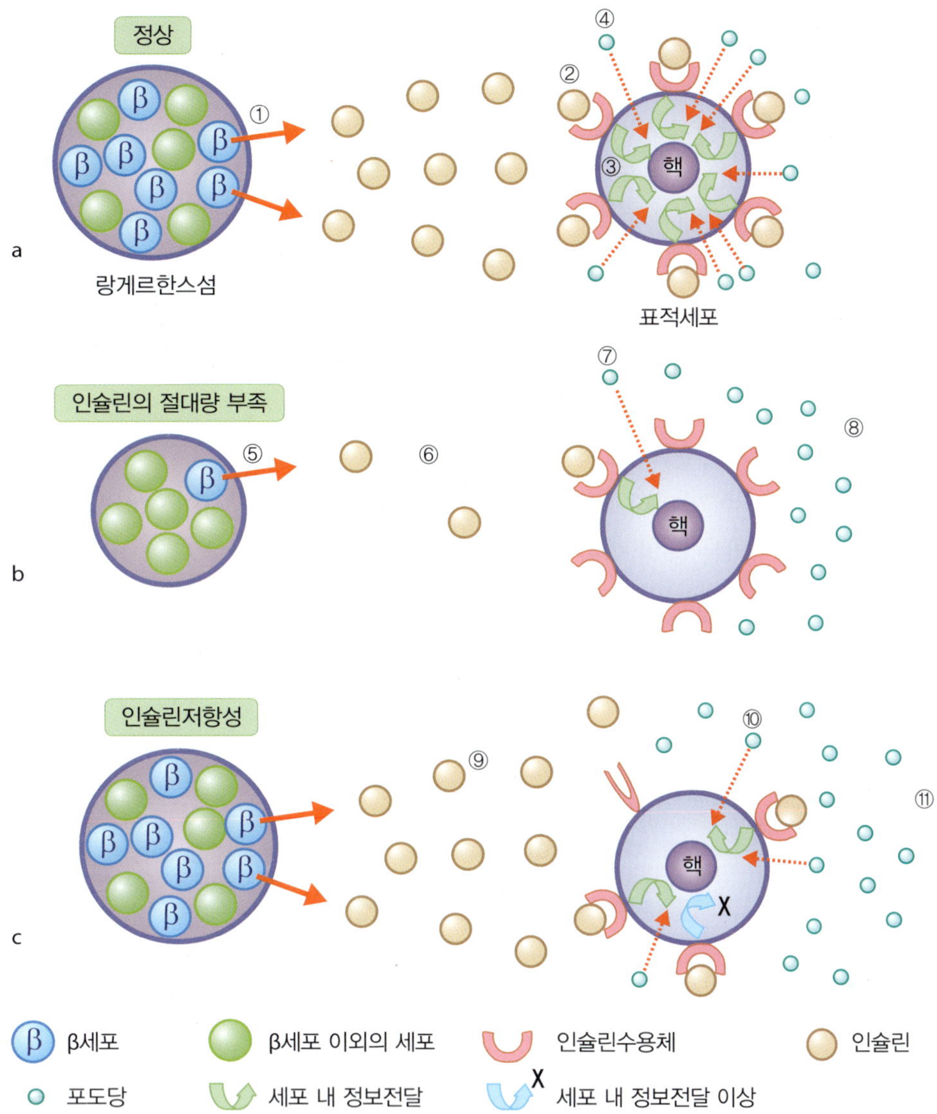

그림 8-6 인슐린의 작용

a. 정상에서는 혈중 포도당의 농도가 높아지면 췌장 랑게르한스섬 β세포에서 인슐린이 분비된다(①). 인슐린이 뼈대근육세포 등의 표적세포 수용체와 결합하면(②) 세포 내의 정보전달이 활성화되어(③) 혈중 포도당이 세포 안으로 흡수된다(④).

b. β세포가 감소 또는 소실되면(⑤) 분비되는 인슐린의 절대량이 부족해서(⑥) 표적세포는 포도당을 충분히 흡수시키지 못한다(⑦). 흡수되지 않은 포도당은 혈중에 남기 때문에 고혈당이 된다(⑧). 이것은 1형당뇨병의 특징이다. 기전은 다르지만 2형당뇨병에서도 β세포의 분비능력이 저하되어 인슐린 양이 부족한 경우가 있다.

c. 표적세포에 이상이 있으면 β세포에서 분비되는 인슐린의 양이 충분하더라도(⑨) 인슐린의 작용이 제대로 작용하지 않기 때문에 포도당이 표적세포에 충분히 흡수되지 않아(⑩) 고혈당이 된다(⑪). 이것을 인슐린저항성이라고 한다.

1. 당뇨병

당뇨병(diabetes mellitus)은 다양한 원인으로 인슐린의 작용이 제한되어 초래된 만성고혈당, 소변 내 당 출현을 주요 특징으로 하며, 각종 특징적인 대사이상을 동반하는 질환군으로 정의된다. 즉, 당뇨병은 혈중 포도당 농도가 높은 상태가 오래 지속되는 상태로 눈, 신장, 신경, 혈관 등에 중대한 변화를 일으키는데, 이는 인슐린의 작용이 잘 이루어지지 않기 때문이다. 인슐린이 제대로 작용하지 않는 원인에는 주로 2가지가 있다. 하나는 인슐린 자체의 양이 부족한 경우이고, 다른 하나는 인슐린의 양은 충분해도 인슐린을 받아들이는 세포가 제대로 반응하지 못하는 경우이며, 이를 **인슐린저항성**(insulin resistance)이라고 한다.

당뇨병은 1형, 2형, 유전자이상이나 다른 분명한 원인(예를 들어 부신피질호르몬의 과잉 투여)이 있는 것, 임신성의 4가지로 나눌 수 있는데, 1형과 2형 당뇨병은 원인이 다양하여 정확하게 규명되어 있지 않고 심각한 합병증을 일으키는 등의 이유 때문에 의학이나 의료에서 중요도가 높다. 그중에서도 2형 당뇨병은 생활습관병의 대표적인 질환 중 하나이며, 환자가 많다는 점에서 현대사회에서 매우 중요하다(표 8-3).

표 8-3 **당뇨병의 분류와 특징**

	1형당뇨병	2형당뇨병
원인	바이러스 감염, 자가면역 이상	비만, 과다영양, 운동 부족, 정신적 스트레스, 유전적 요인
비율	10%	90%
발병연령	20세 이하에 많음	40세 이상에 많음
체격	야윈 형에 많음	비만형에 많음
증상 발현	급성 및 아급성	완만
대사산증	자주 발생	드물게 발생
혈중 인슐린 수치	감소	일정하지 않음
치료	인슐린주사, 식사요법	식사요법, 운동요법, 경구 당뇨병제, 인슐린 주사

1) 1형당뇨병(type 1 diabetes)

1형당뇨병은 랑게르한스섬 β세포의 감소와 인슐린의 절대적 부족이 원인이다(그림 8-6b). 이 유형의 당뇨병은 원래 걸리기 쉬운 체질(유전소인)인 사람에게 어떠한 환경요인이 가해지고, 그 때문에 자가면역반응이 일어나 β세포가 파괴되어 발생한다고 보고 있다. 20세 이하에게서 발병하는 경우가 많으며 체중은 정상이다.

치료에는 인슐린이 반드시 필요한데, 이것을 **인슐린의존성**(insulin dependent)이라고 한다. 또한 인슐린에 의한 치료가 제대로 이루어지지 않으면 중증이 되어 예후가 좋지 않다.

2) 2형당뇨병(type 2 diabetes)

일부 2형당뇨병은 인슐린 분비는 정상적이나 인슐린이 제대로 작용하지 못함으로써 포도당이 세포 내에 흡수되지 않아 발생한다. 이러한 인슐린 작용의 상대적인 저하는 표적세포의 세포막에 있는 인슐린수용체가 감소하거나 수용체 이후의 신호전달경로에 기능장애가 일어남으로써 생긴다. 이를 **인슐린저항성**(insulin resistance)이라고 한다(그림 8-6c).

대부분의 2형당뇨병은 비만형으로 열량의 과잉 섭취와 운동부족 등의 생활습관에 기인한다. 지속적인 고열량 식이는 인슐린 분비의 위축을 부르고 오랜 기간에 걸쳐 당뇨병으로 진행하게 된다. 고지방식(포화지방산)도 인슐린저항성을 증가시킨다. 주로 40세 이후 중년기에 발생하나 최근에는 전 세계적으로 2형당뇨병의 소아 환자가 증가하는 추세이다.

식사요법이나 **운동요법**이 기본적인 치료법이며, 경우에 따라서는 인슐린을 투여하여야 한다.

3) 합병증 (그림 8-7)

당뇨병에 의한 합병증에는 급성합병증과 만성합병증이 있다. **급성합병증**에는 저당증(glycopenia)이나 케토산증(ketoacidosis)에 의한 혼수 등이 있고, 생명과 직결된 병태가 급격하게 발생하기도 한다. 한편, **만성합병증**에서는 혈관이 중점적으로 손상된다. 이는 고혈당이 계속되기 때문에 혈관의 단백질에 포도당이 결합하여 화학구조가 변하는 것이 큰 원인 중 하나이다. 작은 혈관이 손상되면 망막증, 신(장)병증, 신경장애를 합병하고(이를 미세혈관장애라고 함), 큰 혈관이 손상되면 동맥경화증이 촉진된다(이를 대혈관장애라고 함). 이러한 합병증 때문에 당뇨병 환자의 사망 시 평균 연령은 일반인의 평균수명보다 8~10세 아래이다. 다만, 40년 정도 전에는 10~13세 아래였던 것을 고려하면 최근 예방과 치료 방법의 발전으로 많이 개선되었다고 할 수 있다.

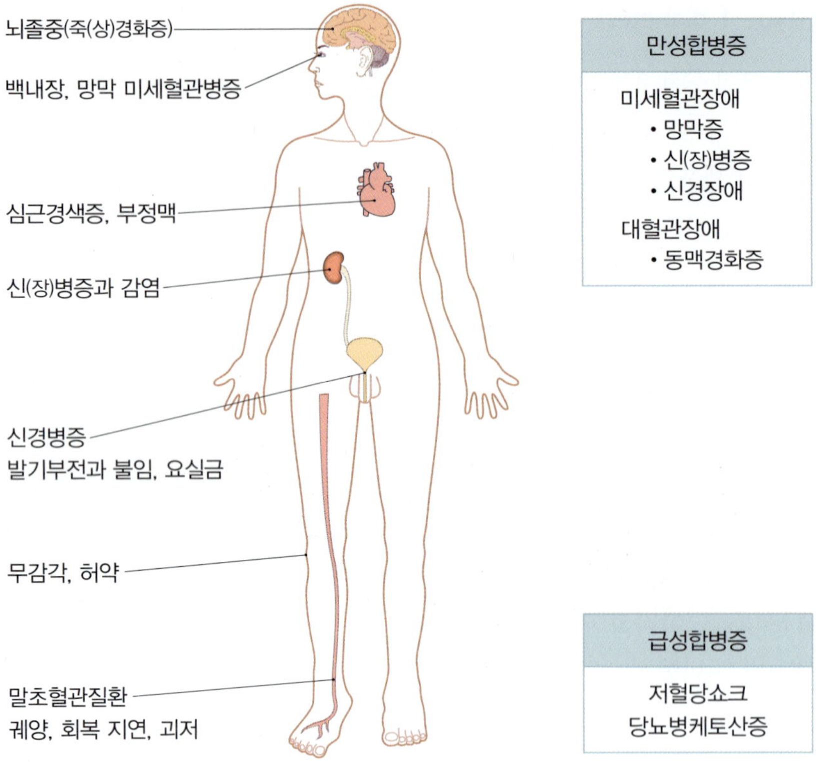

그림 8-7 당뇨병의 합병증

(1) 케토산증(ketoacidosis)

혈중에 케톤체(ketone body; 아세토아세트산, β-하이드록시뷰티르산, 아세톤 등을 일컬음)가 증가해서 혈액이 산성이 되는 것을 **케토산증**이라고 한다. 1형당뇨병에서 인슐린이 투여되지 않거나 부족하면 발생하기 쉽다. 인슐린 결핍 상태에서는 세포에 포도당이 섭취되지 않아 에너지가 부족하다. 이로 인해 인체는 지방을 분해해서 에너지를 얻으려고 하는데, 이때 발생하는 것이 케톤체이다. 케토산증이 되면 심각한 경우에는 의식장애나 혼수가 일어난다. 이때 혈당은 고혈당 상태인 점에 주의가 필요하다.

반대로 인슐린이 과잉 투여되어도 저혈당이 생기며, 이 경우에도 의식장애나 혼수를 일으키기도 한다. 의식장애나 혼수상태로 내원한 당뇨병 환자를 평가할 때는 상황에 따라 치료법이 완전히 달라지므로 이 둘을 정확하게 구분하는 것이 상당히 중요하다.

(2) 당뇨병망막병증(diabetic retinopathy)

망막에 미세동맥류(microaneurysm; 혈관 일부가 확장되어 혹 모양이 되는 것)나 신생 혈관이 생기거나 출혈이 일어난다. 심하면 유리질체에 출혈이 일어나 실명하게 된다(그림 8-8). 연간 약 3,000명의 당뇨병 환자가 실명을 포함한 고도의 시력장애를 겪고 있다. 실명의 원인으로서 당뇨병망막병증은 녹내장에 이어서 2위인데, 이는 당뇨병이 시력장애에 매우 큰 원인임을 알 수 있다.

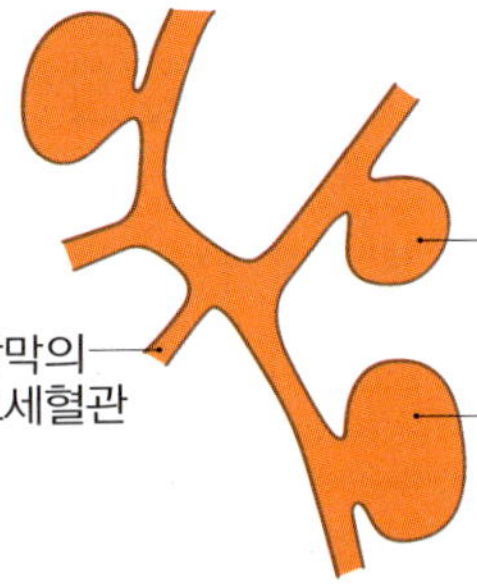

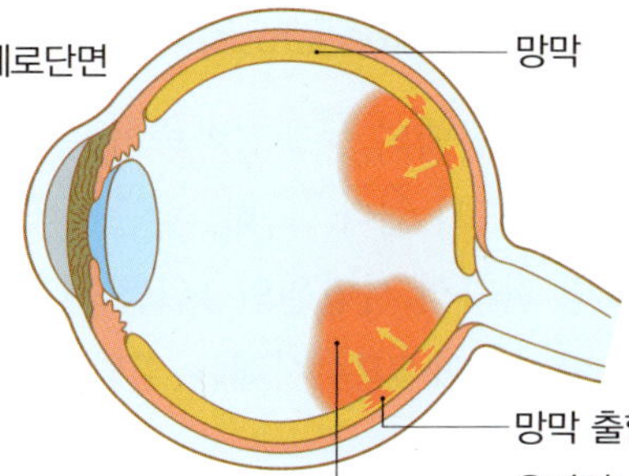

그림 8-8 당뇨병에 의한 망막의 변화

(3) 당뇨병신(장)병증(diabetic nephropathy)

신장의 사구체(glomerulus)는 모세혈관 덩어리인데, 당뇨병이 있으면 사구체가 손상되기 쉽다. 바닥막(기저막)이 비후하거나 결절 모양 또는 미만성으로 메산지움바탕질(mesangial matrix)이 증가되어(당뇨병사구체경화증, diabetic glomerulosclerosis)(그림 8-9) 신장 기능이 저하된다. 단백뇨나 부종, 고혈압이 발생하고 심하면 신부전(renal failure)에 빠져 인공투석을 받아야 한다. 당뇨병에 걸려 10년 이상이 지났고 치료에 의한 조절이 나쁜 경우에는 당뇨병신(장)병증이 발병할 위험성이 높아진다. 당뇨병신(장)병증에 의한 신부전으로 투석을 받기 시작하는 환자가 매년 증가하고 있다.

(4) 당뇨병신경병증(diabetic neuropathy)

말초신경이 손상되기 때문에 만져도 느낌이 없고(촉각 저하), 상처를 입어도 별로 아프지 않게 된다(통각 저하). 그리고 배변이나 배뇨장애(자율신경장애)도 발생한다.

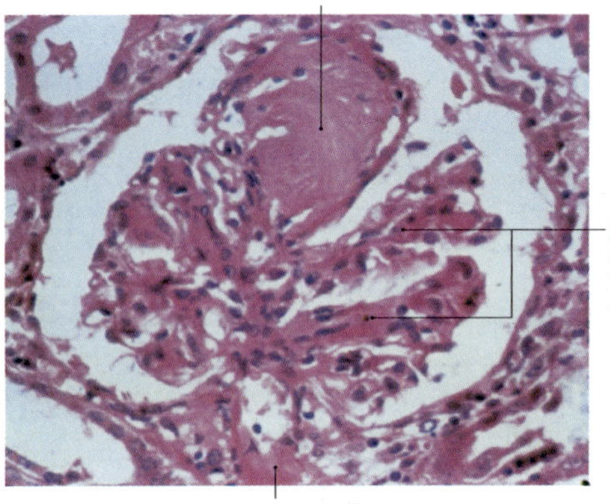

그림 8-9 당뇨병에 의한 신장 사구체의 변화

(5) 죽(상)경화증(atherosclerosis)

대형이나 중형 동맥의 동맥경화증이 촉진되기 때문에 심근경색증, 협심증, 뇌경색증, 다리의 폐쇄동맥경화증에 걸리기 쉽다. 특히, 심근경색증은 당뇨병이 없는 사람보다 2~3배 발병하기 쉬운데, 예전에는 당뇨병 환자의 사망원인 1위를 차지하던 때도 있었다. 그러나 최근 통계에서는 심근경색증이 당뇨병의 사망원인이 되는 사례는 일반인과 비슷한 정도까지 감소했으며, 치료의 발전이 크게 공헌한 것으로 판단된다.

다리의 폐쇄동맥경화증은 넓적다리동맥(대퇴동맥) 등 다리의 동맥이 동맥경화증에 의해 협착 또는 폐쇄되어 다리의 혈행장애를 일으킨 것이다. 다리에 저림, 통증, 냉감이 나타난다. 또한 일정 거리를 걸으면 다리에 통증이 생기기 때문에 잠시 쉬어야 하고 증상이 개선되면 다시 걸을 수 있는 간헐절뚝거림(간헐파행, intermittent claudication)이 발생한다.

(6) 기타

폐렴이나 신우염(pyelitis) 등의 감염병에 걸리기 쉬워진다. 당뇨병에서는 발가락에 궤양이나 괴저(gangrene)가 생기기도 하는데(이를 당뇨병발 병터라고 함), 이는 다리의 폐쇄동맥경화증 때문에 혈류에 장애가 생기기 쉽고, 감각장애로 인해 상처를 입기 쉬우며, 상처를 입으면 세균 감염병이 발생하기 쉬운 복합적인 장애를 잘 일으키기 때문이다.

2. 당원축적병

정상에서는 음식으로 섭취한 포도당이 사용되지 않고 몸속에 남으면 여분의 포도당은 당원(glycogen)이 되어 간이나 근육 등에 비축된다. 한편, 혈당이 낮아지면 축적된 당원이 포도당으로 분해된 후 혈중으로 방출되어 혈당 농도가 일정하게 유지되도록 조정된다.

당원축적병(glycogen storage disease)은 당원의 생성이나 분해에 관여하는 효소가 선천적으로 결핍되어 발생하는 질환이다. 따라서 간이나 근육이나 심장에 당원이 축적되어 커진다. 또한 포도당이 잘 생산되지 않기 때문에 저혈당을 일으키기도 한다. 당원이 분해되어 포도당이 되려면 다양한 단계를 거치며, 단계별로 다른 효소가 있어서 분해를 돕는다. 이러한 효소 가운데 어느 하나가 결핍되면 당원축적병이 발생한다.

3 단백질의 대사이상

단백질은 많은 수의 아미노산으로 구성된 물질로, 그 조합에 따라 다양한 단백질이 생성된다. 이들 단백질은 몸속에서 여러 가지 기능을 한다. 예를 들어 물질의 화학반응을 돕는 효소는 단백질이지만, 효소가 없으면 물질의 분해나 합성이 잘 되지 않아 인체에 장애를 일으킨다. 아미노산의 선천대사이상(페닐케톤뇨증, 호모시스틴뇨증 등)이 있으면 여분의 물질이 축적되거나, 합성되어야 할 단백질이 부족해서 정신적인 발육지연이나 신체의 발육장애가 나타난다. 또한 아교질(collagen)은 세포 사이를 채워서 장기나 조직을 지지하는 단백질인데, 아교질에 이상이 있으면 혈관이나 소화관 등을 잘 지지할 수 없어 파열을 일으키기도 한다.

이처럼 단백질에는 여러 종류가 있고 형태나 기능이 다른데, 생물이 살아서 활동하는 데 상당히 중요하다. 여기서는 단백질의 대사이상 중에서 비교적 자주 접하게 되는 저단백혈증과 아밀로이드증에 대해 설명한다.

1. 저단백혈증

혈액에는 적혈구나 백혈구 등의 세포성분과 이를 포함하는 액체성분 즉, **혈장**(plasma)이 있다. 혈장 속에는 다양한 단백질이 있으며, 각각 맡은 역할이 있다.

저단백혈증(hypoproteinemia)이란 혈장단백질의 농도가 낮아진 상태를 말한다. 다만, 혈장단백질의 절반 이상이 알부민(albumin)이므로 알부민의 농도가 혈장단백질 전체의 농도를 좌우한다. 따라서 **저알부민혈증**(hypoalbuminemia)이라고도 한다.

저단백혈증의 원인은 다음과 같다.

① 단백질이 섭취되지 않는 경우(기아, 암 말기의 종말증)

② 단백질 합성이 저하되는 경우(간경화증 등 간의 기능 저하)

③ 단백질의 분해가 증가하는 경우(암 말기의 종말증)

④ 체외로 단백질이 상실되는 경우(소변에서 : **신증후군**, 대변에서 : 궤양대장염)

저단백혈증이 되면 교질삼투압 저하가 일어나 혈장성분이 혈관 밖으로 나가기 쉬워지므로 부기(부종)가 일어난다. 신증후군에서는 눈 주위나 외음부 등의 부드러운 조직에서 부종이 일어난다(Chapter 19 '비뇨계통' 참조). 저단백혈증이 심해지면 가슴막삼출액이나 복수가 고이고, 그 밖에도 심장 등의 장기 기능이 저하된다.

2. 아밀로이드증

아밀로이드증(amyloidosis)이란 **아밀로이드**(amyloid)라고 불리는 물에 녹지 않는 섬유상의 비정상 단백질이 조직에 침착하여 장기의 기능장애를 일으키는 질병이다. 아밀로이드는 하나의 물질 이름이 아니라 AL형아밀로이드나 AA형아밀로이드 등 다양한 단백질을 통틀어 일컫는 말이다. 어떤 종류이든 공통적으로 콩고레드염색에 붉게 염색되며, 이를 편광현미경으로 관찰하면 녹황색으로 보인다(그림 8-10d).

아밀로이드가 장기에 침착하면 그 장기의 기능이 손상된다. 예를 들어 심장에 다량으로 침착하면 심부전이 일어나고(그림 8-10), 신장에 침착하면 신장 기능이 손상되어 심하면 신부전이 된다. 또한 장에 침착하면 설사나 영양의 흡수장애를 일으킨다. 일단 아밀로이드가 침착하면 그것을 제거하기는 어렵다. 다발골수종이나 류마티스관절염 등의 원인이 되는 질환을 치료하여 더 이상 아밀로이드가 침착하지 않도록 하는 방법이 선택된다.

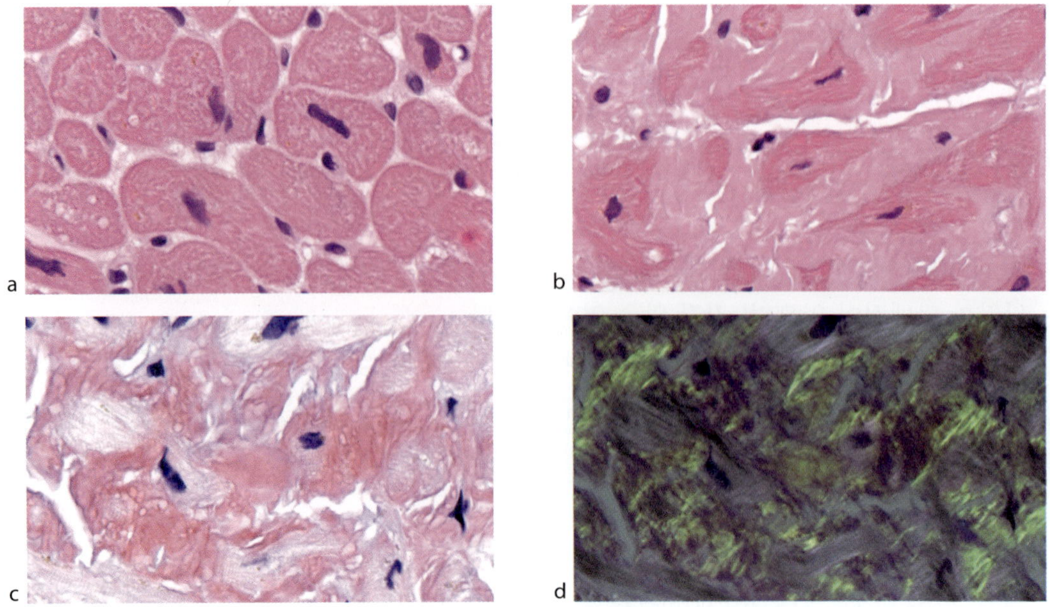

그림 8-10 아밀로이드증

a. 아밀로이드가 침착하지 않은 영역. 둥글거나 가늘고 긴 것은 심장근육세포이다. 심장근육세포 사이 틈새에는 아밀로이드의 침착이 관찰되지 않는다(HE 염색).
b. 아밀로이드가 침착한 영역. 심장근육세포 사이 틈새에 분홍색의 아밀로이드가 침착해 있다. a보다 사이질 영역이 확대되고 심장근육세포는 아밀로이드에 둘러싸여 형태가 찌그러져 줄어 있다(HE 염색).
c. 사이질에 침착한 아밀로이드가 붉게 염색되어 있다(콩고레드염색).
d. c의 표본을 편광현미경으로 관찰하면 아밀로이드가 녹황색으로 보인다.

4 핵산의 대사이상

세포의 핵 안에는 DNA가 있고, 이 안에 유전정보가 들어 있다. 또한 RNA는 단백질을 합성할 때 유전정보를 전달하는 기능을 한다. 이 DNA와 RNA는 핵산(nucleic acid)으로 구성된다.

한편, 몸속의 세포는 세포분열을 통해 수를 늘리거나 반대로 수명이 다해 죽는다. 특히, 골수의 조혈세포에서 만들어지는 혈구나 위나 장의 점막세포는 수명이 짧아 이로 인해 활발하게 증식하여 그것을 보충한다. 핵산은 세포가 증식할 때는 함께 합성되어 증가하고, 세포가 죽으면 분해되어 **요산**이 된 후 소변으로 배설된다.

통풍(gout)은 요산이 관절이나 조직 내에 침착함으로써 발생하는 질병이다. 영양가 높은 식사를 하는 비만한 남성에게서 발생하기 쉽다. 요산의 침착은 기본적으로 혈중에 요산이 증가한 상태(고요산혈증, hyperuricemia)가 바탕이 되어 생긴다. 그러나 고요산혈증이 있다고 반드시 통풍이 발생하는 것은 아니며, 다른 요인도 관여하는 것으로 판단된다. 요산이 침착하는 관절은 엄지발가락이 가장 많다. 이 부위에 관절염을 일으키기 때문에 심한 통증이 발작적으로 발생한다. 신장에서는 배출된 요산이 요세관 안에서 결정이 되어 속공간을 막기 때문에 신장의 기능이 손상된다. 이러한 상태를 통풍신장(gouty kidney)이라고 한다.

5 비만과 대사증후군

이상지질혈증, 당뇨병, 비만, 고혈압 등 오랜 세월 생활습관의 축적이 그 발생이나 진행에 관여하는 질병을 **생활습관병**(life style disease)이라고 한다(Chapter 01 '병리학 입문' 참조). 이들 질병에는 식사, 음주, 흡연, 운동, 정신적 스트레스 등 개개인의 생활습관이 크게 관여한다. 특히, 비만 대부분은 영양 과잉으로 발생하는 점에서 풍요의 시대라고 불리는 현대를 상징하는 생활습관병이 되었다. 그리고 비만이 원인이 되어 다양한 건강장애, 즉 이상지질혈증, 지방간, 2형당뇨병, 동맥경화증에 의한 심근경색증이나 뇌경색증, 고혈압, 수면무호흡증후군, 변형관절염, 월경이상 등이 일어나기 쉬워 사회적으로도 큰 문제이다.

1. 비만

비만(obesity)이란 조직에 지방이 과잉으로 축적된 상태로, 체질량지수[body mass index, BMI; 체중(kg) ÷ [키(m)]^2]가 25 이상인 것으로 정의된다. 대한비만학회의 비만치료지침에 따르면 표 8-4와 같이 비만 정도가 분류된다. WHO의 기준에서는 BMI가 30 이상이면 비만이지만, 우리나라의 기준에서는 25 이상이 비만이다.

표 8-4 비만의 판정기준

BMI(kg/m^2)	판정	WHO 기준
<18.5	저체중	Underweight
18.5≦~<25	정상	Normal range
25≦~<30	비만(1도)	Pre-obese
30≦~<35	비만(2도)	Obese class I
35≦~<40	비만(3도)	Obese class II
40≦	비만(4도)	Obese class III

※ 비만(BMI ≧ 25)은 의학적으로 체중 감량이 필요한 상태라고는 할 수 없다. 표준체중(이상체중)은 가장 질환에 걸리지 않는 BMI 22를 기준으로 하여 표준체중(kg) = 키(m)^2 × 22로 계산된 수치로 한다. BMI ≧ 35를 고도비만으로 정의한다.

1) 비만의 원인

비만의 원인은 다양하지만, **과식**과 **운동부족**이 가장 일반적이다. 즉, 음식물로 섭취하는 열량과 기초대사나 운동 등으로 사용하는 열량이 균형을 이루면 문제가 없지만, 섭취하는 열량이 많거나 사용하는 열량이 적으면 여분의 열량이 지방조직으로 축적되어 비만이 된다. 또한 정신적 스트레스도 비만과 밀접하게 관련되어 있는데, 이러한 원인은 어떤 의미에서는 본인의 의지로 없애거나 조절할 수 있다.

한편, 쿠싱증후군(Cushing syndrome)과 같이 호르몬에 이상이 있거나 지방을 분해하는 효소에 이상이 있는, 즉 본인의 의지와는 관계없이 비만이 되는 경우도 있다는 사실에 주의해야 한다.

2) 비만의 종류

지방조직의 증가는 피부밑이나 복강(장간막이나 큰그물막)에서 일어난다. 피부밑에 지방조직의 증가가 두드러지는 것을 **피부밑지방형 비만**, 복강에 지방조직의 증가가 두드러지는 것을 **내장지방형 비만**이라고 한다. 내장지방형 비만은 겉모습으로는 판단하기 어렵기 때문에 BMI가 25 이상이고 허리둘레가 남성에서 90cm 이상, 여성에서 85cm 이상인 경우 비만을 의심할 수 있다.

3) 병리학적 변화

지방조직(정확하게는 **백색지방조직**)은 영양을 저장하는 중요한 조직으로, 지방세포와 작은 혈관으로 구성된다. 지방세포의 성숙형은 중성지방을 풍부하게 비축하여 공 모양이며(그림 8-11a), 중성지방을 분해해서 에너지로 바꾸는 매우 중요한 기능을 한다. 또한 지방세포는 인체에 중요한 사이토카인인 **아디포사이토카인**(adipocytokine)을 생산하는데, 예를 들어 중추신경에 작용해서 식욕을 조절하는 **렙틴**(leptin)이나 동맥 속막으로 대식세포가 침입하거나 콜레스테롤이 침착하는 것을 억제하여 죽(상)경화증(atherosclerosis)을 방지해주는 **아디포넥틴**(adiponectin) 등의 이른바 좋은 사이토카인을 분비한다는 사실이 최근 밝혀졌다.

보통 체중인 사람의 지방세포는 지름이 70~90μm이다(그림 8-11b). 비만인 사람의 지방세포는 대형화하는 한편, 여윈 사람의 지방세포는 소형화한다. 지방세포가 과도하게 비대해지면 지방세포 사이를 지나가는 모세혈관은 세포 사이에서 압박을 받아 속공간이 현저하게 좁아져(그림 8-11c, d), 지방세포는 허혈에 빠진다. 그러면 영향을 받는 것이 아디포사이토카인의 생산이다. 특히, 아디포넥틴이라는 죽(상)경화증을 억제해주는 중요한 인자의 생성이 저하된다. 그렇게 되면 죽(상)경화증이 일어나 심근경색증이나 뇌경색증이 발생하기 쉬워진다.

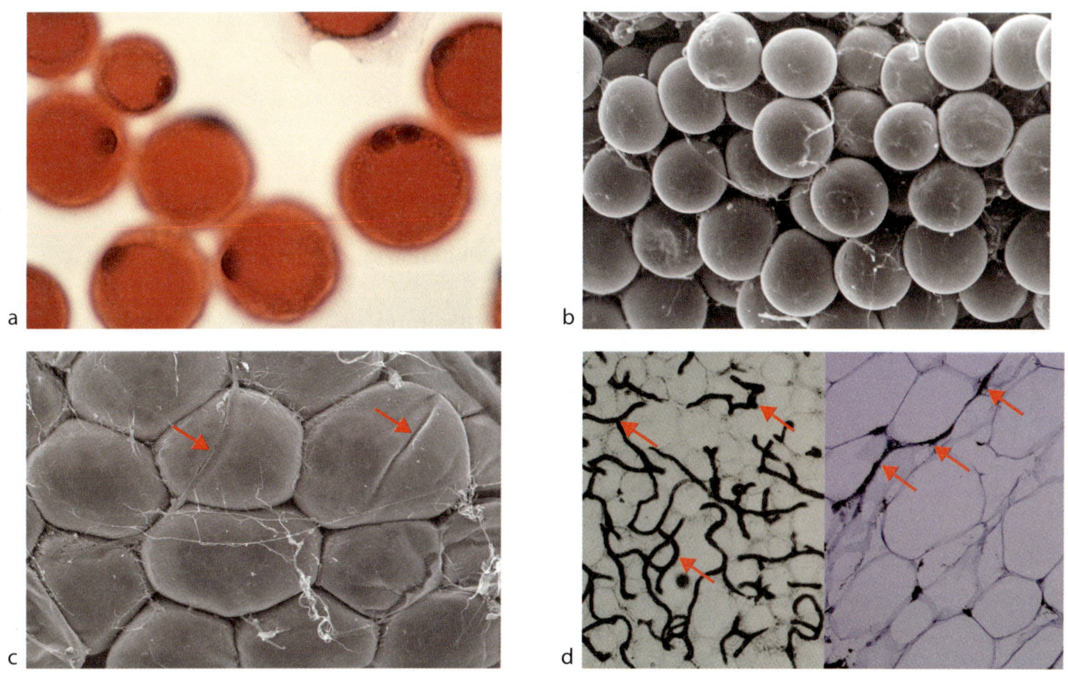

그림 8-11 지방세포

a. 성인의 성숙한 지방세포. 소화액을 이용하여 지방조직으로부터 지방세포를 분리한 다음 중성지방을 붉게 염색했다. 핵은 세포 주변으로 가 있으며, 1개의 지방세포는 2개의 핵을 가진다.
b. 보통 체중인 성인의 내장지방조직(주사전자현미경 사진). 입자가 고른 공 모양의 성숙 지방세포로, 세포 사이는 비어 있어 비대해질 여유가 있다. 크기는 70~90μm이다.
c. 비만한 성인(대사증후군)의 내장지방조직. 지름은 140μm에 달한다. 다면체가 되어 서로 빼곡하게 접해 있으며 세포 사이에 여유가 없다. 그래서 지방세포 사이를 지나가는 작은 혈관이 압박을 받는다(→).
d. 지방세포 내로 먹물(india ink)을 주입한 후의 조직소견. 왼쪽은 보통 체중인 사람으로 작은 혈관에는 먹물이 들어가 여유롭게 주행한다(→). 오른쪽은 대사증후군이 지방조직으로 혈관 속공간이 좁아져 있나(→).
(왼쪽 : 보통 체중인 사람의 지방조직 내 작은 혈관, 오른쪽 : 비만한 사람의 지방조직 내 작은 혈관)

08

2. 대사증후군

비만 가운데 특히 내장지방형 지방이 있는 경우, **인슐린저항성**, **이상지질혈증**, **고혈압** 등의 다양한 병태가 합병되기 쉬워 심근경색증 등의 동맥경화성 질환을 잘 일으킨다. 이처럼 내장지방의 축적을 기반으로 다양한 병태가 합병해 있는 상태를 **대사증후군**(metabolic syndrome)이라고 한다(study plus 참조).

대사증후군은 고LDL 콜레스테롤혈증과는 별도로 동맥경화성 질환을 일으킬 위험성이 있는 병태이다. 각 병태 정도는 가벼워도(이상지질혈증이나 당뇨병이나 고혈압이 그다지 심하지 않아도) 중복하여 존재하면 동맥경화증이나 심근경색증 등의 동맥경화성 질환을 일으키기 쉽다.

대사증후군의 진단기준은 표 8-5와 같으며, 여기에서도 내장지방의 축적이 가장 중요하다.

표 8-5 **대사증후군의 진단기준**

다음의 구성요소 중 3가지 이상이 있는 경우를 대사증후군으로 정의할 수 있음	
복부둘레	남성 ≧ 90cm 여성 ≧ 85cm
고중성지방혈증 (동시에/또는) 저HDL 콜레스테롤혈증	≧ 150mg/dL 남성 ≦ 40mg/dL 여성 ≦ 50mg/dL
수축기혈압 (동시에/또는) 확장기혈압	≧ 130mmHg ≧ 85mmHg
혈당장애	공복혈당 ≧ 100mg/dL 당뇨병 과거력 또는 약물장애

Study Plus

생활습관병과 대사증후군

생활습관병에 포함되는 고혈압, 이상지질혈증, 당뇨병, 비만은 동맥경화증의 각각 독립된 위험인자이지만, 이들이 한 사람의 환자에게 중복됨으로써 동맥경화성 질환의 발병이 현저하게 증가한다는 점에서 다중위험요소(multiple risk factor) 증후군의 개념이 생겨났다. 오늘날에

Study Plus

는 인슐린저항성(인슐린의 효과가 나쁨)을 배경으로 일어나는 하나의 병태로 파악되어 '대사증후군(metabolic syndrome)'이라고 불린다.

대사증후군 대부분은 내장지방의 축적이 근본을 이루는 점에서 진단기준에는 이를 반영하는 복부둘레가 필수항목이 되며, 이와 함께 지질 대사이상, 고혈압, 탄수화물 대사이상의 세 항목 중에서 2가지 이상이 해당하면 진단을 내린다.

지방세포는 단순히 지방을 저장하는 조직이 아니라 많은 생리활성물질을 분비한다. 비만한 사람의 내장지방세포에서는 과도한 유리지방산이나 레지스틴(resistin), PAI−1(플라스미노젠활성억제제−1, plasminogen activation inhibitor−1), 안지오텐시노젠(angiotensinogen) 등이 분비된다. 유리지방산은 트라이글리세라이드 증가와 HDL 저하를 일으키고, 유리지방산과 레지스틴은 인슐린저항성을 일으킨다. PAI−1은 혈전 형성을 촉진하고, 안지오텐시노젠은 고혈압에 관여한다. 또한 동맥경화증의 억제작용을 하는 아디포넥틴이 감소함으로써 동맥경화증이 발생하기 쉬워진다.

내장지방의 감소 등 적극적인 예방대책으로 병태를 개선하여 심근경색증이나 뇌졸중 등의 동맥경화성 질환을 예방하는 것이 대사증후군의 기본이념이다.

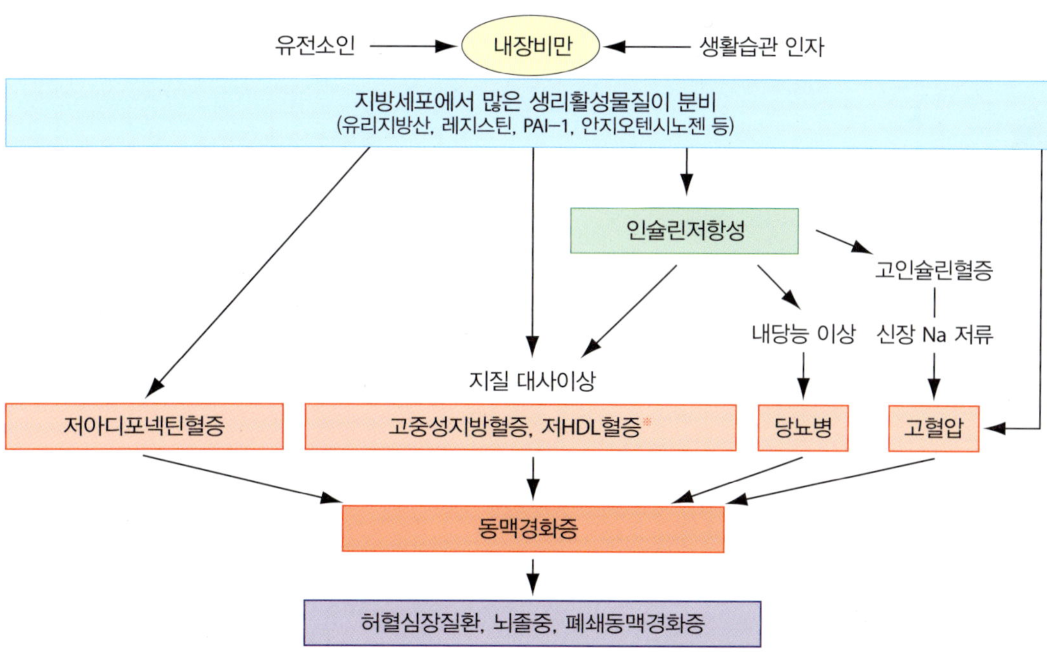

※ : 대사증후군은 고LDL 콜레스테롤혈증과는 독립된 병태이며, 둘은 병립하는 관계에 있으므로 진단기준에 LDL 콜레스테롤 수치에 관한 기준은 포함되어 있지 않다.

08

Chapter

09

종양

학습목표

1. 종양의 정의와 분류에 대해 설명할 수 있다.
2. 양성종양과 악성종양의 차이를 설명할 수 있다.
3. 종양의 형태학적 특징, 성장 및 진행 방식을 설명할 수 있다.
4. 종양의 주요 원인과 임상적 특징을 설명할 수 있다.
5. 종양의 발생기전을 설명할 수 있다.

핵심용어해설

- **감시림프절**(전초림프절, sentinel node) : 종양세포가 맨 처음에 도달하는 림프절을 말한다. 유방암 등에서는 감시림프절로의 전이 여부를 수술 중에 조사하여 전이가 없으면 그 이후의 림프절은 절제할 필요가 없기 때문에 절제 범위를 결정할 때의 중요한 지표가 된다.
- **상피내암종**(intraepithelial carcinoma, CIS) : 암세포의 증식이 발생 국소의 상피 내에 국한되며 옆으로는 퍼져도 심부로의 침윤은 일어나지 않은 상태를 말한다. 상피바닥막(기저막)을 뚫고 사이질로 증식하여 진행된 침윤암에 대응하는 용어이다.
- **육종**(sarcoma) : 비상피조직에서 발생하는 악성종양이다. 소아나 젊은 층에게서 많이 발생하는데, 혈행전이를 일으키기 쉽다. 림프성전이는 암종에 비하면 적다.
- **일차병터**(primary lesion) : 종양이나 감염병이 최초로 발생한 부위를 말한다.
- **조기암**(early cancer) : 암의 침윤이 점막 또는 점막밑층에 머문 것으로, 그보다 깊게 침윤한 진행암과 비교하여 5년 생존율이 높다. 주로 위암이나 대장암 등에서 사용하는 용어이다.
- **종말증**(cachexia) : 악성종양 말기에 나타나는 체중감소(수척), 탈진, 소모, 빈혈, 식욕부진 등의 심각한 증상으로, 특히 소화기암에서 심하게 나타난다. 원인은 밝혀지지 않았지만, 단순한 영양장애가 아니라 종양이 생산하는 유해물질의 영향이거나 종양에 반응한 대식세포가 분비하는 TNF-α(종양괴사인자)에 의한 식욕 억제나 대사의 변조 때문이라는 지적이 있다.
- **종양억제유전자**(tumor suppressor gene) : 세포분열을 제어하여 세포증식을 억제하는 단백질을 부호화하는 유전자이며, 암의 발생을 억제하는 기능을 한다. 대표적인 것에 RB 유전자나 p53 유전자가 있다. 유전자가 존재하는 염색체에 결손이나 변이가 일어나면 종양억제유전자로서의 본래 기능을 상실하여 발암(암발생)이 일어난다.
- **종양유전자**(oncogene) : 어떤 정상적인 유전자에 변화가 일어나 무질서하게 자율적 증식을 촉진하는 새로운 변이단백질을 만들고, 그 결과 정상세포를 암으로 유도하는 유전자 무리를 말한다. 보통염색체 우성유전을 하며, 변화하기 전의 유전자를 풋종양유전자라고 한다.
- **파종**(dissemination) : 종양세포가 원발 장기의 장막을 뚫고 복강이나 가슴안(흉강) 등의 체강을 경유하여 다른 장소로 이동해서 전이병터를 형성함으로써 체강 내에 씨앗을 뿌리듯이 분포하는 것을 말한다.

인체를 구성하는 세포는 일정한 속도로 분열과 증식을 하여 수명에 동반한 죽음이나 박리 등에 의한 소멸을 반복하면서 조직이나 장기의 성장과 증가한 연령에 맞는 세포 수를 유지한다. 염증이나 재생, 과형성 등의 병적 상태에서는 일시적으로 특정 세포가 과도하게 증식하기도 하지만, 원인이 제거되면 세포의 증식 속도는 원래대로 되돌아온다. 그러나 외부 요인이 제거되어도 자율적이고 무제한으로 세포가 과잉 증식하는 병태가 바로 종양이다. **종양**(tumor)이란 생체의 세포가 정상적인 제어기전을 벗어나 자율적으로 과잉 증식하여 형성된 조직 덩어리로, **신생물**(neoplasm)이라고도 한다.

종양은 양성종양과 악성종양으로 분류되며, 일반적으로 악성종양을 **암**(cancer)이라고 한다. 양성종양은 숙주에 영향이 적고 생명에 위험이 거의 없으나, 악성종양은 숙주에 영향이 크고 사망에 이르게도 한다.

1 종양의 분류와 명명법

1. 종양의 분류

종양은 생물학적 관점에 따라 **양성종양**(benign tumor)과 **악성종양**(malignant tumor)으로 분류되며(표 9-1), 종양의 기원 조직에 따라 **상피종양**(epithelial tumor), **비상피종양**(nonepithelial tumor), 상피성과 비상피성 성분을 함께 가진 **혼합종양**(mixed tumor)으로 분류된다(표 9-2).

상피종양은 피부 표면을 덮는 표피, 소화관, 기도, 요로 등의 점막상피, 내 · 외분비장기, 샘조직 등의 상피조직에서 발생하는 종양이며, 비상피종양은 섬유성 결합조직이나 지방, 혈관, 근육, 뼈, 조혈조직, 뇌 · 신경조직 등의 비상피조직에서 발생하는 종양이다.

표 9-1 양성종양과 악성종양의 비교

	양성종양	악성종양
성장 속도	늦음	빠름
국소에서의 성장	팽창성, 압박성	침윤성, 파괴성
국소 재발	드묾	흔함
원격전이	없음	있음
숙주에 대한 영향	일반적으로 경미	심각
세포의 이형성	약함	강함
혈관 및 림프관 침입	없음	흔함

표 9-2 종양의 분류

상피종양	(양성) 샘종, 편평상피유두종 등 (악성) 샘암종, 편평상피암종 등
비상피종양	(양성) 섬유종, 지방종 등 (악성) 섬유육종, 지방육종 등
혼합종양	(양성) 다형태샘종, 기형종 등 (악성) 암육종, 미성숙기형종 등

2. 종양의 명명법

보통 종양을 구성하는 조직이나 성질을 나타내는 말 뒤에 '종(−oma)'을 붙여 명명한다. 예를 들면 샘종(adenoma), 섬유종(fibroma), 근종(myoma), 골종(osteoma), 지방종(lipoma), 혈관종(hemangioma), 유두종(papilloma) 등과 같이 명명한다.

악성상피종양은 **암종**(carcinoma), 악성비상피종양은 **육종**(sarcoma)이라고 하는데, 예를 들면 샘암종(adenocarcinoma), 섬유육종(fibrosarcoma) 등과 같이 명명한다(그림 9-1). 이러한 명명법에는 예외도 있는데, 대표적 예로 악성종양임에도 불구하고 양성종양의 명명법을 따르는 흑색종(melanoma), 고환종(seminoma) 등이 있다.

그 밖에 조직의 기원에 따라 신(장)세포암종(renal cell carcinoma), 기관지유래암종(bronchogenic carcinoma) 등의 이름을 붙이는 경우도 있다.

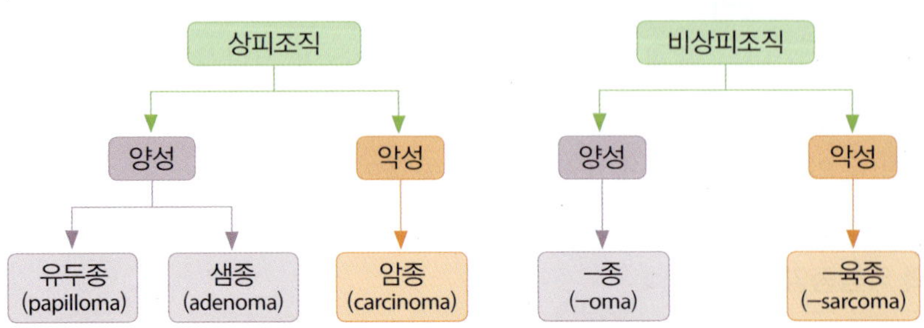

그림 9-1 종양의 명명법

2 종양의 형태

1. 육안적 형태

종양의 육안적 형태는 발생 부위, 유래하는 세포의 종류, 발육 양상 등에 따라 다양하다. 양성종양은 대체적으로 융기성으로 발육하고, 국한적이며 주위와의 경계가 뚜렷할 뿐만 아니라 색조가 균일하다. 이에 비해 악성종양은 침윤성으로 발육하며, 색조도 출혈 등으로 인해 암적색을 띠는 등 균일하지 않다. 또한 악성종양에서는 중앙 부분이 서서히 **괴사**(necrosis)되고, 표면이 탈락 및 붕괴되어 궤양의 형태가 흔하며, 내부에 액체 등이 들어 있는 주머니 모양의 형태(낭종)를 나타내는 종류도 있다(그림 9-2, 9-3).

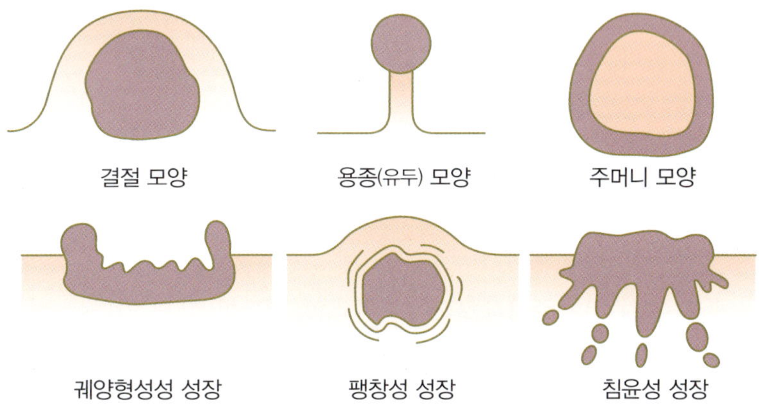

그림 9-2 종양의 주요 육안적 형태 및 발육 양상

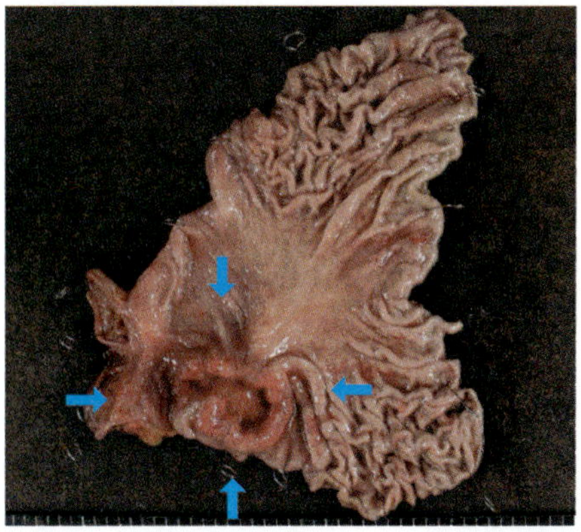

그림 9-3 진행위암(국한 궤양형)의 절제표본

궤양으로 인해 움푹 들어간 중앙부분와 융기성의 가장자리부분을 나타내는 위암(➡)이 안뜰부분(전정부) 뒤벽 가까이에서 관찰된다.

09

1) 크기

종양은 육안으로는 볼 수 없는 미세한 크기에서부터 때로 자궁근종이나 난소종양처럼 지름이 수십 cm에 달하는 거대한 크기까지 존재한다.

2) 색상

일반적으로 백색 또는 회백색을 많이 띠지만, 혈액성분이 풍부하거나 내부에 출혈이 있으면 암적색을 띠기도 하고, 괴사 병터가 있으면 황색을 띤다. 또한 간세포암종(녹색)이나 악성흑색종(검은색)처럼 생산하는 색소(빌리루빈이나 멜라닌)에 따라 독특한 색상을 띠는 것도 있다.

3) 경도

종양의 경도는 종양세포 자체의 성질과 사이질 성분의 질과 양에 따라 달라진다. 섬유성분(세포바깥기질 또는 사이질)을 많이 함유하는 위암이나 유방암은 매우 탄력적이고 단단하지만, 섬유성 사이질이 부족하고 종양세포가 많은 것은 부드럽다. 점액다당(류)을 풍부하게 함유하는 점액종 등은 자른 단면이 광택을 띤 젤리 모양을 한다.

2. 조직학적 형태

종양을 광학현미경으로 관찰하면 종양세포와 그 이외의 성분이 함께 있다는 것을 알 수 있다. 종양세포와 그 생산물을 **종양실질**이라고 하며, 그 형태는 발생 모조직의 형태와 약간 비슷하다. 종양실질 이외의 구성성분을 **종양사이질**이라고 하며, 실질을 지지하고 영양분과 산소를 공급한다. 사이질에는 아교질섬유 등의 세포바깥기질이나 섬유모세포 등으로 이루어진 결합조직 외에도 림프관과 혈관이 있으며, 림프구나 대식세포 등의 유주세포(amebocyte)도 종종 관찰된다.

상피종양에서는 종양세포가 상피로서의 특징, 즉 세포끼리 접착하여 세포 집단을 형성하기 때문에 사이질과 쉽게 구별되지만, 사이질세포와 유사성을 가진 비상피종양에서는 실질과 사이질을 구별하기 어려운 경우가 많다(그림 9-4).

1) 분화도(differentiation degree)

종양의 조직학적 형태는 발생한 모조직의 형태와 약간 비슷하다. 그 유사성 정도를 **분화**(differentiation)라고 표현하며, 조직이나 세포의 성숙도를 반영한다. 일반적으로 양성종양은 모조직과의 유사성이 잘 유지되지만, 악성종양은 차이가 커서 분화도가 낮다. 또한 같은 종류의 악성종양에서도 비교적 분화도가 높은 것(**고분화**)과 그렇지 않은 것(**저분화**), 그리고 그 중간인 것(**중등도 분화**)이 존재한다(그림 9-5).

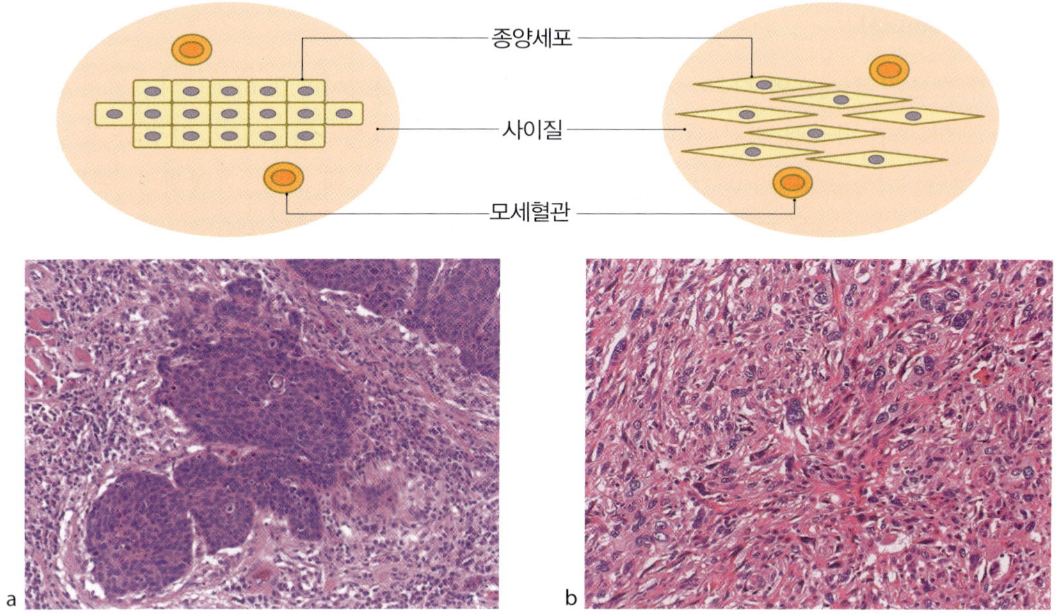

그림 9-4 상피종양과 비상피종양

상피종양(a)에서는 종양세포가 서로 부착하여 세포 집단을 형성해 증식하지만, 비상피종양(b)에서는 세포끼리의 부착성이 없고 세포 집단이 보이지 않는다.

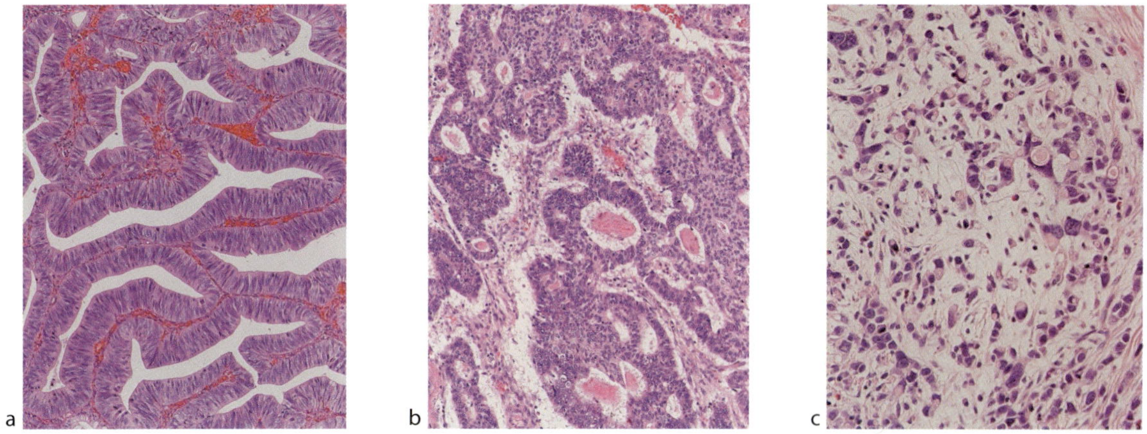

그림 9-5 암(샘암종)의 분화도에 따른 조직상의 차이

고분화 샘암종(a)은 관상구조가 매우 크고 샘관 형성이 확실하게 나타나지만, 중등도 분화(b)나 저분화(c) 암종은 관상구조가 작고 뚜렷하지 않다.

2) 비정형성(atypia)

종양세포가 모조직의 세포와 다른 성질을 가지는 것을 **비정형성**이라고 하며, 비정형성에는 **이형성**(dysplasia)이 포함된다. 따라서 비정형성 정도를 현미경 하에서 판정하여 종양의 양성과 악성을 분별하는 지표로 삼는다. 비정형성이라고 판단되는 변화에는 종양세포의 핵 비대, 과염색성, 핵과 세포질 비율의 증가, 핵소체의 명료화, 핵막의 비후와 변형, 세포의 크기 및 모양의 다양성, 핵분열상의 증가와 같은 개개의 종양세포에서 관찰되는 **세포 비정형성**(그림 9-6)과 세포의 배열이나 구축의 이상 등으로 나타나는 **구조 비정형성**이 있다. 보통 양성종양에서는 이러한 비정형성이 두드러지지 않지만, 악성종양에서는 현저하게 나타난다.

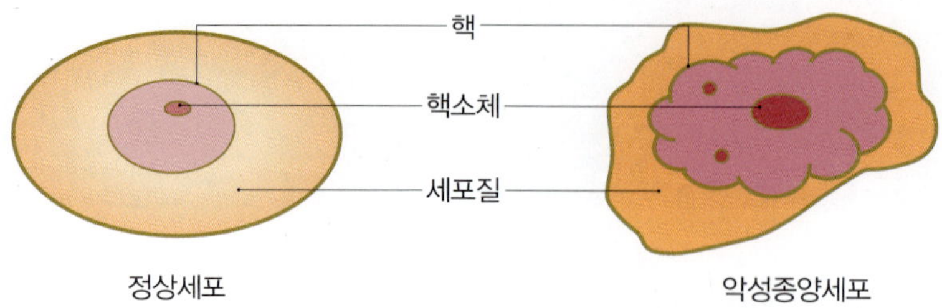

그림 9-6 종양세포에서 관찰되는 비정형성

정상세포에 비해 악성종양세포는 핵이 짙게 염색되며 커지고 비대해져 핵세포질비율이 증가한다. 또한 핵막이 두꺼워지고 매끈하지 않으며 대형 핵소체도 관찰된다.

3 종양의 발생과 성장

1. 종양의 발생

종양의 발생은 1개의 세포가 돌연변이를 일으켜 분열하는 것에서부터 시작된다. 같은 기원, 같은 종류의 세포가 잇달아 분열을 반복하여 과잉 증식하기 때문에 이를 **단세포군 증식**이라고 한다. 이에 비해 염증이나 과다형성 등 종양 이외의 병터는 성질이나 종류가 다른 세포로 이루어진 **다세포군 증식**이다.

종양 대부분은 하나의 장기에 고립되어 하나의 병터를 형성하지만(**단중심발생**), 간암이나 방광암처럼 같은 시기 또는 잇달아 같은 장기에 다발하기도 한다(**다중심발생**).

암발생에 선행하여 암보다 이형성 정도가 가벼운 병터가 관찰되기도 하는데, 이것을 **상피이형성**(epithelial dysplasia)이라고 한다(그림 9-7). 상피이형성을 방치하면 점차 이형성이 증가해 높은 비율로 암이 되기 때문에 **전암병터**(precancerous lesion; 또는 **전암상태**)라고 한다. 이에 대해 전암병터를 거치지 않고 처음부터 암으로 발생하는 경우는 **신생암**이라고 한다.

점막 등의 피복상피에서 발생한 암이 바닥막(기저막)을 유지한 채 상피 내에 머물러 있는 경우를 **상피내암종**(carcinoma in situ)이라고 한다(그림 9-7). 이것이 어떤 시점에 바닥막을 파괴하고 심부로 진행하는데, 이것을 **침윤**이라고 한다.

암은 진행 정도에 따라 조기암, 진행암, 말기암으로 나뉜다. 소화계통에서 생긴 암의 경우 심부로의 확산이 점막밑층에서 머물러 있는 암을 **조기암**, 더 심부로 침윤된 암을 **진행암**이라고 한다(그림 9-8). 또한 암의 크기가 커지고 광범위하게 전이되어 생존율이 급격히 떨어지는 암을 **말기암**이라고 한다.

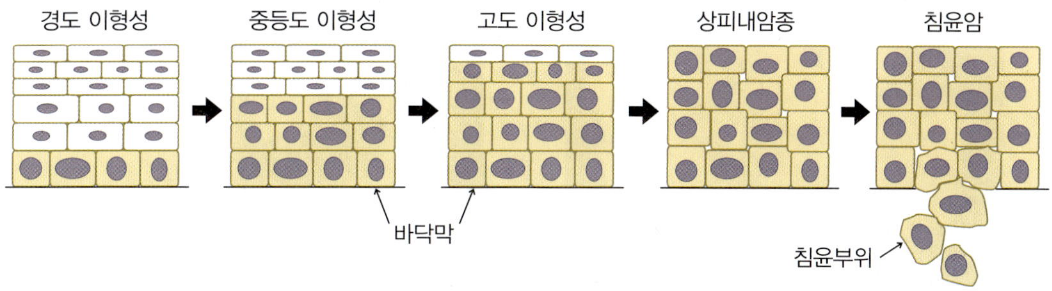

그림 9-7 상피이형성과 상피내암종, 침윤암

상피이형성에서는 경도의 세포이형성을 동반하는 병터에서 중등도, 고도로 이형성 정도가 점차 증가하고, 이어서 상피 전층을 이형세포로 대체한 상피내암종(carcinoma in situ)으로 진행해 결국 바닥막을 파괴하고 사이질로 침윤하는 침윤암(infiltrating cancer)이 된다.

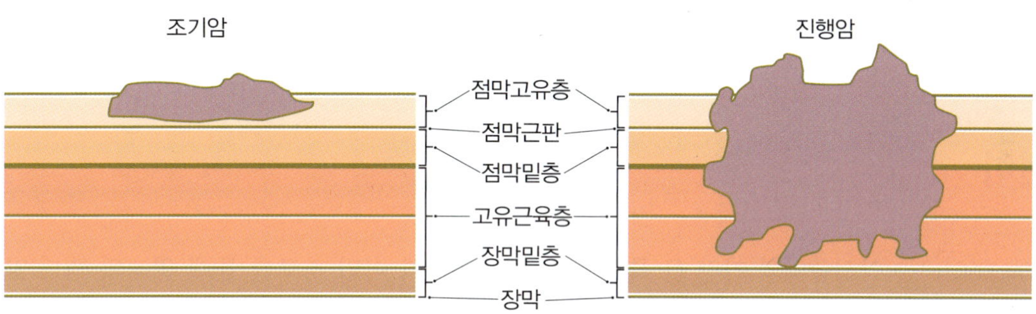

그림 9-8 소화관의 조기암과 진행암

소화관에서 발생하는 암은 점막고유층 및 점막밑층에 머무르는 조기암과 그보다 심부로 침윤하는 진행암으로 나눌 수 있다.

2. 종양의 성장

종양의 주요 성장 양상에는 주위 조직을 압박하면서 팽창성으로 확산되는 **팽창성장**(expansive growth)과 마치 초목의 뿌리가 땅속으로 뻗듯이 주위 조직 안을 종양세포가 불규칙하게 파고들어가면서 확산하는 **침윤성장**(infiltrative growth)이 있다(그림 9-2 참조, 9-9).

양성종양에서는 종종 팽창성장이 관찰되는데, 주위 조직과의 경계가 뚜렷하고 경우에 따라서는 압박된 결합조직에 의한 얇은 층(피막)이 경계부분에 형성된다. 한편, 악성종양에서는 흔히 침윤성장을 보이기 때문에 주위와의 경계가 뚜렷하지 않고 수술로 병터를 제거해도 암세포가 생체에 남아 있을 위험성이 높다.

종양의 성장속도는 분화도와 관계가 있어, 분화가 나쁠수록 성장이 빠르다. 따라서 대개의 경우 양성종양은 서서히 자라고 핵분열상도 적은 반면, 악성종양은 빠르게 자라고 핵분열상이 많다.

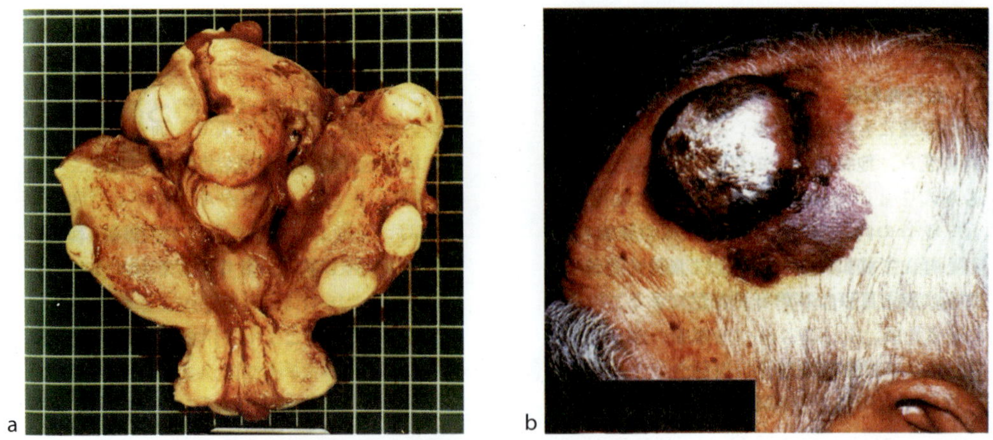

그림 9-9 팽창성장과 침윤성장

a. 자궁근종. 자궁몸통 근육층에 다발한 평활근종(leiomyoma). 경계가 분명하여 주위 근육층과 확실히 구별되는 팽창성장을 나타낸다.
b. 머리에 생긴 혈관육종. 혈액이 풍부해서 암적색으로 보인다. 종양 주변(오른쪽 아래)에 검붉은색이 퍼져 있는 것으로 보아 침윤성장을 나타낸다.

3. 전이

전이(metastasis)는 악성종양의 가장 큰 특징으로, 종양세포가 여러 경로를 통해 원래의 병터(**일차병터**, primary lesion)에서 다른 부위로 옮겨 정착해서 성장하는 것을 말한다. 악성종양에서는 전이 여부가 환자의 예후를 크게 좌우한다.

일반적으로 전이는 분화도가 낮고 악성도가 높을수록, 성장속도가 빠를수록, 암의 크기가 클수록 일어 나기 쉽다. 종양에 따라서는 전이를 일으키는 장기에 특징이 있는데, 혈류 방향 등의 해부학적인 요인, 전이되는 장기의 미세 환경과 종양세포의 적합성이 전이의 성립에 관여한다. 예를 들어 유방암이나 전립샘암은 척추 등의 뼈로 전이를 일으키기 쉽다.

악성종양의 전이경로에는 혈행전이, 림프성전이, 파종전이가 있다(그림 9-10).

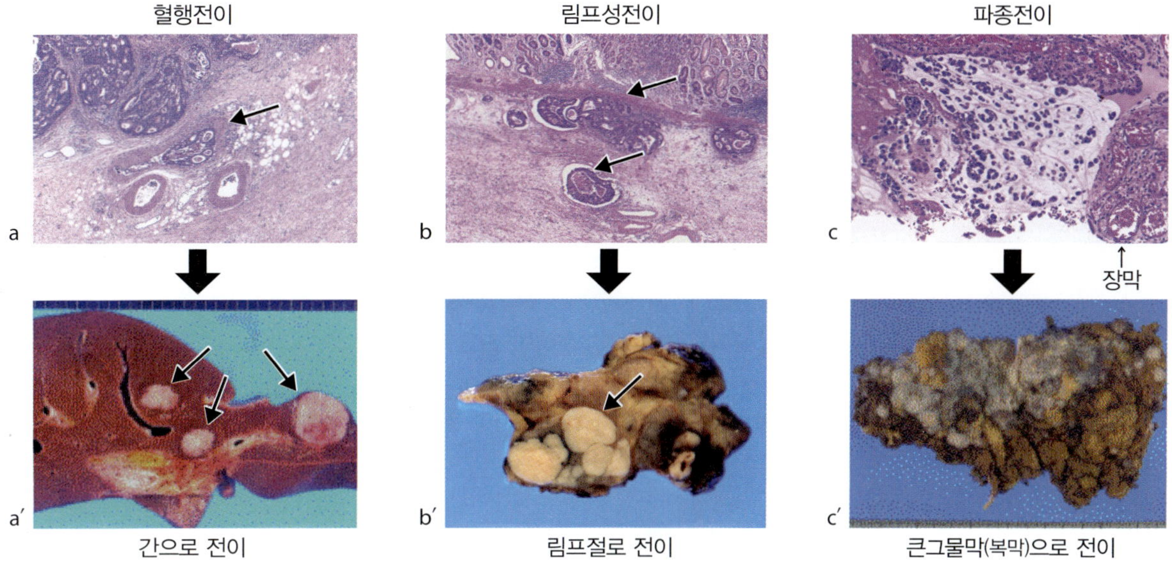

그림 9-10 **암전이의 주요 경로**

암세포가 정맥 안으로 침윤하면(a의 →) 혈류를 따라 간 등으로 전이한다(a′의 →). 또한 림프관 안으로 침입하면(b의 →) 림프의 흐름을 따라 림프절로 전이한다(b′의 →). 위나 대장의 장막 표면에 노출된 암세포(c)는 직접 큰그물막 등의 복막에 산재성으로 전이한다.

1) 혈행전이(hematogenous metastasis)

종양이 침윤하여 성장하는 과정에서 주위 정맥으로 침입해서 혈류를 따라 원격 장기로 운반되어 전이병터를 형성하는 것을 **혈행전이**라고 한다(그림 9-11). 위암, 대장암은 문맥을 경유하여 간에 전이병터를 형성하고, 자궁암이나 난소암, 신장암, 팔다리의 육종 등은 위 · 아래대정맥(상 · 하대정맥)을 경유하여 오른쪽 심장에서 폐로 운반되어 전이병터를 형성한다. 또한 암세포는 폐의 전이병터로부터 폐정맥 안으로 침입하여 온몸순환(전신순환)을 거쳐 뇌나 뼈 등으로 전이한다.

2) 림프성전이(lymphogenous metastasis)

림프성전이는 악성종양에서 가장 많이 관찰되는 전이방식으로, 종양세포가 병터 내 또는 주변 림프관 안으로 침입해서 림프의 흐름을 따라 **국소 림프절**로 흘러 들어가 그곳에서 전이병터를 형성한다(그림 9-11).

림프절에는 종양세포의 확산을 막는 필터 역할이 있으며, 종양세포가 가장 먼저 도달하는 림프절을 **감시림프절**(전초림프절, sentinel lymph node)이라고 한다. 그러나 결국 이 장벽을 넘어 다른 림프절에도 전이를 일으키면서 진행하게 된다.

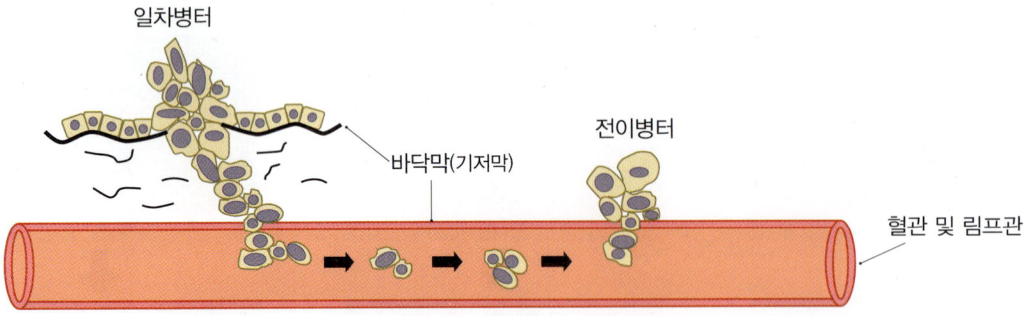

그림 9-11 암의 혈행전이와 림프성전이

암세포는 일차병터에서 바닥막을 뚫고 사이질로 침윤하고 마침내는 혈관이나 림프관의 바닥막도 파괴하여 그 내부로 침입한다. 암세포는 혈류나 림프의 흐름을 따라 원격 장기로 운반되어 정착해서 전이병터를 형성한다.

3) 파종전이(disseminated metastasis)

종양이 장기의 심부로 침윤하여 가슴막(흉막)이나 복막 등의 장막 표면에 노출되면 가슴안(흉강)이나 복강 등의 체강에 마치 씨앗을 뿌린 듯이 확산되어 체강 표면 여기저기에 전이병터가 형성되는데, 이것을 파종전이라고 한다.

이러한 변화에 반응하여 장막에 염증이 발생하고, 삼출액 또는 출혈이 동반되면서 체강 내에 가슴막삼출액(흉수)이나 복수가 고인다. 전자를 **암성가슴막염**(흉막염), 후자를 **암성복막염**이라고 하며, 이는 심한 체력 소모를 초래하고 예후가 불량한 소견으로 간주된다.

4. 재발

악성종양에서는 흔히 침윤성장의 양식을 보이기 때문에 주위와의 경계가 뚜렷하지 않고, 수술로 병변을 제거해도 암세포가 생체에 남아 있을 위험성이 높다. 남아 있는 종양세포가 치료 후 증식하여 성장한 경우를 **재발**(recurrence)이라고 한다.

재발은 종양의 원래 발생 부위에서 발생하는 **국소재발**과 원격 장기로 전이되어 관찰되는 **전이재발**이 있다.

4 종양과 숙주의 관계

1. 종양이 숙주에 미치는 영향

1) 국소영향

① **혈행장애, 기능장애** : 종양의 성장에 동반해서 주위 장기가 압박됨으로써 혈행장애나 기능장애가 발생한다.

② **괴사, 출혈** : 악성종양의 경우 침윤성으로 증식하여 주위 조직이나 장기가 파괴됨으로써 괴사나 출혈이 발생한다.

③ **통과장애** : 소화관 등 관강장기의 속면이나 벽 내에 종양이 발생한 경우 관강을 협착하거나 폐쇄함으로써 통과장애가 발생한다.

2) 전신영향

① **전신성 영양장애** : 소화관의 통과장애로 인해 전신성 영양장애가 발생한다.

② **전신황달** : 담도계 종양의 경우 담즙의 통과장애로 인해 전신성으로 황달이 발생한다.

③ **요독증**(uremia) : 비뇨계 종양의 경우 소변의 통과장애로 요독증이 발생한다.

④ **종말증**(cachexia) : 신체의 여러 곳에 전이가 발생함으로써 고도의 쇠약과 빈혈, 식욕부진, 탈력감으로 인해 신체가 매우 피폐한 상태에 빠지게 되는 상태로, 악성종양 환자의 말기에 관찰된다.

⑤ **기회감염** : 면역결핍으로 인해 기회감염이 발생하기 쉽다.

⑥ **기능종양** : 호르몬 등의 생리활성물질을 생산하는 종양을 말한다. 생리활성물질은 종양의 모세포에서 분비되는 물질이거나 모세포와는 관계없는 물질인 경우도 있다. 이러한 물질의 분비로 인해 숙주에는 다양한 증상이 발생하며, 이것을 **신생물딸림증후군**(paraneoplastic syndrome)이라고 한다.

2. 숙주가 종양에 미치는 영향

1) 숙주의 조건

숙주의 연령이나 체질이 종양의 증식이나 생존에 영향을 미친다. 일반적으로 숙주가 젊은 개체인 경우 종양의 발육이나 진행이 빠르고, 고령일수록 진행이 느리다.

2) 숙주의 저항

숙주 내에서는 종양에 대한 방어기전이 작용하는데, 대표적인 것이 **종양면역**(tumor immunity)이다. 종양세포는 유전자변이에 따라 정상세포에는 없는 비정상 단백질(종양관련항원, tumor-associated antigen)을 생산하기 때문에 숙주는 이를 이물(질)로 인식하여 종양세포를 몸 밖으로 제거하려는 면역반응이 일어난다.

대표적인 종양항원에 속하는 CEA(암배아항원, carcinoembryonic antigen)는 대장암을 비롯한 다양한 암에서 관찰되고, AFP(α-태아단백질, α-fetoprotein)는 간암에서 관찰된다. 그 밖에도 변형된 세포 표면의 당지질과 당단백질에 해당하는 CA-125와 CA19-9, 세포특이 분화항원인 CD20 등이 있다.

5 종양의 발생원인과 발생기전

1. 종양의 발생원인

종양은 정상세포의 유전자에 여러 이상이 축적되어 정상적인 증식을 제어할 수 없게 되어 발생하는데, 그 원인이 되는 유전자이상은 다양한 원인으로 일어난다. 크게 외인(체외요인)과 내인(숙주요인)으로 나눌 수 있다.

1) 외인(체외요인)

(1) 화학적 발암인자

화학적 발암인자에는 타르에 함유된 벤조피렌 등 방향족탄화수소 등의 성분을 비롯하여 화학약품이나 식품첨가물 등 다양한 물질이 있다. 진균의 대사산물인 아플라톡신과 간암, 석면과 폐암 · 악성중피종 등 많은 화학물질과 악성종양의 관계가 증명되었다.

(2) 물리적 발암인자

방사선은 조혈세포의 악성종양인 백혈병이나 피부암의 발생빈도를 높이고, 자외선도 피부암이나 악성흑색종의 발생빈도를 높인다.

(3) 생물학적 발암인자

바이러스나 세균, 기생충 중에도 암발생에 관여하는 것이 있다. 특히, 바이러스가 중요한데, 사람유두종바이러스(human papilloma virus, HPV)는 자궁경부암과 관련이 있고, B형 및 C형간염바이러스는 간세포암종의 원인이며, 성인T세포백혈병바이러스(adult T cell leukemia virus, HTLV)는 성인T세포백혈병/림프종의 원인이다. 위에 감염을 일으키는 위나선균은 위암이나 MALT형 림프종의 발생 원인 중 하나로 알려졌다.

2) 내인(숙주요인)

(1) 유전

유전에 의해 계승된 유전자변이(genetic drift)가 암발생에 관여한다. 예를 들어 유전질환인 가족성샘종용종증(familial adenomatous polyposis)은 높은 빈도로 대장암을 합병하고, 색소피부건조증(xeroderma pigmentosum)은 피부암을 합병한다. 또한 특정 암이 높은 비율로 발생하는 인종이나 가계도 있다.

(2) 소인

연령이나 성별과 같은 소인도 암발생에 영향을 준다. 악성종양 대부분은 중장년기에 발생하므로 노화가 발암인자라고 할 수 있다. 그러나 백혈병이나 신경모세포종과 같이 소아에게 많이 발생하는 종양도 있다.

(3) 면역상태

면역결핍상태에서는 악성종양의 발생률이 높아진다. 장기이식 후 면역억제제를 투여받는 환자는 악성림프종을 비롯해 악성종양의 발생률이 높아지며, 후천면역결핍증후군(AIDS) 환자의 경우 혈관계통 악성종양인 카포시육종(Kaposi sarcoma)이 합병되기 쉽다.

2. 종양의 발생기전

종양의 발생기전을 설명하는 주요 가설에는 이단계설과 다단계설이 있다.

1) 이단계설

발암과정에는 **개시**(initiation)와 **촉진**(promotion) 2가지의 서로 다른 단계가 있다고 보는 가설로, 개시단계에서 세포의 변이가 발생하고, 촉진단계에서 변이한 세포의 증식이 일어나 암이 발생한다고 한다.

2) 다단계설

이단계설의 2단계 과정 후에도 암세포의 증식과 악성화가 진행되고, 침윤이나 전이를 동반하여 더 진행된 상태(**진행**, progression)가 존재한다는 점에서 현재는 세포에 발생하는 유전자변이가 단계적으로 축적됨으로써 점차 종양성을 획득하여 한층 악성도가 높은 종양으로 변화해 나간다고 하는 **다단계 발암설**이 주류를 이룬다.

예를 들면 대장암 발생에는 점막상피세포의 과다형성으로 시작하여 경도에서 중등도, 그리고 고도의 이형성을 동반하는 샘종 상태를 거친 후 샘암종(adenocarcinoma)이 발생하고, 다시 전이능력을 획득한 악성도 높은 암으로 진행되는 과정이 확인되었다. 이로써 각 단계에서 서로 다른 유전자와 염색체의 변이가 잇달아 중복해서 발생한다는 사실이 밝혀졌다(그림 9-12).

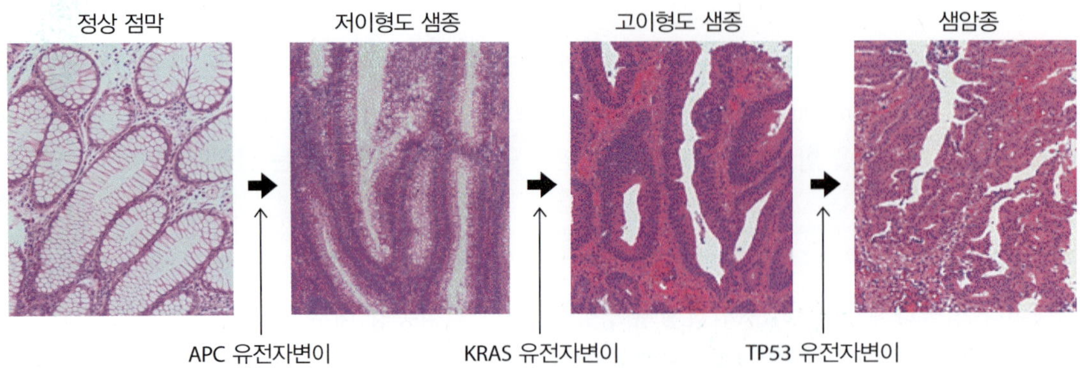

그림 9-12 대장암의 다단계 발암과정

대장암에서는 몇 가지 유전자변이가 중복되면서 종양(샘종)의 이형성이 점차 증가하며 최종적으로 샘암종이 발생한다.

3. 종양유전자와 종양억제유전자

종양세포에는 몇몇 유전자에서 돌연변이가 관찰되며, 그 돌연변이를 정상세포에 도입함으로써 세포를 종양화할 수 있다. 이러한 유전자에는 **종양유전자**(oncogene)와 **종양억제유전자**(tumor suppressor gene)의 2종류가 있다(표 9-3).

표 9-3 주요 종양유전자와 종양억제유전자의 기능 및 변이가 나타나는 대표적인 종양

유전자*	유전자산물(단백질)의 기능	변이가 나타나는 주요 종양
종양유전자		
KRAS(kristen rat sarcoma)	세포막 수용체를 통한 세포 내의 신호를 전달하는 단백질(G단백질이라고 함)	췌장암, 방광암, 대장암
EGFR(epidermal growth factor receptor)	주로 상피세포의 증식을 촉진하는 인자가 결합하는 세포막 수용체 단백질로, 세포증식의 신호를 세포 내로 전달	폐암, 대장암, 유방암

표 9-3 주요 종양유전자와 종양억제유전자의 기능 및 변이가 나타나는 대표적인 종양 (계속)

유전자*	유전자산물(단백질)의 기능	변이가 나타나는 주요 종양
종양억제유전자		
TP53(tumor protein p53)	세포분열을 중단시켜 세포자멸사로 유도하는 대표적인 단백질	육종, 식도암, 담관암
BRCA1 · 2(breast cancer 1 · 2)	핵 내에서 특정 유전자의 발현을 조절하는 단백질(핵 내 전사인자)	유방암, 난소암
APC(adenomatous polyposis coli)	어떤 종류의 세포 내로 전달되는 신호를 제어하는 단백질	대장암

* 괄호 안은 유전자 명칭의 유래를 나타낸다.

1) 종양유전자(oncogene)

종양유전자에서는 주로 점돌연변이(point mutation)나 유전자증폭 등이 발생하여, 정상에서는 존재하지 않거나 비정상적으로 활성화한 단백질이 생성되거나 단백질 생산이 과잉 촉진된다. 이로 인해 세포의 비정상적인 증식이 유도된다.

예를 들어 췌장암이나 대장암 등에서는 종종 KRAS 유전자의 특정 부위에 점돌연변이가 발생한다. 이 돌연변이에 의해 KRAS 단백질의 특정 아미노산이 대체되어 RAS 신호전달경로가 지속적으로 활성화하며, 그 결과 세포 내 증식신호가 과도하게 전달되어 세포가 비정상적으로 증식하게 된다.

2) 종양억제유전자(tumor suppressor gene)

종양억제유전자 대부분은 본래 세포 증식을 제어하거나 세포사의 일종인 세포자멸사(apoptosis)를 유도하는 기능을 한다. 그러나 결실 등의 돌연변이로 인해 이러한 기능이 상실되면 세포 증식이 통제되지 않거나 세포자멸사가 억제되어 암발생이 촉진된다.

예를 들어 TP53 유전자는 DNA 손상이 발생했을 때 세포 주기를 정지시키거나 세포자멸사를 유도하는 단백질 p53을 암호화한다. 이 유전자에 결실이나 점돌연변이가 발생하면 손상된 DNA가 복구되지 않은 채 세포분열이 지속되어 여러 종류의 암, 예를 들어 육종, 식도암, 담관암 등 다양한 악성종양 발생에 기여하게 된다.

6 종양의 진단과 치료

종양의 진단에는 호발부위나 연령, 성별, 특유한 증상, 내시경 및 방사선학적 소견 등의 임상적 사항을 참고하면서, 앞에서 설명한 형태학적 특징을 바탕으로 양 · 악성이나 조직형, 진행 정도 등이 판정된다. 종양의 조직 형태는 그 종류별로 다른 특징이 관찰되기 때문에 종양의 조직표본을 현미경 하에서 관찰하여 판정하는 병리진단(Chapter 01 '병리학 입문' 참조)은 종양의 진단이나 분류에서 오늘날 가장 중요한 위치를 차지한다. 그러나 종양에 따라서는 드문 유형이거나 분화 정도가 낮거나 다른 유형이더라도 유사한 형태를 나타내는 등 분류나 진단에 어려운 경우가 있다. 이때는 종양에 특유하게 발현하는 단백질의 유무나 정도를 면역염색을 통해 파악하거나, 존재하는 특정 유전자변이를 전용 기기로 판독하여 검출하는 등 진단 현장에서 특수한 기술이 보조적으로 응용되는 기회도 많다.

종양에 대한 치료는 백혈병이나 림프종 등의 특수한 종류를 제외하면 양 · 악성에 관계없이 외과적 적출(절제)술이 기본인데, 항암제 등을 이용한 화학요법이나 방사선요법 등도 적절하게 시행한다. 특히, 악성종양에서 고도로 진행된 예나 전이가 이미 밝혀진 예 등에서는 수술에 따른 신체의 침습이 생명 예후를 더욱 악화시킬 우려가 있기 때문에 화학요법이나 방사선요법이 우선적으로 시행되는 경우가 많다. 다만, 이들 치료에서는 악성종양의 근치를 기대하기 어려운 경우가 많은 데다가 치료에 따른 부작용도 무시할 수 없는 문제이다.

최근에는 폐암이나 대장암의 EGFR(표피성장인자수용체, epidermal growth factor receptor) 유전자나 KRAS(크리스틴 래트육종바이러스, kristen rat sarcoma virus) 유전자 등과 같이 종양에 존재하는 돌연변이 유전자의 산물(단백질)을 표적으로 한 치료 약물이 개발되면서 암 치료에 이용되는 기회가 증가하였다. 또한 암에 대한 종양면역을 약물로 재활성화시켜서 치료로 연결시키는 새로운 방법도 개발되었고, 뛰어난 효과를 나타내는 예도 있어 최근 화제가 되었다.

Study Plus

종양의 역학

우리나라에서는 암(**악성신생물**)이 사망원인의 1위를 차지하며, 총사망자수의 22.4%를 넘어 대략 4명 중에 1명이 암으로 사망하는 상황이다(「2022년 사망원인통계」, 통계청). 이것은 사망원인 2위, 3위인 심장질환이나 코로나19에 의한 사망률을 합한 숫자보다 많아 암 정복이 우리나라 최대의 중요 과제임을 의미한다. 암에 의한 사망률은 1983년 사망원인 통계 집계 시작 이후 줄곧 1위를 유지하고 있다(그림 1). 이것은 평균수명의 연장으로 암 연령층이 증가한 데다가 암 이외의 질환에 의한 사망 수의 감소와도 관련이 있다.

2022년 사망원인통계에 따르면 암 종류별 사망률은 폐암이 가장 높았고 간암, 대장암이 뒤를 이었다(그림 2). 성별로 보면 남성은 폐암, 간암, 대장암, 여성은 폐암, 대장암, 췌장암 순으로 높았다.

위암이나 간암 등은 우리나라를 비롯한 아시아 지역에 많지만 서양에서는 적다. 위암은 쌀을 주식으로 하는 점이나 높은 식염 섭취량과 관계가 있을 것으로 보지만, 확증은 없다. 한편, 서양에서 많이 발생하는 대장암이나 전립샘암은 최근 우리나라에서도 증가하고 있으며, 특히 **대장암**은 육류 섭취와 함께 식이섬유가 적은 서구화된 식사유형과 관계있을 가능성이 있다. 또한 담배는 폐암을 비롯한 다양한 악성종양과의 인과관계가 지적되며 그러한 인식이 사회에 널리 침투해 있는데, 금연 활동이 더욱 활발해짐으로써 장래의 암 사망률 감소로 이어질 것으로 기대한다.

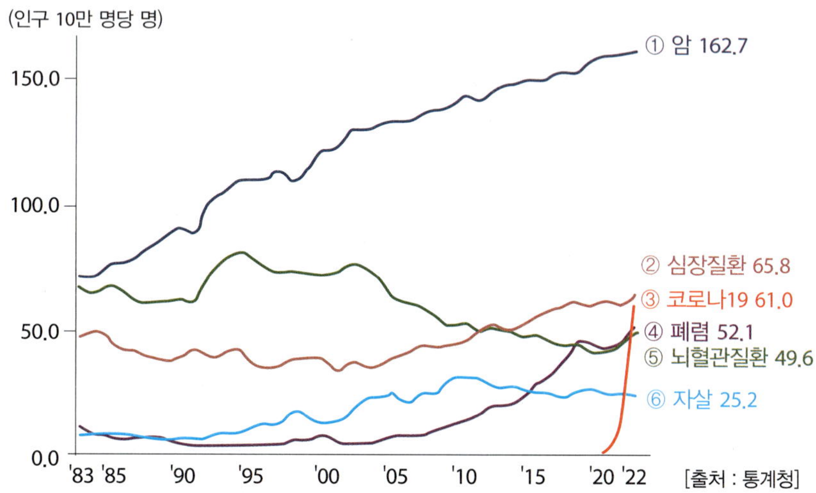

그림 1 한국인의 사망원인 변화추세

Study Plus

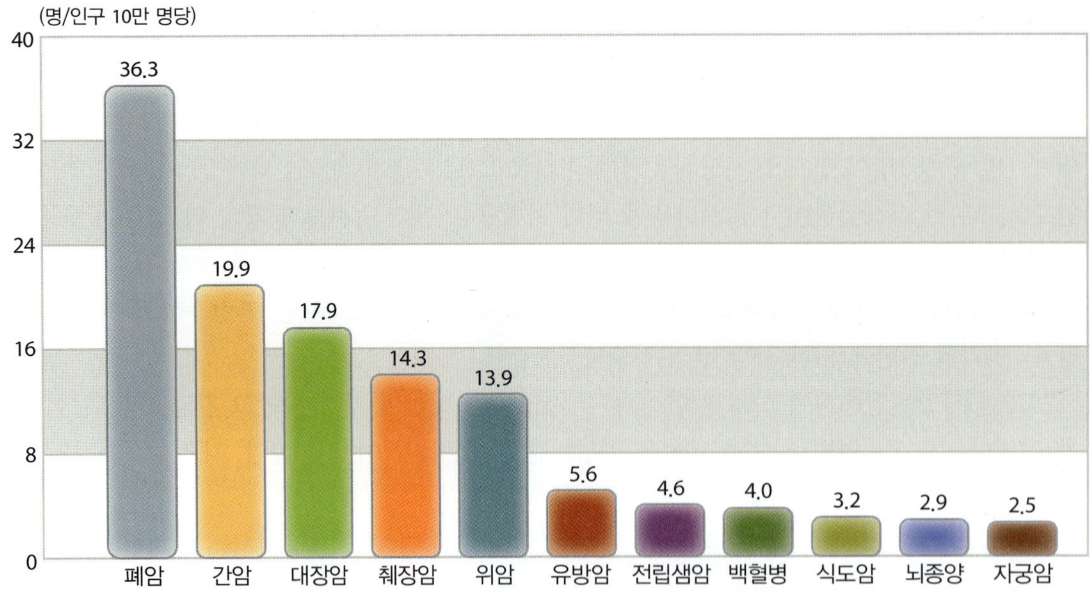

[출처 : 통계청]

그림 2 2022년 암 종류별 사망률

Chapter

10

선천이상

학습목표

1. 선천이상의 정의와 원인을 설명할 수 있다.
2. 선천이상을 일으키는 유전요인을 설명할 수 있다.
3. 염색체이상에서 염색체의 구조 이상과 수적 이상에 따른 발생 질환을 설명할 수 있다.
4. 선천이상을 일으키는 환경요인을 설명할 수 있다.
5. 주요 선천이상을 열거하고 그 발생기전을 설명할 수 있다.

핵심용어해설

- **다인자유전질환**(multifactorial genetic disorder) : 환경과 같은 비유전요인과 몇 가지 유전요인이 결합하여 발생하는 것으로, 멘델의 유전법칙을 따르지는 않지만 가족 내 특정 질환의 발생빈도가 증가한다.
- **단일유전자질환**(single gene disorder) : 유전양식에 따라 22쌍의 보통염색체 위에 유전자이상이 나타나며, 쌍을 이루는 맞섬유전자 한쪽의 이상으로 발병하는 보통염색체 우성질환, 맞섬유전자 모두의 이상으로 발병하는 보통염색체 열성질환, 성염색체 위에 유전자이상이 나타나며 남녀에 따라 전달 방법이 다른 성연관질환의 3가지로 나뉜다.
- **사립체질환**(mitochondrial disorder) : 핵 외부의 세포 내에 있는 사립체의 이상으로 발병하는 질환 가운데 사립체의 기능을 저하시키는 유전자 변화를 가지는 질환이다.
- **삼염색체**(trisomy) : 염색체 수가 정상보다 많은 3개의 똑같은 염색체가 있을 때를 가리킨다. 21번 염색체가 삼염색체인 경우는 다운증후군, 18번 염색체가 삼염색체인 경우는 에드워드증후군, 13번 염색체가 삼염색체인 경우는 파타우증후군을 일으킨다.
- **선천이상**(congenital abnormality) : 출생 전의 원인으로 형태와 기능에 이상을 가지며, 출생 시 또는 생후 조기에 정상에서 벗어난 소견이나 증상이 나타나는 것을 말한다. 특히, 형태이상이 심한 것을 선천기형이라고 한다.
- **선천풍진증후군**(congenital rubella syndrome) : 임신 중에 임신부가 풍진바이러스에 감염되면 신생아에게 심장기형이나 백내장 등 눈의 이상, 청력장애 등을 일으키는 증후군이다.
- **유전**(inheritance) : 부모의 특정 유전자가 다음 세대에 전달되어 특정한 성질이 발현되는 것을 말한다. 유전정보는 세포의 핵 속 DNA에 담겨 있으며, 이러한 DNA 단위를 유전자라고 한다. 정상인은 23쌍의 염색체를 가지는데, 22쌍의 보통염색체와 1쌍의 성염색체(여성 XX, 남성 XY)로 구성된다.
- **체세포유전질환**(somatic cell genetic disorder) : 수정 후 체세포 분열 시 일어난 유전자변이에 의해서 발생하는 질환이다.
- **태아성장제한**(fetal growth restriction, FGR) : 임신주기에 비해 태아의 성장이 지연되는 경우를 말하며, 태아성장제한과 동반해서 선천이상을 합병하는 빈도가 높다.

사람은 1개의 정자가 1개의 난자와 수정한 수정란(fertilized egg)에서 발생한다. 모든 세포에 있는 염색체(chromosome)는 쌍을 이루며, 1개는 정자로부터, 1개는 난자로부터 이어받는다. 하나의 수정란이 피부, 신경, 혈액, 뼈대, 내장 등으로 분화하여 최종적으로는 60조 개의 세포에 이르러 사람의 몸이 완성된다. 약간의 예외를 제외하고 세포에는 모두 같은 유전정보가 갖추어져 있다. 수정란이 언제, 어떠한 형태와 기능으로 분화하여 증식하는가는 유전요인과 환경요인, 그 상호작용으로 결정된다. 출생 전의 원인으로 형태와 기능에 이상을 가지며, 출생 시 또는 생후 조기에 정상에서 벗어난 소견이나 증상이 관찰되기도 한다.

선천이상은 출생할 때까지 신체의 형태, 기능, 대사에 장애가 발생하며, 유전요인과 환경요인이 각각 작용하거나 함께 작용한다. 선천이상은 2가지 이상이 합병되는 경우가 많으며, 하나의 원인에 의해서 분명한 인과관계가 있는 2가지 이상의 선천이상이 발생하는 것을 증후군(syndrome)이라고 한다. 또한 선천이상은 유전적인 장애를 포함하는 더 넓은 개념이라고 할 수 있다. 즉, 유전적인 장애가 있는 모든 신생아가 태어나면서부터 반드시 선천기형이나 장애를 동반하지는 않기 때문이다. 선천이상 대부분은 여러 가지 증후군을 동반한 선천기형과 염색체이상질환이고, 단일유전자의 점돌연변이에 의한 유전질환도 포함된다.

1 선천이상의 원인

출생 전의 원인으로 형태와 기능에 이상을 가지며, 출생 시 또는 생후 조기에 정상에서 벗어난 소견이나 증상이 나타나는 것을 **선천이상**(congenital abnormality)이라고 한다. 이 중에서 특히 형태이상이 심한 것을 **선천기형**(congenital malformation)이라고 한다.

선천이상의 원인에는 유전요인과 환경요인이 있으며, 특히 여러 유전자가 관여하여 환경요인과의 상호작용으로 생기는 다인자유전질환은 원인을 특정하기 어렵다.

1. 유전요인

유전(inheritance)이란 부모의 특정 유전자가 다음 세대로 전달되어 특정한 성질이 발현되는 것을 말한다. 유전에 의해 부모로부터 다음 세대로 전달되는 특성을 형질(trait)이라고 한다. 유전정보는 세포의 핵 속 DNA에 담겨 있으며, 이러한 DNA 단위를 유전자(gene)라고 한다. 유전자는 염색체(chromosome)에 포함되어 이동한다. 정상인은 23쌍의 염색체를 가지는데, 22쌍의 보통염색체와 1쌍의 성염색체(여성 XX, 남성 XY)로 구성된다(그림 10-1, 10-2).

유전질환(genetic disorder)은 유전자와 염색체 이상으로 발생하는 질환으로, 단일유전자질환, 염색체 이상, 사립체질환, 체세포유전질환, 다인자유전질환 등 5종류로 분류된다.

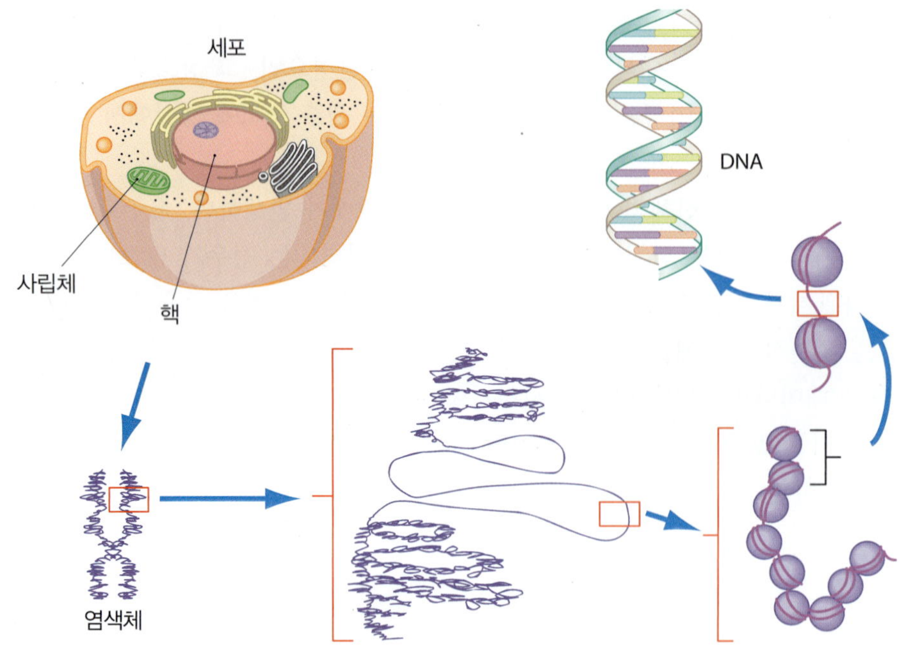

그림 10-1 염색체와 DNA

세포 내에 있는 핵 안에는 보통 46개(23쌍)의 염색체가 있다. 각 염색체에는 이중나선 구조의 DNA가 접혀 빼곡히 들어 있다.

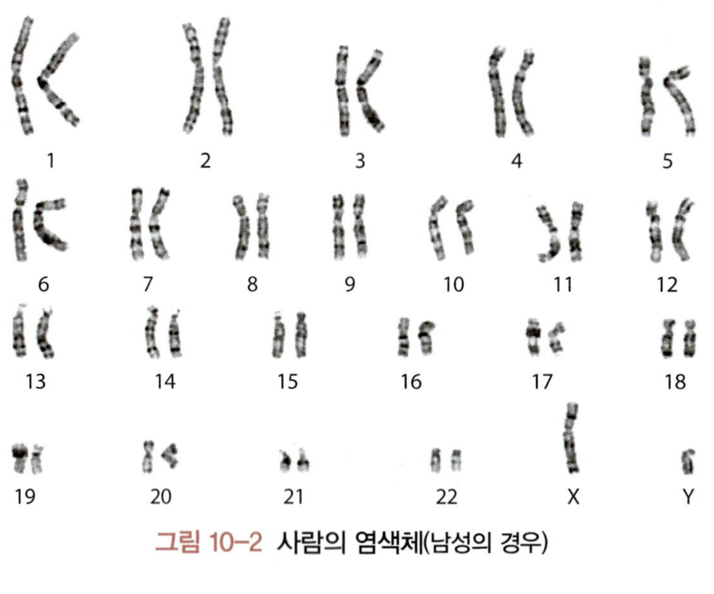

그림 10-2 사람의 염색체(남성의 경우)

1) 단일유전자질환(single gene disorder)

사람은 쌍을 이루는 염색체 중 양쪽 부모로부터 하나씩 물려받는다. 염색체 위에 유전정보가 있으므로 유전자도 2개 가운데 1개를 물려받는다. 유전자는 생체의 설계도로, 유전자형의 특징(형질)을 가진 자녀가 태어난다. 양쪽 부모로부터 서로 다른 유전자를 물려받으면 대부분은 어느 한쪽 유전자의 형질이 나타나고 다른 한쪽의 형질은 나타나지 않는데, 형질이 나타나는 쪽의 유전자를 **우성**(dominance)이라고 하고, 나타나지 않는 쪽의 유전자를 **열성**(recessive)이라고 한다. 그 밖에 우성도 열성도 아닌 **불완전우성**(semidominance) 또는 **공동우성**(codominance)이라는 유전형식도 있다(그림 10-3). 공동우성 유전형식의 대표적인 표현형이 ABO혈액형이다.

단일유전자질환은 유전양식에 따라 22쌍의 보통염색체 위에 유전자이상이 나타나며, 쌍을 이루는 유전자, 즉 맞섬유전자(allelic gene) 한쪽의 이상으로 발병하는 **보통염색체 우성질환**, 맞섬유전자 모두의 이상으로 발병하는 **보통염색체 열성질환**, 성염색체 위에 유전자이상이 나타나며 남녀에 따라 전달 방법이 다른 **성연관질환**의 3가지로 나뉜다(표 10-1).

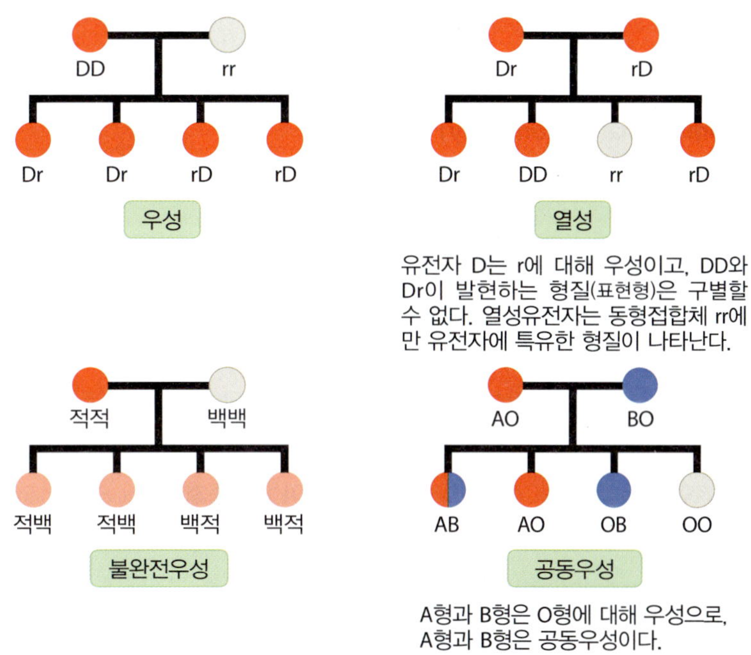

그림 10-3 맞섬유전자의 유전형식

표 10-1 단일유전자질환의 유전형식과 특징

유전형식	특징	대표적 질환
보통염색체 우성형질	1쌍으로 이루어진 2개의 유전자 가운데 한쪽의 이상만으로 발병한다. 한쪽 부모가 유전자이상을 가지고 있으면 50%의 확률로 출생된다. 발병 연령은 느리고, 증상은 비교적 가볍다.	폰레클링하우젠병, 유전소뇌실조증, 근긴장디스트로피 등
보통염색체 열성형질	1쌍으로 이루어진 2개의 유전자 가운데 양쪽에 모두 이상이 있어야 발병한다. 겉으로는 정상으로 보이는 부모라도 모두 비정상 유전자를 가지고 있으며, 거의 25%의 확률로 발병한다. 출생 시부터 증상이 나타나는 경우가 있다. 한쪽 유전자에 이상이 있으면 발병하지 않는 보인자(carrier)가 된다.	백색피부증, 윌슨병, 페닐케톤뇨증 등
성연관 열성형질	여성은 X염색체가 2개 있으므로 1개에 이상이 있어도 다른 한쪽의 X염색체에 의해 보완될 수 있다. 남성은 X염색체를 1개만 가지기 때문에 발병하기 쉽고 발병하면 여성보다 중증이 되는 경우도 있다.	혈우병, 뒤센느근디스트로피, 색맹 등

2) 염색체이상(chromosomal abnormality)

(1) 염색체의 구조 이상

염색체 일부가 소실되거나 다른 염색체와 결합하여 염색체의 형태가 변형된 것을 말한다. 염색체의 일부가 없어지는 염색체내결손, 염색체에 동일한 유전자가 삽입되어 같은 부분이 반복되는 염색체중복, 하나의 염색체에서 유전자의 위치가 바뀌는 염색체자리바꿈, 염색체 일부가 상동염색체가 아닌 다른 염색체로 가서 옮겨 붙는 염색체자리옮김이 있고, 그 밖에도 고리염색체(윤상염색체), 같은팔염색체(등위염색체) 등이 있다(그림 10-4).

염색체의 구조 이상으로 인한 대표적인 질병에는 **고양이울음증후군**(cat cry syndrome)이 있다.

① 염색체내결손(interstitial deletion)

염색체 일부가 사라진 경우로, 결손은 염색체의 모든 부분에서 발생할 수 있다. 임상소견은 결손된 양과 결손된 유전자에 따라 달라지며, 예를 들어 46, XX, del(1)(q24q31)로 표현되면 여성의 1번 염색체 긴팔(장완) 24염색대부터 31염색대까지 결손된 것을 의미한다.

② 염색체중복(chromosomal duplication)

염색체 일부분이 중복되어 나타나는 경우로, 부분삼염색체(partial trisomy)라고도 한다. 즉, 중복된 부분을 가진 사람은 이 부분이 2쌍이 아니라 3쌍이 있게 된다. 여분의 유전자가 발현되어 출생이나 발달상의 문제점을 일으킬 가능성이 높다. 예를 들어 46, XY, dup(7)(q11.2q22)로 표현되면 남성의 7번 염색체 긴팔(장완) 11.2염색대부터 22염색대까지 중복된 것을 의미한다.

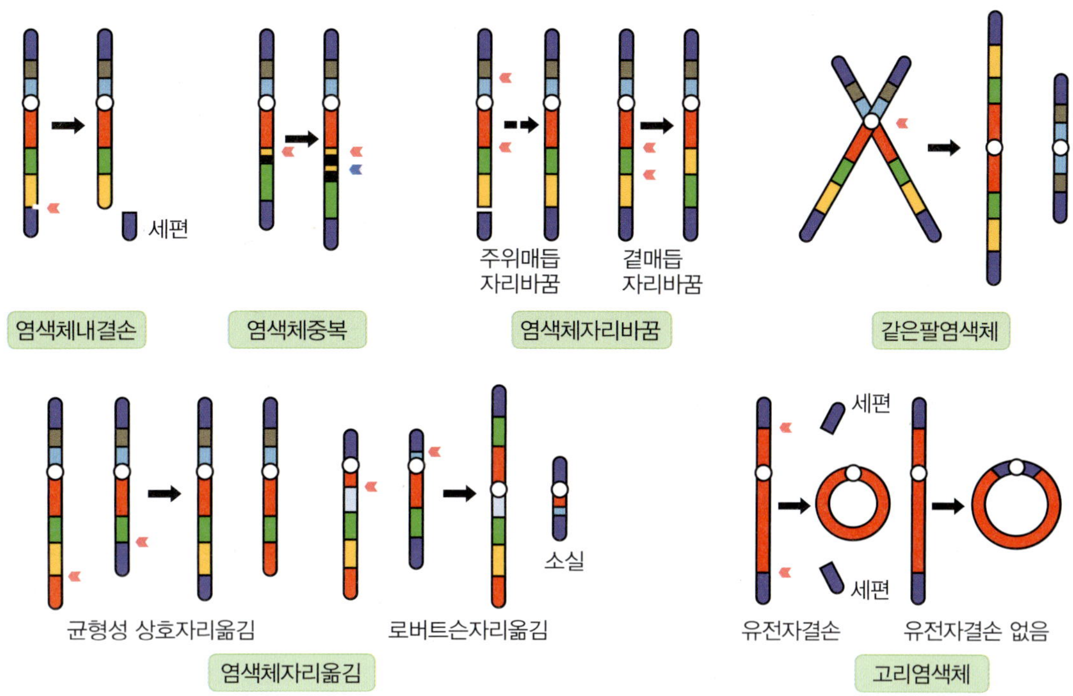

그림 10-4 **염색체 구조의 이상**

③ 염색체자리바꿈(염색체역위, inversion of chromosome)

한 염색체 내에서 두 지점이 끊어지고 끊어진 구간이 뒤집어져서 연결되는 경우로, 염색체 내에서 순서는 뒤바뀌지만 유전정보의 소실은 없다. 자리가 바뀐 부분에 매듭(중심절, centromere)이 포함되면 주위매듭자리바꿈(완간역위, pericentric inversion)이라고 하고, 그렇지 않으면 곁매듭자리바꿈(완내역위, paracentric inversion)이라고 한다. 주위매듭자리바꿈의 경우 매듭을 포함하고 끊어진 부분이 긴팔과 짧은팔에서 각각 발생하므로 46, XY, inv(3)(p23q27)로 표현한다. 곁매듭자리바꿈은 긴팔 또는 짧은팔 내에서만 절단되므로 46, XY, inv(3)(p12p31) 또는 46, XY, inv(3)(q12q31)로 표현한다. 염색체자리바꿈이 발생한 개체는 정상적으로 발달한다.

④ 같은팔염색체(등위염색체, isochromosome)

염색체의 매듭이 잘못된 분열로 인하여 세로로 분열하지 않고 가로로 분열하여 2개의 짧은팔 또는 긴팔로 분리된 염색체를 말하며, 주로 X염색체에서 볼 수 있다.

⑤ 염색체자리옮김(염색체전위, chromosomal translocation)

한 염색체의 분절이 다른 염색체의 위치로 자리를 옮긴 경우로, 균형성 상호자리옮김(balanced reciprocal translocation)과 로버트슨자리옮김(로버트슨전위, Robertsonian translocation)으로 나눌 수 있다. 균형성 상호자리옮김은 2개의 염색체 사이 각각 한 곳에 절단점이 생기고 그보다 말단부가 서로 교환된 것이다. 예를 들어 46, XX, t(7q−; 21p+)는 7번 염색체 긴팔과 21번 염색체의 짧은팔 사이에 전위가 생겨 7번 염색체는 짧아지고 21번 염색체는 길어졌음을 의미한다. 이러한 개체는 변형된 염색체 7번과 21번을 갖고 있으나, 유전정보는 소실되지 않아 외형은 정상이다. 그러나 자리옮김 염색체 보인자는 비정상적인 생식세포를 생산할 위험성이 높고, 정상 생식세포와 수정하면 비정상인 접합체가 형성되므로 자연유산되거나 기형아를 출산한다.

로버트슨자리옮김은 2개의 끝결매듭염색체(acrocentric chromosome) 사이의 상호자리옮김으로서, 각 염색체의 매듭 근처에 단절이 생겨 긴팔은 긴팔끼리 교환되고 짧은팔은 짧은팔끼리 교환되어 한쪽은 정상보다 매우 길어지고 다른 한쪽은 극단적으로 짧은 염색체가 형성된다. 외형은 정상이다.

⑥ 고리염색체(윤상염색체, ring chromosome)

고리염색체가 발생하는 경우는 두 가지가 있다. ①긴팔의 특정 부분과 짧은팔의 특정 부분이 결손되어 붙은 경우로, 유전정보가 손실되며 외형적 기형이 나타난다. ②긴팔의 끝부분과 짧은팔의 끝부분이 붙은 경우로, 유전자의 결손은 없으나 정상적인 감수분열 및 체세포분열을 할 수 없어 심각한 결과가 발생한다.

⑦ 고양이울음증후군(cat cry syndrome)

선천적인 염색체의 구조 이상에 의해 발생하는 희귀질환으로, 주로 생후 1세 미만의 영아에서 고양이 울음과 유사한 독특한 울음소리가 특징적으로 나타난다. 이는 5번 염색체 짧은팔(단완, p arm)의 일부가 결실(deletion)됨으로써 발생하며(그림 10-5), 해당 염색체 이상으로 인해 후두의 발육이 불완전해지고, 개체 발생 과정에서 다양한 구조적 및 기능적 이상이 초래된다.

핵형은 남아의 경우 46, XY, 5p−로, 여아의 경우 46, XX, 5p−로 표현한다. 주된 임상증상으로는 고양이와 유사한 울음소리 외에도 작은머리증(소두증), 정신지체, 둥근 얼굴형, 넓은 미간, 특이적인 손금 이상, 근긴장저하(근무력증), 짧은 목 등이 관찰된다. 정신지체는 나이가 들수록 더욱 두드러지며, 지적 및 신체 발달이 지연된다. 약 20%의 환자에서는 선천성 심장질환이 동반되기도 한다.

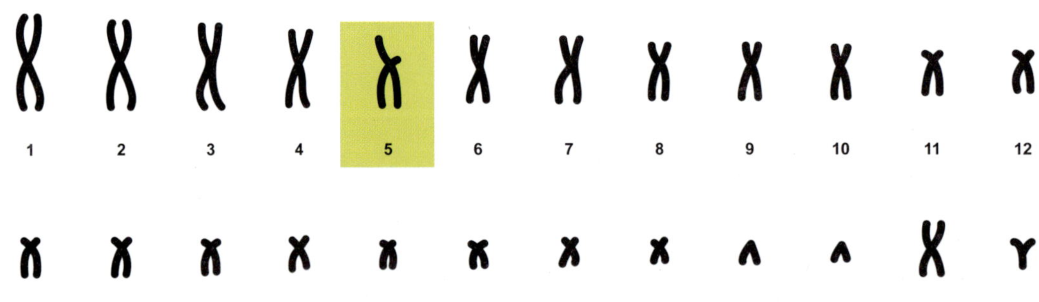

그림 10-5 고양이울음증후군의 염색체 배열

(2) 염색체의 수적 이상

염색체 수의 이상은 세포 내 염색체가 너무 많거나 너무 적을 때 발생한다. 이는 대개 세포분열 중 염색체 쌍이 독립적으로 이동하지 못하는 비분리(non-disjunction)의 결과로 발생하는데, 정상적인 염색체 쌍보다 많은 3개의 똑같은 염색체가 있을 때를 **삼염색체**(trisomy)라고 한다(표 10-2).

다운증후군은 21번 염색체가 3개이고, 18번 삼염색체(trisomy 18)는 **에드워즈증후군**(Edwards syndrome), 13번 삼염색체(trisomy 13)는 **파타우증후군**(Patau syndrome)을 일으키는데, 이때 염색체 수는 전부 47개이다. 매우 드문 경우로 정상적인 염색체 쌍을 이루지 못하고 1개의 염색체를 갖는 21번 염색체결손(monosomy 21)이 있으나, 이 경우 생존하지 못한다.

성염색체도 삼염색체일 수 있다. 47, XXY인 경우를 **클라인펠터증후군**(Klinefelter syndrome)이라고 하는데, 일반적으로 키가 크고 여성형유방을 가지며, 이차성징이 나타나지 않고 무정자증으로 불임 증상을 보인다. X염색체를 하나만 가진 45, XO인 경우를 **터너증후군**(Turner syndrome)이라고 하며, 일반적으로 키가 작고 이차성징이 나타나지 않으며 불임 증상을 보인다.

표 10-2 주요 삼염색체 유전질환의 특징

분류	다운증후군(21번 삼염색체)	에드워즈증후군(18번 삼염색체)	파타우증후군(13번 삼염색체)
출생체중	• 정상 범위	• 저체중 출생	• 정상 범위
신경계통	• 경추탈구 • 지적장애	• 소뇌증 • 심한 지적장애	• 완전전뇌증 • 소뇌 저형성 • 신경관 결손 • 심한 지적장애
얼굴	• 작고 뒤가 납작한 머리 • 둥글고 납작한 얼굴 • 올라간 눈꼬리 • 넓은 미간 • 눈구석주름 • 크고 두꺼운 혀와 벌린 입 • 작고 낮은 귀, 접혀진 귓바퀴 • 짧은 목	• 후두골(뒤통수뼈) 돌출 • 작은입증 • 작은턱끝증 • 입술입천장갈림증	• 비정상적인 얼굴 중심선 • 작은안구증/외눈증 • 작은턱끝증 • 입술입천장갈림증 • 낮은 변형귀
심장	• 심실중격결손 • 심방중격결손 • 열린동맥관(동맥관개존증) • 심내막융기결손 • 팔로네증후	• 심실중격결손 • 심방중격결손 • 우심실 이중유출로 • 대동맥축착	• 심실중격결손 • 심방중격결손 • 열린동맥관
배	• 십이지장(샘창자)폐쇄 • 식도기형 • 폐쇄항문 • 거대결장 • 남아 : 잠복고환	• 가로막탈장(횡격막탈장) • 기관지식도샛길 • 말굽신장 • 낭종성 신장질환 • 탈장	• 다낭신장 • 남아 : 잠복고환 • 여아 : 두뿔자궁(쌍각자궁) 및 난소 저형성

표 10-2 주요 삼염색체 유전질환의 특징 (계속)

분류	다운증후군(21번 삼염색체)	에드워즈증후군(18번 삼염색체)	파타우증후군(13번 삼염색체)
팔다리	• 짧은가락증(단지증) • 50%에게서 원숭이손금 • 엄지와 검지발가락 사이가 넓음	• 굴지증(가락굽음증) • 검지가 중지 위에, 소지가 약지 위에 위치 • 둥근 발바닥	• 가락과다증(다지증)/가락붙음증(합지증) • 검지가 중지 위에, 소지가 약지 위에 위치 • 둥근 발바닥
기타	• 발달지연 • 근력의 저하 • 관절의 과굴절 • 남아 : 작은 성기	• 발달지연 • 반척추뼈증	• 발달지연 • 중앙부 두피결손

① 다운증후군(Down syndrome; trisomy 21)

선천심장질환 합병률이 50%이며, 방실중격결손이 많다. 백혈병 등의 혈액질환이 많이 발생한다. 근육긴장 저하, 말랑말랑한 피부, 물갈퀴목, 짧은 머리, 특징적인 얼굴 생김새(눈꼬리가 올라감, 눈 사이가 멈, 눈구석주름이 있음) 등이 나타난다. 중증에서 경도의 지적장애가 있다.

② 에드워즈증후군(Edwards syndrome; trisomy 18)

선천심장질환 합병률이 80~90%이며, 심각한 경우가 많다. 둥근 바닥창의 발바닥, 검지를 중지 위에 올려 주먹을 쥐는 손, 높은 코, 들어간 아래턱, 낮은 위치에 있는 귓바퀴, 중증의 지적장애 등이 나타난다. 생후 1년 이내에 90%가 사망한다.

③ 파타우증후군(Patau syndrome; trisomy 13)

선천심장질환 합병률이 80~100%이며, 심각한 경우가 많다. 입술입천장갈림증, 배꼽탈장, 가락과다증(다지증), 무안구증, 작은 안구 등 많은 중추신경계통의 심각한 기형 및 중증의 지적장애 등이 나타난다. 생후 1개월 이내에 80%가 사망한다.

④ 클라인펠터증후군(Klinefelter syndrome)

염색체의 핵형은 47XXY(93%)로 남자이지만, 고환이 작고 여자와 비슷한 체형을 보인다. 염색체 이상 중에서 다운증후군 다음으로 흔한 질환이며, 남자의 850명 중 1명의 발생빈도를 보인다. 여성형유방, 고환위축, 어깨가 좁은 특유의 여성형체형을 나타낸다. 이차성징이 없어서 정자를 생성하지 못하므로 불임이 되며, 지능이 정상보다 낮은 경우도 있다. 증상이 이차성징 시기에 명확해져 사춘기 이후 발견되기도 한다.

⑤ 터너증후군(Tuner syndrome)

염색체의 핵형이 45X로, Y가 없기 때문에 표현형은 여자이다. 키가 아주 작고 외음부는 여자이며 임신을 하지 못한다. 출생 시 이미 문제점이 나타나지만, 사춘기가 되어 이차성징의 발달장애로 두드러진 특징을 보인다. 일반적으로 지능은 정상이며, 작은 키, 성적 발육부전, 무월경이 중요한 특징이다. 손과 발에 림프부종이 있으며, 가장 흔한 사망원인은 대동맥판협착증과 대동맥축착이다.

3) 사립체질환(mitochondrial disorder)

사립체질환은 핵 외부의 세포 내에 있는 사립체의 이상으로 발병하는 질환 가운데 사립체의 기능을 저하시키는 유전자 변화를 가진 질환이다. 모든 연령에서 다양한 증상을 나타내는데, 생후 조기에 의심되어 진단을 받는 빈도는 낮다. 수정란 안의 사립체 DNA는 모두 난자에서 유래하기 때문에 이를 **모성유전**(maternal inheritance)이라고 한다.

4) 체세포유전질환(somatic cell genetic disorder)

체세포유전질환은 수정 이후 체세포 분열 과정에서 발생한 후천적 유전자변이에 의해 발생하는 질환이다. 이러한 변이를 획득한 세포의 기능 이상으로 병태가 유발되며, 특히 변이를 가진 세포가 증식할 경우 질병이 쉽게 발현된다. 대부분 산발적으로 발생하고, 가족력이 없는 것이 특징이다.

5) 다인자유전질환(multifactorial genetic disorder)

다인자유전질환은 환경과 같은 비유전요인과 몇 가지의 유전요인이 결합하여 발생하는 질환으로, 멘델의 유전법칙을 따르지는 않지만 가족 내 특정 질환의 발생빈도가 증가한다. 비유전요인에는 자궁내 문제, 태아 발달의 결정적 시기에 노출되는 기형유발물질(약물, 방사선, 풍진 등)과 같은 환경요인들이 중요한 역할을 한다.

다인자유전질환의 특징으로는 ①선천이상 중에서 빈도가 높고, ②신생아 1% 이상에게서 관찰되고 친자, 형제간에서의 빈도는 더욱 높아 5% 또는 그 이상까지 높아지며, ③발병빈도에 성별 차이가 있고, ④자녀에게 발병빈도가 높을수록 둘째 자녀의 재발률이 상승하며, ⑤중증도가 높을수록 이후 자녀의 재발률이 상승하고, ⑥혈연관계가 멀수록 재발률이 저하하며, ⑦일란성 쌍둥이가 이란성 쌍둥이보다 일치율이 5~10배 높고, ⑧근친혼을 하는 종족에서 다발하며, ⑨인종 차이가 있다.

가장 발병빈도가 높은 입술입천장갈림증(cleft lip and palate), 무뇌증(anencephaly), 이분척추(척추갈림증, spina bifida), 날문협착증(pyloric stenosis), 히르슈스프룽병(Hirschsprung disease), 가락과다증(다지증, polydactyly), 신생아의 1%에게서 관찰되는 선천심장질환 등 신체 한 곳에 형태이상이 일어나는 단발기형은 대부분 다인자유전질환이다. 당뇨병, 고혈압, 심근경색증 등의 생활습관병, 위궤양, 뇌전증, 발달장애, 정신질환 등에도 다인자유전질환에 포함되는 것이 있으며, 정상과 비정상의 경계가 명확하지 않은 것도 많다.

유전자에 관여하는 이상은 부친의 연령이 상승하면 증가한다. 나이가 많은 남성의 생식세포는 젊은 남성과 비교하여 DNA 복제 횟수가 많고, 노화에 의해 생기는 정자의 돌연변이 빈도도 높다.

2. 환경요인

환경요인의 영향으로 선천이상을 일으킬 위험이 큰 시기는 임신 시작부터 3개월까지이며, 이를 **임계기**(위험시기, critical period)라고 한다. 이 시기에 태아의 주요 장기가 형성되는데, 이때 기형유발물질이 작용하면 선천이상을 일으키기 쉽다.

발생 중인 태아에 영향을 미쳐 기형을 유발할 가능성이 있는 환경요인은 생물학적 요인, 화학적 요인, 물리적 요인 등으로 분류할 수 있다.

1) 생물학적 요인

생물학적 요인에는 바이러스나 세균의 감염이 중요한데, 바이러스 감염이 특히 중요하다. 임신부가 임계기(임신 4개월 전)에 풍진바이러스에 감염되면 선천풍진증후군(백내장, 내이성난청, 심장기형)을 가진 아기가 태어날 수 있다. 임신 4개월 이후의 감염으로 선천이상을 일으키는 것에는 선천톡소포자충증, 선천매독 등이 있다.

대표적인 병원성미생물에는 톡소포자충(*Toxoplasma*), 풍진바이러스(rubella virus), 거대세포바이러스(cytomegalovirus), 단순헤르페스바이러스(herpes simplex virus), 기타(others; 파르보바이러스, 매독균) 등이 있으며, 각각의 머리글자를 따서 **TORCH증후군**이라고 한다.

2) 화학적 요인

화학적 요인으로 임신 중에 과다한 약물 복용, 흡연, 알코올 섭취 등을 하면 태아의 기형이 발생하기 쉬운데, 임신 4~6주에 특히 과민성을 나타낸다. 약물로 인한 선천이상으로 대표적인 예는 **탈리도마이드**(thalidomide)에 의한 바다표범손발증(팔다리짧은증, phocomelia)이다. 이는 태아 발생 중 손발의 성장을 촉진하는 단백질이 억제되어 팔다리가 짧아지는 기형이 유발된다.

3) 물리학적 요인

물리학적 요인으로 특히 중요한 것은 방사선(radiation)이다. 임계기에 방사선에 노출되면 그 영향이 커서, 무뇌아, 소두증, 정신발달지체와 같은 중추신경이상이 발생한다.

방사선이란 이동 중인 에너지로, 햇빛, 음파, 수면의 파형 등 많은 종류가 있다. 방사선 중에서 이온화(ionization)를 일으키고 에너지가 높은 방사선을 **이온화방사선**(전리방사선, ionizing radiation)이라고 하며, 햇빛이나 음파 등을 **비이온화방사선**(nonionizing radiation)이라고 한다. 이온화방사선은 X선 촬영 등에 이용되는데, X선에 노출되면 태아에게 영향을 미쳐 태아암과 백혈병의 위험이 높아진다. 비이온화방사선인 초음파를 이용한 태아초음파검사를 반복적으로 하면 저체중출생아가 증가한다는 보고도 있다.

4) 기타

임신 전에 당뇨병으로 진단을 받았거나 임신 중에 당뇨병이 발병하는 **당뇨병 합병 임신**과 임신으로 인해 내당능에 이상이 생긴 **임신당뇨병**(gestational diabetes)이 있다. 고혈당은 기관형성기의 태아에게 심각한 기형을 일으킨다. 당뇨병에 의한 미세혈관 병터가 심한 경우나 **임신고혈압**(pregnancy-induced hypertension)이 합병된 경우에는 태반 기능이 저하되어 태아성장제한이 발생하기 쉽다.

MEMO **임신고혈압**(pregnancy-induced hypertension)

임신기에 관찰되는 일련의 병태로, 임신중독증이라고도 한다. 혈관의 연축(spasm)이 기본적인 병태이며, 혈관의 연축으로 신장혈류가 저하되면 고혈압이나 단백뇨, 부종이 관찰되고, 뇌혈관이 연축되면 자간(증)(eclampsia)이라는 경련이 나타난다. 태반혈류가 저하되면 태반 기능이 나빠진다.

2 주요 선천이상

1. 다운증후군

다운증후군(Down syndrome)은 21번 염색체가 삼염색체이며(그림 10-6) 모체의 출산 연령이 높아지면서 발생빈도가 함께 증가한다. 모체의 나이가 25세인 경우 1/3,000, 35세인 경우 1/365, 45세인 경우 1/30 정도이다. 다양한 기형이 합병되기 때문에 임상 관찰을 통해 비교적 쉽게 진단할 수 있다(표 10-2 참조).

선천심장질환, 선천식도폐쇄증, 항문막힘증, 갑상샘항진증, 갑상샘저하증 등이 합병된다. 선천심장질환은 다운증후군 환자의 절반 정도에서 확인되며, 심내막융기결손(endocardial cushion defect, ECD)은 다운증후군에 특징적으로 많이 확인된다. 백혈병이 합병되는 것도 특징적이며, 일과성 이상골수증(transient abnormal myelopoiesis, TAM) 또는 다운증후군 관련 골수증식증(myeloid proliferations related to Down syndrome)이 합병되기도 한다.

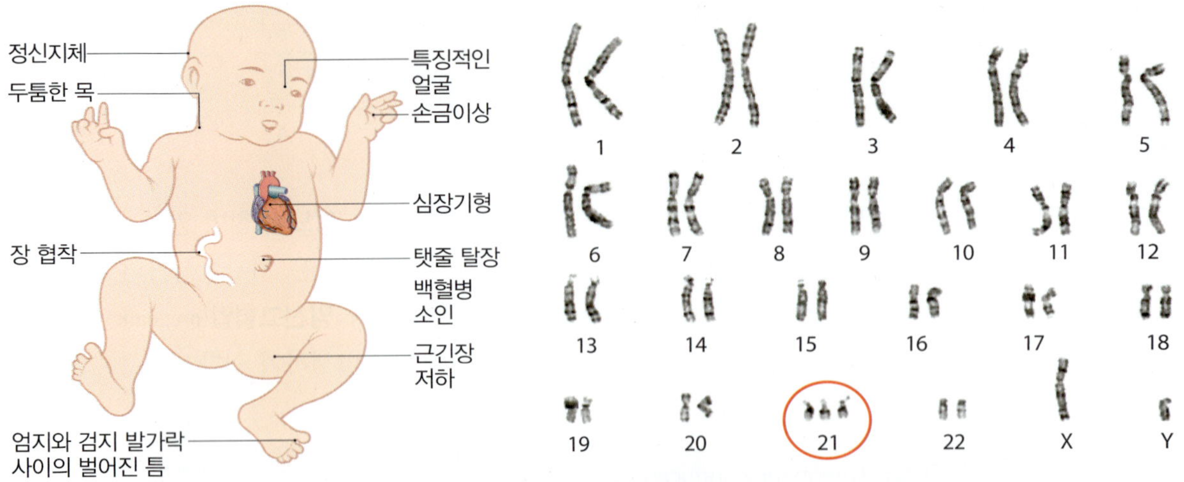

그림 10-6 다운증후군

다운증후군 대부분은 21번 염색체가 3개인삼체성이지만, 일부에서는 21번 염색체가 다른 염색체와의 자리옮김(전좌)에 의해 발생한다.

2. 입술입천장갈림증

입술입천장갈림증(cleft lip and palate)은 임신 약 35일째에 윗입술과 단단입천장(경구개)이 되는 태아조직이 융합하는 과정에서 이상이 발생하여 발병한다. 60~80%가 남아에게 일어나는데, 그 이유는 명확하지 않다. 복잡한 유전형식을 취하는 다인자질환으로, 기형을 합병하는 증후성과 입술입천장갈림증만 있는 비증후성으로 나뉜다. 증후성은 단일유전자질환으로서 멘델유전형식을 따르는 경우, 염색체 이상에 합병하는 경우, 기형 유발성이 있는 풍진바이러스, 탈리도마이드, 항경련제 등의 노출에 의한 경우 등이 있다. 비증후성은 단일유전자질환도 있지만, 대부분은 단독 발생의 예이다.

3. 신장비뇨기질환

1) 요도하열증(hypospadias)

요도하열증은 바깥요도구멍(외요도공)이 정상 귀두부분에서 회음에 걸쳐 음경 배쪽부분으로 후퇴하여 위치하는 이상이다. 대부분은 음경이 구부러져 있거나 귀두가 노출해 있다.

2) 잠복고환(증)(cryptorchism)

고환은 임신 30주 이후에 복강에서 고샅굴(서혜관)을 지나 음낭 안으로 내려오는데, 도중에 잠복하여 음낭 안에 고정되지 않는 상태가 잠복고환(증)이다. 2,500g 이상의 체중으로 태어난 정상체중아에서는 발생빈도가 2~3%이지만, 2,500g 미만의 저체중아, 37주 미만의 미숙아에게서는 모두 20% 전후에서 관찰된다는 보고가 있다. 미숙아의 경우는 생리적인 상황이며, 특히 중요한 위험인자는 출생체중이라고 한다. 신생아기에는 약 5% 전후에서 관찰되지만, 조기에 자연적으로 내려와 1세 무렵에는 1.5% 전후까지 감소한다.

4. 수두증

수두증(hydrocephalus)은 태아 초음파를 통해 절반 이상이 태아기에 진단된다. 뇌척수액의 생산, 순환, 흡수 등의 이상이 원인이 되어 머리뼈안에 뇌척수액이 고이는 질환이다(그림 10-7). 뇌척수액이 주로 대뇌 표면의 거미막밑공간에 고이는 외수두증(external hydrocephalus)과 뇌실에 고이는 내수두증(internal hydrocephalus)으로 나뉜다. 보통은 내수두증을 수두증이라고 한다. 태아진단에서 수두증의 1/3이 이분척추를 합병한다.

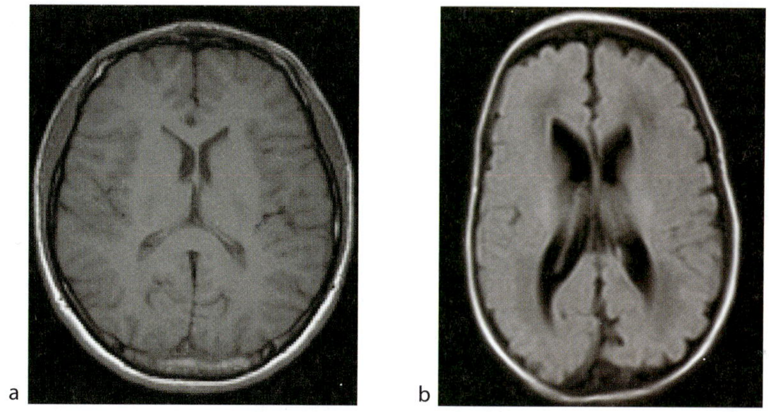

그림 10-7 수두증의 MRI 소견

a. 정상아 b. 수두증(양 가쪽뇌실과 거미막밑공간이 확대되어 있다.)

MEMO **뇌척수액**(cerebrospinal fluid, CSF)

뇌척수액은 뇌 중심부의 뇌실 내에 위치한 맥락얼기(맥락총)에서 주로 생성된다. 생성된 뇌척수액은 뇌실을 순환한 후 주로 뇌 표면의 거미막밑공간으로 흘러나와, 거미막과립(arachnoid granulation)을 통해 정맥혈로 흡수된다. 또한 일부 뇌척수액은 큰구멍(대공)을 통해 척주관으로 흘러 척수를 둘러싼 정맥얼기를 통해 정맥순환으로 들어가거나, 척수신경 주위의 경로를 통해 림프계통으로 배출되기도 한다.

5. 척추의 선천이상

척추 대부분의 선천이상은 제4주에 발생한 신경관의 폐쇄장애가 원인이라고 보고 있다. 폐쇄된 척주관이 다시 열리는 경우도 있다. 신경관이 머리 영역에서 닫히지 않으면 뇌의 대부분은 형성되지 못해 무뇌증이 발병하고, 목에서 꼬리의 어딘가에서 닫히지 않으면 이분척추(척추갈림증)가 발병한다(그림 10-8).

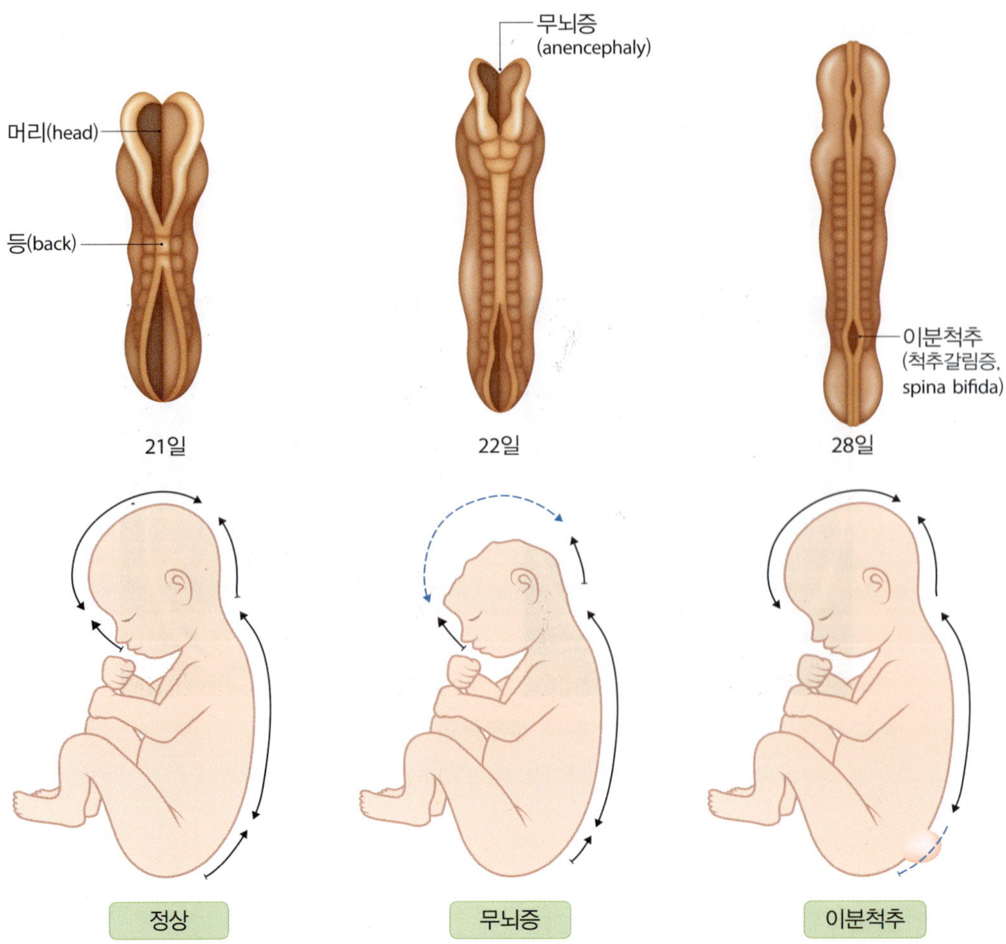

그림 10-8 신경관의 폐쇄장애

1) 무뇌증(anencephaly)

신경관이 전체적으로 폐쇄된 후 가장 전방에 있는 부분이 복잡한 반구를 형성하여 뇌가 발생한다. 이때 신경관이 전방에서 폐쇄되지 않으면 무뇌증이 된다(그림 10-8). 신경관 이상 사례의 10%에서 신경관 폐쇄 시기에 모체에서 높은 체온이 발생했던 과거병력이 있는 것으로 보아 하루~수일에 걸친 모체의 38.9℃ 이상 발열이 기형의 원인일 가능성이 있다.

2) 이분척추(척추갈림증, spina bifida)

이분척추는 등부위 정중앙의 척추(뼈)고리(척추궁)가 불완전하게 융합하여 좌우로 분열되어 있기 때문에 척추관 안에 있어야 할 척수가 체표면으로 노출되는 기형으로, 척추파열 또는 척수수막탈출증(척수수막류, myelomeningocele)이라고 한다(그림 10-8, 10-9). 신경관 폐쇄장애는 허리부위에 많으며, 그 중에서도 제5허리뼈(요추)에서 제1엉치뼈(천추) 부분에 국한되어 있는 경우가 많다.

임상증상이 부족한 잠재성 이분척추도 10% 정도에서 관찰되며, X선 촬영 시 우연히 발견되기도 한다. 신경 손상이나 피부와의 유착에 의해 노출되어 있는 부분보다 아래쪽의 척수와 자율신경의 기능이 저하되기 때문에 운동장애, 감각장애 외에도 직장과 방광의 기능장애로 인해 배변과 배뇨장애가 합병된다. 중증도는 척수의 병터 위치와 병리학적 변화에 따라 다르다. 80% 정도에서 수두증이 합병된다.

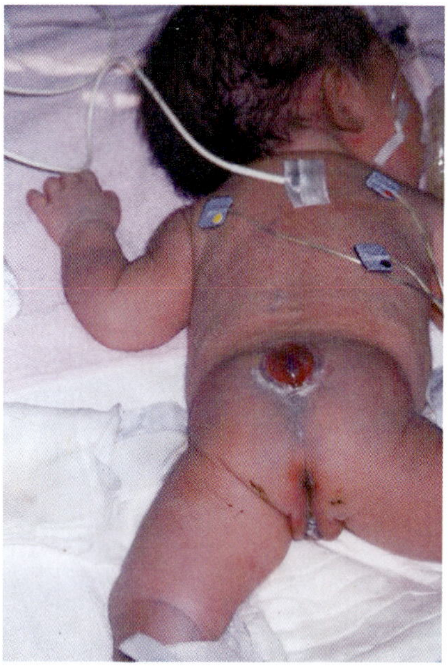

그림 10-9 피부결손을 동반한 이분척추

허리엉치부위의 중앙에 발생한 척추파열부분에서 척수나 척수막과 그것을 둘러싼 조직이 종양을 형성하여 외부로 돌출해 있다.

3 태아성장제한

태아성장제한(fetal growth restriction, FGR)이란 임신주수에 비해 태아의 성장이 지연되는 경우를 말하며, 태아성장제한에 동반해서 선천이상을 합병하는 빈도가 높다.

태아성장제한은 염색체이상 등 태아 자신에게 원인이 있는 **대칭형**(symmetrical type), 모체의 영양장애, 합병증, 흡연, 약물 복용, 태반이상, 다태 등에 의한 체내 환경의 악화가 원인인 **비대칭형**(asymmetrical type), **혼합형**으로 나뉜다. 대칭형은 머리와 몸통이 균형을 이루나 작으며, 전체 태아성장제한 사례 중 20~30%에서 관찰된다. 비대칭형은 머리보다 몸통의 발육이 나쁘며, 전체의 70%에서 관찰된다. 태아성장제한의 10%에서 형태이상을 동반한 대칭형이 관찰된다. 혼합형은 10% 정도에서 관찰된다.

양수(amniotic fluid)는 태아의 신장(콩팥)에서 생성되어 양수공간 안으로 배출된다. 태아는 양수를 마시고 소화관에서 흡수하기 때문에 양수과다를 합병할 때는 소화계통에, 양수과소를 합병할 때는 비뇨계통에 이상이 없는지 검사할 필요가 있다. 태아성장제한에서는 태반이상을 합병하는 경우도 많으며, 특히 비대칭형에서는 태반이나 탯줄의 병리검사가 중요하다.

Study Plus

선천이상의 진단적 검사 : 산전검사

의학기술의 발달은 다양한 산전검사를 발전시켰다. 산전검사의 목적은 임신기간 중 또는 출산 직후 중재가 필요한 선천기형과 유전질환을 확인하고 부모가 준비할 수 있도록 돕기 위함이다. 많은 염색체이상이 모체의 나이에 따라 증가하기 때문에 35세 이상의 임신부는 출산 전 검사를 받도록 한다. 또한 위험요인을 가진 경우(이전에 유전질환을 가진 아이를 출산한 경험 등)나 특정 유전질환의 위험이 높은 산모의 경우에도 산전검사가 추천된다. 산전진단을 위한 진단적 검사는 다음과 같다.

Study Plus

1. 초음파검사

초음파검사는 임신 초기의 착상 여부, 태아의 발육, 태아의 위치뿐만 아니라 형태적인 기형을 알 수 있으며, 머리기형, 선천심장질환, 간과 신장의 기형을 발견할 수 있다.

2. 태아단백질검사

혈청 α-태아단백질(alpha-fetoprotein, AFP)은 난황주머니와 태아의 간에서 생성되는 단백질로, 임신 3개월부터 모체의 혈액에서 탐지되어 임신 16~18주 사이에 최고값이 된다. α-태아단백질의 낮은 수치는 18번 또는 21번 염색체가 3개임을 의미한다. α-태아단백질의 높은 수치는 다태임신, 태아절박유산, 척수수막류, 무뇌증, 복벽 결손, 선천신(장)증, 터너증후군을 의미한다.

3. 융모막융모 채취 또는 양막천자를 통한 염색체 검사

융모막융모 채취(chorionic villus sampling, CVS)나 양막천자(양수천자, amniocentesis)를 통한 염색체 검사는 태아가 모체의 나이 외에 어떤 다른 이유로 위험하다고 인식되거나 모체의 나이가 위험 연령일 때 권장한다.

융모막융모 채취는 임신 8~12주에 질이나 복부를 통해 분만 후 태반이 되는 조직인 융모를 채취하여 분석하는 것으로, 염색체이상, 효소부전증, 낫적혈구빈혈, 혈색소병증 등 태아의 유전학적 · 생화학적 장애를 조기에 발견할 수 있다. 이 검사는 임신 12~14주 이전에는 할 수 없는 양막천자보다 선천이상을 일찍 탐지할 수 있다.

양막천자는 긴 천자용 바늘을 복부를 통해 양수막 안으로 삽입하여 양수를 뽑아내는 검사로, 양수는 임신 14주가 되면 태아가 배설한 소변을 포함한 태아의 세포도 가지고 있으므로 DNA 검사를 할 수 있다. 혈우병, 다운증후군 등의 유전적 염색체이상, 낭성섬유증, 갈락토스혈증 등의 선천대사이상, 이분척추, 무뇌증 등의 신경계 이상을 알 수 있다. 그 밖에 염색체이상질환, 유전성 대사질환의 진단을 위해 특수 세포유전학검사, 염색체검사, 생화학적 검사를 시행한다.

Chapter

11

노화

학습목표

1. 노화라는 생리현상과 노인병과의 관련성을 설명할 수 있다.
2. 생리적노화와 병적노화의 차이를 설명할 수 있다.
3. 노화로 인해 암이 발생하는 이유와 그 구체적인 예를 들 수 있다.
4. 혈관의 노화로 일어나는 변화와 질병을 설명할 수 있다.
5. 노화로 인해 각 장기에 일어나는 변화를 설명할 수 있다.

핵심용어해설

- **끝분절**(telomere) : 염색체의 양 끝에 있으며 같은 패턴의 염기서열이 반복되는 부분이다. 세포가 분열할 때마다 짧아진다. 너무 짧아진 세포는 분열할 수 없어 죽게 되므로 세포의 수명을 결정하는 역할을 한다. 끝분절의 길이가 세포나 개체의 노화를 결정짓는 요소가 된다. 활발하게 세포분열을 반복하는 암세포에서는 끝분절을 신장시키는 효소인 끝분절효소(telomerase)가 활발하게 만들어진다.
- **노인병**(senile disease) : 노화에 의해 나타나는 증상은 50가지 이상 되며, 여러 증상이 동시에 복합적으로 나타나는 질환을 말한다. 노년치매, 노년폐기종, 폐렴, 골다공증, 퇴행관절병, 전립샘비대, 백내장 등의 빈도가 높다.
- **노화**(aging) : 연령 증가에 동반하여 모든 생물에 공통적으로 발생하는 장기의 기능저하를 가리키며, 정도에 따라 생리적 노화와 병적 노화로 나눌 수 있다.
- **자가포식현상**(autophagy) : 세포의 생존 위기에서 자신의 세포 내 단백질이나 손상된 세포소기관을 분해하여 에너지로 바꾸는 기전을 말한다.
- **헤이플릭한계**(Hayflick limit) : 체세포 등의 재생세포(혈액, 피부 등)는 비교적 빠른 주기로 분열하고 재생하는데, 분열을 50~60회 반복하면 세포는 수명을 다한다. 이처럼 세포의 분열 횟수에 한계가 있음을 나타내는 현상을 말한다.

우리나라는 의료의 발달과 생활환경의 향상으로 평균수명이 현저하게 늘어나 남성 80.6세, 여성 86.4세이다(2023년). **고령사회**란 65세 이상 인구가 14%를 넘은 경우를 말하는데, 우리나라는 2017년에 이미 고령사회로 접어들었고, 2024년에는 20%를 넘어서며 초고령사회로 진입했다.

노화(aging)란 연령 증가에 동반하여 모든 생물에 공통적으로 발생하는 장기의 기능저하를 가리키며, 정도에 따라 **생리적 노화**와 **병적 노화**로 나눌 수 있다. 바꾸어 말하면 노화 자체는 질병이 아니지만, 수명이 연장됨으로써 다양한 요인이 더해져 장기의 기능저하가 생리적 범주를 넘어버리면 증상을 동반한 질병으로서 나타나게 된다.

1 노화기전

노화현상은 세포의 기능저하에 따른 장기의 기능저하이며, 세포의 수명이나 발암(암발생)과 밀접한 관계가 있다. 예를 들어 태아의 간세포(hepatocyte)는 시험관 내에서 강력한 증식능력을 나타내지만, 노인의 간세포는 거의 증식하지 않는다. 노화한 세포에는 세포 내 세포소기관이 감소해 있다(그림 11–1). 세포의 활성은 세포소기관에서 만들어지는 단백질에 따르기 때문에 노화하여 세포소기관이 줄어든 세포에는 활력이 없다. 노화현상의 기본인 **세포의 노화**는 몇 가지 과정으로 일어난다.

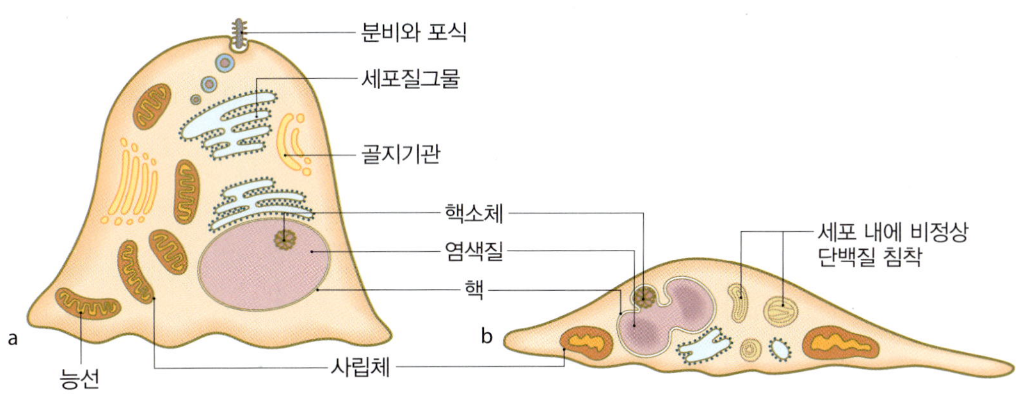

그림 11–1 노화한 세포

a. 성장기의 활발한 세포로 핵이 크고 둥글다. 사립체는 가늘고 길며 내부의 능선(crista) 구조가 뚜렷하다. 세포질그물은 깊숙이 들어간 부분이 있다. 세포막에서는 분비와 포식이 이루어지고, 세포의 대사는 활발하다.
b. 노화한 세포로 핵은 찌그러져 있고 응축된 염색체가 관찰되어 물질합성 등이 활발하지 않음을 보여준다. 사립체는 부풀어 있고 능선 구조가 분명하지 않다. 또한 세포질 내에 비정상적인 물질이 침착해 있고, 세포 기능이 저하해 있다. 분비와 포식은 활발하지 않다.

1. DNA의 이상

세포는 다양한 단백질을 생산하고 이를 활용하여 생존 및 기능하는데, 이 단백질을 만들어내는 것이 유전자인 DNA이다. 세포가 생존하고 활동하려면 핵 또는 사립체 내에 있는 DNA가 정상이어야(손상이 없어야) 한다.

DNA의 이상으로 노화가 일어나는 예에는 **베르너증후군**(Werner syndrome)이 있다. 이 질병은 DNA 회복효소인 DNA 나선효소(helicase)의 유전자에 이상이 있기 때문에 DNA의 복제, 회복, 재조합, 전사 등 세포의 기능 유지에 필요한 작업을 할 수 없어 소아 무렵부터 몸 전체에 노화현상이 일어나는 질환이다. 대부분 젊어서 노인처럼 암이나 심장질환 등으로 사망한다.

사람은 평소에도 몸속 세포가 대사를 계속하는 과정에서 종종 DNA에 미세한 손상이 생긴다. 대부분은 효소에 의해 회복되지만, 세포가 오래 살면 손상이 여러 차례 일어나 DNA 손상이 축적됨으로써 세포가 만들어내는 단백질에 이상이 생겨 세포 기능이 저하된다. 이러한 손상은 산화스트레스 등에 의한 경우가 많다. 이 축적된 DNA의 손상은 나중에 설명할 세포의 발암(암발생, carcinogenesis)에도 크게 관여한다.

2. 세포의 증식 · 재생능력 저하

생체는 많은 세포로 구성된다. 정자와 난자 등의 생식세포(germ cell), 조직의 바탕이 되는 줄기세포(stem cell), 체세포(somatic cell) 등이 있다. 기본적으로 세포는 분열하고 재생함으로써 그 기능을 유지한다. 체세포 등의 재생세포(혈액, 피부 등)는 비교적 빠른 주기로 분열하고 재생하는데, 분열을 50~60회 반복하면 세포는 수명을 다한다. 이처럼 세포의 분열 횟수에 한계가 있음을 나타내는 현상을 **헤이플릭한계**(Hayflick limit)(그림 11-2)라고 한다.

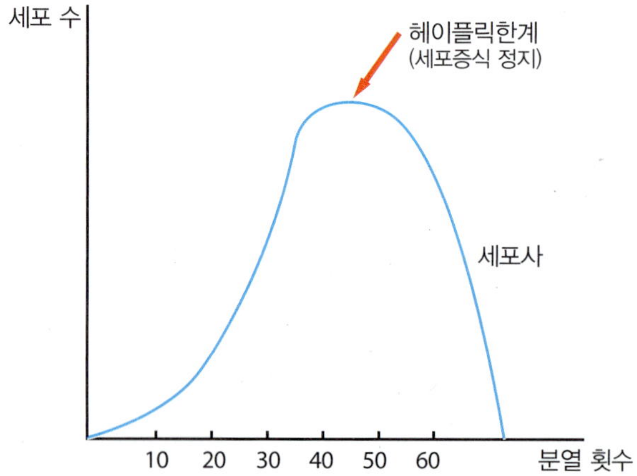

그림 11-2 헤이플릭한계

하나의 세포는 분열할 수 있는 횟수가 정해져 있다. 이를 헤이플릭한계라고 하며, 세포의 분열 및 증식능력에 한계가 있음을 나타낸다. 이 한계는 끝분절에 의해 결정된다.

헤이플릭한계가 일어나는 기전은 **끝분절**(telomere)의 발견으로 밝혀졌다. 끝분절은 염색체 말단부위에 있는 DNA의 6가지 염기배열인 TTAGGG(T : 타이민, A : 아데닌, G : 구아닌)의 반복배열로 이루어진 구조이며, 세포가 분열할 때마다 조금씩 짧아진다. 끝분절은 끝분절효소(telomerase)에 의해 합성 및 유지되는데, 이 활성이 낮아져 끝분절이 한계까지 짧아지면 세포는 분열과 재생을 하지 못해 노화에 이른다.

세포분열의 횟수를 결정하는 끝분절의 길이는 세포분열뿐만 아니라 산화스트레스 등의 외적 인자에 의해서도 짧아지는 점에서, 세포의 노화에는 단순한 노화와 더불어 여러 인자가 복합적으로 작용하는 것으로 보인다. 생식세포나 줄기세포는 분열과 증식을 해도 끝분절의 회복효소인 끝분절효소의 활성이 높아 끝분절의 길이가 느리게 감소하기 때문에 세포는 노화로부터 지켜진다. 노화한 세포는 최종적으로 **세포자멸사**(apoptosis)나 **괴사**(necrosis)라는 **세포사**에 이르러 세포탈락을 하거나 더 나아가서는 장기위축이나 기능저하가 일어난다. 암을 일으키는 세포의 불사화는 끝분절의 길이가 비정상적으로 유지되어 세포사를 피한 결과이다.

3. 단백질 대사의 저하

세포는 항상성을 유지하기 위해 세포 내 대사를 활발히 행한다. 세포핵에 있는 DNA에서 단백질 정보를 꺼내어 세포소기관에서 단백질을 만든다. 이 단백질은 세포의 기능을 담당하는 동시에 생존을 위한 에너지로서 활용되어 매우 중요하다. 세포는 생존기간이 길어지면 세포소기관이 감소하여 정상적인 대사를 유지하는 데 필요한 효소와 단백질 등이 감소하거나 비정상적인 단백질이 생성되어 재생이나 생존을 할 수 없게 된다.

알츠하이머병(Alzheimer disease)처럼 비정상적인 단백질이 세포 내에 축적하면 세포사를 일으킨다. 이처럼 세포의 생존 위기에서 자신의 세포 내 단백질이나 손상된 세포소기관을 분해하여 에너지로 바꾸는 기전을 **자가포식현상**(autophagy)이라고 한다. 자가포식현상은 세포의 대사에 매우 중요하며, 노화나 암과도 밀접한 관계가 있다(p. 192 study plus 참조).

2 노화에 의한 발암

노화가 생명의 위기와 직결되는 가장 중요한 현상은 암의 발생이다. 세포는 자신이 처한 환경에 맞추어 기능하기 위해 분화하여 일정한 세포 수를 유지한다. 이 세포 수를 유지하기 위해서는 세포증식에 관여하는 다양한 단백질을 만들면서 제거된 세포를 보충하기 위해 분열 및 증식하고, 동시에 과도해지지 않도록 증식을 억제하여 때로는 제거함으로써 세포 수를 조절한다. 암은 이 증식 조절이 불가능해져서 세포가 자율적으로 계속 증가한 것이다.

세포의 발암은 1개 세포의 DNA에 단계적으로 돌연변이가 생기기 때문이며, 이를 **암의 다단계 발생설**이라고 한다. 다단계란 DNA의 돌연변이가 단계적으로 축적되는 것을 의미한다. 산화스트레스, 방사선장애 등의 환경인자에 의해 DNA에 손상이 생기면 DNA는 회복되거나 세포사를 통해 제거됨으로써 생체는 지켜진다. 그런데 노화 등으로 이 방어기전이 작동하지 않는 상태에서는 손상된 DNA를 가진 세포가 계속 생존하면서 또다시 손상을 받게 된다. 이처럼 손상이 중복됨에 따라 DNA는 불안정해지고 세포의 증식을 제어하는 p53이나 Rb 등의 유전자에 이상이 생겨 세포는 무질서하게 증식을 일으키게 된다(Chapter 09 '종양' 참조).

3 노화에 의한 심혈관질환

혈관은 온몸에 산소와 영양을 공급하는 중요한 기관이다. 몸에 있는 모든 장기에 혈관 네트워크가 이어져 세포의 항상성을 유지한다. 혈관에는 다양한 크기가 있는데, 모세혈관 이외의 혈관벽은 혈관민무늬근육과 혈관 속공간을 시트 모양으로 덮는 내피세포로 구성된다(모세혈관은 민무늬근육이 없음).

혈관의 중요한 기능은 조직에 혈액을 공급하는 것이며, 이를 위해서는 적당한 압력이 필요하다. 혈압은 변동하는데, 조직에는 일정한 압력으로 혈액을 보낼 필요가 있으며, 이를 조절하는 것이 **혈관민무늬근육**이다. **혈관내피세포**는 직접 혈액과 접하며 혈류로 인한 스트레스나 혈액 속의 다양한 성분에 노출된다. 혈관내피세포와 민무늬근육은 상호작용을 통해 혈관의 기능적 환경을 유지한다. 젊은 사람의 혈관은 고무처럼 탄력이 있지만, 노화한 혈관은 두껍고 단단하다(**동맥경화**). 노화에 따라 혈관이 단단해지는 주요 원인은 본래 존재하던 혈관민무늬근육이 감소하고, 동시에 오랜 기간 혈류에 의해 지속적으로 스트레스를 받은 내피세포에서 다양한 생리활성물질이 분비되기 때문이다. 이들 물질은 혈관 속막으로 민무늬근육세포나 섬유모세포의 이동과 증식을 유도하여 속막 비후를 초래하고, 결과적으로 혈관의 탄력성이 감소하여 혈관이 단단해진다. 그 결과 세포에는 혈액이 충분히 공급되지 않아 세포의 기능저하나 괴사가 일어나고 장기는 위축된다. 혈관이 막히면 근육이나 신경의 기능저하에 의한 운동기능장애나 대뇌신경세포의 감소에 의한 치매 등 많은 노화현상에 박차를 가한다.

노화에 의한 혈관질환에서 중요한 것은 혈관에 죽종(atheroma)을 형성하는 유형의 동맥경화증이다(Chapter 12 '심혈관계통' 참조). 심장의 관상동맥에 형성되면 **심근경색증**을 일으키고, 목동맥이나 뇌동맥에 형성되면 **뇌경색증**을 일으키는 등 생명을 위협하는 심각한 질환이 발생한다. 죽종은 고혈압, 이상지질혈증, 흡연, 당뇨병 등 여러 위험 인자에 의해 혈관내피세포가 손상되고, 동맥벽의 지질 침착과 만성염증반응이 복합적으로 작용하여 형성된다. 이 죽종이 파열되면 그 부위에 혈전이 형성되어 동맥이 폐쇄되고, 이로 인해 심근경색증이나 뇌경색증과 같은 허혈성 질환이 발생할 수 있다. 특히 대동맥에서 동맥경화가 진행되면 동맥류(동맥꽈리, aneurysm) 형성과 같은 생명을 위협하는 합병증으로 이어질 수 있다. 또한 대표적인 노화현상으로 알려진 **노년아밀로이드증**에서는 아밀로이드의 침착이 혈관벽이나 심장에서 관찰되기도 하는데, 이는 혈관이나 세포를 손상함으로써 장기의 기능저하를 일으킨다.

4 각 장기의 노화

1. 뇌

사람은 노화와 함께 건망증이 심해지거나 감정을 억제하지 못하기도 한다. 또한 평형감각이나 이해능력도 저하한다. 뇌의 신경세포는 매일 소실되지만, 재생은 거의 되지 않기 때문에 노화와 함께 신경세포는 감소하여 결과적으로 뇌의 위축이나 뇌실 확대가 나타난다. 조직학적으로는 신경세포의 위축이나 밀도 감소, 아밀로이드소체의 침착 등이 관찰된다. **치매**(dementia)나 **알츠하이머병**(Alzheimer disease)은 신경세포의 장애 때문이지만, 노화도 깊이 관여한다(Chapter 17 '뇌 · 신경계통' 참조).

2. 폐

폐의 최대 기능은 호흡이며, 호흡은 폐포(허파꽈리)라는 작은 주머니와 그 주위에 있는 모세혈관에서 적혈구와의 기체교환을 통해 이루어진다. 폐포의 상피세포는 호흡에 필요한 표면활성물질(surfactant)을 생성하여 폐포가 확장되는 것을 돕는다.

폐포의 상피세포는 소실되어도 재생되지만, 폐포라는 단위 자체는 재생되지 않기 때문에 노화한 폐에서는 폐포의 확장과 유합에 의해 폐기종이 일어난다(그림 11–3). 이것을 **노년폐기종**(senile emphysema)이라 하며, 유합되어 확장한 폐포에서는 환기에 필요한 폐포 표면적이 감소하여 확장에 필요한 탄성이 저하됨으로써 운동 시 헐떡임이나 기침을 동반한다.

또한 노화로 인해 기도 분비물을 배설하는 데 중요한 기관지섬모의 기능이 나빠지면 기도 내에 가래가 고여 만성염증을 일으켜서 **만성폐쇄폐질환**(chronic obstructive pulmonary disease, COPD)이나 **기관지확장증**(bronchiectasis)의 원인이 된다. 이러한 노화로 인한 폐의 기질적 질환을 배경으로 감염력이 떨어진 노인은 세균이나 바이러스의 침입에 의해 폐렴 등을 합병하기 쉽다. 사망원인으로 폐렴이 많은데 대부분은 폐흡인이나 폐울혈에 의한 **노년폐렴**(senile pneumonia)이며, 때에 따라서는 만성폐쇄폐질환(COPD)에 감염을 동반한 폐렴도 발생한다.

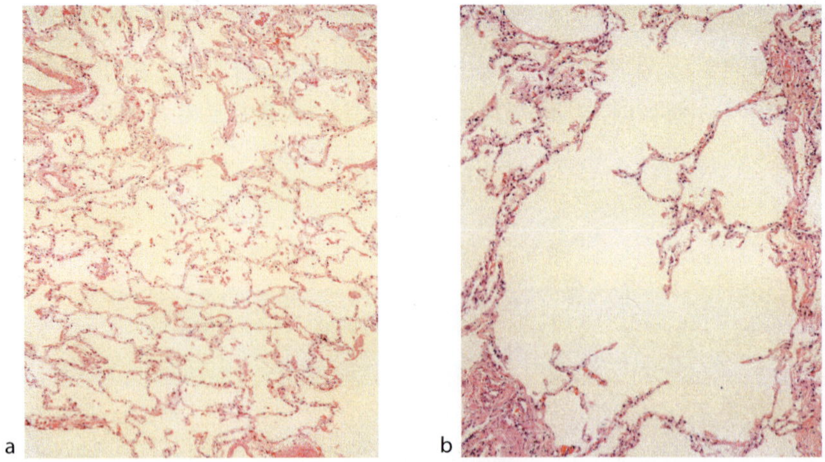

그림 11-3 노년폐기종

정상 폐(a)에서는 폐포의 크기가 고르지만, 폐기종(b)에서는 폐포의 중격(사이벽, septum)이 파괴되어 소실되며, 여러 개의 폐포가 유합되어 크게 부풀어 오른다. 폐기종에서는 폐포의 탄력이 저하하고 환기면적도 감소하기 때문에 약간의 운동에도 바로 숨이 찬다(a, b는 같은 배율).

3. 심장

심장은 주로 심장근육세포로 구성되며, 이 세포는 탈락 후에도 재생능력이 거의 없기 때문에 노화에 따라 심장은 생리적인 범주 내에서 위축된다. 심장근육세포의 노화는 심장으로 혈액을 공급하는 관상동맥에서 발생하는 죽상경화성 병터에 의해 산소와 영양 공급이 감소하면서 더욱 촉진된다. 노화로 인한 심장근육세포의 수축력 감소와, 심장 내 자극전도계통의 퇴행 변화에 따른 **부정맥**(arrhythmia)은 심장의 박출량 감소를 초래할 수 있으며, 이로 인해 심부전(heart failure)으로 진행하는 경우도 있다.

4. 신장

신장(콩팥)은 혈액을 여과하고, 산염기평형을 주관하며, 비타민 D나 적혈구형성호르몬(erythropoietin) 등의 호르몬 조절에 관여한다. 신장의 가장 중요한 기능이 혈액여과인데, 이 기능이 유지되려면 신장의 사구체(토리)로 가는 혈류가 충분해야 한다. 신장의 혈관은 효율적으로 여과하기 위해 높은 혈압에 노출된다.

신장의 노화에 가장 중요한 인자는 혈관의 경화이며, 이로 인해 혈류가 나빠지고 그 결과 혈액을 통해 공급되는 산소나 영양이 부족해져 신장의 실질이 손상된다. 노화에 의한 신장의 기능저하는 혈관경화에 따른 실질의 감소와 허혈에 의한 사이질의 섬유화가 원인인 경우가 대부분이며, 만성신장질환의 원인인 **신(장)경화증**(nephrosclerosis)은 노화에 의한 혈관경화가 주요 원인이다(그림 11-4). 요세관은 수분의 대사나 전해질 균형에 크게 관여하는데, 노인에서는 혈관의 자동조절능력 저하와 요세관 상피세포의 기능저하로 인해 탈수 시 **신부전**(renal insufficiency)에 빠지기 쉽다.

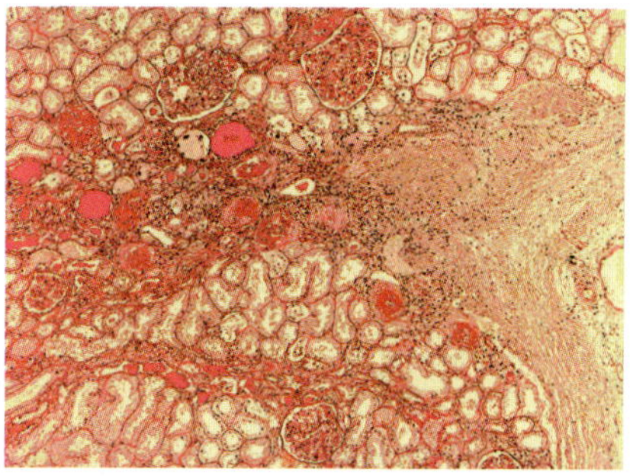

그림 11-4 83세 여성의 신장

중앙에 가로로 뻗어 있는 줄무늬는 신장혈관경화에 의한 실질(사구체와 요세관)의 섬유화 병터이다. 위아래에서는 정상적인 신장실질이 확인된다. 노화에 따른 신장장애의 전형적인 모습이다.

5. 생식기관

생식기관에서는 가장 뚜렷한 노인성 변화가 관찰된다. 남성의 경우 고환은 60세 무렵부터 위축되어 정자발생 등의 기능이 저하된다. 또한 전립샘은 샘의 과다증식과 사이질의 증식으로 비대해져 요도가 압박을 받기 때문에 소변정체의 원인이 된다. 여성의 경우 자궁내막이 위축되고 월경이 중단된다(폐경). 난소의 기능도 저하되어 폐경으로 넘어가는 시기에는 호르몬의 균형이 불안정해져 불특정 통증으로 고생하게 된다.

6. 운동기관

노화와 함께 눈에 띄게 쇠퇴하는 것이 운동 기능이다. 자세를 유지하거나 보행조차 마음대로 못하는 노인이 많다. 우선 근육량이 감소한다. 이것을 **근육감소**(근감소증, sarcopenia)라고 하며, 노화와 함께 발생하는 뼈대의 양과 근력의 저하로 정의된다(Chapter 18 '근육 · 뼈대계통' 참조). 노화에 의해 뼈에도 변화가 생긴다. 대표적인 것이 골밀도 감소에 따른 **골다공증**(osteoporosis)이며, 뼈의 칼슘염 저하가 원인이다(그림 11-5, 11-6). 골다공증은 여성에게 많은데, 에스트로젠의 저하가 칼슘 대사에 영향을 주기 때문이다. 노화에 의한 골다공증은 치료로 개선되기 어렵기 때문에 예방이 중요하다. 예방법으로 적절한 영양 보충과 체중 관리, 비타민 D 보충, 걷기운동이나 재활훈련 등으로 근육이나 뼈에 가벼운 부하를 가하는 것도 중요하다. 뼈는 스펀지 모양으로 물러져 자칫하면 **골절**(fracture)을 일으키기 쉽다. 특히, 넓적다리뼈 목부분(대퇴골 경부)은 넘어져 골절되면 노인의 경우 치유되기 어려워 결국 보행이 힘들어지고 거동을 못해 누워서 지내는 원인이 된다. 노인의 관절은 관절연골의 감소에 의한 탄력 저하, 관절면의 골화(뼈형성, ossification)나 섬유화에 의한 윤활성 저하로 움직임이 나빠진다. 따라서 관절의 통증이나 기능장애, 변형 등이 **퇴행관절병**(degenerative joint disease, DJD)으로서 나타난다.

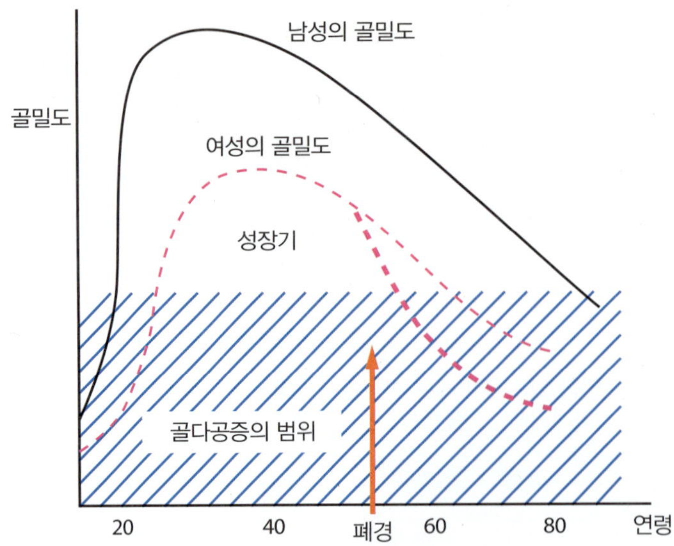

그림 11-5 연령에 따른 골밀도의 변화

여성은 남성보다 골밀도가 전반적으로 낮으며, 특히 폐경을 경계로 골밀도가 급격하게 감소하여 골다공증의 발병 범위에 들어간다.

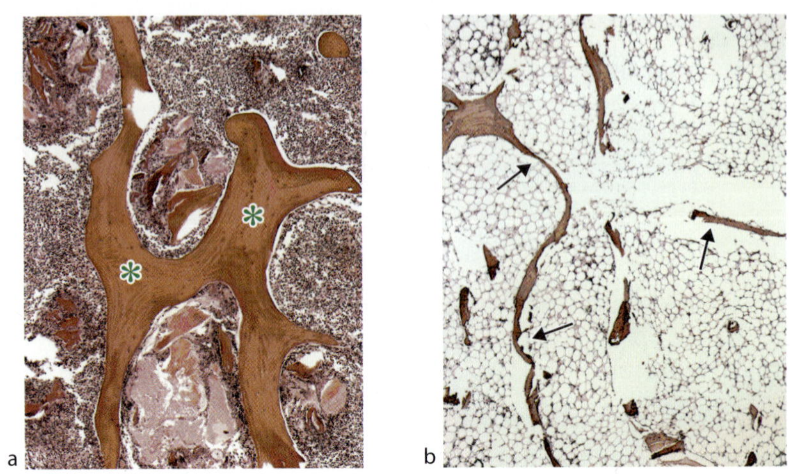

그림 11-6 골다공증에서의 골밀도 저하

a. 34세 여성의 척추(뼈). 갈색으로 염색된 굵은 뼈잔기둥(골소주, bony trabecula; *)이 있다. 뼈잔기둥과 뼈잔기둥 사이(골수)는 조혈세포로 채워져 있다.

b. 92세 여성의 척추(뼈). 뼈잔기둥(→)이 a와 비교해 현저하게 가늘어져 있는 것으로 보아 골다공증임을 알 수 있다. 골수는 지방세포로 채워져 있다(a, b는 같은 배율).

7. 감각기관

가장 일반적인 것은 눈에 나타나는 노안과 백내장이다. **노안**(presbyopia)은 수정체(렌즈)의 조절 기능이 저하된 것이고, 백내장(cataract)은 수정체가 단백질변성으로 뿌옇게 흐려진 것이다. **노년백내장**(senile cataract)은 낙상사고의 원인이 되며, 골절이나 뇌내출혈로 이어지기도 한다.

또한 노인은 신경반사가 떨어지고 **후두반사의 감소**에 의한 폐흡인으로 폐렴을 합병하기도 한다. 미각이나 청각에도 노화현상이 관찰되며, 음식의 기호가 바뀐다. 청력이 저하되면 다른 사람과의 의사소통이 어려워져 노인우울증의 원인이 된다.

5 질환으로서의 노인병

노화는 생리현상이지만, 일단 일어나면 치유하기 어렵기 때문에 진행하여 질병으로서 의료나 간병의 대상이 되는 경우가 많다. 노화에 의해 발병하는 증상은 50가지 이상이나 되는데, 여러 증상이 동시에 관찰되는 경우가 많으며, 이를 일컬어서 **노인병**(senile disease)이라고 한다. 폐흡인, 실금, 근육감소, 주의력 저하 등 각각의 증상은 가벼워 거의 생리적 범주에 있다 하더라도 명절에 떡을 먹다가 목에 걸려 죽거나 운전하다가 사망사고가 일어나기도 한다. 질병으로는 노년치매, 노년폐기종, 폐렴, 골다공증, 퇴행관절병, 전립샘비대, 백내장 등의 빈도가 높으며, 보통 한 사람에게 여러 질환이 복합적으로 발생한다(그림 11-7).

누구든 생리적 노화를 피할 수는 없지만, 노화를 촉진하는 인자가 밝혀졌으므로 노년병 예방에 유의할 수 있다. 또한 나이가 들면 생활 속에서 활동성도 저하되지만, 노화현상이 일상생활에 장애가 되지 않는 경우도 많다. 노년기에 들어 질병과 공존하면서 조용하게 살아가는 경우도 많고 적극적으로 치료하지 않는 경우도 종종 있다. 노화는 죽음을 맞이하는 준비이기도 하다는 사실을 이해하고 각자의 인생에 대한 의사를 존중하는 것도 중요하다.

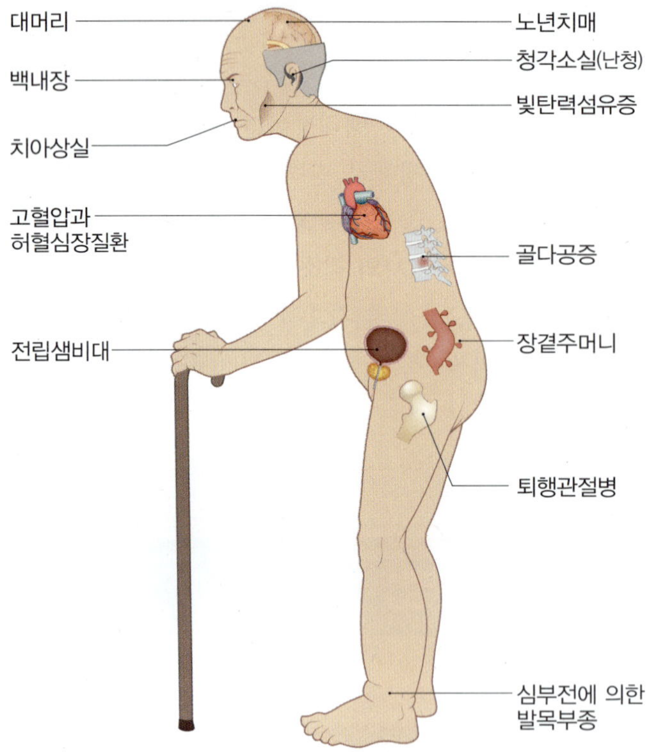

그림 11–7 노인의 다발성 병리

Study Plus

자가포식현상

세포가 생존하여 기능하려면 적정한 단백질을 생산하고 다 사용한 단백질을 분해하는 기전이 필요하다. 이 단백질의 분해는 세포소기관인 용해소체(lysosome)에 있는 가수분해효소가 담당하는데, 효소가 세포 내에서 흩어지지 않기 때문에 세포 내에 부유하는 오래된 단백질을 하나의 주머니에 담아 주머니에 용해소체가 융합함으로써 용해소체 내부의 가수분해효소를 사용하여 단백질을 처리한다. 이 주머니는 원래 세포에는 없지만, 분해할 필요가 있는 단백질이나 세포소기관에 대해 그 주위를 둘러싸듯이 해당 장소에서 만들어진다. 이 주머니를 **자가포식소체**(autophagosome)라고 하며, 이 세포 자신의 자가분해능력을 **자가포식현상**(autophagy)이라고 한다(그림 1).

Study Plus

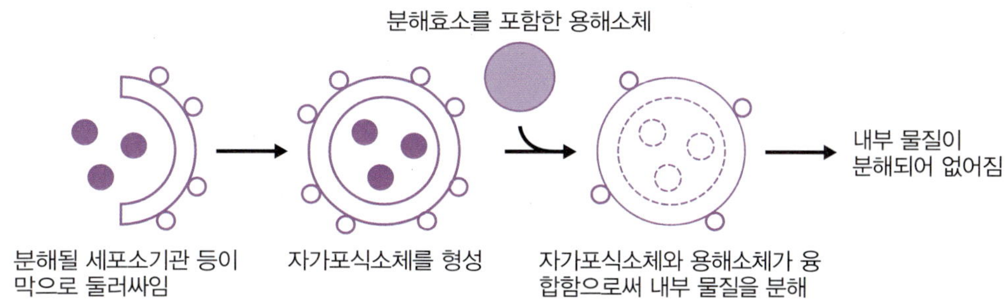

그림 1 자가포식현상

자가포식현상은 주로 세포를 보호하는 작용을 하며, 특히 세포가 기아나 세포소기관이 손상되어 이를 처리해야 하는 경우에 활성화한다. 자신의 단백질이나 세포소기관을 분해함으로써 새로운 에너지를 만들어내어 기아에 대응하며, 손상된 세포소기관을 제거함으로써 세포 내의 항상성을 유지한다.

자가포식현상은 노화를 억제하는 기전으로서 주목을 받고 있다. 노화에 의해 세포의 대사가 저하하는 원인 중 하나가 자가포식소체의 형성과 단백질 분해활성 저하 즉, 자가포식현상의 활성 저하라고 보았다. 실제 알츠하이머병이나 파킨슨병을 비롯한 많은 질환에 자가포식현상의 저하가 관여한다고 한다. 이에 대해 자가포식소체의 활성을 높임으로써 세포 내 에너지가 높아져 불필요하게 손상된 세포소기관도 제거됨으로써 세포의 노화는 저지된다는 개념이다.

또한 암의 치료 표적으로서도 주목을 받고 있다. 암세포는 증식능력이 강하고 여러 가지 단백질을 만드는 등 상당히 활성화 상태에 있다. 최근 연구에서는 이 암세포의 영양 이용이나 에너지 공급에 자가포식현상과 용해소체가 작용한다는 사실이 밝혀졌다. 자가포식현상의 활성을 저하시킴으로써 암세포가 생존할 수 없게 된다고 보았으며, 암 치료의 새로운 가능성이 열렸다.

정상세포에서는 자가포식현상이 항상성 유지에 필요하고, 그 기능이나 작용이 저하하면 노화가 진행되어 질병이 발생한다. 자가포식현상을 활성화하면 노화나 노인병의 예방이나 치료로 이어지지만, 반면 암세포에서는 자가포식현상을 억제하면 치료로 이어진다. 효모로부터 발견한 작은 현상인 자가포식현상을 조절하면 사람의 질병 예방이나 치료에 도움 될 것으로 기대된다.

Part **02**

각론

Chapter

12

심혈관계통

학습목표

1. 허혈심장질환의 원인, 발병기전, 증상을 설명할 수 있다.
2. 심내막염과 심장판막증의 감염기전과 병리현상을 설명할 수 있다.
3. 심부전의 병리와 임상증상을 설명할 수 있다.
4. 심근병증을 분류하고 병리기전을 설명할 수 있다.
5. 선천심장기형의 병리와 임상증상을 설명할 수 있다.
6. 혈관질환의 종류와 병리소견, 위험인자, 합병증 등을 설명할 수 있다.
7. 고혈압의 원인과 합병증 및 종류에 대해 설명할 수 있다.

핵심용어해설

- **고혈압**(hypertension) : 수축기혈압이 140mmHg 이상 또는 확장기혈압이 90mmHg 이상인 경우를 말하며, 원인이 분명하지 않은 본태고혈압과 기저질환이 원인인 이차고혈압으로 나뉜다.
- **대동맥박리**(aortic dissection) : 대동맥의 속막에 발생한 틈새를 통해 혈액이 중(간)막으로 유입되어 중(간)막이 속층과 바깥층으로 박리되는 심각한 질환으로, 드물게 발생하지만 예기치 않은 갑작스러운 발병으로 생명을 위협한다.
- **동맥경화증**(arteriosclerosis) : 노화와 함께 혈관이 약해져서 혈관벽이 단단해지고 두꺼워지는 만성병터를 말하며, 죽(상)경화증과 세동맥경화증이 포함된다.
- **동맥류**(동맥꽈리, aneurysm) : 동맥이 부분적으로 풍선처럼 확장된 것을 말하다. 동맥벽의 병터 또는 구조 이상으로 인해 동맥벽의 강도가 약해져 발생한다. 어느 동맥에서나 발생하지만, 대동맥에서 가장 많이 관찰된다.
- **심근경색증**(myocardial infarction) : 관상동맥의 속공간이 갑자기 막혀 심장근육에 혈액이 공급되지 않아 비가역적으로 심장근육세포가 괴사하는 질환이다.
- **심부전**(heart failure) : 심장의 펌프 기능 저하로 전신이 필요로 하는 혈액을 충분히 공급하지 못하는 상태를 말한다. 우심부전과 좌심부전으로 나뉜다.
- **심장판막증**(valvular disease) : 심장의 판막 기능에 이상이 생겨 발병하는 질환으로, 협착과 역류로 구분할 수 있다. 협착이란 판막이 좁아져 혈액의 원활한 흐름이 방해되는 것을 말하고, 역류는 판막이 완전히 닫히지 않아 혈액의 일부가 되돌아가는 것을 말한다.
- **죽종**(atheroma) : 죽(상)경화증을 특징짓는 병터이다. 속막이 언덕 모양으로 융기되고, 병터 중심부분(지질핵심)에 지질(주로 콜레스테롤과 그 에스터)이 풍부한 걸쭉한 죽상물질이 있어서 죽(상)판이라고도 한다.
- **팔로네증후**(tetralogy of Fallot) : 심실중격결손, 폐동맥의 특히 깔때기부분(누두부) 협착, 양 심실로의 대동맥걸침, 우심실비대의 4가지 징후가 합병된 것으로, 청색증을 나타내는 선천심장질환 중에서 가장 발병 빈도가 높다.
- **허혈심장질환**(ischemic heart disease) : 심장에 혈액을 공급하는 혈관인 관상동맥에 생긴 병터 때문에 심장근육이 필요로 하는 혈액을 충분히 공급받지 못해 발생하는 심장질환을 말한다. 협심증과 심근경색증이 대표적이다.
- **협심증**(angina pectoris) : 관상동맥이 좁아져 심장근육에 충분한 산소와 영양분(혈액)을 공급하지 못해서 발생하는 질환이다.

인체가 정상적인 기능을 유지하려면 혈액과 림프액의 순환이 정상적으로 유지될 필요가 있다. 즉, 정상적인 혈액순환을 통해 신체 각 부위의 조직이나 세포로 생명 유지에 필요한 산소와 영양소가 공급되고, 조직에서 생산된 이산화탄소나 그 밖의 노폐물이 배출된다.

혈액순환은 크게 우심실에서 폐를 거쳐 좌심방으로 돌아오는 **폐순환**(pulmonary circulation)과 좌심실에서 대동맥을 거쳐 우심방으로 돌아오는 **온몸순환**(전신순환, systemic circulation)으로 나뉜다. 구체적으로 설명하면 전신을 순환한 혈액은 위대정맥(상대정맥), 아래대정맥(하대정맥) → 우심방 → 삼첨판(막) → 우심실 → 폐동맥판(막) → 폐동맥 → 폐(허파) → 폐정맥 → 좌심방 → 승모판(막)(이첨판) → 좌심실 → 대동맥판(막) → 대동맥 → 전신 → 다시 위 · 아래대정맥을 통해 심장으로 들어온다. 한 번의 심장 수축으로 온몸순환과 폐순환이 동시에 일어난다.

MEMO **태아순환**(fetal circulation)

온몸순환과 폐순환은 출생 후에 완전히 분리된다. 태아는 폐가 기능하지 않아 폐순환이 필요 없고, 그 대신 태반을 통해 순환이 일어나는데, 이것을 태아순환이라고 한다. 태아의 경우 태반(융모)과 요막계통의 혈관이 출생 후의 폐순환에 해당하며, 태반으로부터 깨끗한 혈류가 심장으로 돌아온다. 그러나 출생 직후에는 폐로 혈류가 들어가 순환계통 기능에 큰 변화가 일어난다.

1 심혈관계통의 구조와 기능

1. 심장

심장(heart)의 무게는 성인의 경우 약 250~300g이다. 심장의 기본구조는 4개의 방과 4개의 문으로 구성된다(그림 12-1). 즉, 좌우의 심방과 심실, 혈류를 보내기 위한 방실판(막)[삼첨판(막)(tricuspid valve), 승모판(막)(mitral valve)], 반달판(막)[대동맥판(막)(aortic valve), 폐동맥판(막)(허파동맥판막, pulmonary valve)]으로 구성된다.

각 심방과 심실은 안쪽에서부터 **심내막**(심장속막, endocardium), **심근층**(심장근육층, myocardium), **심외막**(심장바깥막, epicardium)으로 구성되며, 심내막에 있는 자극전도계통은 심장근육의 수축을 조절한다. 심장근육의 영양은 **관상동맥**(coronary artery)이 담당한다.

심장은 폐와 온몸으로 혈액을 내보내는 펌프 기능을 하며, 온몸의 혈류와 혈압을 유지한다. 자극전도계통이라는 특수한 심장근육조직에 의해 심장이 규칙적으로 수축과 이완을 반복하면서 하루에 15,000L 정도의 혈액을 전신으로 보낸다.

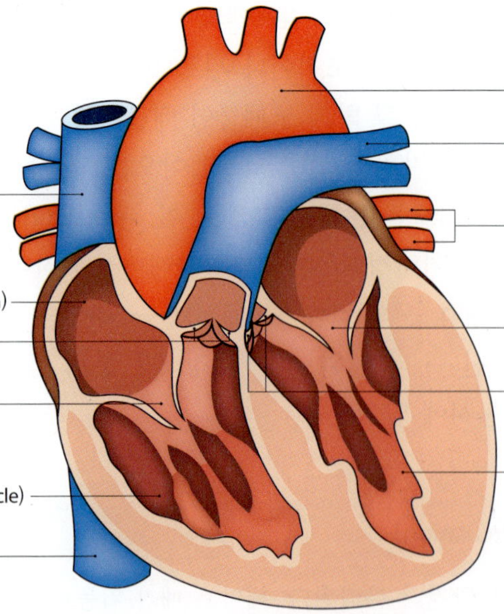

그림 12-1 심장의 기본구조

2. 혈관

혈관(blood vessel)은 심장에서 나온 혈액을 온몸의 구석구석까지 보내는 **동맥**(artery), 조직 및 세포와 물질교환이나 기체교환을 하는 **모세혈관**(capillary), 혈액을 다시 심장으로 되돌려 보내는 **정맥**(vein)으로 이루어진다.

동맥벽의 기본구조는 주로 내피세포로 이루어진 속막(내막, intima), 민무늬근육세포(평활근세포)가 중심이 되는 중(간)막(tunica media), 결합조직이 풍부한 바깥막(외막, adventitia)으로 구성된다. 결합조직으로 구성된 속탄력판과 바깥탄력판을 통해 비정상적인 압력에 저항할 수 있다(그림 12-2).

모세혈관은 동맥과 정맥 사이에 있으며, 조직 내에서 분지와 **연결**(문합, anastomosis)을 반복하는 조밀한 혈관그물(지름 10~200μm)을 형성하는데, 세동맥에서 시작하여 종말세동맥, 모세혈관, 세정맥으로 이어진다. 모세혈관은 혈관 중에서 가장 가늘어 한 층의 내피세포로 구성되며, 주위는 산발적으로 혈관주위세포(pericyte)가 둘러싼다.

혈관의 기능을 요약하면 표 12-1과 같다.

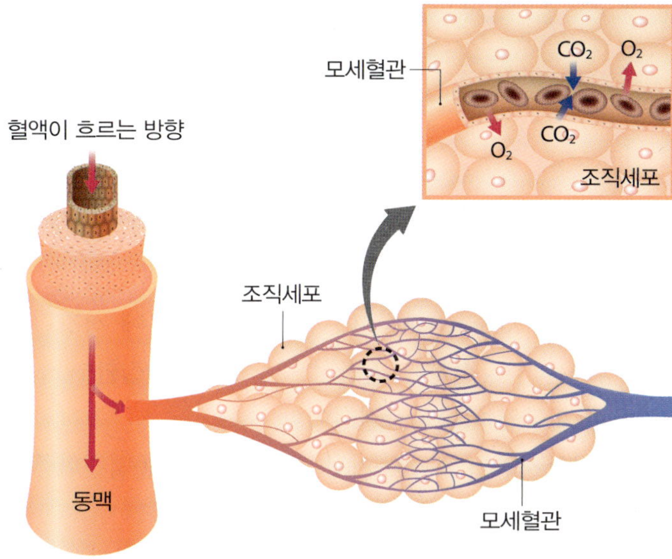

혈관의 구성

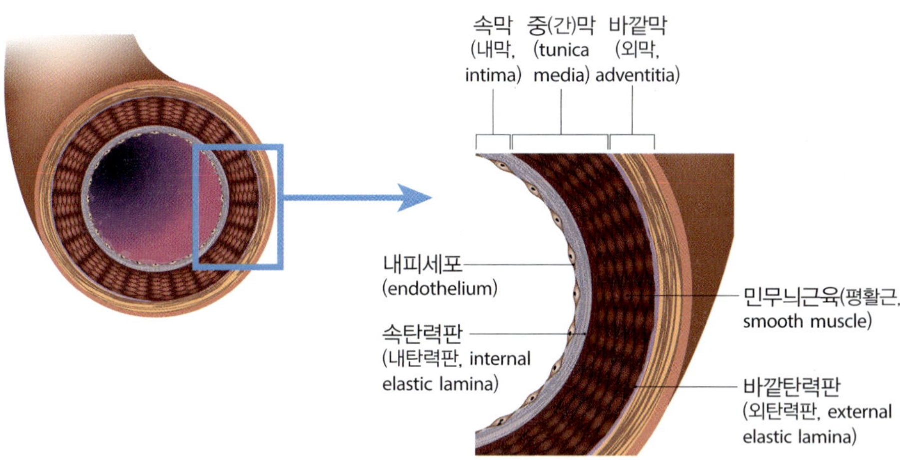

동맥벽의 기본구조

그림 12-2 혈관의 구성과 구조

표 12-1 혈관의 기능

- 혈압을 유지한다(동맥).
- 심장으로부터 각 장기로 혈액을 공급한다(동맥).
- 영양물질이나 산소, 노폐물을 교환한다(모세혈관).
- 모세혈관으로부터 혈액을 심장으로 되돌려 보낸다(정맥).
- 이산화탄소를 방출하고 산소를 적혈구(혈색소)로 흡수한다(폐순환).
- 소화관에서 흡수한 영양물질 등을 간으로 운반한다(문맥).

2 심장질환

1. 허혈심장질환

심장에 혈액을 공급하는 혈관인 **관상동맥**(coronary artery)에 생긴 병터 때문에 심장근육이 필요로 하는 혈액을 충분히 공급받지 못해 발생하는 심장질환을 일반적으로 **허혈심장질환**(ischemic heart disease)이라고 한다. 협심증과 심근경색증이 대표적인 허혈심장질환이다.

허혈심장질환을 일으키는 원인은 다양하지만(표 12-2), 가장 중요한 것은 동맥경화증인 죽(상)경화증(atherosclerosis)에 의한 관상동맥의 협착이다.

위험요인으로는 가족력, 스트레스, 흡연, 고혈압, 당뇨병, 고지혈증, 좌식 생활, 운동 부족 등이 있다. 종종 20세 이전에도 발생하지만, 주로 40세 이상 스트레스가 많은 환경에서 생활하는 남성과 폐경 후 여성에게서 발생하기 쉽다.

표 12-2 **허혈심장질환의 원인**

1. 죽(상)경화증
   a. 진행성 속공간 협착
   b. 혈전 형성
   c. 죽종 파열
   d. 죽종 출혈
2. 관상동맥의 기능적 연축
3. 관상동맥 입구의 협착
   a. 대동맥경화증
   b. 박리동맥류
   c. 대동맥염
4. 기타(염증, 색전증, 혈전증, 종양, 선천이상)

1) 협심증(angina pectoris)

협심증은 관상동맥이 좁아져 심장근육에 충분한 산소와 영양분(혈액)을 공급하지 못해서 발생하는 질환이다.

원인 위험요인에는 흡연, 고지혈증, 고혈압, 당뇨병, 비만, 스트레스, 운동 부족 등이 있다.

증상 왼쪽 가슴의 복장뼈(흉골) 아래 부분에서 쥐어짜는 듯한 발작적이고 격렬한 가슴통증이 1~15분 동안 지속되며, 목, 팔 등으로 방사통(증)이 나타나기도 한다. 또한 구역, 창백, 땀남(발한) 등이 동반될 수 있다.

발생부위 관상동맥이 좁아지거나 경련이 있는 부위의 심장근육에 순환 혈액이 부족하여 발생한다.

분류 안정협심증, 불안정협심증, 변형협심증 등으로 분류된다.

① **안정협심증**(stable angina) : 운동이나 열, 불안, 공포, 고혈압 등 심장근육의 산소요구량이 증가할 때 발생하는 발작적 가슴통증이다. 대부분 안정을 취하면 5분 이내에 완화되거나 나이트로글리세린(nitroglycerin)을 혀 밑으로 투여하면 증상이 사라진다.

② **불안정협심증**(unstable angina) : 급성관상동맥증후군의 한 형태이다. 통증의 빈도가 증가하여 안정 시에도 유발되며, 지속시간이 길다. 치료 효과가 충분하지 않아 심근경색증으로 진행될 위험이 크다.

③ **변형협심증**(variant angina) : 관상동맥의 경련으로 주로 새벽이나 이른 아침에 가슴통증이 발생하며, 낮에는 일을 하거나 활동을 해도 아프지 않다. 나이트로글리세린이나 칼슘통로차단제 등의 혈관확장제를 투여하면 통증이 완화된다.

병리소견 관상동맥이 좁아지거나 혈관벽의 민무늬근육이 과민하다.

합병증 일부 협심증은 심근경색증으로 진행되어 사망할 수도 있다.

진단 심전도검사, 심장초음파, 운동부하검사 등을 시행하며, 증상에 따라 관상동맥조영술 등의 검사를 시행하기도 한다.

> **MEMO** **급성관상동맥증후군**(acute coronary syndrome)
>
> 1992년에 제시된 개념으로, 심각한 급성허혈심장질환인 급성심근경색증과 불안정협심증을 포괄하는 임상 증후군이다. 두 질환 모두 관상동맥 내 죽(상)판(atheromatous plaque) 파열에 의한 혈전 형성과 속공간 폐쇄가 원인이다. 이러한 공통된 병태생리학적 기전에 근거하여 질환을 통합적으로 이해함으로써 보다 명확하고 일관된 치료 방침을 설정할 수 있다.

2) 심근경색증(myocardial infarction)

심근경색증은 관상동맥의 속공간이 갑자기 막혀 심장근육에 혈액이 공급되지 않아 비가역적으로 심장근육세포가 괴사(necrosis)하는 질환이다.

원인 동맥경화증으로 형성된 죽종(흔히 플라크라고도 함)이 파열되어 혈전이 형성되고 동맥이 폐쇄되거나, 부분적 폐쇄 부위에서 연축(spasm)이 발생하여 혈관이 완전히 폐쇄되거나, 색전에 의해 혈관이 급격히 폐쇄됨으로써 발생한다(그림 12-3).

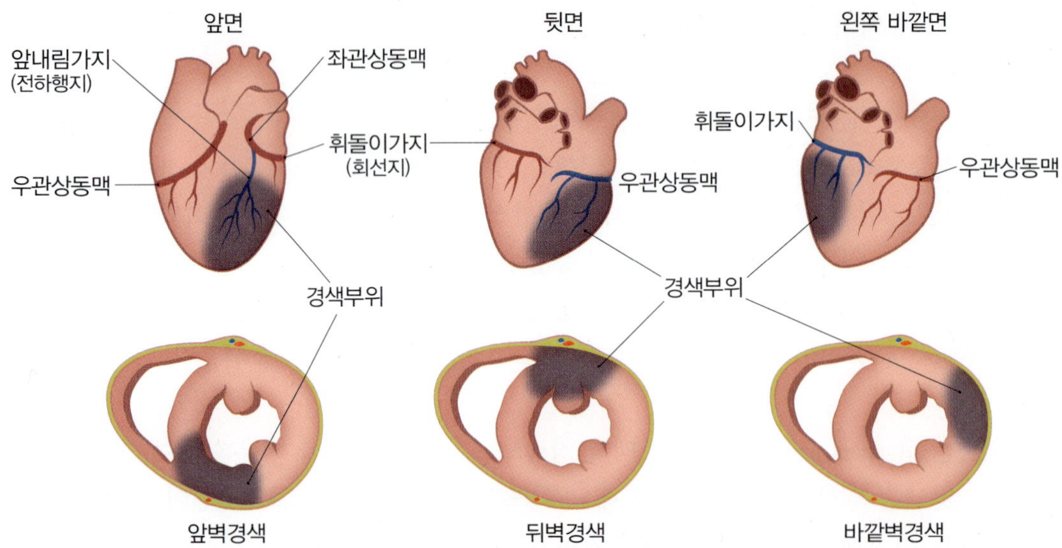

그림 12-3 관상동맥 폐쇄 부위와 심근경색증 부위

증상 30분 이상 지속되는 가슴통증(흉통), 팔과 복부, 등, 목으로 퍼지는 방사통(증), 식은땀, 어지러움, 구역, 구토, 빈맥 등이 발생한다.

발생부위 폐쇄 빈도가 가장 높은 부위는 좌관상동맥 앞내림가지(전하행지)로 약 50%를 차지하며, 그 다음으로는 우관상동맥이 많고, 좌관상동맥 휘돌이가지(회선지)가 가장 적다. 심근경색증은 보통 좌심실에서 일어난다.

병리소견 급성심근경색증이 발생한 후 하루 정도 지나면 병터 부위는 육안으로도 창백해 보이고, 주위에 충혈이 나타난다. 광학현미경에서는 괴사한 심장근육세포와 부종, 중성구의 침윤이 관찰된다. 1주일 정도 지나면 붉은색을 띤 육아조직(granulation tissue)이 형성되고 그 후 1개월 이상 지나면 섬유화하면서 흉터조직이 되어(그림 12-4) 회복된다(오래된 심근경색증, old myocardial infarction). 그러나 이 부분은 심장근육조직이 없는 섬유성 결합조직이어서 심장근육 본래의 박동 기능을 상실한다.

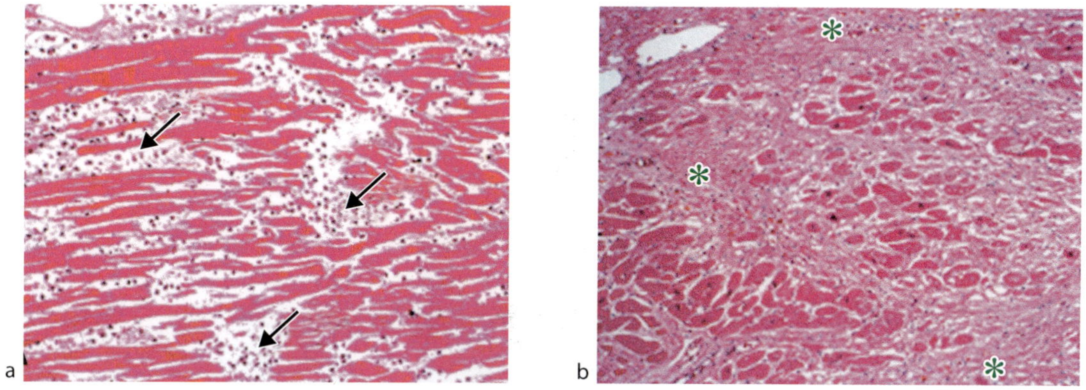

그림 12-4 **심근경색증의 병리소견**

a. 새로운 경색 병터. 심장근육세포가 응고 및 괴사해 있다. 중성구(→)의 침윤이 시작되었다.
b. 오래된 심근경색증. 흉터화(*)되었다.

합병증 심근경색증에서는 그림 12-5와 같은 병터가 합병되므로 충분한 주의가 필요하다. 심근경색증 발생과 함께 심장박동이 장애를 받아 심장으로부터의 혈액박출량이 감소되면 혈압이 떨어져 **심장성쇼크**(cardiogenic shock)에 빠진다. 좌심실에서 혈액 박출이 저하되면 **폐울혈**과 **폐부종**이 발생할 수 있으며, 경색 부위의 심내막(심장속막)에서는 내막의 조직손상과 심장근육의 운동장애가 발생하여 혈전이 쉽게 형성된다. 이렇게 형성된 혈전이 탈락하여 순환계통으로 유입되면 뇌나 기타 장기에서 **색전증**(embolism)을 유발할 위험이 있다.

경색 후 1주일 정도 지나도 괴사 부위에 형성되는 육아조직의 양이나 강도가 충분하지 않으면 심실벽이 파열되어 혈액이 유출되고(그림 12-6), 이것이 심장막안(심낭)에 고여 심장박동을 방해하면 심장정지에 이른다. 이것을 **심장눌림증**(cardiac tamponade)이라고 한다. 경색이 관벽성으로 일어난 경우에는 흉터화한 심실벽이 얇아지기 때문에 심실 내의 압력에 의해 이 부분이 주머니 모양으로 돌출하기도 하는데, 이를 **심실류**(ventricular aneurysm)라고 한다.

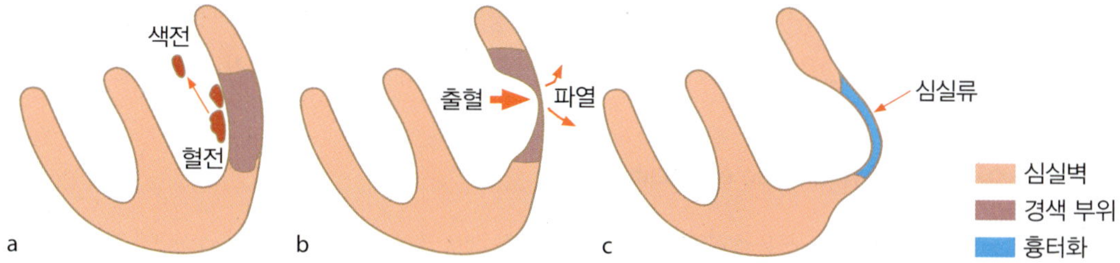

그림 12-5 **심근경색증의 주요 합병증**

심근경색증에 의해 심장성쇼크를 일으켜 폐에 울혈이나 부종이 생긴다. 경색 부위에 형성되는 혈전이 벗겨져 색전증을 일으킬 위험이 있다(a). 경색 부위가 파열되면 출혈에 의해 심장눌림증을 일으킨다(b). 흉터조직의 두께가 충분하지 않으면 심실류가 형성된다(c).

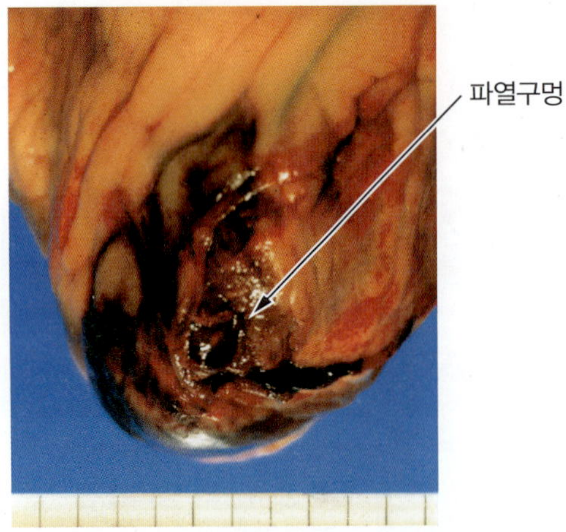

그림 12-6 심근경색증에 의한 심장파열

급성심근경색증에 의한 좌심실 파열로, 출혈을 동반한 심실벽의 괴사와 틈새가 형성된 것을 볼 수 있다.

진단 심장효소검사, 심전도검사가 유용하다. 심장효소 중 크레아틴인산화효소(CK-MB) 수치가 심근경색증 후 3~12시간 지나면 상승하기 시작하여 12~18시간 내에 정상치의 5~8배 증가하였다가 2~3일 후 정상으로 돌아온다. 심근단백질인 트로포닌(troponin)과 염증 수치인 CRP 및 적혈구침강속도(ESR)도 증가한다. 또한 심전도검사에서 ST 분절이 상승한다.

2. 심내막염과 심장판막증

심장에는 심방과 심실 사이, 심실과 대동맥이나 폐동맥 사이에 각각 판막이 있어서 혈액의 역류를 막는다. 이러한 기능을 가진 판막에 이상이 생기면 심장 기능에 중대한 장애가 발생한다. 판막에 이상을 일으키는 가장 흔한 원인으로는 판막을 중심으로 발생하는 심내막염이다.

심장판막증에는 각 판막의 협착과 역류가 있으며, 발병빈도는 승모판(막) > 대동맥판(막) > 삼첨판(막) > 폐동맥판(막)의 순이다. 승모판(막)이나 대동맥판(막)에서는 협착과 역류가 합병되는 경우도 많다.

1) 류마티스심내막염(rheumatic endocarditis)

류마티열(rheumatic fever)은 A군 β-용혈사슬알균(group A beta-hemolytic *Streptococcus*)에 의한 인두염 또는 편도염 발생 후 약 2~3주 후에 발병하는 면역매개성 염증질환이다. 류마티열에서 심내막이 침범되면 이를 **류마티스심내막염**이라고 하며, 주로 젊은 연령층에서 호발한다.

원인 A군 β-용혈사슬알균에 의한 심내막의 염증성 질환이다.

증상 전신염증 징후, 미열, 백혈구 증가, 심(장)잡음, 울혈심부전, 폐부종 등이 발생한다.

발생부위 주로 **승모판(막)**에서 가장 많이 발생한다. 대동맥판(막)에서도 발생하지만, 그 밖의 다른 판막에서는 거의 발생하지 않는다.

병리소견 판막이 닫히는 부분에 작은 혈전성 융기물(사마귀, 돌기)이 다수 부착되는 것이 특징이다(그림 7-10b 참조). 또한 판막에 육아조직이 형성된 결과, 판막이나 힘줄끈(건삭)이 비후 및 경화하고 유착도 일어나 현저하게 변형된다. 이처럼 류마티스심내막염은 염증이 치유되어도 판막에 변형이 남기 때문에 심각한 판막기능부전을 초래한다.

진단 사슬알균의 혈청항체 수치인 항사슬알균용혈소(antistreptolysin O, ASO titer)가 증가한다.

2) 세균심내막염(bacterial endocarditis)

세균심내막염은 혈액 속에 세균이 흐르는 세균혈증(bacteremia)이나 패혈증(sepsis) 상태에 있을 때 판막이 세균에 감염되어 발생하는 염증질환이다.

원인 주요 원인균은 황색포도알균(*Staphylococcus aureus*)이며, 면역력이 저하되어 있을 때는 입안이나 장 내 약독균인 녹색사슬알균 등에 의해서도 발생한다. 균은 발치, 편도 절제 또는 피부 상처 등을 통해 혈관 내로 침입하고(세균혈증), 심장에 도달하여 세균심내막염을 일으킨다. 그 밖에 치아 감염, 피부 감염, 호흡기 감염 그리고 비뇨생식기 감염 후 세균심내막염이 발생하기도 한다.

증상 발열, 식욕부진, 체중감소, 백혈구 증가, 심(장)잡음 등이 나타난다.

발생부위 승모판(막)이나 대동맥판(막)에서 발생한다.

병리소견 승모판(막)이나 대동맥판(막)에 세균이나 괴사조직을 포함한 혈전성 사마귀가 형성되어 판막을 변형시키거나 파괴한다(그림 12-7). 또한 세균심내막염에 의한 판막의 급성기능부전이나 다른 장기의 감염에 의해 위험한 상태에 빠져 사망에 이르는 예도 많으며, 사망하지 않고 살아남더라도 판막이 심하게 변형되기도 한다.

합병증 세균이 있는 사마귀가 떨어져 나가 다른 장기에서 색전증을 일으켜 감염소를 확대시킬 위험이 있는데, 수막염이나 뇌고름집(brain abscess)이 합병되기도 한다. 울혈심부전, 폐울혈과 부종 등이 발생할 수 있다.

진단 혈액배양검사와 심장초음파검사가 유용하다.

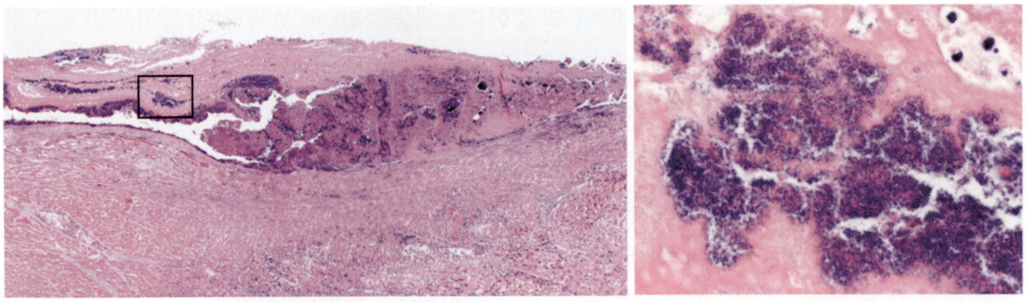

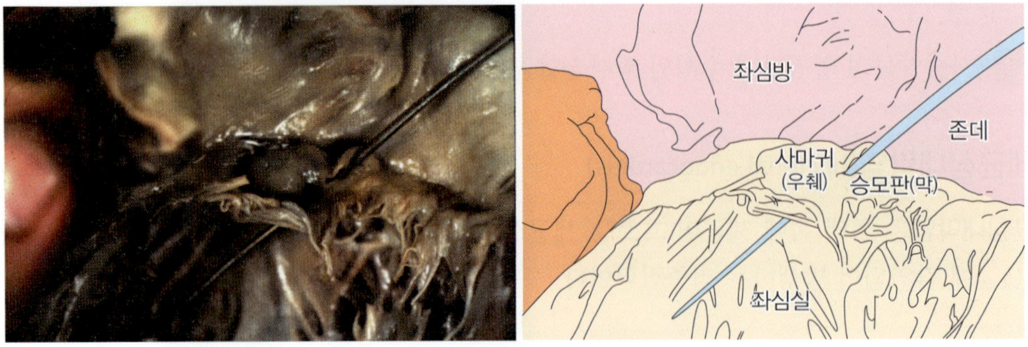

그림 12-7 세균심내막염의 병리소견

a. 심내막 표면에 세균덩어리(청자색), 혈전, 괴사조직이 관찰된다. 왼쪽 검은색 테두리로 나타낸 세균덩어리(집락)를 확대한 것이 오른쪽 사진이다.
b. 승모판(막)에 사마귀가 형성되어 천공[존데(sonde)가 끼워져 있음]을 일으키고 있다. 이 판막은 현저한 기능부전에 빠지고, 떨어져나간 사마귀가 다른 장소에서 색전증을 일으켜 감염을 확대시킬 수 있다.

3) 심장판막증(valvular disease)

심장판막증은 **협착**(stenosis)과 **역류**(regurgitation)의 2가지로 구분할 수 있다(그림 12-8). 협착이란 판막이 좁아져 혈액의 원활한 흐름이 방해되는 것을 말하며, 역류는 판막이 완전히 닫히지 않아 혈액의 일부가 되돌아가는 것을 말한다.

원인 심내막염, 선천판막이상, 변성석회화, 점액종모양변성 등이 있다.

종류

① **승모판협착증**(mitral stenosis) : 류마티스심내막염을 앓고 난 환자에게서 발생하며, 주로 좌심방에서 좌심실로 혈액이 유입되는 승모판(막)에 장애가 생긴다. 이로 인해 좌심실로 유입되는 혈액량을 유지하기 위해 **좌심방이 비대**해지거나 확장된다. 폐순환에도 영향을 미쳐 **폐울혈**이나 **우심실비대**도 발생한다(그림 12-8a). 승모판협착증 환자는 폐에서의 기체교환이 불완전하여 쉽게 호흡 기능이 장애를 받아 호흡곤란, 가슴통증, 전신색전증, 좌심부전, 우심부전 등이 발생하므로 예후가 나쁘다.

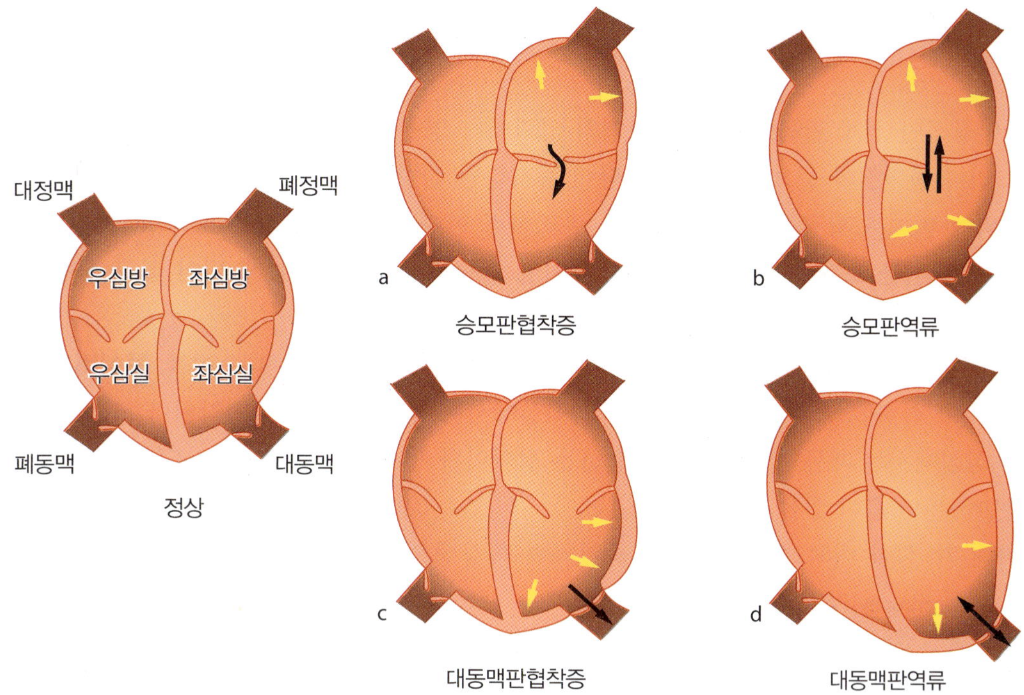

그림 12-8 **심장판막증에 의한 심장의 변화**

② **승모판역류**(mitral regurgitation) : 승모판부전(mitral insufficiency)이라고도 하며, 승모판(막)이 완전히 닫히지 않아 좌심실에서 좌심방으로 혈액이 역류하여 좌심방이 확장되고 비대해져 **좌심부전**이 발생한다. 이에 따라 좌심방 압력이 높아져 폐울혈을 초래하고 우심실도 비대해진다(그림 12-8b). 판막 변형이 심하면 역류와 협착이 동시에 나타나 상태는 더욱 심각해진다. 호흡곤란, 피로, 기침, 두근거림 등이 발생한다.

③ **대동맥판협착증**(aortic stenosis) : 류마티스심내막염, 선천승모판부전 외에 최근에는 **노인**이나 투석 환자가 증가함에 따라 판막첨판(valve cusp)의 **노화**에 따른 **석회화 침착**으로 협착이 증가하고 있다. 이에 따라 심장에서 온몸으로 내보내는 혈액의 흐름에 장애가 발생하며, 필요한 혈액을 대동맥으로 보내기 위해 **좌심실이 비대**해진다(그림 12-8c). 호흡곤란, 가슴통증, 실신 등의 증상이 발생한다.

④ **대동맥판역류**(aortic regurgitation) : 대동맥판부전(aortic insufficiency)이라고도 하며, 류마티스심내막염 및 세균심내막염에 의해 발생한다. 대동맥판역류가 발생하면 대동맥에서 좌심실로 혈액이 역류한다. 좌심실의 증가한 혈액을 박출하기 위해 **좌심실에 확장**과 **비대**가 일어난다(그림 12-8d). 좌심실이 비대해지면 좌심방과 폐동맥압도 상승하게 된다. 이에 따라 호흡곤란, 야간의 가슴통증, 심(장)잡음, 부종 등의 증상이 발생한다.

진단 심전도검사, 심장초음파검사, 심혈관조영술 등의 검사로 판막의 상태를 확인한다.

3. 심장비대

심장은 일상적인 신체 활동에 필요한 혈액의 압력이나 양을 지속적으로 조절하여 순환계통으로 박출한다. 그러나 판막질환 등으로 심장에 부담이 증가하면 심방이나 심실은 혈류, 압력, 용적의 변화를 보상하기 위해 비대나 확장을 일으켜 기능을 유지하려 한다. 이러한 과정을 **보상**(compensation)이라고 하며, 보상의 범위를 초과하게 되면 심장은 더 이상 기능을 유지할 수 없게 되어 결국 심부전 상태에 이르게 된다.

심실 내의 압력이 증가하면 심실벽은 두꺼워지고 속공간은 좁아지는데, 이를 **동심비대**(concentric hypertrophy)라고 한다(그림 12-9). 동심비대는 좌심실에서는 대동맥판(막)의 협착이나 고혈압에 의해 일어나고, 우심실에서는 폐동맥의 압력이 상승하는 질환이나 팔로네증후(tetralogy of Fallot)처럼 폐동맥협착증을 동반하는 질환이 있을 때 일어난다.

이에 비해 각 심실 내의 순환혈액량이 증가하면 확장성으로 비대가 일어나는데, 이것을 **보상비대**(compensatory hypertrophy)라고 한다. 이러한 심장비대는 대동맥판역류나 승모판역류가 있는 좌심실에서 관찰된다.

현저하게 비대해진 심장에서는 심장벽의 두께가 정상의 약 2배, 중량은 3배에 달한다. 현미경으로 비대한 심실의 심장근육세포를 관찰하면 정상의 심장근육세포보다 커져 있어, 심장근육세포가 그 용적을 증가시킴으로써 증가된 일의 양에 대처하고 있음을 알 수 있다.

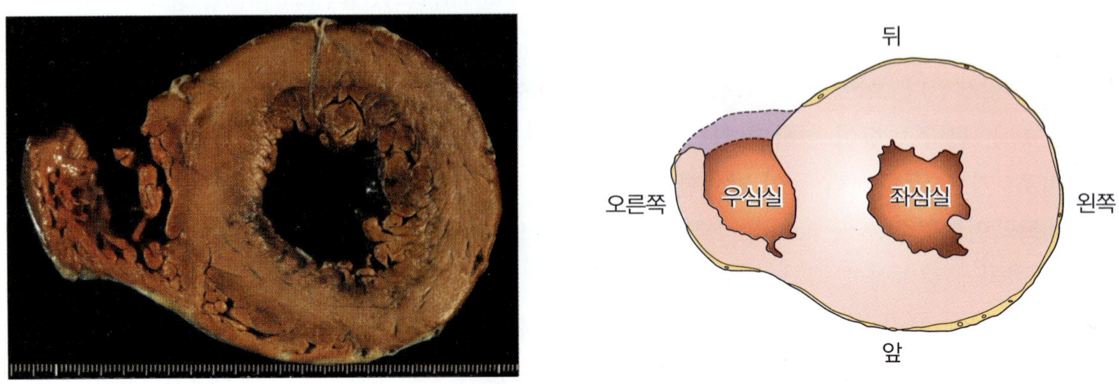

그림 12-9 심장의 동심비대

장기간에 걸쳐 심장에 부담이 가해지면 심장근육세포가 비대해져 심장 중량이 증가한다. 고혈압이나 대동맥판협착증이 원인인 경우 그림과 같이 좌심실벽이 두꺼워지고 심실근육기둥이나 유두근(꼭지근)도 굵어져 속공간이 좁아진다.

4. 심부전

심부전(heart failure)이란 심장의 펌프 기능이 저하되어 전신의 조직이 필요로 하는 혈액을 충분히 공급하지 못하는 상태를 말한다. 심부전은 다양한 기저질환에 의해 발생할 수 있으며, 임상적으로는 주로 혈류역학적 특징에 따라 우심부전과 좌심부전으로 구분된다(그림 12-10).

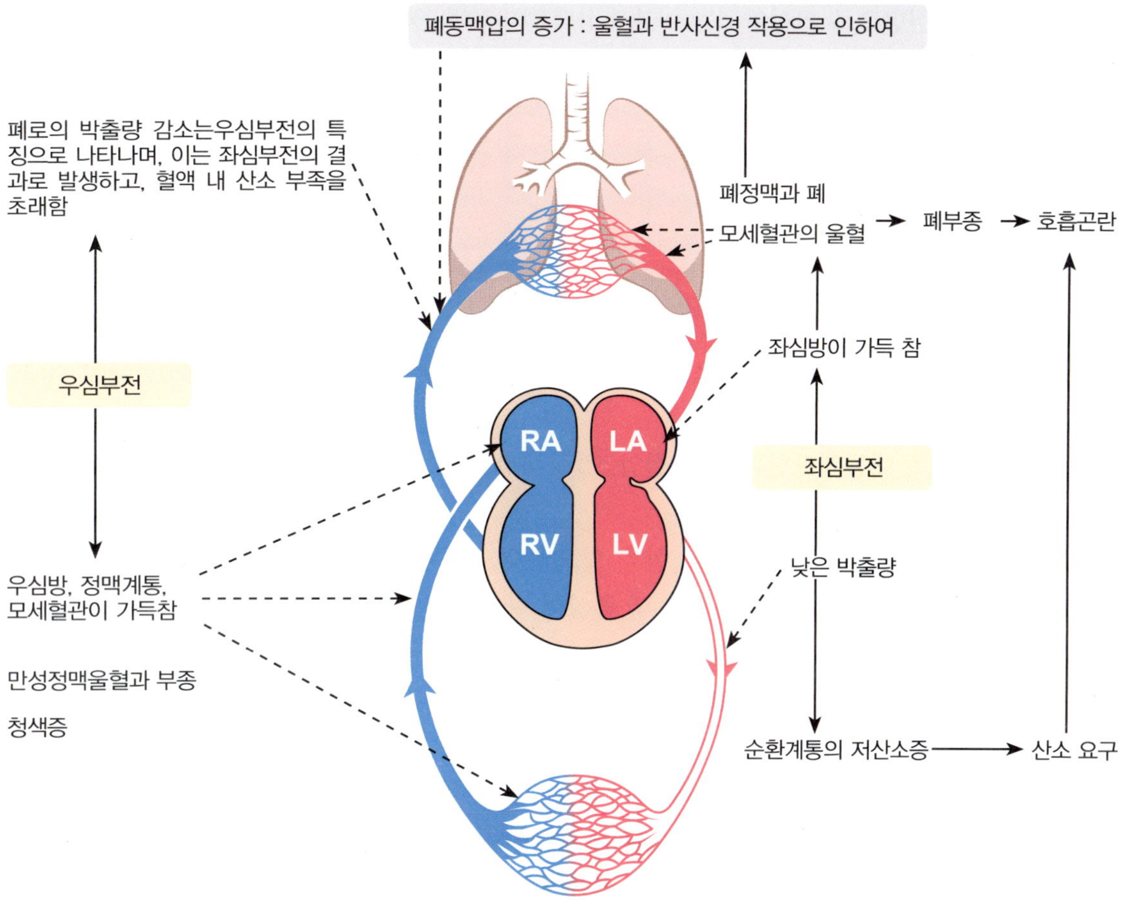

그림 12-10 심부전의 임상소견

1) 우심부전(right heart failure)

우심부전은 우심실의 혈액이 폐동맥으로 완전히 박출되지 못하는 상태이다.

원인 심근경색증, 폐동맥판협착증, 폐렴에 의한 급성폐울혈이나 폐부종 등에 의해 발생한다.

증상 심(장)박출량 감소, 정맥울혈, 전신부종, 체중증가 등이 나타난다.

병리소견 만성우심부전은 우심장계통의 심장근육장애, 폐섬유증(섬유모양폐)이나 폐기종(폐공기증) 등의 만성폐질환 때문에 폐동맥압이 상승하여 우심실이 확장 및 비대된 상태이다. 또한 좌심부전이 오래 지속되면 결국 우심장계통에도 부담이 가해지기 때문에 만성좌심부전에 의해 속발하는 경우도 많다. 만성화한 좌심부전에 우심부전이 합병되면 온몸에 울혈이 나타나기 때문에 **울혈심부전**(congestive heart failure)이라고 한다.

우심부전은 우심방으로 되돌아오는 아래대정맥(하대정맥) 영역에 크게 영향을 미치며, 간과 비장(지라) 및 소화관에 울혈을 일으켜 기능장애가 발생한다. 다리와 같이 중력의 작용을 받기 쉬운 부위에서는 정맥압이 상승하여 피부밑조직에 부종을 일으키기 쉬운데, 이것을 **심장성부종**(cardiac edema)이라고 한다. 또한 부종은 복강에도 발생하여 **복수**(ascites)가 생기는데, 방치하면 울혈에 의한 신장 기능저하가 심해져 전신 상태가 악화된다.

2) 좌심부전(left heart failure)

좌심부전은 좌심실의 혈액이 대동맥으로 박출되지 못하는 상태로, 가장 흔하게 발생한다.

원인 심실경색증, 대동맥판협착증, 고혈압, 갑상샘항진증 등이 있다.

증상 심(장)박출량 감소로 인해 폐울혈을 일으켜 호흡곤란을 유발하는데, 발작성야간호흡곤란, 앉아숨쉬기(좌위호흡), 기침, 폐부종 등의 증상이 나타난다.

병리소견 좌심부전으로 인해 심(장)박출량이 저하되고, 이로 인해 좌심방에 혈액이 정체되기 때문에 폐에 만성적인 울혈이 발생하며, 폐포(허파꽈리) 내에 누출액이 고이거나(폐부종) 누출출혈이 일어난다. **폐부종**으로 인해 폐포에서의 기체교환이 방해를 받으면 동맥혈 내의 산소가 부족해져 입술이나 손발톱이 청자색을 띠는 **청색증**(cyanosis)이 나타난다. 좌심부전 환자의 상태가 갑자기 악화되면 발작적으로 격렬한 호흡장애를 일으키는데, 이를 **심장천식**(cardiac asthma)이라고 한다.

5. 심근병증

원인 불명으로 발생하는 심장근육의 질환을 **심근병증**(cardiomyopathy)이라고 한다.

분류 임상적 병형에 따라 비대형, 확장형, 제한형의 3가지 형태로 분류된다.

① **비대심근병증**(hypertrophic cardiomyopathy) : 심실벽이 고도로 비대해져 임상적으로 두근거림, 운동 시 호흡곤란 등을 호소한다. 조직학적으로 현저하게 비대해진 심장근육세포는 종종 거대한 핵을 가지며, 심장근육섬유는 서로 뒤엉켜 섬유화를 동반한다. 비대심근병증에는 가족성 발병, 특히 보통염색체 우성유전이 자주 관찰된다.

② **확장심근병증**(dilated cardiomyopathy) : 심실이 고도로 확장되어 심장근육의 수축부전을 일으킨다. 심실벽은 얇아져 조직학적으로 섬유화와 지방 침윤이 관찰된다. 좌심실 또는 우심실의 수축장애로 심실이 확장되고, 혈액이 정체되는 과부하로 인해 울혈심부전을 일으킨다.

③ **제한심근병증**(restrictive cardiomyopathy) : 심내막탄력섬유증(endocardial fibroelastosis; 심내막과 판막의 섬유화와 비후가 관찰되며 혈액유입의 장애가 일어남) 등에 기인하는 제한심근병증은 심실의 이

완장애를 특징으로 하며, 심(장)박출량 감소로 인한 호흡곤란, 정맥압 상승으로 인한 부종, 복수, 간비대가 발생한다. 우리나라에서는 매우 드문 질환이지만, 중앙아프리카에서는 풍토병으로 알려져 있다.

6. 선천심장기형

태아의 심장이나 대동맥 및 폐동맥은 임신 1개월 무렵까지 그 기본적인 구조가 형성된다. 그런데 심장이나 혈관이 형성되는 과정에 이들 장기에 어떠한 손상이 가해지면 기형이 발생하며, 출생 후 순환장애를 일으켜 심부전이 초래된다.

1) 심방중격결손(atrial septal defect)

심방중격결손은 심방중격(심방사이벽)에 결손이 있어서 좌우의 심방 사이가 연결되는 기형이다(그림 12-11). 일반적으로 혈압 차이에 의해 좌심방에서 우심방으로 혈액이 흐르고, 증가한 혈액이 폐동맥으로 박출되기 때문에 우심실비대가 발생한다. 초기에는 우심방의 압력이 좌심방의 압력보다 높지 않아 좌 → 우 단락(shunt)이 나타나서 비청색증 상태가 되나, 결손 정도가 심하면 폐동맥압이 상승하기 때문에 우심방에서 좌심방으로 혈액이 흘러(우 → 좌 단락) 청색증(cyanosis)이 나타나게 된다.

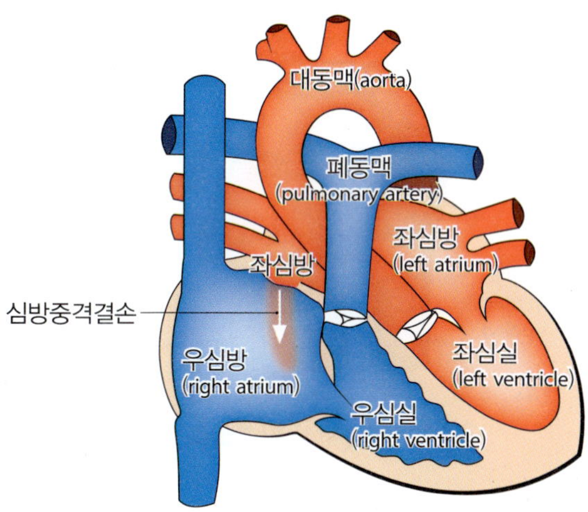

그림 12-11 심방중격결손에서의 혈액 흐름

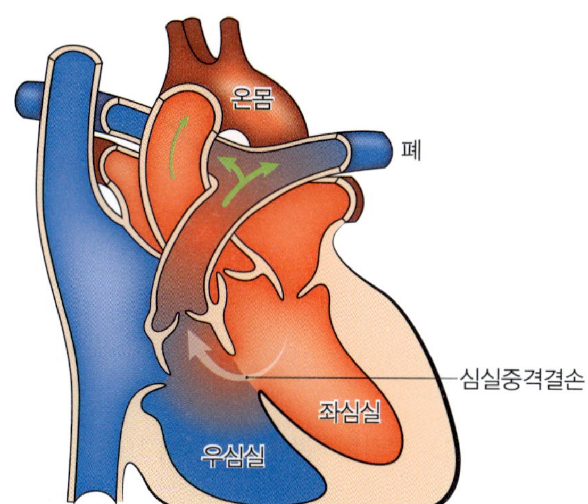

그림 12-12 심실중격결손에서의 혈액 흐름

2) 심실중격결손(ventricular septal defect)

심실중격결손은 심실중격에 결손이 있어서 좌우의 심실 사이가 연결되는 기형으로(그림 12-12), 선천심장질환 중에서 발생빈도가 가장 높다. 양 심실 사이의 혈압 차이에 의해 혈액이 결손 부분을 통해 좌심실에서 우심실로 흘러(좌 → 우 단락) 압력이 높은 혈액이 우심장계통으로 유입되기 때문에 우심장 비대나 폐순환이 고혈압(폐고혈압, pulmonary hypertension)이 된다. 폐고혈압이 계속되면 폐동맥의 벽이 두꺼워지고 속공간이 협착되어 막히게 된다. 이렇게 되면 폐순환의 저항이 계속 증가하고 우심실의 압력도 점차 상승하게 된다. 우심실의 압력이 상승하면 지금까지와는 반대로 우 → 좌 단락이 일어나 정맥혈이 심실중격결손을 통해 대동맥을 지나 온몸으로 흐르기 때문에 청색증을 일으키게 된다.

3) 열린동맥관(동맥관개존증, patent ductus arteriosus)

태생기에는 우심실에서 폐동맥줄기로 박출되는 혈액은 대부분 동맥관을 통해 대동맥으로 유입된다. 그러나 출생 후 호흡이 시작되면 열려 있는 이 길(동맥관)은 필요가 없어져 보통 생후 2~3주 사이에 동맥관이 완전히 닫히는데, 생후에도 닫히지 않고 열려 있는 상태를 **열린동맥관**이라고 한다(그림 12-13). 동맥관이 열려 있으면 대동맥의 압력이 높고 폐동맥의 압력이 낮기 때문에 대동맥에서 폐동맥으로 혈액이 유입된다.

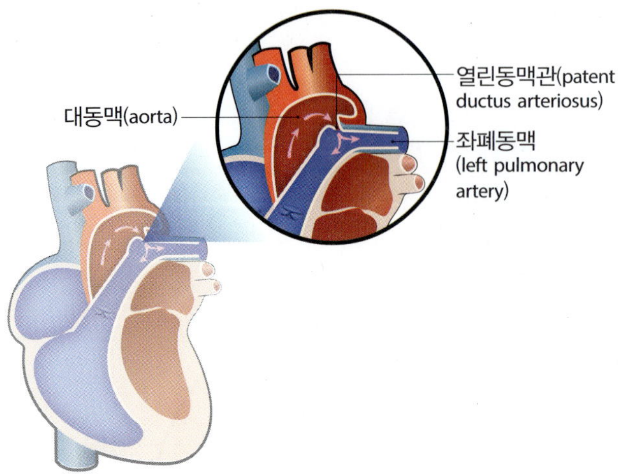

그림 12-13 열린동맥관에서의 혈액 흐름

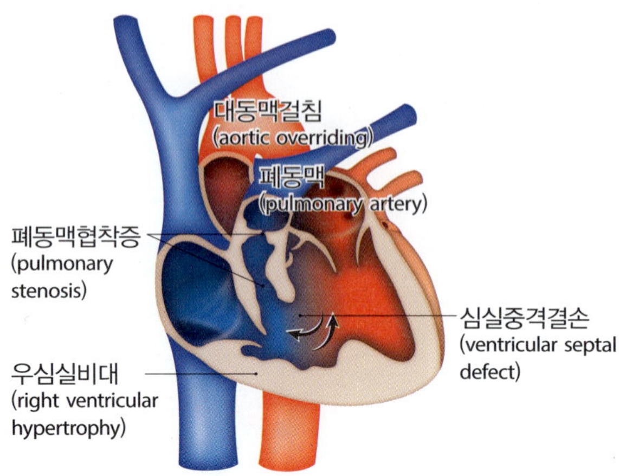

그림 12-14 팔로네증후

4) 팔로네증후(tetralogy of Fallot)

팔로네증후는 심방중격결손, 심실중격결손, 열린동맥관의 단일 기형과는 달리 ①폐동맥협착증(pulmonary stenosis), ②심실중격결손(ventricular septal defect), ③대동맥걸침(aortic overriding; 대동맥이 오른쪽으로 전위되어 심실중격 결손 부위에 걸쳐져 있는 상태), ④우심실비대(right ventricular hypertrophy)의 4가지가 합병된 병태이다(그림 12-14).

팔로네증후는 폐동맥이 협착되어 있기 때문에 우심실의 혈액은 폐동맥으로는 흐르기 어렵고 심실중격결손을 통해 좌심실로 흘러들어 처음부터 우 → 좌 단락이 발생한다. 또한 폐동맥협착증에 의해 폐를 순환하는 혈액이 감소하기 때문에 동맥혈의 산소포화도가 저하되므로 영아기부터 청색증이 두드러지는 것이 특징이다.

3 혈관질환

심장에서 내보내진 혈액을 온몸의 각 장기까지 운반하는 혈관은 혈류량이나 혈압에 맞는 속공간이나 벽의 탄성을 가진다. 혈관벽의 병터 때문에 이러한 성질이 상실되면 혈액순환에 장애를 일으키게 된다(그림 12-15).

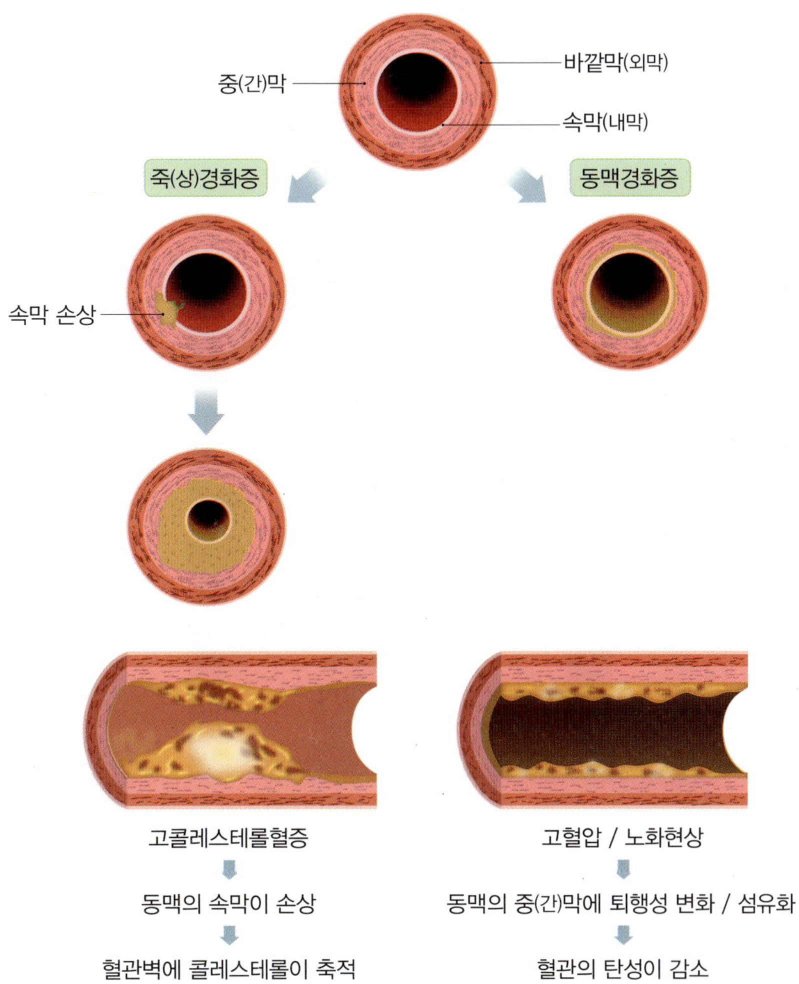

그림 12-15 **혈관질환**

1. 동맥경화증

동맥경화증(arteriosclerosis)이란 노화와 함께 혈관이 약해져서 혈관벽이 단단해지고 두꺼워지는 만성 병터를 말하며, 죽(상)경화증과 세동맥경화증이 포함된다. 이 중에서 죽(상)경화증이 가장 중요하며, 일반적으로 동맥경화증라고 하면 이 죽(상)경화증을 말한다.

동맥경화증이 진행되면 혈관의 속공간이 좁아지기 때문에 혈류가 감소되거나 혈전이 생겨 순환장애를 일으킨다. 또한 혈관이 약해지고 혈관내압이 높아짐으로써 혈관 자체가 늘어나기 시작하는데, 이 상태가 **동맥류**(동맥꽈리, aneurysm)이다.

1) 죽(상)경화증(atherosclerosis)

죽(상)경화증은 주로 탄력동맥(대동맥), 근육동맥(관상동맥, 신(장)동맥, 팔다리동맥, 목동맥, 뇌바닥동맥)의 속막(내막)에 발생하는 국한성 병터이다.

원인 고콜레스테롤혈증, 고혈압, 당뇨병, 흡연 등의 원인으로 혈관벽에 콜레스테롤, 아교질, 칼슘 등이 쌓여 혈관의 속공간이 점차 좁아지면서 혈액순환이 감소한다.

증상 신체 어느 부위의 동맥이 침범되었느냐에 따라 다양한 증상이 나타난다.

발생부위 일반적으로 관상동맥과 뇌동맥에서 흔히 발생한다.

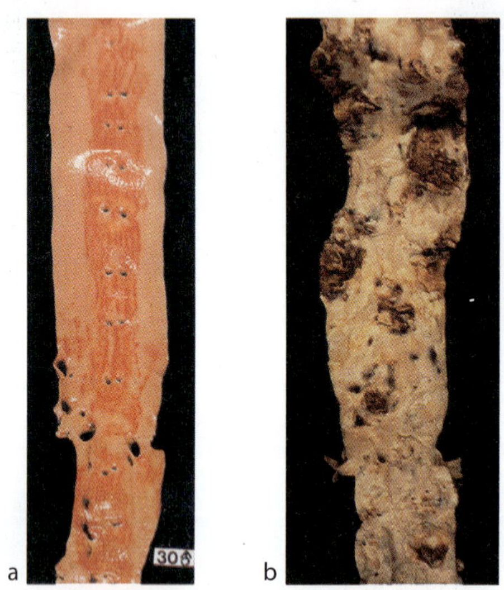

그림 12-16 죽(상)경화증의 병리소견

a. 동맥경화증은 어릴 때부터 발생해 나이와 함께 진행된다. 이 그림은 30세 남성의 대동맥을 세로로 펼친 것으로, 속막에 침착한 지방이 붉게 염색되어 있다. 병터 부분은 아직 편평하고 약간 부풀어 올라 있어 지방얼룩이라고 불린다. 죽(상)경화증의 대표적인 전구병터이며, 붉은 점이 모인 선 모양의 병터로서 나타나므로 지방줄무늬라고도 한다.

b. 66세 여성의 대동맥으로 속면은 황색으로 부풀어 오른 물질(죽종)로 채워져 있다. 암갈색으로 보이는 부분은 궤양면에 형성된 혈전이다.

병리소견 육안으로는 황색 점이나 선 모양 또는 얼룩 모양을 나타내는 편평한 지방줄무늬(지방선조, fatty streak)(그림 12-16a)의 조기 병터에서 속막이 언덕 모양으로 융기된 **죽종**(atheroma)이 형성된다(그림 12-16b).

죽종은 부풀어 오른 형태 때문에 **죽(상)판**(atheromatous plaque) 또는 단순히 **판**(plaque)이라고 불리는데, 이 융기된 속막 심부에 콜레스테롤에스터가 풍부한 죽상물질(지질핵, lipid core)이 있으며, 그 표면은 섬유피막으로 덮여 있다(그림 12-17). 섬유피막은 일반적으로 민무늬근육세포와 아교질, 탄력소 등의 결합조직 성분이 주이지만, 대식세포(큰포식세포)나 T세포가 다양한 비율로 섞여 있다. 지질핵 주위에는 지질공포로 채워진 대식세포(거품세포, foam cell)가 모여 있으며, 그 사이에 T세포가 다양한 비율로 섞여 있다. 동맥의 속막에는 B세포가 드물게 존재한다.

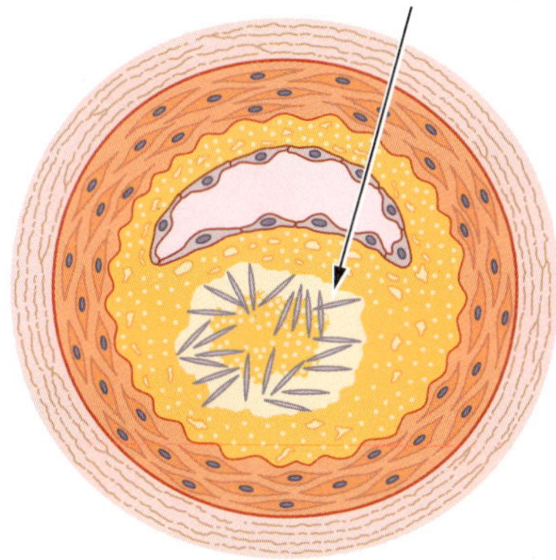

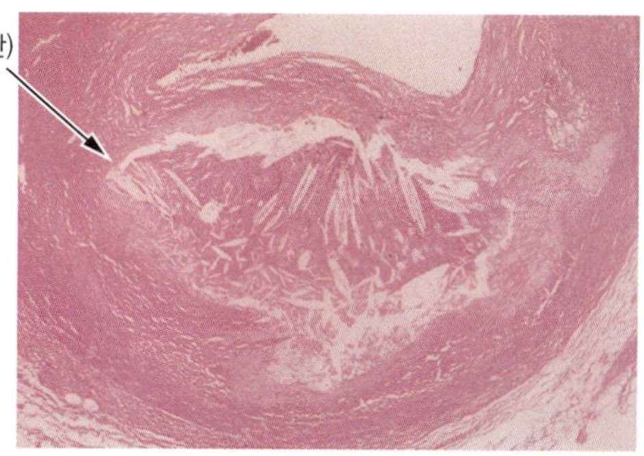

관상동맥경화증의 조직상. 관상동맥을 둥글게 자른 것으로 중앙부분의 죽종으로 인해 속공간(위쪽 중앙)이 심하게 협착되어 있다. 죽종 내에는 괴사물질, 지질(하얀 부분), 콜레스테롤 결정(하얀 바늘 모양의 물질)으로 가득 차 있다.

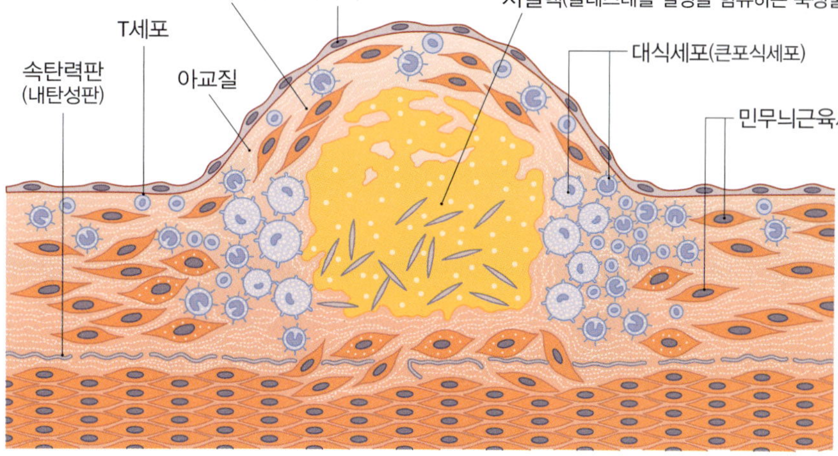

그림 12-17 죽종의 모식도

합병증 정도가 심한 죽종에는 석회 침착과 붕괴에 의한 궤양화, 혈전 형성, 출혈 등이 동반되어 임상적으로 중요한 복합병터가 발생한다(그림 12-18). 이러한 복합병터로 인해 혈관벽이 탄성을 잃고 동맥의 속공간이 좁아져 허혈심장질환(특히 심근경색증)이나 뇌졸중 등의 급성 또는 만성의 장기허혈[다리에서는 괴저(gangrene)]을 일으킨다. 또한 죽종이 중(간)막을 침식함으로써 동맥벽이 얇아지고 약해지면 혈관 파열이나 동맥류가 발생한다.

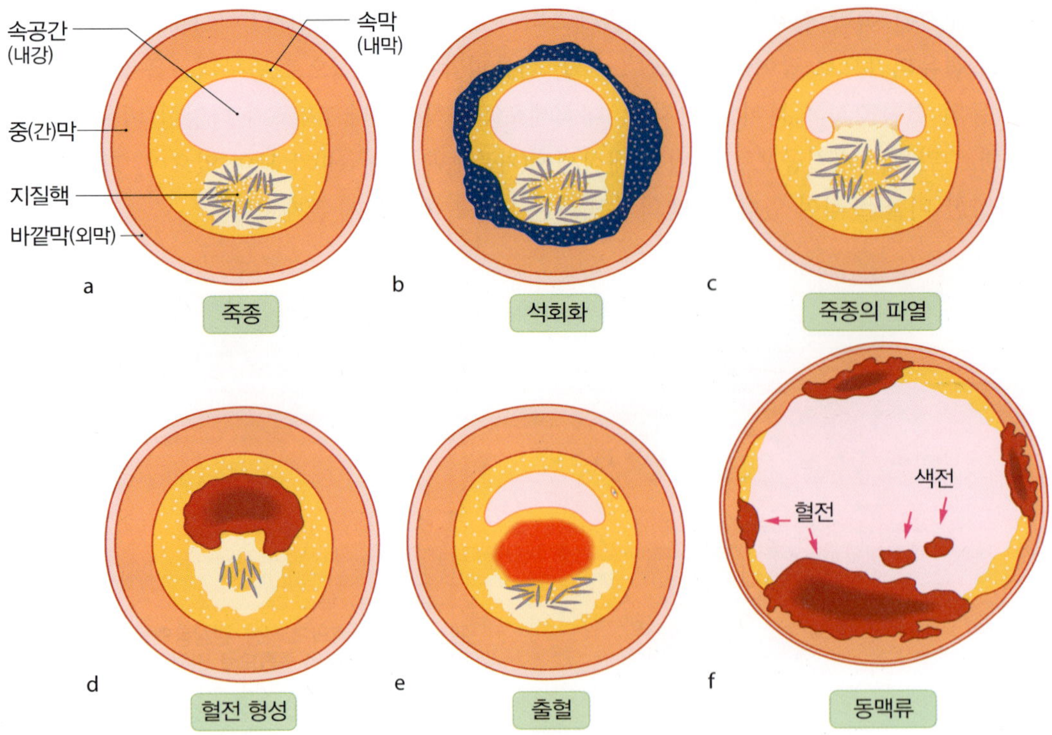

그림 12-18 죽(상)경화증의 복합병터

a. 동맥 내에 형성된 죽종에 의한 속공간 협착 b. 죽종에 의한 석회화 c. 죽종의 파열
d. 죽종이 파열된 부분의 혈전 형성 e. 죽종 내 출혈 f. 죽종이 중(간)막을 침식함으로써 동맥류 형성
특히 c~e의 병터는 임상적으로 중요하며, 심근경색증이나 뇌졸중을 일으키는 주요 원인이다.

2) 세동맥경화증(arteriolosclerosis)

세동맥경화증은 장기 내 지름 1mm 이하의 작은 동맥에서 발생하는 병터이다. 유리질(hyaline) 물질이 속막과 중(간)막에 침착하는 유리질세동맥경화증(hyaline arteriolosclerosis)과 양파 모양의 동심비대를 특징으로 하는 증식세동맥경화증이 있다. 고혈압, 당뇨병과의 관련이 깊다.

2. 대동맥류

동맥이 부분적으로 풍선처럼 확장된 것을 **동맥류**(동맥꽈리, aneurysm)라고 하며, 동맥벽의 병터 또는 구조 이상으로 인해 동맥벽의 강도가 약해져 발생한다. 어느 동맥에서나 발생하지만, 대동맥에서 가장 많이 관찰된다. 대동맥류의 가장 큰 원인은 죽(상)경화증이며, 속막의 판 병터에 의해 중(간)막이 손상되고 동맥벽이 얇아져 방추형 또는 주머니형으로 확장된다(그림 12-19, 12-20).

죽(상)경화증 이외의 원인에는 낭성중간막괴사라고 불리는 선천이상(마르팡증후군, Marfan syndrome)인 중(간)막의 변성질환과 대동맥염이 있는데, 이들은 흉부대동맥류의 주요 원인이다. 대동맥류는 처음에는 증상과 징후가 없으나 커지면 파열의 위험이 높으며, 파열되면 대량출혈을 일으켜 단시간에 사망한다.

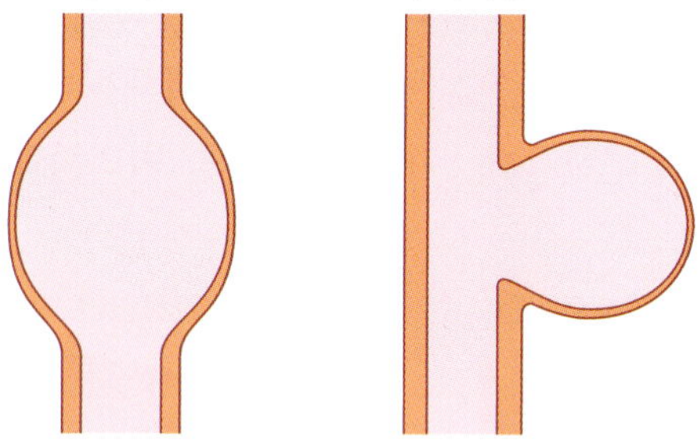

그림 12-19 대동맥류의 형태

대동맥류는 형태에 따라 방추형과 주머니형으로 나뉜다. 방추동맥류는 거의 좌우 대칭성으로 전체가 부풀어 있다. 주머니동맥류는 일부분이 주머니 모양으로 튀어나와 있다. 주머니동맥류는 작아도 파열되기 쉽기 때문에 발견하면 즉시 치료해야 한다.

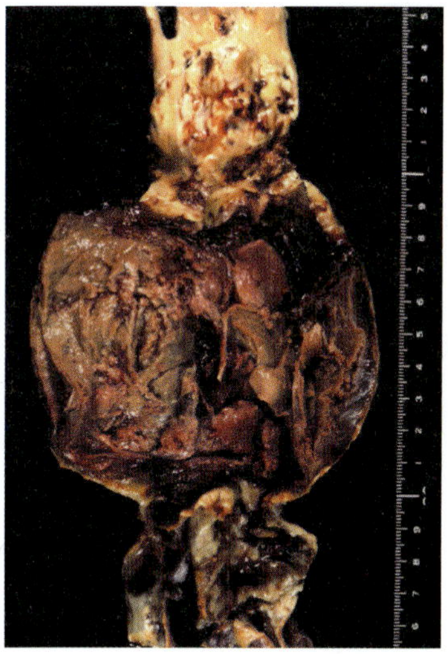

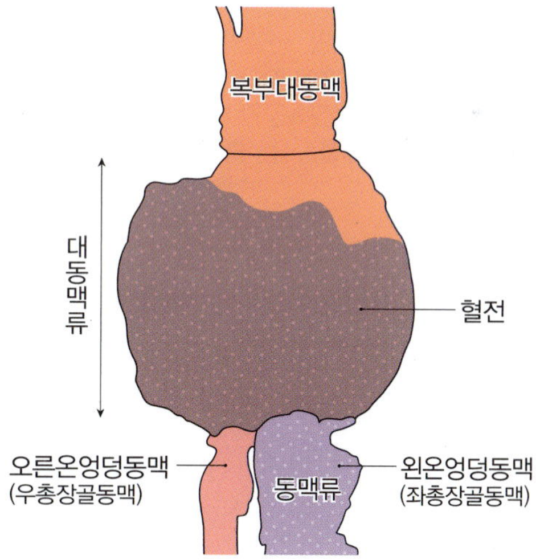

그림 12-20 대동맥류

복부대동맥의 아래 끝이 크게 확장되어 동맥류가 형성되고 그 속공간에는 혈전으로 가득 차 있다. 왼온엉덩동맥(좌총장골동맥)에도 동맥류가 있다.

1) 대동맥박리(aortic dissection)

대동맥박리는 대동맥의 속막에 발생한 틈새(속막 입구)를 통해 혈액이 중(간)막으로 유입되어 **중(간)막이 속층과 바깥층으로 박리**되는 심각한 질환으로, 드물게 발생하지만 예기치 않은 갑작스러운 발병으로 생명을 위협한다.

발생기전 어떠한 원인으로 동맥벽에 틈새가 생기면 혈액이 동맥벽 안으로 흘러들어와 중(간)막이 2층으로 박리된다. 이때 벽 내에 새로운 공간[원래의 속공간(진강)에 대해 거짓속공간(false lumen)이라고 함]이 형성되어 2개의 공간을 형성한다(그림 12-21). 박리를 일으킨 대동맥은 길이 방향을 따라 박리되며 말초 방향뿐만 아니라 중추 방향으로도 확대된다. 박리된 대동맥은 종종 거짓속공간의 확대에 따른 동맥류를 형성하는데, 이러한 경우를 **박리동맥류**(dissecting aneurysm)라고 한다.

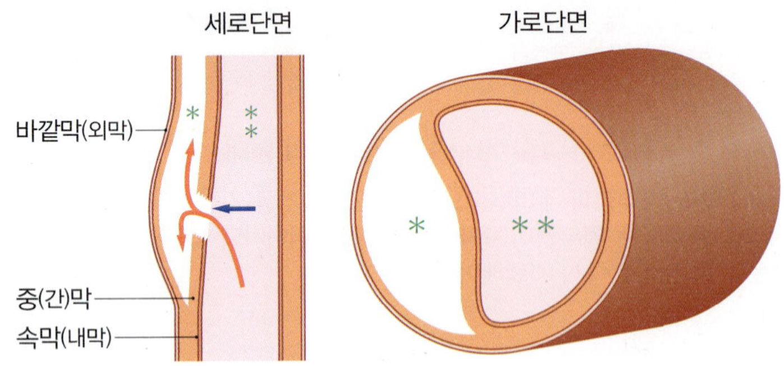

그림 12-21 대동맥박리 모식도

대동맥벽은 속막, 중(간)막, 바깥막의 3층 구조이다. 대동맥박리란 대동맥벽이 중(간)막 위치에서 2층으로 박리되어 동맥 주행에 따라 일정 길이(1~2cm 이상)를 가지며 2개의 공간을 이룬 상태로, 새롭게 생긴 벽 내의 공간을 거짓속공간(*), 본래의 속공간을 진강(**)이라고 한다.
→는 속막에 생긴 틈새를, →는 혈액의 흐름을 나타낸다.

분류 임상적으로는 **스탠퍼드**(Stanford) **분류**가 널리 사용된다. 속막의 틈새, 즉 속막 입구가 어디에 있든 박리가 오름대동맥(상행대동맥)에 도달한 **A형**과 박리가 왼빗장밑동맥(좌쇄골하동맥) 시작부위에서 말초에 도달한 **B형**으로 구분된다(그림 12-22). 박리가 오름대동맥에 도달하면 조기에 사망할 위험이 높아지므로 이 구분은 중요하다.

2) 뇌동맥류(cerebral aneurysm)

뇌동맥류는 선천성으로 형성되는 경우가 많고, 동맥 분지부위에서 자주 발생한다(그림 12-23). 보통은 증상이 없지만, 파열되면 거미막밑출혈(지주막하출혈, subarachnoid hemorrhage)을 일으킨다. 심한 두통을 호소하고 출혈량이 많으면 순식간에 의식을 잃어 급사의 원인이 되기도 한다.

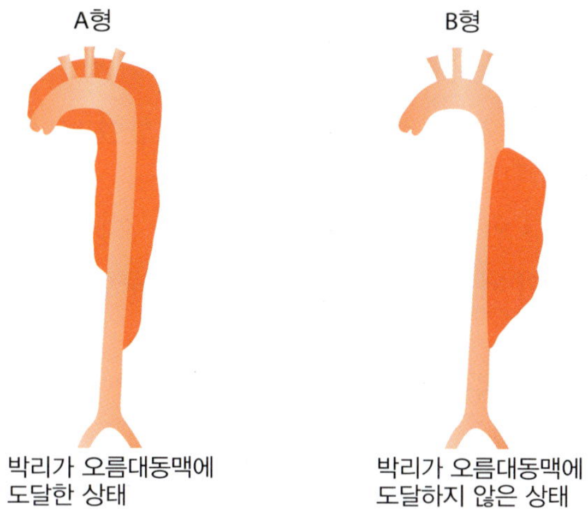

그림 12-22 **대동맥박리의 스탠퍼드 분류**

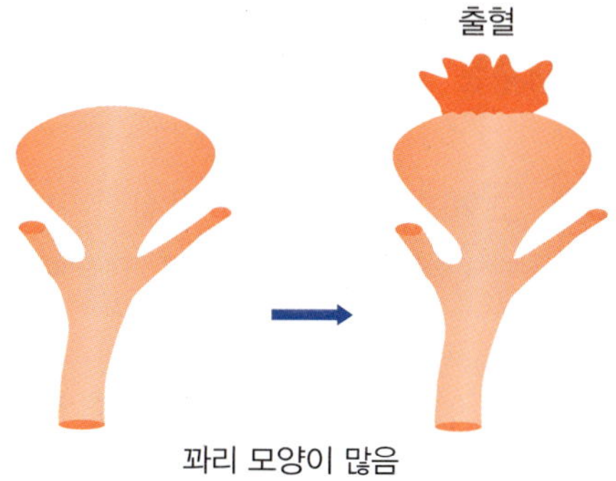

그림 12-23 **뇌동맥류 모식도**

3. 고혈압

혈압(blood pressure)이란 혈액이 동맥 안을 흐를 때 혈관 내벽을 누르는 압력을 말한다. 수축기혈압이 140mmHg 이상 또는 확장기혈압이 90mmHg 이상인 경우를 **고혈압**(hypertension)이라고 하며(표 12-3), 원인이 분명하지 않은 본태고혈압과 기저질환이 원인인 이차고혈압으로 나뉜다.

표 12-3 **성인의 혈압 분류(2022 고혈압 진료지침)**

혈압 분류		수축기혈압(mmHg)		확장기혈압(mmHg)
정상혈압*		<120	그리고	<80
주의혈압		120~129	그리고	<80
고혈압전단계		130~139	또는	80~89
고혈압	1기	140~159	또는	90~99
	2기	≧160	또는	≧100
수축기단독고혈압		≧140	그리고	<90

* 심뇌혈관질환의 발병 위험이 가장 낮은 최적혈압

1) 본태고혈압(essential hypertension)

본태고혈압은 고혈압의 발생기전이 명확하게 밝혀지지 않은 고혈압으로, 고혈압 환자 중 90% 이상이 차지한다. 대부분은 중년에게서 발병하여 수년에서 수십 년이라는 긴 경과를 거친다(**양성고혈압**).

원인 가족력과 염분 섭취량, 비만, 체질, 직업, 정신적 스트레스 등의 환경인자가 관여한다.

증상 대부분 증상이 없지만, 혈압이 갑자기 상승하면 두통, 어지러움, 두근거림 등이 나타난다.

합병증 고혈압이 지속되면 좌심실비대, 대동맥이나 관상동맥 등의 죽(상)경화증, 온몸의 세동맥경화증(그림 12-24) 등에 의해 장기에 장애가 발생하여 뇌혈관장애, 심부전, 신부전 등이 합병된다.

진단 하루 간격으로 두 번 이상 혈압을 측정한 결과 수축기혈압이 140mmHg 이상이거나 확장기혈압이 90mmHg 이상이면 진단한다.

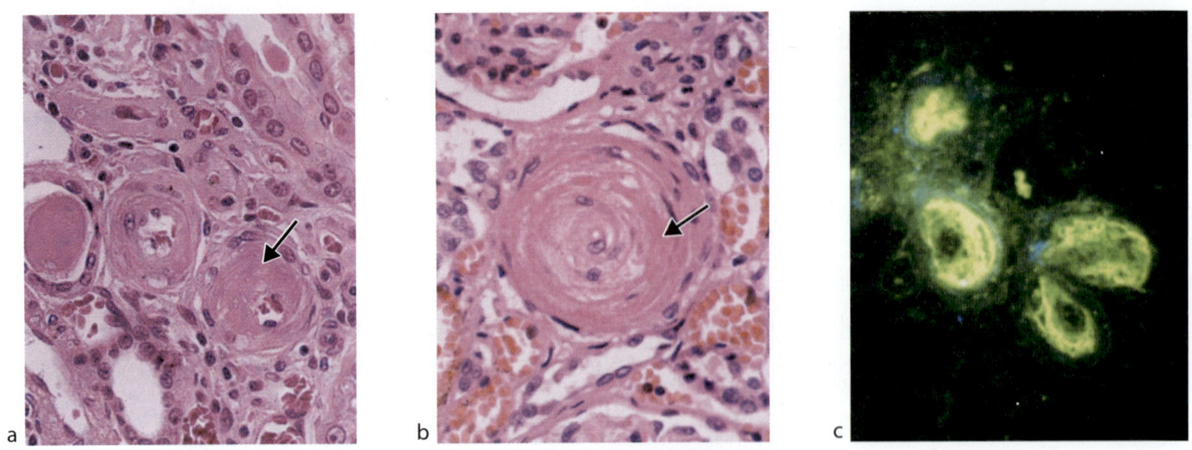

그림 12-24 고혈압에 의한 세동맥 병터

a. 세동맥경화증. 세동맥벽이 두꺼워지고 속공간이 좁아져 있다. 비대해진 부위는 분홍색으로 균일하게 염색되어 있고 광택이 있는 것처럼 보이므로(→) 유리 모양이라고 표현한다.
b–c. 악성고혈압 환자의 세동맥 병터
b. 속막(내막)이 부종처럼 비대해져 속공간이 거의 보이지 않는다. 비대해진 속막에 민무늬근육세포나 아교질섬유가 동심원 모양으로 배열되어 있어서 양파껍질 병터라고 불린다. 2시에서 4시(→) 부위에 있는 분홍색으로 물든 침착물은 염색이 섬유소와 유사해서 섬유소모양(fibrinoid)이라고 한다.
c. 형광항체법으로 관찰하면 세동맥벽에 섬유소–섬유소원의 침착이 있다(섬유소모양괴사).

2) 이차고혈압(secondary hypertension)

혈압상승의 원인이 되는 기저질환이 존재하는 고혈압을 **이차고혈압**이라고 한다.

분류 원인이 만성사구체신염이나 신(장)동맥의 협착 등 신장에 기인하는 것을 신(장)성고혈압, 원인이 내분비기관에 기인하는 것을 내분비성고혈압이라고 하며, 그 밖에도 약제유발성고혈압 등이 있다. 신(장)성고혈압의 발생빈도가 가장 높다.

① **신(장)성고혈압** : 동맥경화증 등에 의해 신(장)동맥이 협착되어 신장의 혈액량이 감소하기 때문에 사구체옆장치(juxtaglomerular arapparatus)에서 레닌이 분비되어 **레닌-안지오텐신계**(renin-angiotensin system)의 작용으로 혈압이 상승한다.

② **내분비성고혈압** : 카테콜아민이나 알도스테론(aldosterone), 코티솔(cortisol)을 과잉으로 분비하는 부신종양이나 과다형성[각각 크롬친화세포종(pheochromocytoma), 일차알도스테론증(primary aldosteronism), 쿠싱증후군(Cushing syndrome)] 등에 의해 혈압이 상승한다.

3) 악성고혈압(malignant hypertension)

악성고혈압은 신부전이 급속히 진행되어 눈의 울혈유두(유두부종, choked disc)나 망막출혈을 동반하기 때문에 적절한 치료를 하지 않으면 비교적 짧은 기간 내에 사망에 이르는 고혈압을 말하며, 일반적으로 젊은 사람에게서 관찰된다.

병리소견 악성고혈압에서는 특히 신장의 미세동맥에 속막의 부종과 민무늬근육세포의 증식에 의해 속공간이 심하게 협착되어 양파껍질(onion-skin)과 유사한 조직을 나타낸다. 또한 높은 빈도로 세동맥벽에 섬유소모양괴사(fibrinoid necrosis)가 발생한다[**악성신(장)경화증**(malignant nephrosclerosis)](그림 12-24b, c).

Chapter

13

호흡계통

학습목표

1. 상기도 감염과 하기도 감염의 종류, 병리학적 기전, 임상적 특징을 설명할 수 있다.
2. 폐렴의 다양한 형태와 병리학적 차이, 원인, 증상을 설명할 수 있다.
3. 결핵의 감염 형식에 대해 설명할 수 있다.
4. 진폐증으로 발생하는 폐질환의 종류, 병리학적 기전, 원인, 증상 등을 설명할 수 있다.
5. 순환장애로 발생하는 폐질환의 종류, 병리학적 기전, 원인, 증상 등을 설명할 수 있다.
6. 폐암을 분류하고 각 질병의 병리학적 특징을 설명할 수 있다.

핵심용어해설

- **기관지천식**(bronchial asthma) : 기관지 민무늬근육의 수축이나 기관지점막으로부터의 점액 분비 증가로 인해 기도가 협착되고, 그로 인해 쌕쌕거림(천명)을 동반하는 호출성 호흡곤란을 일으키는 상태이다.
- **유육종증**(사코이드증, sarcoidosis) : 림프절, 폐(허파), 간, 비장(지라), 눈, 피부에서 많이 발생하는 원인불명의 육아종성 질환이다. 양측성 폐문림프절의 부기(종창)가 나타난다.
- **좁쌀결핵**(miliary tuberculosis) : 결핵균이 혈행성으로 퍼져 온몸의 여러 장기에 좁쌀 크기(1~2mm)의 결핵결절을 무수하게 많이 형성하는 결핵이다.
- **진폐증**(pneumoconiosis) : 분진을 흡입함으로써 폐에 생기는 섬유증식성 병터로, 대표적 질환에 이산화규소에 의한 규폐증과 석면에 의한 폐섬유증(섬유모양폐)이 있다.
- **폐결핵**(pulmonary tuberculosis) : 결핵균의 감염으로 발병하며, 투베르쿨린반응이 양성이다. 회백색 결절을 만들어 중심이 치즈와 유사한 치즈괴사가 일어나고, 그 주위에 상피모양세포 및 랑한스거대세포(Langhans giant cell)가 층 모양으로 배열된 특유의 육아종을 형성한다. 감염 후의 경과에 따라 일차결핵과 이차결핵으로 나뉜다.
- **폐기종**(폐공기증, emphysema) : 폐포벽이 파괴되어 호흡세기관지 이하의 호흡영역이 비정상적으로 확장된 상태이다. 원인으로 나이, 흡연, 대기오염, 직업인자, 만성기관지염 등이 있다.
- **폐렴**(pneumonia) : 기체교환에 중요한 폐포공간(꽈리공간)에 발생한 염증을 말한다(폐포폐렴). 폐포공간을 둘러싸는 폐의 사이질에 염증이 발생하는 사이질폐렴도 있다. 폐렴은 병터의 발생부위, 확산방식, 원인 등에 따라 다양하게 분류된다.
- **폐부종**(pulmonary edema) : 폐포(허파꽈리) 내에 누출액이 고인 상태를 말한다. 심부전이나 신부전 시에 나타나며, 호흡곤란의 원인이 된다.
- **폐색전증**(pulmonary embolism) : 각종 색전에 의해 혈관이 부분적 또는 완전히 막힌 상태를 말한다. 색전으로는 혈전이 가장 많으며, 그 밖에 지방조직, 공기, 가스, 종양세포, 세균 등이 있다.
- **흡인폐렴**(aspiration pneumonia) : 음식물이나 구토물, 이물(질)의 흡인, 식도암의 천공 등에 의해 일어나는 폐렴이다. 노인이나 의식장애가 있는 사람에게 합병되기 쉽다.

인체는 생명활동을 위해서 산소가 필요하고 또 대사활동의 결과로 발생한 이산화탄소를 인체 밖으로 내보내야 한다. 따라서 폐를 통해 공기 중의 산소를 혈액으로 받아들이고 혈액 중의 이산화탄소를 공기로 내보내는데, 여기에 관여하는 기관들을 호흡계통(respiratory system)이라고 한다.

호흡계통은 외호흡(external respiration)을 하기 위한 기관계통이며, 코에서 기관지까지의 공기 출입과 발성에 관여하는 **기도**(숨길, respiratory tract)와 공기와 혈액 사이의 기체교환 장소인 **폐**(허파, lung)로 구성된다. 기도는 다시 바깥코, 코안, 인두, 후두로 구성되는 **상기도**와 기관, 기관지, 폐로 구성되는 **하기도**로 분류된다.

바깥코 ➡ 코안 ➡ 인두 ➡ 후두 ➡ 기관 ➡ 기관지 ➡ 폐

상부 호흡계통(상기도): 바깥코 ➡ 코안 ➡ 인두 ➡ 후두
하부 호흡계통(하기도): 기관 ➡ 기관지 ➡ 폐

1 호흡계통의 구조와 기능

1. 상부 호흡계통(상기도) (그림 13-1)

코안(비강, nasal cavity)은 코중격(코사이벽)에 의해 좌우로 나뉘며, 코안 안쪽에는 위 · 중간 · 아래 3개의 코선반(비갑개, turbinate)이라는 돌기가 있어 표면적을 넓혀준다. 코안 뒤쪽으로 **인두**(pharynx)와 연결된다. 인두는 공기와 음식물이 통과하는 부위로, 소화기관에도 속하는 구조물이다.

부비동(코곁굴, paranasal sinus)은 얼굴에 존재하는 4쌍의 비어 있는 공간으로, 코안과 연결되어 있다. 4종류의 부비동은 전두동(이마굴), 벌집굴(사골동), 나비굴(접형동), 위턱굴(상악동)이며, 이 중에서 위턱굴이 가장 크다.

후두(larynx)는 인두와 기관 사이에 위치한 구조로, 그 일부인 후두(덮)개(epiglottis)는 음식물을 삼킬 때 기도를 덮어 음식물이 폐로 들어가는 것을 방지한다.

2. 하부 호흡계통(하기도) (그림 13-1)

기관(trachea)은 후두에서 이어지는 지름 약 2cm, 길이 약 10cm의 관으로, 폐문(허파문, pulmonary hilum)에서 좌우의 **주기관지**(main bronchus)로 나뉘고, 가슴안으로 들어가 각 엽으로 나뉘며, 다시 십수 차례 나뉘어 **호흡세기관지**(respiratory bronchiole)가 된 후 폐포관(꽈리관, alveolar duct), **폐포**(허파꽈리,

pulmonary alveolus)가 된다.

폐(허파, lung)는 갈비뼈(늑골)로 둘러싸인 가슴안(흉강, thoracic cavity)에 있으며, 가슴안은 음압이고 공기를 들이마시면 폐가 부풀어 오른다. 무게는 양쪽을 합쳐서 약 500g이며, 오른쪽 폐는 상 · 중간 · 하엽의 3엽, 왼쪽 폐는 상 · 하엽의 2엽으로 구성된다.

정상에서는 1분 동안 약 5L의 공기가 폐포 환기에 이용되는데, 혈액 안으로 산소를 받아들이고 대기 중으로 이산화탄소를 배출하는 기체교환, 즉 **호흡**(respiration)을 한다. 그 밖에 폐는 물, 전해질 균형 유지, 혈장 pH나 혈압 조절 등에도 관여한다.

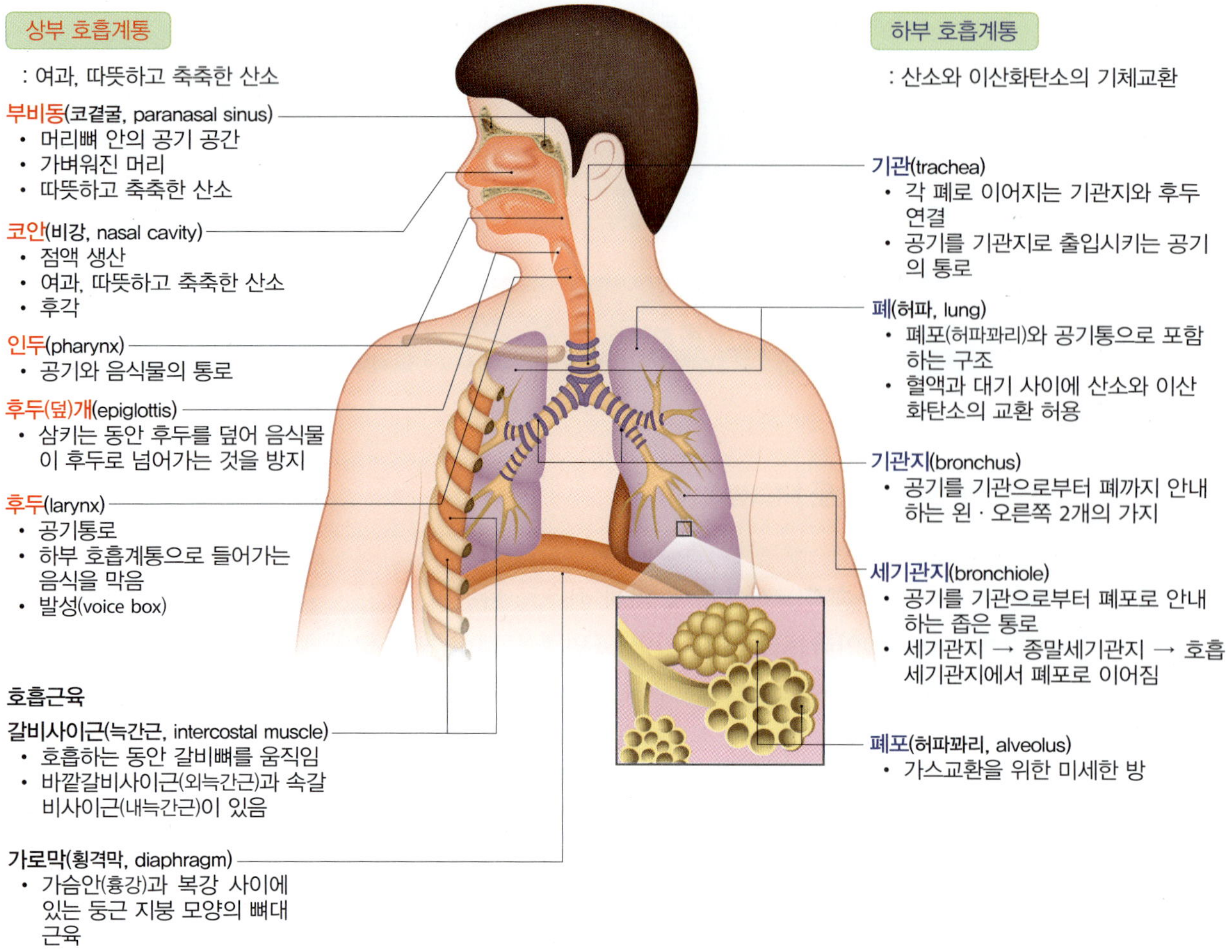

그림 13-1 호흡계통의 구조

2 감염병

1. 상기도 감염

1) 비염(rhinitis)

비염은 콧속 점막에 발생하는 염증성 질환으로, 발생 원인과 임상적 특징에 따라 여러 형태로 구분된다.

종류

① **감염성 비염**(infectious rhinitis) : 바이러스 감염 후 발생하며, 콧물, 코막힘, 인후통, 두통 등이 흔한 증상이다.

② **알레르기비염**(allergic rhinitis) : 알레르기항원 노출 시 점막 부종과 과도한 점액 분비로 인해 심한 콧물과 코막힘이 동반된다. 알레르기반응은 주로 IgE 매개 면역기전으로 발생하며, 계절성 또는 지속성으로 나타날 수 있다.

③ **만성비염**(chronic rhinitis) : 급성비염이 반복되거나 세균 감염이 합병될 때 발생하며, 코중격만곡(비중격만곡), 코용종(비용종) 등이 동반될 수 있다. 만성화된 비염에서는 점막의 지속적인 염증으로 인해 점막 비후, 궤양 형성 등이 나타나기도 한다.

④ **코용종**(비용종, nasal polyp) : 비염의 재발과 만성화로 인해 비점막이 국소적으로 돌출하여 형성되는 양성 병터이다. 반복적인 염증 반응으로 점막이 부종과 증식성 변화를 일으켜 점차 용종 형태로 성장한다. 만성 비염에 동반되는 경우가 많으며, 크기가 커지거나 궤양이 동반되면 추가적인 치료가 필요하다.

원인 감염성 요인과 비감염성 요인으로 나눌 수 있다.

감염성 비염은 주로 감기나 상기도 감염을 일으키는 바이러스에 의해 발생하며, 리노바이러스(rhinovirus), 아데노바이러스(adenovirus) 등이 주된 병원체로 알려져 있다.

알레르기비염은 꽃가루, 곰팡이(균류), 동물성 항원, 집먼지 진드기 등 특정 알레르기 항원에 대한 과민면역반응으로 인해 발생한다.

증상 코막힘, 콧물, 두통, 집중력 저하 및 기억력 감퇴 등이 나타난다.

치료 비염의 치료는 원인에 따라 달라진다.

감염성 비염의 경우 대증치료와 휴식이 주로 권장되며, 이차세균감염 시 항생제가 사용될 수 있다.

알레르기비염은 항히스타민제, 비강용 스테로이드제, 항알레르기제 등이 사용되며, 알레르기항원의 회피가 중요하다.

만성비염 및 비용종의 경우 장기간의 약물 치료와 함께 심한 경우에는 수술적 치료(코용종절제술, 코중격성형술 등)가 필요할 수 있다.

2) 감기(common cold)

감기는 상기도에 특히 병터가 두드러지는 급성염증질환이다. 다양한 원인에 의해 발생하므로 감기증후군이라고도 한다.

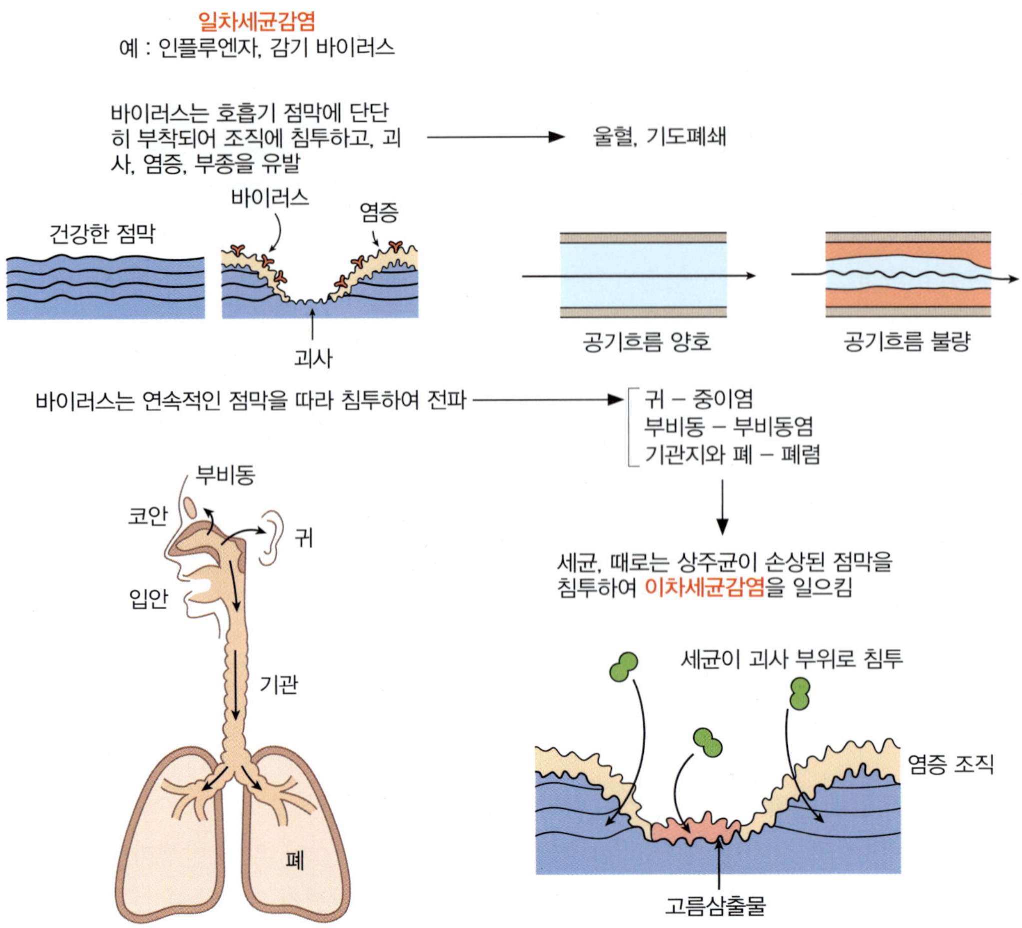

그림 13-2 호흡기의 바이러스 감염 합병증

원인 바이러스, 세균 등의 감염이 원인인 경우와 추위나 알레르기 등 감염 이외의 인자가 원인인 경우가 있다. 그중에서도 바이러스가 원인인 경우가 가장 많아 80~90%를 차지한다.

증상 전신권태감, 인후염, 비염, 기침, 재채기, 콧물, 코막힘, 결막염, 후두염, 미열 등이 발생한다. 심하지 않거나 관리를 잘하면 이차세균감염으로 진행되지 않고 단기간에 신체 면역력에 의해 치유된다.

합병증 치유되지 않고 **이차세균감염**이 동반되면 감기의 가장 많은 합병증인 중이염을 시작으로 부비동염, 편도염, 기관지염, 폐렴이 발생할 수 있다(그림 13-2).

3) 부비동염(sinusitis)

부비동염은 부비동(코곁굴) 점막의 **이차세균감염**으로 인해 코안(비강)으로의 배액에 문제가 생겨 고름이 부비동에 고이는 질환을 말한다(그림 13-3). 위턱굴(상악동) 감염이 주로 일어나고, 통증 부위 때문에 치통으로 혼동하는 경우도 있다. 전두동(이마굴) 감염 시 심한 두통이 생긴다.

증상 전신무력감, 삼출액으로 인한 부비동 내 압력 증가와 압통, 코울혈이 나타난다. 만성으로 진행되면 고름 분비물이 증가하고, 오전 시간에 두통이 심하여 얼굴통증을 수반하나 배농하면 상태가 호전된다.

치료 배액을 촉진하기 위해 생리식염수로 부비동을 세척하여 통증을 해소하고, 세균에 맞는 항균제를 투여한다.

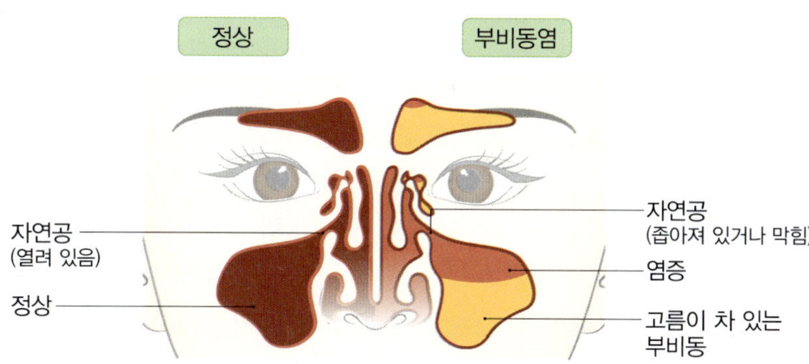

그림 13-3 부비동염

4) 후두(덮)개염(epiglottitis)

후두(덮)개염은 후두(덮)개의 감염병으로, **3~7세** 소아와 성인에게서 발병한다. 성(대)문 부위의 염증과 후두(덮)개의 부종으로 인해 **기도폐쇄**로 이어질 수 있기 때문에 주의가 요구된다(그림 13-4).

원인 B형 인플루엔자균(*Haemophilus influenzae*)에 의해 후두(덮)개가 감염되어 발생하며 발병속도가 빠르다.

증상 내원 시 대부분의 소아는 24시간 이내의 고열, 심한 인후통, 빈맥 그리고 앞쪽으로 기울인 자세의 침흘림 증상과 들숨성 쌕쌕거림이 발생한다. 청소년과 성인은 증상이 가벼워 1~2일 정도의 인후통과 호흡곤란, 침흘림, 쌕쌕거림이 동반된다.

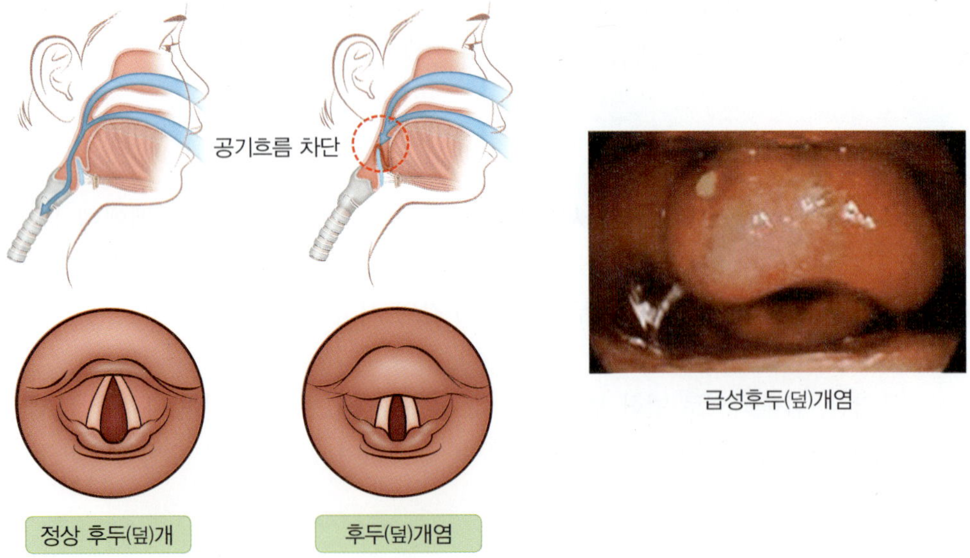

그림 13-4 후두(덮)개염

5) 후두기관기관지염(laryngotracheobronchitis)

후두기관기관지염은 크루프(상기도막힘, croup)라고도 불리며, **1~2세** 소아에게서 흔히 발생하는 바이러스 감염이다.

원인 파라인플루엔자바이러스(parainfluenza virus)와 아데노바이러스(adenovirus)에 의해 발생한다.

증상 상기도 감염과 더불어 코울혈과 기침이 나타나고, 소아에게서는 성(대)문 부위의 염증으로 붓고 삼출액이 나와 기도가 막힘으로써 특징적인 **개 짖는 듯한 기침, 쉰 목소리, 들숨성 협착음**이 발생한다. 야간에 증상이 심해지나 관리를 잘하면 며칠 내에 완쾌된다.

2. 하기도 감염

1) 급성기관지염(acute bronchitis)

급성기관지염은 대기 중의 여러 물질에 노출되어 기관지에 염증이 발생하는 질환이다.

원인 바이러스나 세균 감염, 연기, 먼지, 화학적 자극물에 의해 발생한다.

증상 두통, 인후통, 기침 등의 비특이적인 증상과 가슴통증, 마른기침 등의 증상이 나타나기 시작하다가 점액과 고름이 섞인 가래, 미열이 발생하며, 거품소리, 쌕쌕거림이 들린다.

2) 세기관지염(bronchiolitis)

세기관지염은 기관지의 가장 말단 부위인 세기관지에 염증이 발생하여 점막이 부어오르고 분비물이 증가함으로써 세기관지가 막히는 질환이다. 세기관지가 좁아지거나 폐쇄되면 폐포로 도달하는 산소의 양이 감소하여 호흡곤란을 일으키며, 주로 생후 **2~12개월** 영아에게 흔히 나타난다(그림 13-5).

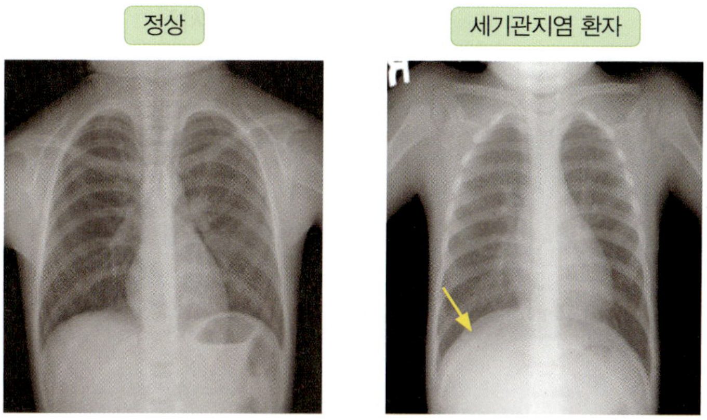

그림 13-5 세기관지염 환자의 가슴 X선 사진

세기관지염 환자의 가슴 X선 검사를 보면 정상 사진에 비해 가로막(횡격막)이 밑으로 처져(→) 모양의 변화가 보이고 폐영역의 과팽창을 볼 수 있다.

원인 호흡기세포융합바이러스(respiratory syncytial virus, RSV)에 의해 발생한다.

증상 발열이 나타나며 기침을 많이 한다. 감염의 진행도에 따라 상기도 감염과 호흡수 증가가 발생하고, 분비물의 증가로 작은 기도를 폐쇄하는 기관지수축을 유발하여 호흡이 힘들어진다.

치료 호흡곤란 등의 증상에 따른 치료와 RSV-면역글로불린 혈청을 투여한다.

3. 폐렴

폐렴(pneumonia)이란 기체교환에 중요한 폐포공간(꽈리공간, alveolar space)에 염증이 발생한 폐포폐렴(허파꽈리폐렴)을 가리키며, 기관지로부터 병터가 전파되는 경우가 많다(그림 13-6).

한편, 폐포공간을 둘러싼 폐의 사이질에서 염증이 발생한 경우에는 보통의 폐렴과 구별하기 위해 **사이질폐렴**(interstitial pneumonia)이라고 한다. 폐렴은 병터의 발생부위, 확산방식, 원인 등에 따라 표 13-1과 같이 분류된다.

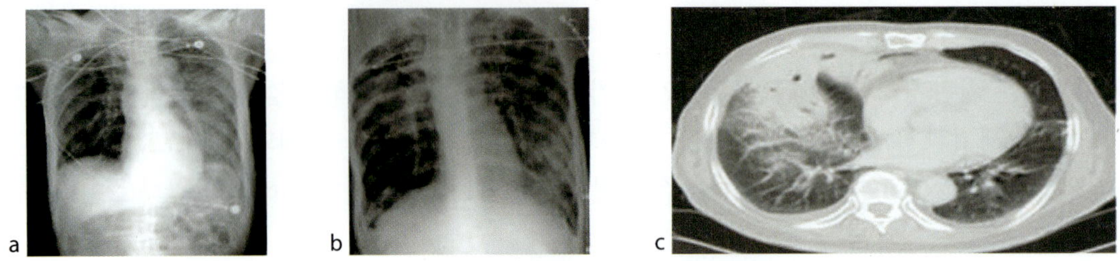

그림 13-6 **폐렴 환자의 방사선 사진**

a. 폐렴 환자의 가슴 X선 사진. 왼쪽 폐에 음영증가 소견이 관찰된다.
b. 폐결핵 환자의 가슴 X선 사진
c. 폐렴 환자의 가슴 CT 사진. 오른쪽 폐에 전형적인 폐렴 양상이 관찰된다.

표 13-1 **폐렴의 분류**

<table>
<tr><td>현미경적인 병터 존재 부위에 따른 분류</td><td colspan="2">폐포폐렴 / 사이질폐렴</td></tr>
<tr><td>폐 내 병터의 확산에 따른 분류</td><td colspan="2">소엽폐렴(기관지폐렴) / 엽(성)폐렴</td></tr>
<tr><td>입원 중 폐렴인지의 여부</td><td colspan="2">지역사회획득폐렴 / 병원획득폐렴</td></tr>
<tr><td>원인 미생물이 세균인지의 여부</td><td colspan="2">세균폐렴 / 비세균폐렴</td></tr>
<tr><td rowspan="5">원인 미생물에 따른 분류</td><td>세균폐렴</td><td>폐렴알균폐렴 / 인플루엔자균폐렴 / 포도알균폐렴</td></tr>
<tr><td colspan="2">마이코플라즈마폐렴</td></tr>
<tr><td colspan="2">레지오넬라폐렴</td></tr>
<tr><td colspan="2">바이러스폐렴</td></tr>
<tr><td>진균폐렴</td><td>아스페르길루스폐렴 / 칸디다폐렴 / 크립토코구스폐렴 / 폐포자충폐렴</td></tr>
<tr><td>물리화학적 또는 면역학적 요인에 따른 분류</td><td colspan="2">흡인폐렴(세균폐렴을 동반) / 방사선폐렴 / 약물성폐렴</td></tr>
</table>

1) 소엽폐렴(기관지폐렴, lobular pneumonia)

소엽폐렴은 세기관지를 중심으로 감염이 폐포 내로 진행하여 소엽을 단위로 한 염증 병터가 발생하는 폐렴이다(그림 13-7).

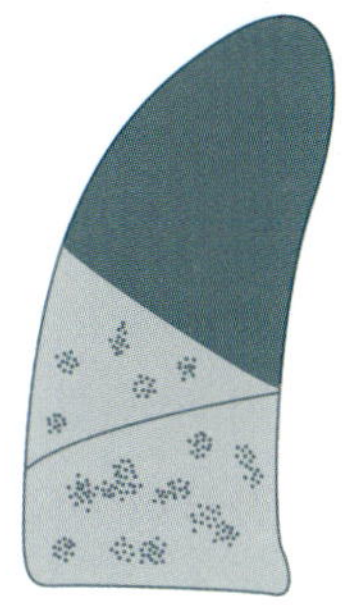

그림 13-7 엽(성)폐렴과 소엽폐렴(기관지폐렴)

엽(성)폐렴에서는 폐엽(그림에서는 위엽) 전체에 균일하게 퍼져 있다. 소엽폐렴(그림에서는 중간 · 아래엽)에서는 새끼손가락 마디 크기의 병터가 단독으로 또는 불규칙하게 융합되어 발생한다.

원인 폐렴쌍알균, 포도알균, 용혈사슬알균, 인플루엔자 막대균, 클레브시엘라균 등의 각종 **세균**에 의해 발생한다.

병리소견 육안으로는 새끼손가락 마디 크기의 황백색 병터가 불규칙하게 유합되어 관찰되며, **폐포벽**의 울혈, 충혈과 폐포 내에 장액이나 중성구 등의 침윤이 있다(그림 13-8a).

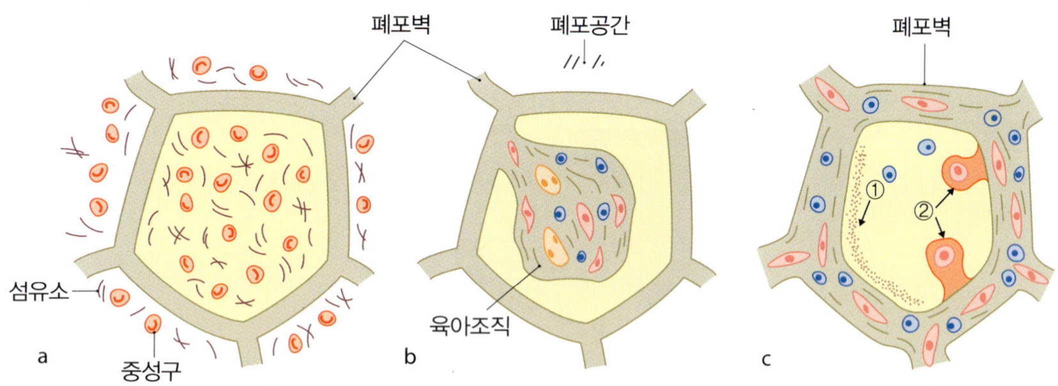

그림 13-8 각종 폐렴의 병리소견

a. 일반 폐렴 : 폐포공간 내에 염증이 발생하고 여기에 중성구가 침윤하거나 장액, 섬유소가 모여 있다.
b. 기질화폐렴 : 폐포벽에서 폐포공간 내로 육아조직이 침입해 폐포공간을 채우고 있다.
c. 사이질폐렴 : 폐포벽이 주요 염증장소이며, 여기에서 백혈구 침윤, 섬유세포 증식이 일어난다. 폐포공간 내에 유리질막(①)이 형성되어 있거나 바이러스 감염에 의한 경우에는 세포 내에 봉입소체(inclusion body; 그림에서는 핵 내 봉합소체②)가 관찰되기도 한다.

합병증 폐고름집, 가슴고름집(농흉) 등이 합병될 수 있다.

소엽폐렴의 특수형

① **흡인폐렴**(aspiration pneumonia) : 음식물이나 구토물, 이물(질)의 흡인, 식도암의 천공 등에 의해

일어난다. **노인**이나 **의식장애**가 있는 사람에게 합병되기 쉬운 폐렴이다. 최근에는 나이가 들어 **폐흡인**을 일으키기 쉬워지고 또한 면역력도 저하되며 여기에 악성종양의 발병이나 일상생활동작(ADL)의 저하로 인해 중증화된 흡인폐렴이 증가하고 있다.

② **기질화폐렴**(organizing pneumonia) : 폐렴 병터가 어떠한 이유로 인해 잘 치유되지 않을 때는 폐포 내에 고인 삼출물이 효과적으로 제거되지 못하고 잔류하게 된다. 그러면 주위 조직으로부터 육아조직이 폐포 내로 증식해 들어오며, 잔류한 삼출물을 이물(질)처럼 인식하여 반응하게 된다. 폐포 내에 고인 이 육아조직은 결국 **섬유화** 과정을 거쳐 폐포공간을 메우게 되며(그림 13-8b), 이러한 폐렴을 기질화폐렴이라고 한다. 이는 엽(성)폐렴이나 소엽폐렴이 완전히 치유되지 않을 때 발생할 수 있다.

2) 엽(성)폐렴(lobar pneumonia)

엽(성)폐렴은 염증이 1개 이상의 엽에 급격히 확산되는 폐렴으로, 상엽이나 하엽처럼 폐의 넓은 영역에서 심한 염증이 일어나는 것을 특징으로 한다(그림 13-7 참조, 13-9).

원인 대부분 폐렴쌍알균이지만, 클레브시엘라(*Klebsiella*)도 원인이 된다.

증상 40℃ 전후의 고열과 오한이 발생하는 급성감염병으로 노인, 당뇨병 환자 등에게서 많이 발생한다.

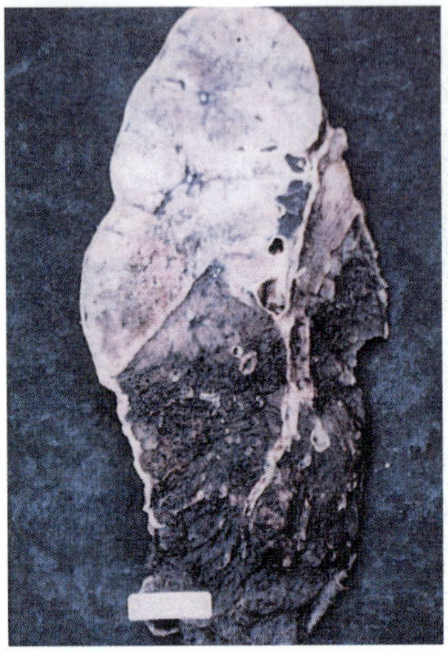

그림 13-9 **엽(성)폐렴**

폐의 상엽 전체에 병터가 확산해 있다.

3) 바이러스폐렴(viral pneumonia)

바이러스폐렴은 바이러스에 감염되어 발생하는 폐렴으로, 신생아나 면역력이 떨어진 성인에게서 많이 발생한다.

원인 거대세포바이러스, 헤르페스바이러스, 인플루엔자바이러스 등이 원인 바이러스이다.

병리소견 폐는 전체적으로 중량이 늘어나 부종 상태의 **급성사이질폐렴** 형태를 취한다. 바이러스에 감염된 세포, 예를 들어 폐포상피세포 내에 봉입소체가 출현한다(그림 13-8c 참조).
봉입소체는 바이러스입자 자체 또는 바이러스 감염에 의해 생산된 단백질 등이 덩어리를 만들어 응집한 것으로, 핵 내 또는 세포질 내에 나타난다.

4) 폐포자충폐렴(pneumocystis pneumonia) (그림 13-10)

폐포자충폐렴은 진균에 속하는 폐포자충(*Pneumocystis jiroveci*)에 의한 **기회감염**(opportunistic infection)으로, 종종 바이러스 감염이나 진균 감염을 합병한다. 미숙아 및 백혈병, 악성림프종, 아교질병에서의 항암제, 면역억제제, 스테로이드호르몬을 사용하는 환자에게서 발병하며, 대부분 **면역력이 저하된** 경우이다. AIDS **환자**의 가장 많은 사망원인이다.

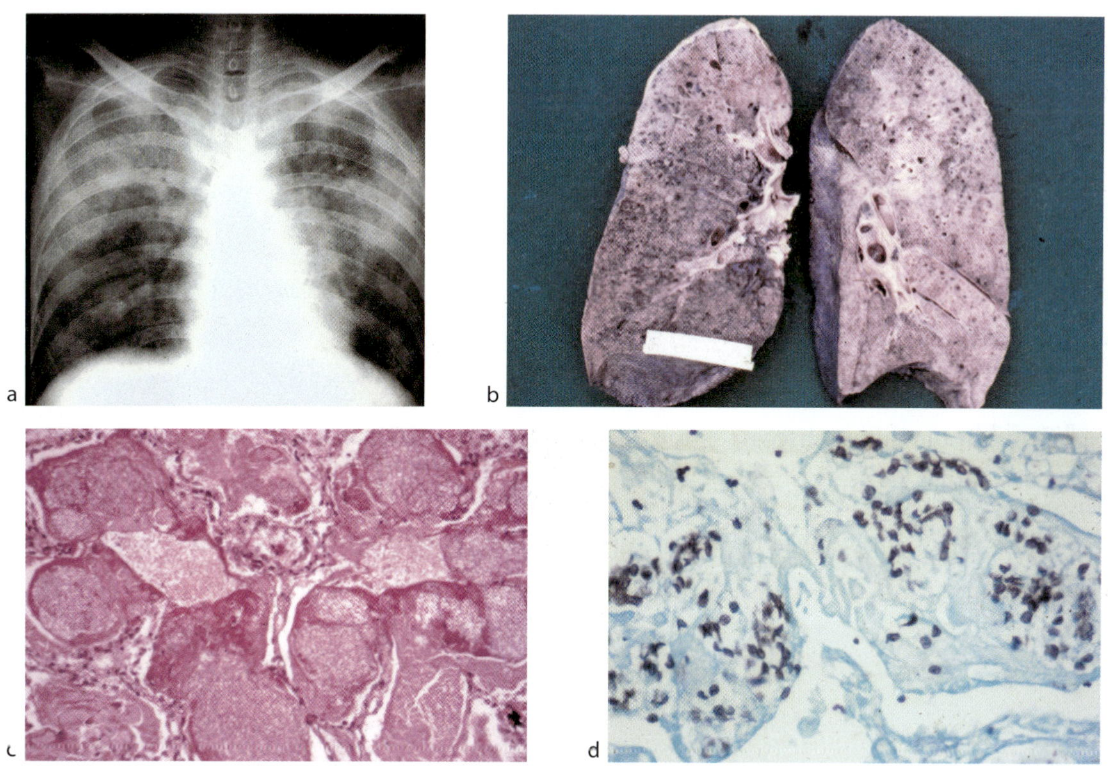

그림 13-10 **폐포자충폐렴**

a. 가슴 X선 사진. 폐영역에 확산된 불규칙하고 희미한 얼룩 모양의 음영이 특징이다.
b. 폐는 함기가 부족하고 단단하며 자른 면은 회백색 얼룩 모양을 나타낸다.
c. 폐포 내에 연분홍색으로 염색된 거품 모양의 물질이 가득 차 있다.
d. 특별한 염색(Grocott 염색)에 의해 거의 5～6μm의 원형 또는 반원형의 원충(낭포, 검게 염색)이 다수 검출된다.

4. 폐진균증

폐진균증(pneumomycosis)은 항생제 남용, 면역억제제나 스테로이드 사용, 항암치료, 장기이식, HIV 감염 등 면역저하상태에서 발생하는 기회감염병이다. 원인균으로 아스페르길루스(*Aspergillus*)와 크립토코쿠스(*Cryptococcus*)가 중요하다.

1) 아스페르길루스증(aspergillosis)

아스페르길루스(*Aspergillus*)는 토양이나 대기 중에 널리 존재하는 환경 내 상주진균이다. **아스페르길루스증**은 아스페르길루스가 기도를 통해 침입하여 발병한다. 항암제 등의 치료로 말초혈 중성구가 현저하게 감소한 상태에서 발병하는 경우가 많다. 가슴 X선이나 CT에서는 다발의 침윤상이나 결절상을 나타낸다. 아스페르길루스는 혈관 친화성이 높아 종종 폐동맥에 침입하여 혈전을 형성하며 온몸으로 파종한다. 그 결과 그 폐동맥 지배 영역의 응고괴사와 병터 주위에 출혈을 일으킨다. 조기에 발견하여 치료하지 않으면 급속도로 진행되어 사망에 이른다.

2) 크립토코쿠스증(cryptococcosis)

크립토코쿠스증은 효모형 진균인 크립토코쿠스(*Cryptococcus*)를 포식하는 대식세포가 모여 폐 말초부에 육아종을 형성하는 질환이다. 세포면역이 작동하며 중성구는 반응하지 않는다. 폐암과의 감별이 요구되며, 크립토코쿠스 수막염을 합병하기도 한다.

5. 폐화농증

폐화농증(lung suppuration)은 세균 감염에 의한 염증질환으로, 폐고름집과 폐괴저가 있다. 폐화농증에서는 X선 사진에서 공동 내에 액면수평상(niveau)을 관찰할 수 있다.

1) 폐고름집(pulmonary abscess)

폐고름집은 국한된 폐실질 영역에 생기는 염증질환으로, 고름으로 가득 찬 공동이 형성된다(그림 13-11). ①엽(성)폐렴 및 소엽폐렴의 합병증, ②폐경색증 병터의 감염, ③패혈증 시의 폐 병터, ④암이나 기관지확장증의 속발증으로서 발생한다. 원인균으로 포도알균이 가장 많다.

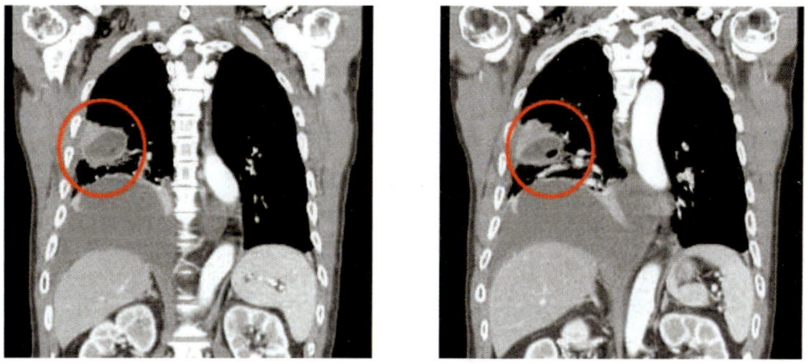

그림 13-11 폐고름집 환자의 방사선 사진

2) 폐괴저(pulmonary gangrene)

폐괴저는 폐실질에 괴사가 일어나고 여기에 부패균이 작용하여 악취를 풍기게 되는 질환이다. 방추막대균, 스피로헤타 등의 부패균에 감염되어 발생하며, 부패로 인해 악취가 나고 부패한 공동이 형성된다.

6. 폐결핵

폐결핵(pulmonary tuberculosis)이란 결핵균에 의해 발생하는 감염병으로, 예전에는 질환별 사망률이 1위였지만, 예방과 항결핵제의 보급으로 사망률은 현저하게 감소되었다. 그러나 최근 결핵 발병률이 계속해서 상승하고 있으며, 국내 각지에서 집단감염이나 병원에서의 병원감염이 보고되어 재발 감염병으로서 문제가 되고 있다.

기도로 침입하는 경우가 많으며, 폐에 초기병터를 만든다. 폐결핵은 감염 후의 경과에 따라 **일차결핵**과 **이차결핵**으로 나뉜다(그림 13-12).

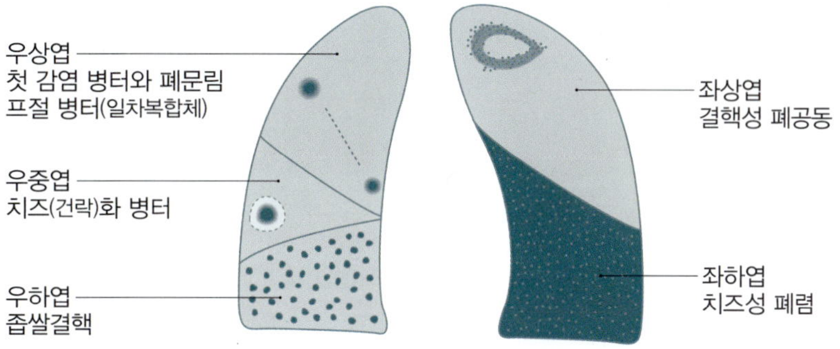

그림 13-12 다양한 폐결핵

1) 일차결핵(primary tuberculosis)

일차결핵은 결핵균에 노출된 적이 없거나 결핵 예방접종을 받지 않은 아동에게서 발생하며, 일차복합체(초기변화군)만 나타나는 시기의 결핵을 말한다.

병리소견 결핵균의 비말감염에 의해 폐의 가슴막(흉막) 아래에 작은 감염 병터를 형성하고, 림프성으로 폐문(허파문)에 도달한 후 폐문림프절에도 결핵 병터를 형성한다. 이들 폐의 첫 감염 병터와 폐문림프절 병터를 합쳐 **일차복합체**(초기변화군, primary complex)라고 하며(그림 13-12), 일차결핵에서는 이 일차복합체만 나타난다.

진단 투베르쿨린반응(tuberculin reaction)에서 양성을 나타낸다.

MEMO **투베르쿨린반응(tuberculin reaction)**

결핵균(*Mycobacterium tuberculosis*)에 대한 세포면역의 성립 여부를 검사하는 피부내검사로, 순화시킨 결핵균 성분(PPD)을 피부 내에 주사하여 48~72시간 후에 발적과 침윤 정도를 판단한다.

[판정기준]

음성		발적의 긴지름 9mm 이하
양성		발적의 긴지름 10mm 이상
	약양성	발적만 있음
	중등도 양성	발적과 함께 경결이 있음
	강양성	이중발적과 물집 형성

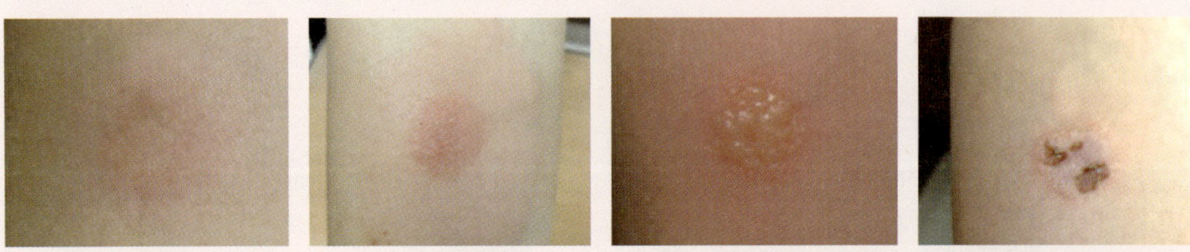

일반적인 반응 / 잔물집 / 물집 / 궤양(물집이 터진 것)

투베르쿨린반응

2) 이차결핵(secondary tuberculosis)

이차결핵은 첫 감염 병터가 계속 진행된 결핵을 말한다. 첫 감염 병터가 치유되지 않고 반대로 악화되어 확산되는 경우, 첫 감염 병터에서 확산된 병터가 기관지를 경유하여 관내성으로 진행된 경우, 세로칸림프절(종격림프절)을 통해 림프성 또는 혈행성으로 확산된 경우에 발병한다.

증상 무력감, 발열, 혈담, 가슴막삼출액(흉수), 전신성 소모증 등이 나타난다.

발생부위 폐결핵 병터는 **상엽**이나 **하엽의 위쪽 등부분**에서 많이 발생한다. 결핵균은 기관지의 속공간을 지나 폐 안으로 확산되기 때문에 넓은 영역에 병터를 형성하기가 쉽다.

병리소견

① **증식성 병터** : 육안으로 보면 회백색 결절이 형성되는 결핵성 병터이다. 중심이 치즈와 유사한 **치즈괴사**(caseous necrosis)가 일어나고, 그 주위에 상피모양세포 및 랑한스거대세포(Langhans giant cell)가 층 모양으로 배열된 특유의 **육아종**을 형성한다(그림 13-13).

② **삼출성 병터** : 폐포 내에 중성구, 대식세포, 섬유소 등을 함유한 삼출액이 관찰되는 병터로, 시간이 지나면 역시 치즈화(caseation)를 일으킨다. 폐에 광범위하게 치즈화를 동반한 삼출성 병터가 발생하면 **치즈성 폐렴**(caseous pneumonia)이 된다. 일반적으로 저항력이 약한 사람이나 스테로이드요법 및 면역억제요법을 받는 사람에게서 관찰된다.

③ **결핵성 폐공동** : 결핵성 병터가 진행되고 **치즈괴사**를 일으켜 물러지면 **공동**(cavity)을 형성한다(그림 13-12). 공동 안에는 세균이 번식하기 쉽고 약물도 도달하기 어렵기 때문에 치유되기 매우 어렵다. 병터가 혈관벽으로 파급되면 혈행성으로 균이 확산되어 결핵수막염이나 관절염 또는 신장결핵(renal tuberculosis) 등의 원인이 된다.

합병증 만성으로 진행되면 큰 공동을 형성하거나 폐의 섬유화, 가슴막의 섬유성 비후, 폐기종, 기관지확장증이 합병된다.

3) 좁쌀결핵(miliary tuberculosis)

병터가 진행되어 결핵균이 혈관 안으로 들어오면 **혈행성**으로 퍼져 온몸의 여러 장기에 1~2mm 크기(좁쌀 크기)의 **결핵결절**이 무수하게 많이 만들어지는데, 이것을 **좁쌀결핵**이라고 한다(그림 13-12, 13-14). 좁쌀결핵은 일차결핵과 이차결핵 모두에서 진행될 수 있다. 좁쌀결핵을 일으키면 환자의 상태는 악화되어 위험해지므로 조기에 진단하여 화학요법을 시행하는 것이 중요하다.

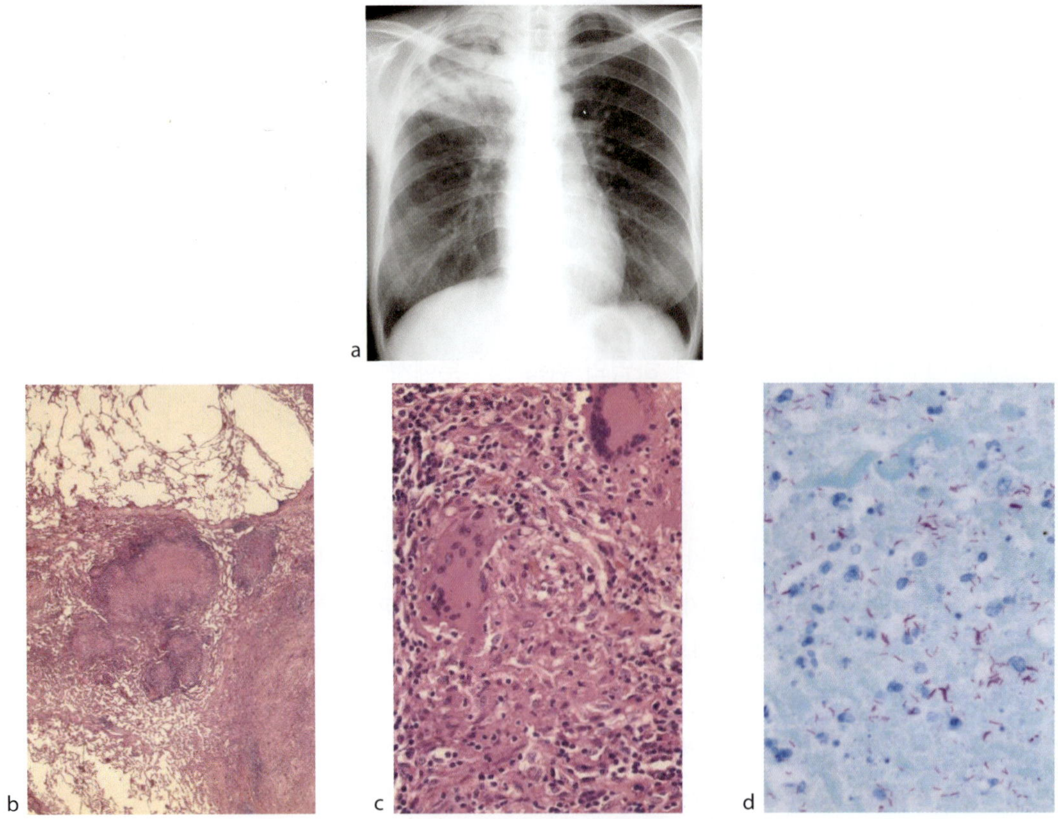

그림 13–13 폐결핵의 병리소견

a. 가슴 X선 사진. 우폐 상엽에 공동을 동반한 결핵 병터가 있다.
b. 조직상. 괴사를 동반한 결핵이 다발해 있다.
c. 조직상(확대상). 다수의 핵이 세포체 주변에 배열된 랑한스거대세포를 동반하는 상피모양육아종이 형성된다.
d. 결핵균을 염색하는 칠넬센염색에서 적색으로 염색된 결핵균이 다수 관찰된다.

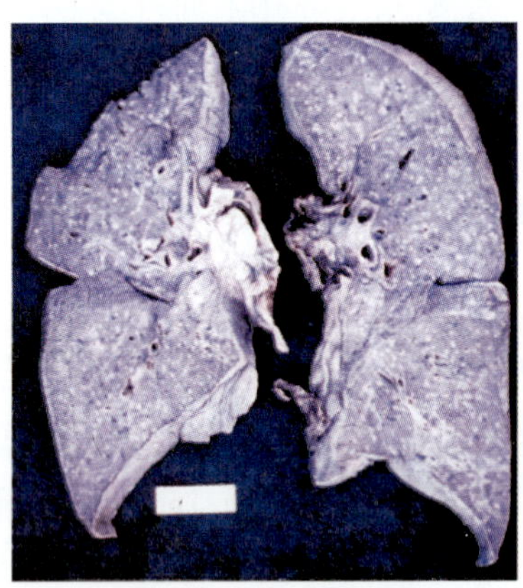

그림 13–14 좁쌀결핵

폐 전체에 씨를 뿌린 듯이 작고 흰 알갱이들이 무수하게 많이 보인다. 알갱이 하나하나가 혈행성으로 확산된 결핵균에 의해 발생한 병터로, 그 크기가 작아서 좁쌀결핵결절이라고 한다.

3 폐쇄질환

기도의 폐쇄나 협착 등 여러 원인에 의해 만성적인 기도폐쇄가 비가역적으로 나타나는 질환을 **만성 폐쇄폐질환**(chronic obstructive pulmonary disease, COPD)이라고 하며, 폐기능검사에서 공기의 배출장애를 나타낸다(그림 13-15). 대표적인 질환에는 만성기관지염, 기관지천식, 기관지확장증, 폐기종 등이 있다.

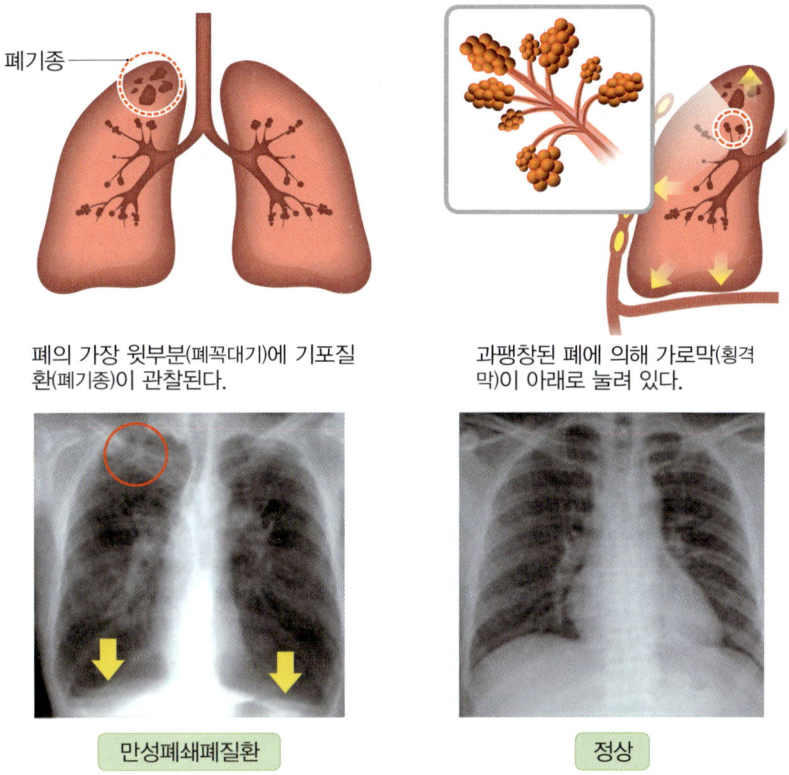

〈출처 : 국가건강정보포털, 대한의학회〉

그림 13-15 만성폐쇄폐질환 환자의 병리소견과 방사선 사진

1) 만성기관지염(chronic bronchitis)

임상적으로 가래를 동반한 기침이 1년에 3개월 이상 지속되고, 그 상태가 2년 이상 반복되면 **만성 기관지염**이라고 진단을 내린다.

원인 확실하게 밝혀지지 않았으나 흡연, 대기오염, 분진 등의 외인성 자극에 의해 기관지샘에서 점액이 과잉 분비되는 것을 주요 원인으로 보고 있다.

증상 만성적으로 가래를 동반한 기침이 지속되고, 빠른호흡과 호흡곤란을 호소한다. 기도폐쇄는 저산소증, 고탄산혈증, 청색증을 유발하며 비가역적이다. 가래의 양은 하루 수mL에서 수십mL까지 나온다. 보통은 투명하거나 반투명한 가래로 점액성이지만, 감염이 합병되면 고름이 된다. 만성폐기종을 합병하면 호흡 기능이 장애를 받는다.

2) 기관지천식(bronchial asthma)

기관지천식은 기관지의 만성염증으로, 기도의 과민성이 증가하여 민무늬근육이 수축되거나 기관지 점막으로부터 점액 분비가 증가하여 **기도가 협착**되고 그로 인해 **호흡** 시 **쌕쌕거림**(천명)과 호흡곤란을 동반하는 질환이다.

원인 가족력, 알레르기, 상기도 감염, 항원 과민성, 기상 조건, 대기오염, 과도한 스트레스, 정신 · 신체적 요인 등이 관여한다.

증상 호흡곤란, 숨가쁨으로 인한 가슴 퇴축, 저산소증, 과다호흡, 쌕쌕거림(천명)이 발생하며 발작이 심해지면 앉아서 앞으로 구부린 자세를 취하게 된다(앉아숨쉬기, orthopnea). 발작은 환절기에 많고 한밤중부터 이른 아침에 많이 발생한다.

병리소견 가래를 현미경으로 관찰하면 **호산구**가 많으며, 호산구가 파괴되어 형성된 마름모 모양의 샤르코-라이덴결정(Charcot-Leyden crystal)이나 점액이 굳어서 형성된 쿠르슈만 나선체(Curschmann spiral) 등이 관찰된다. 천식이 만성화하면 점막의 호산구 침윤과 함께 상피 아래 조직의 섬유화(바닥막 비후), 기도 민무늬근육의 비후, 점막 아래의 샘 과다형성 등에 의한 기도 협착이 만성화하여 증상이 고정된다(그림 3-16).

합병증 자발기흉, 기관지염, 폐기종 등이 발생하기도 한다.

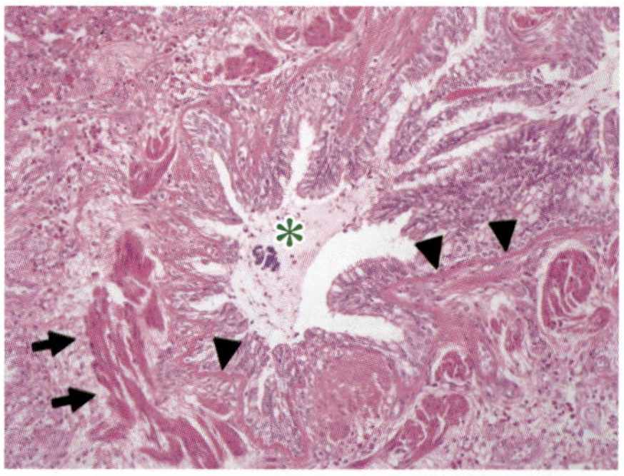

그림 3-16 기관지천식으로 사망한 환자의 폐

기도 민무늬근육의 수축 및 비후(➡)로 인해 세기관지 점막이 주름 모양으로 접혀 있다. 속공간에 분비물(*)이 고여 있고 상피 아래 결합조직이 비후해 있다(▶). 세기관지 주위에 많은 호산구가 삼출해 있다.

3) 기관지확장증(bronchiectasis)

기관지확장증은 기관지가 **비가역적**으로 확장된 상태를 말한다.

원인 반복적인 기관지의 감염, 이물(질) 흡인, 선천적인 기관지벽 허약이 원인이다.

증상 만성기침, 많은 양의 고름가래(하루 1~2컵), 운동성 호흡곤란, 폐 전체의 쌕쌕거림(천명음), 거품소리(수포음), 곤봉손가락, 악취 나는 호흡 등이 발생한다.

4) 폐기종(폐공기증, emphysema)

폐기종은 폐포벽이 파괴되어 호흡세기관지 이하의 호흡영역이 비정상적으로 확장된 상태를 말한다.

원인 연령 증가, 흡연, 대기오염, 직업적 인자, 만성기관지염, α_1항트립신(antitrypsin)의 결핍 등을 들 수 있다. 특히, 노화와 함께 그 빈도가 증가하여 **노인**에게 많이 발생한다. 또한 **흡연**, **만성기관지염**을 일으키기 쉬운 직업이나 **대기오염**과도 깊은 관계가 있다.

증상 폐가 비정상적으로 부풀어 오르기 때문에 가슴우리(흉곽)가 확대되어 운동이나 작업 시 호흡곤란(헐떡임)이나 쌕쌕거림(천명)이 발생한다.

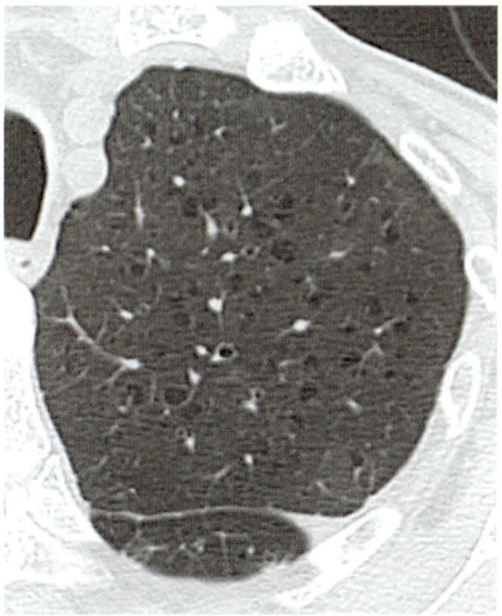

a

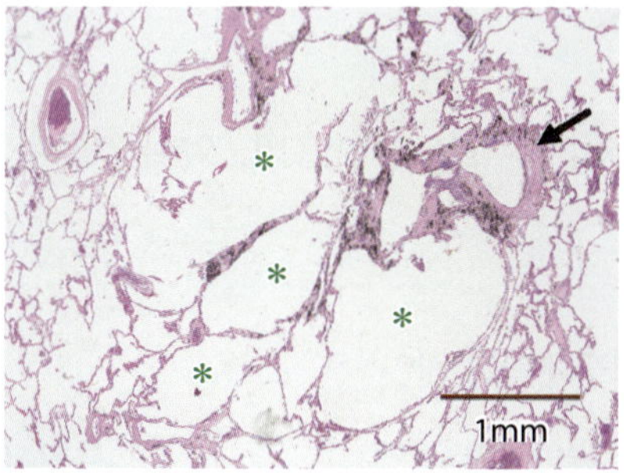

b

그림 13-17 **폐기종**

a. 폐기종의 CT상. 좌폐 꼭대기부분에 투명해 보이는 작은 낭종이 다발해 있다.
b. 폐기종의 조직상. 폐포 격벽이 파열되어 생긴 낭종(= 폐기종, *)이 종말세기관지(→)에 인접하여 존재한다. 낭종 주위는 폐포 격벽의 단열을 피한 거의 정상적인 폐포가 둘러싸고 있다. 세기관지 주위나 서로의 낭종을 사이에 둔 낭종벽에 탄가루가 침착해 있다.

병리소견 폐포가 손상을 받아 커지고 공기에서 혈액으로 산소를 전달하는 기능이 약해진다(그림 13-17). 폐포벽이 파괴되어 국한적으로 1~10cm 정도의 풍선 모양 확장을 나타내는 큰공기집(bulla)이 형성되기도 한다. 상엽(폐꼭대기)에서 많이 발생하며, 파괴되면 기흉(pneumothorax)의 원인이 된다.

치료 최근 만성저산소혈증 환자에게 삶의 질 향상을 목적으로 한 **지속산소요법**이 시행된다. 또한 외과적 치료로서 흉강경 하에서 큰공기집절제술을 시행하는 경우도 있다.

4 제한질환

폐가 단단해져서 폐를 부풀리는 데 더 강한 힘이 필요해지는 질환을 **제한폐질환**(restrictive lung disease)이라고 한다. 폐의 확장성 저하, 폐활량 감소가 특징이며, 숨을 들이쉬기가 어려워진다.

제한폐질환에는 사이질폐렴, 급성호흡곤란증후군(ARDS), 진폐증, 유육종증과 같은 원인 불명의 질환, 약물 관련 질환, 자가면역질환 등이 포함된다.

1) 사이질폐렴(interstitial pneumonia)

사이질폐렴은 폐포공간에 염증이 일어나는 폐포의 폐렴(소엽폐렴이나 엽(성)폐렴)과 대비되어 폐포벽이나 기관지 주위에 있는 사이질을 병터로 하는 질환으로, 염증세포에는 주로 림프구나 단핵구가 있다(그림 13-8c 참조).

원인 감염, 무기분진의 흡입, 약물, 방사선 조사 등 여러 가지가 있지만, 원인 불명인 경우도 있다(표 13-2).

표 13-2 **사이질폐렴의 원인**

원인 불명인 것	특발사이질폐렴
원인이 판명된 것	• 감염 : 바이러스, 마이코플라즈마 • 무기분진의 흡인 : 석면, 이산화규소(silica), 활석(talc), 카드뮴 등 • 과민폐렴 : 농부폐, 조류사육자병 등 • 약물 : 블레오마이신, 부설판, 메토트렉세이트, 금 제제 등 • 방사선 • 화학물질 : 농약(파라콰), 유독가스
전신질환의 폐 병터로서 발생하는 것	아교질병 및 유사질환(SLE, 진행전신경화증, 류마티스관절염, 피부근염 등)

증상 마른기침, 호흡곤란 등이 발생한다. 60세 이상의 노인에게서 주로 나타난다.

종류

① **특발사이질폐렴**(idiopathic interstitial pneumonia) : 원인 불명의 광범위사이질폐렴을 말한다. 호흡곤란, 기침, 청색증을 주요 증상으로 하며, 가슴 X선 사진에서 광범위하게 양쪽 폐에 병터가 나타난다. 호흡과 순환의 기능상실이 진행되어 사망하게 된다.

② **과민폐렴**(hypersensitivity pneumonitis) : 어떤 특수한 항원에 감작된 사람이 같은 항원을 다시 폐로 흡입한 경우에 나타나는 **광범위사이질폐렴**이다.

합병증 각종 원인에 의한 폐 손상의 결과, 폐 내에서 광범위하게 결합조직의 증가가 일어나 **폐섬유증**(섬유모양폐, fibroid lung) 상태가 된다. 더 진행되면 섬유화가 일어난 폐조직이 마치 벌집과 같이 1cm 전후로 확장된 무수한 낭종이 만들어진다. 이 상태를 **벌집폐**(honeycomb lung)라고 하며, 폐섬유증의 특징적인 말기병터이다.

2) 급성호흡곤란증후군(acute respiratory distress syndrome, ARDS)

급성호흡곤란증후군은 갑자기 발병하는 호흡곤란 상태로, 저산소혈증과 폐순응도(lung compliance)의 감소 등을 일으키는 질병이다(그림 13–18).

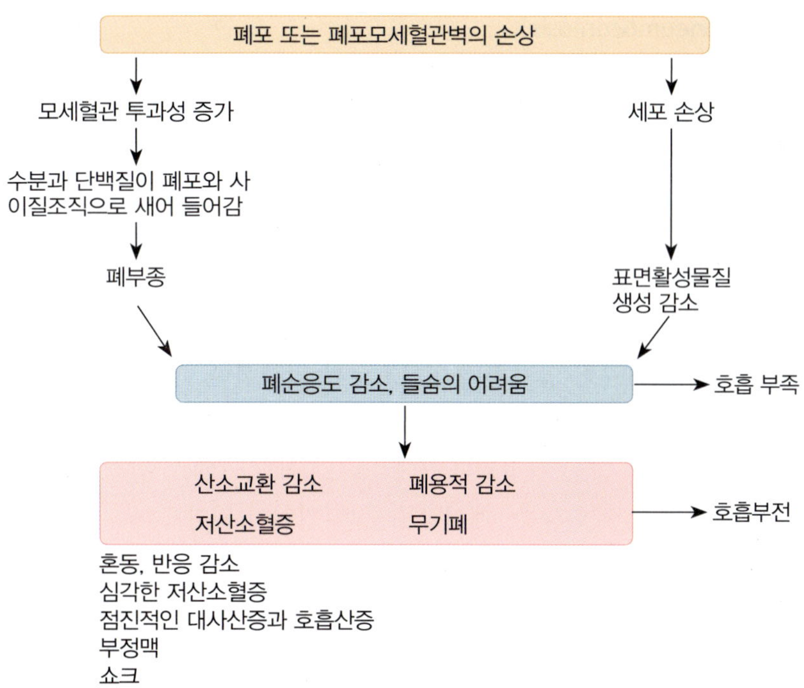

그림 13–18 급성호흡곤란증후군

원인 쇼크, 패혈증, 외상, 요독증, 위 내용물 흡인, 급성췌장염, 염소 등의 화학자극물 흡인, 헤로인 등의 각성제 과잉투여, 블레오마이신이나 이레사 등의 항암제 투여를 원인으로 들 수 있다.

병리소견 폐포 혈관내피와 폐포 상피가 손상되기 때문에 폐포 내에 섬유소와 세포의 잔해로 구성되는 유리질막(hydatoid)이 형성되어 폐포 상피에 부착한다(그림 13-19). 따라서 폐의 중량은 현저하게 증가한다. 병리학적으로 **광범위폐포손상**(diffuse alveolar damage)이라고도 한다.

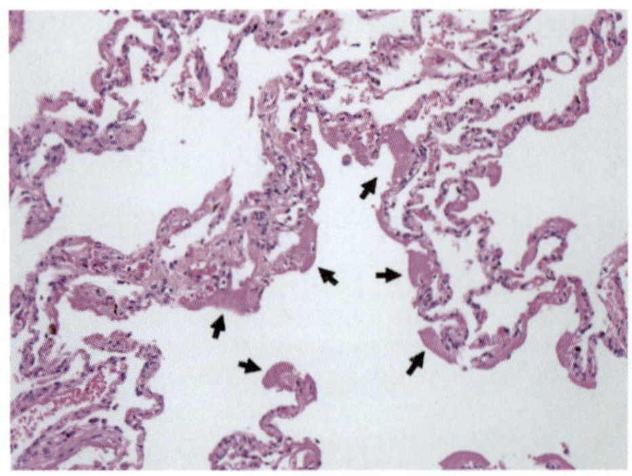

그림 13-19 광범위폐포손상
폐포관에서 폐포에 걸쳐 유리질막(➡)이 부착해 있다.

3) 진폐증(폐먼지증, pneumoconiosis)

진폐증은 무기질성 분진을 만성적으로 흡입함으로써 폐에 발생하는 섬유증식성 병터를 말한다.

원인 원인이 되는 분진에는 광물성 분진이 많으며, 그 밖에 유기성 먼지, 담배, 목재 부스러기 등이 있다. 특히 특정 직업에 의한 경우가 많으므로 직업병으로 분류된다.

분진의 종류에 따른 병태

① **규폐증**(silicosis) : 이산화규소 입자를 흡입함으로써 발생한다. 광산, 주물공장, 분사장, 도기공장, 채석장 등에서 일하는 사람들에게서 발생한다. 폐에 섬유화를 일으켜 2~3mm 정도의 양파모양 결절이 광범위하게 많이 형성된다(규폐결절, silicotic nodule). 결핵을 합병하는 빈도가 높다(규폐결핵). 또한 폐기종, 폐화농증, 폐심장증 등의 원인이 된다.

② **석면증**(asbestosis) : 석면은 섬유가 매우 가늘고 공기 중에 쉽게 부유하기 때문에, 흡입 시 폐 깊숙이 도달하여 폐포와 그 주변 사이질조직에 축적된다. 이로 인해 폐포 대식세포가 자극받고 염증반응과 성장인자가 유도되며, 결국 폐섬유증(섬유모양폐)을 유발하여 호흡곤란의 원인이 된다. 또한 가슴막(흉막)이 국소성으로 두꺼워지는 **가슴막판**(pleural plaque)이라는 석면증에 특유한 병터가 관찰된다(그림 13-20).

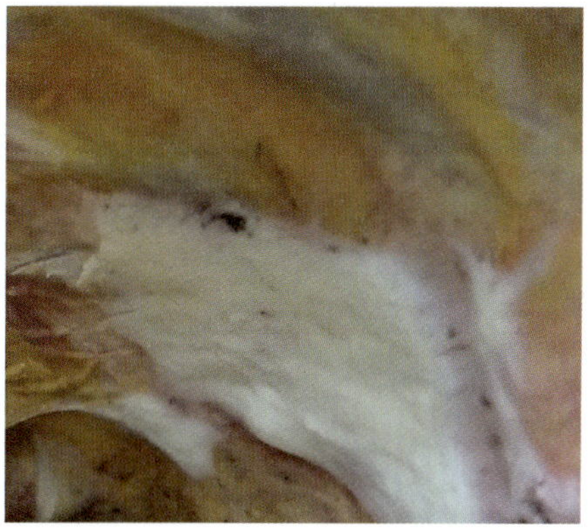

그림 13-20 **석면 노출에 의한 석회화 가슴막판**

왼쪽 앞가슴의 벽가슴막에 생긴 석회화 플라크이다. 가슴벽보다 편평하게 융기해 있다.

MEMO **석면**(asbestos)

석면은 섬유 모양의 마그네슘이나 칼슘이 들어 있는 규산염으로, 열과 산에 강하고 가공하기 쉽기 때문에 옷감이나 실의 형태로 가공되어 보일러 주위의 단열재(철도차량, 선박, 발전소, 건물의 난방 등), 자동차 등의 배기구, 굴뚝 등의 단열재, 슬레이트나 석면 함유 시멘트판 등의 건축 재료(기와 등의 지붕재료, 천장이나 칸막이벽, 외벽재 또는 벽 등의 분무재), 수도관이나 브레이크의 마찰재 등으로 널리 사용되어 왔다. 1972년 세계보건기구(WHO)의 국제암연구기관이 석면에 의한 발암성을 지적했고, 유럽연합에서는 1990년대에 사용이 금지되었다. 우리나라에서는 2009년부터 석면 사용이 전면적으로 금지되었다.

4) 유육종증(사코이드증, sarcoidosis)

유육종증은 **원인 불명**의 **육아종질환**으로, 젊은 성인에게 많이 발생한다. 육아종 병터는 전신의 여러 장기에 발생하지만, 특히 림프절, 폐, 간, 비장, 눈, 피부에서 많이 발생한다(그림 13-21a).

병리소견 X선 사진에서 폐영역에 과립 모양 또는 얼룩 모양의 침투음영이 관찰된다. 조직학적으로는 결핵과 유사한 **상피모양세포결절**이 형성되지만, 치즈괴사가 형성되지 않는 것이 큰 차이이다. 육아종에는 결핵과 마찬가지로 다핵의 랑한스거대세포나 이물거대세포가 관찰된다(그림 13-21b).

진단 결핵과는 달리 **투베르쿨린반응**에서 **음성**을 나타낸다. 특히, **크베임반응**(Kveim reaction)은 이 질병의 진단에 유용하며, 이 반응에서 양성이 되는 것이 특징이다. 크베임반응은 유육종증 병터 조직의 현탁액을 환자의 아래팔에 피내주사하여 4~6주일 후 구진 및 조직학적으로 상피모양세포결절의 형성 여부를 관찰하는 검사이다. 확정진단을 위해 목림프절생검이나 기관지생검을 시행한다.

치료 스테로이드가 사용되며 예후는 일반적으로 양호하다.

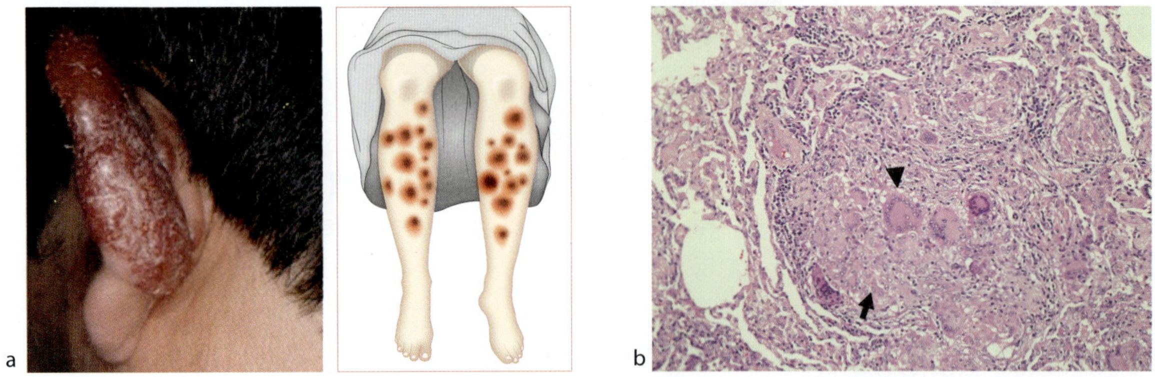

그림 13-21 유육종증

a. 피부의 육아종 병터
b. 옅은 원형에서 타원형의 핵을 가진 상피모양세포(➡)와 랑한스거대세포(▶)로 이루어진 상피모양육아종

5 순환장애질환

1) 폐부종(pulmonary edema)

폐부종은 폐포 내에 누출액이 고인 상태를 말한다. 심부전(heart failure)이나 신부전(renal failure) 시 나타나며 **호흡곤란**의 원인이 된다.

2) 폐색전증(pulmonary embolism)

폐색전증은 각종 색전(embolus)에 의해 혈관이 부분 또는 완전히 막힌 상태를 말한다. 색전으로는 **혈전**(thrombus)이 가장 많으며, 그 밖에 지방조직, 공기, 기체, 종양세포, 세균 등이 있다. 혈전의 원발부위는 다리와 골반이 많고, 폐의 중엽과 하엽의 폐동맥 분지부에서 발생하기 쉽다(그림 13-22).

3) 폐경색증(pulmonary infarction)

폐경색증은 색전 등으로 인해 폐동맥이 폐쇄되어 폐조직의 일부가 괴사되는 것으로, 폐에서는 출혈경색(hemorrhagic infarct)의 형태를 취한다. 폐의 하엽과 중엽에서 일어나기 쉽다. 수술 후나 심장질환 환자에게 많이 발생하며, 육안으로는 쐐기 모양의 출혈성 괴사병터로서 관찰된다.

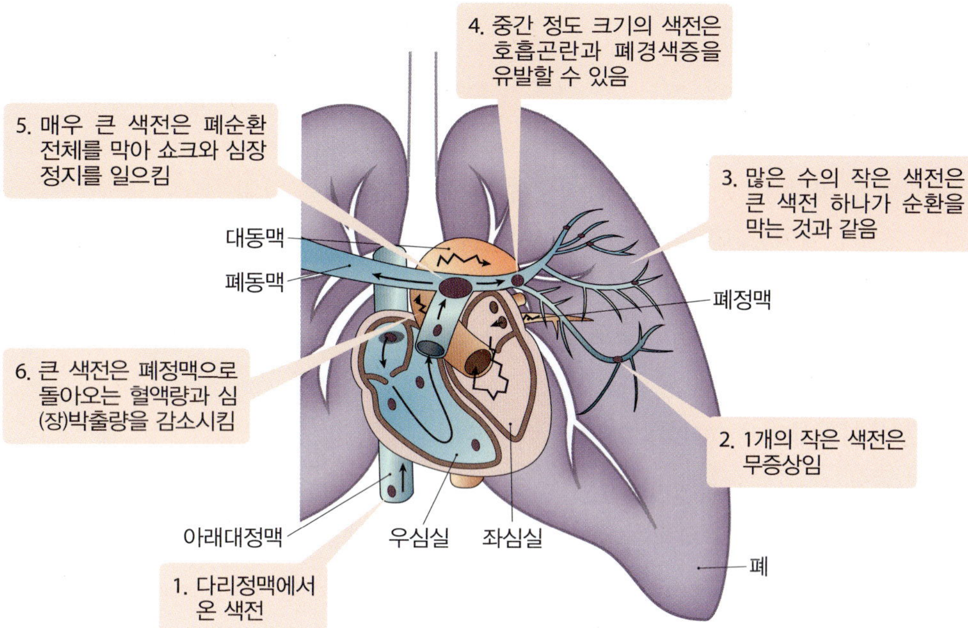

그림 13-22 **폐색전증**

6 가슴막의 질환

가슴막(흉막, pleura)은 폐의 표면과 가슴우리 내면을 덮는 투명하고 얇은 장막으로, 내장가슴막(visceral pleura)과 벽가슴막(parietal pleura)의 2층으로 구성된다. 정상 성인에서는 가슴막강(흉막강, pleural cavity)에 약 15mL의 장액이 존재하며, 이는 폐의 팽창과 수축 시 마찰을 줄여주는 윤활유의 역할을 한다.

가슴막의 병터는 대부분 폐 또는 전신질환에 의한 이차적인 병터로서 나타나며, 드물게 일차성 병터인 세균 감염이나 악성종양(특히 악성중피종)으로 발생할 수 있다.

1) 비염증성 가슴막삼출(noninflammatory pleural effusion)

비염증성 가슴막삼출은 감염이나 염증반응 없이 장액 성분이 가슴막안에 비정상적으로 축적되는 상태를 말한다. 주로 심부전, 신부전, 간경화증과 같은 전신 순환장애에서 발생하며, 체액의 생성과 흡수 사이의 불균형이 원인이 된다.

(1) 물가슴증(수흉증, hydrothorax)

비염증성 장액이 가슴막안에 축적되는 상태로, 가장 흔한 원인은 심부전이다. 그 밖에도 신부전, 간경화증과 같은 전신질환에서도 발생할 수 있으며, 원인이 교정되면 대개 삼출액은 자연스럽게 흡수된다.

(2) 혈액가슴(혈흉, hemothorax)

혈액이 가슴막안에 비정상적으로 축적되는 상태로, 주로 대동맥류 파열, 외상, 흉부 수술 후 출혈 등이 원인이다. 드물게 혈액응고장애나 악성종양이 원인이 될 수 있다. 혈액이 급격히 축적될 경우 폐가 압박되거나 심장 및 대혈관이 편위되면서 심폐 기능에 심각한 영향을 미칠 수 있으며, 심한 경우 긴장성 혈액가슴(tension hemothorax)으로 진행할 수 있다. 따라서 신속한 진단과 응급처치가 필수이다.

2) 염증성 가슴막삼출(inflammatory pleural effusion)

염증성 가슴막삼출은 감염이나 염증반응으로 인해 가슴막안에 염증성 삼출액이 비정상적으로 축적되는 상태이다. 주로 가슴막 모세혈관의 투과성 증가 또는 림프 배액의 감소에 의해 발생하며, 삼출액은 일반적으로 단백질과 세포 함량이 높고, 염증세포가 포함된다. 발생 원인으로는 결핵, 폐렴, 폐경색, 폐고름집, 기관지확장증 등 다양한 폐질환이 있으며, 류마티스관절염이나 전신홍반루푸스와 같은 자가면역질환에서도 이차적으로 발생할 수 있다. 염증성 삼출액은 그 성상에 따라 장액성, 섬유소성, 고름성, 출혈성으로 구분된다. 삼출액의 특징과 병인의 차이에 따라 임상증상과 치료방침이 달라진다.

(1) 장액가슴막염(serous pleuritis)

주로 결핵, 바이러스 감염 등에 의해 발생하며 초기에는 장액삼출액이 축적되나 진행되면 섬유소가 축적되어 섬유소성 또는 장액섬유소 가슴막염(serofibrinous pleuritis)으로 진행될 수 있다. 섬유소가 조직화(기질화)하면 가슴막 유착이나 가슴안 축소가 초래된다.

(2) 고름가슴막염(suppurative pleuritis)

흔히 폐렴, 폐고름집, 기관지확장증, 패혈증 등에서 발생하며, 세균이나 진균이 가슴막안으로 전이되어 황록색의 고름삼출물이 축적된다. 삼출량은 보통 500~1000mL에 달하며, 적절히 배농하지 않으면 가슴막안이 조직화(기질화)하고 폐의 확장이 제한될 수 있다. 주요 원인균에는 *Staphylococcus aureus*, *Streptococcus pneumoniae*, *Haemophilus influenzae*, *Pseudomonas aeruginosa*, *Klebsiella pneumoniae*, *Escherichia coli* 등이 있다.

(3) 출혈가슴막염(hemorrhagic pleuritis)

드물게 발생하며, 주로 악성종양(특히 폐암, 중피종)이나 리케차 감염, 출혈 경향이 있는 전신질환에서 발생한다. 가슴막삼출액(흉수) 검사에서 탈락된 종양세포 확인이 진단에 중요하다.

3) 고름가슴증(농흉, pyothorax)

고름가슴증은 고름가슴막염의 진행형으로 볼 수 있으며, 염증성 삼출액이 가슴막안에 고여 고름을 형성하는 상태이다. 폐렴, 패혈증, 간고름집, 복강 내 고름집, 흉부수술 후 합병증 등 다양한 감염성 질환이 원인이다. 주요 원인균은 *Staphylococcus aureus*이며, 그 밖에도 *H. influenzae*, *S. pneumoniae*, *P. aeruginosa*, *Klebsiella* spp., *E. coli* 등이 포함된다. 조기 배농과 항생제 치료가 필수이며, 방치 시 폐 기능 저하 및 가슴막 유착이 발생할 수 있다.

4) 기흉(공기가슴증, pneumothorax)

기흉은 공기가 가슴안으로 유입되어 폐가 부분적 또는 전체적으로 허탈되는 질환이다. 정상적으로 가슴막안은 음압 상태를 유지하여 폐가 팽창된 상태를 유지하는데, 공기가 유입되면 이 음압이 소실되어 폐가 수축하게 된다. 증상으로는 갑작스러운 가슴통증과 호흡곤란이 대표적이며, 심한 경우 저산소증과 쇼크가 발생할 수 있다. 진단은 주로 가슴 X선 촬영으로 확인하며, 치료는 산소 치료, 흉관 삽입술 또는 수술이 필요할 수 있다.

(1) 자발기흉(spontaneous pneumothorax)

외상이 없이 발생하며, 주로 키가 크고 마른 청년 남성에게 흔하다. 폐 내장가슴막의 파열로 발생하며, 가족력이 있을 수 있다.

(2) 이차기흉(secondary pneumothorax)

기존의 폐질환(COPD, 폐기종, 악성종양, 폐결핵 등)이나 기계적 양압 환기, 흉부 외상, 시술(수술, 중심정맥관 삽입 등)에 의해 발생한다. 대개 임상적 경과가 더 심각하며, 호흡부전으로 진행할 수 있다.

5) 악성중피종(malignant mesothelioma)

악성중피종은 가슴막에서 발생하는 드문 원발성 악성종양으로, 주로 석면(asbestos) 노출과 밀접한 관련이 있다. 잠복기는 평균 20~40년 이상이며, 석면 노출 이후 발생률이 유의하게 증가한다. 주요 임상증상은 가슴통증, 호흡곤란, 반복되는 가슴막삼출이며, 진단 시 대부분 병기가 진행된 상태로 발견된다. 예후가 매우 불량하여 진단 후 평균 생존기간은 약 12개월이며, 50% 이상이 1년 내 사망한다. 치료는 주로 대증요법, 항암화학요법, 방사선치료가 사용되나, 완치는 어렵다.

7 종양

폐에서 발생하는 종양의 종류는 다양한데, **폐암**(lung cancer) 대부분은 기관지 상피세포에 있는 줄기세포에서 발생한 **기관지유래암종**(bronchogenic carcinoma)이다(그림 13-23). 대부분의 폐암은 악성이며, 다른 장기에서 폐로 전이된 암이 폐 일차암보다 더 흔하게 발생한다.

폐암은 조직학적 기준에 따라 크게 소세포암종(small cell carcinoma)과 비소세포암종(non-small cell carcinoma)으로 나뉜다. 소세포암종은 발견된 시점에 이미 전이가 발생한 경우가 많아 치명적인 반면, 비소세포암종의 경우는 외과수술에 의해 치료가 가능하다. 비소세포암종은 조직형에 따라 샘암종, 편평세포암종, 대세포암종으로 나뉘는데, 조직형과 병기(전이 정도)에 따라 치료법이 다르다(표 13-3).

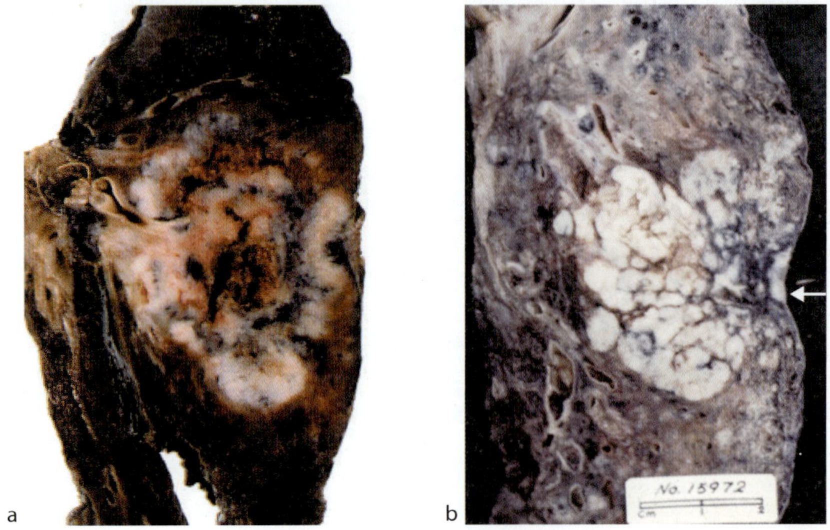

그림 13-23 폐암의 육안상

a. 편평세포암종. 폐문 부분에 생긴 회백색 덩어리 모양의 병터로, 경계가 분명하다. 중앙에 출혈과 괴사가 동반되어 있다.
b. 샘암종. 폐의 말초 쪽에 발생한 종양으로, 중앙 가쪽(오른쪽)에 있는 흉터(탄가루 침착으로 검게 보임) 때문에 가슴막(흉막)이 종양 쪽으로 끌려들어가 있다(⟶).

표 13-3 **폐암의 종류와 특징**

조직형	소세포암종	비소세포암종	
		편평세포암종	샘암종
호발부위	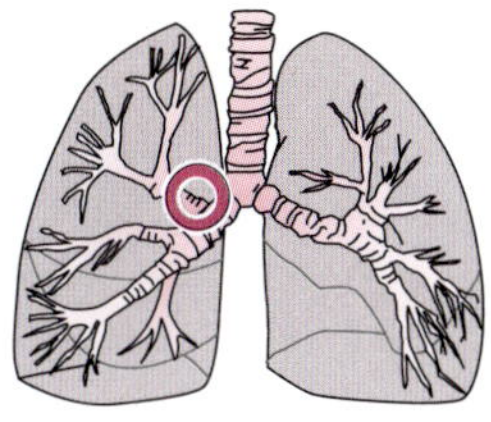 폐문부	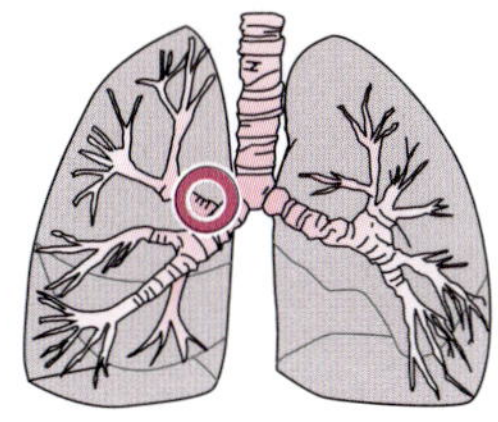 폐문부	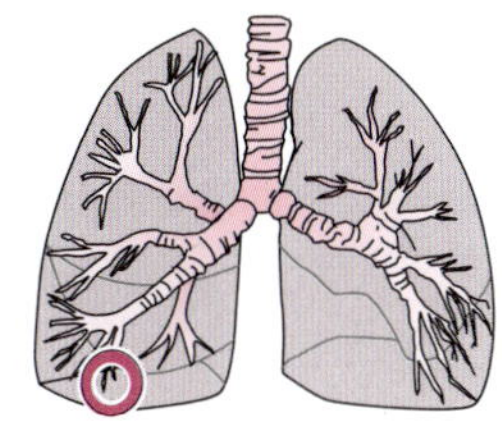 주변부
빈도	15%	35%	45%(여성에서 가장 많은 형태)
흡연과의 관계	깊음		있음
증상	초기부터 기침, 가래, 혈담		초기증상은 없음
진단	가래세포검사 및 기관지폐생검(TBLB)		CT 유도 하의 바늘생검
치료	화학요법 한정되어 있으면 방사선 병용	한쪽 폐, 세로칸(종격)에 한정되는 경우 : 수술요법이 기본 반대쪽으로 전이되거나 원격전이가 관찰되는 경우 : 화학요법, 방사선요법	

1) 소세포암종(small cell carcinoma) (그림 13-24, 표 13-3)

소세포암종은 **흡연**과 관련이 깊고 폐의 중심부(폐문부)에 발생한다. 급속히 커지며 원격전이와 림프절전이 모두 그 빈도가 높다. 치료하지 않을 경우 발견에서 사망까지 평균 3~4개월이 걸린다고 한다.

항암제나 방사선 치료에 대한 감수성은 다른 폐암에 비해 높으며, 일차 병터의 종양이 완전하게 사라지기도 한다. 그러나 효과는 일시적이고 예후가 상당히 나빠 대부분은 6개월 이내에 사망한다. 이 유형의 종양은 각종 이소성호르몬을 분비하여 **쿠싱증후군**(Cushing syndrome), **유암종증후군**(카시노이드증후군, carcinoid syndrome), **신생물딸림증후군**(paraneoplastic syndrome)을 일으키기도 한다.

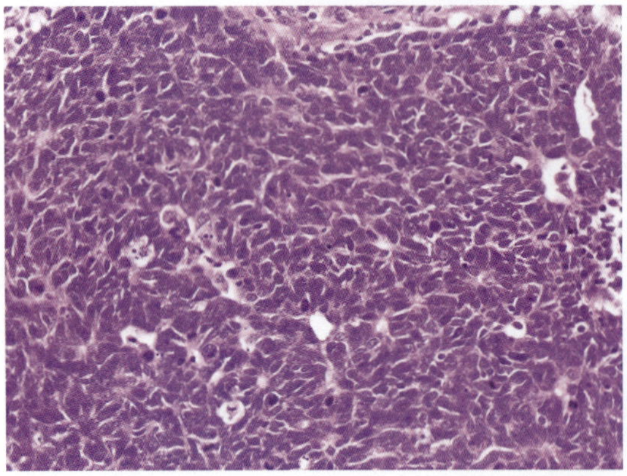

a

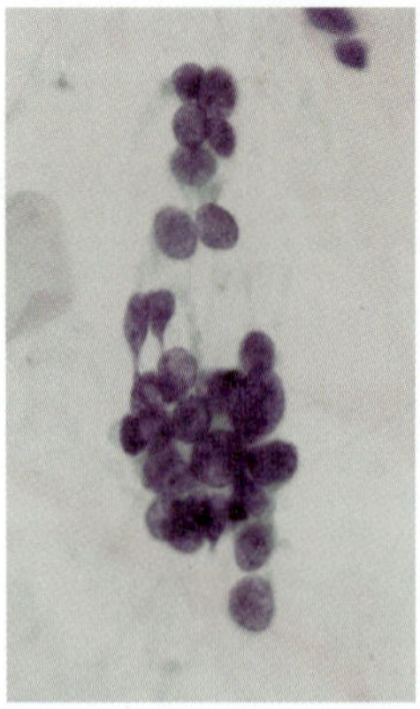

b

그림 13-24 소세포암종

a. 소형의 종양세포가 광범위하게 증식해 있다. 세포질은 적고 핵은 타원형을 비롯하여 다양한 형태를 하고 있다.
b. 가래세포진(파파니콜로 염색). 종양세포는 핵이 차지하는 비율이 높고 세포질이 거의 보이지 않는다.

2) 편평세포암종(squamous cell carcinoma) (그림 13-23a, 13-25, 표 13-3)

편평세포암종은 대부분 **폐문** 부분의 **큰 기관지**에서 발생하지만, 말초의 폐영역에서 발생하기도 한다. 흡연과 관계가 깊고, 중추 쪽에 발생하는 경우는 심장이나 대혈관의 음영과 겹쳐 가슴 X선 사진으로는 발견하기 어렵다.

초기부터 기침, 가래, 혈담 등의 호흡기증상이 나타나기 쉽고, 종양 때문에 기관지가 막히면 말초폐의 무기폐, 폐쇄폐렴을 일으킨다. 큰 덩어리가 만들어지고 중심부분이 괴사되어 공동을 형성하기도 한다. 주위에 연속성으로 침윤하며, 전이는 림프성, 혈행성 모두 다른 유형에 비해 일반적으로 적고, 5년 생존율은 15~40%이다.

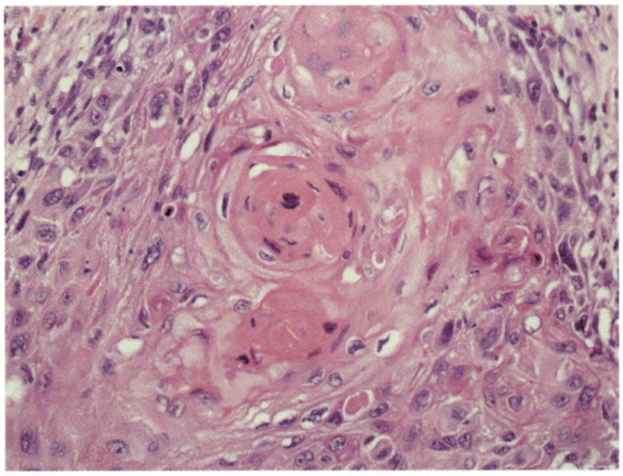

a

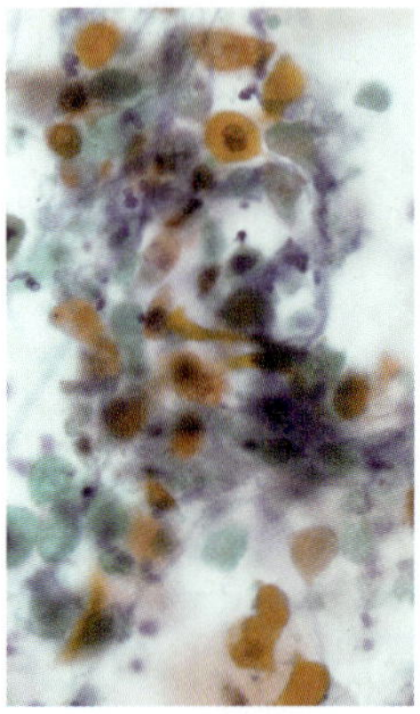

b

그림 13-25 편평세포암종

a. 암세포 병터 중심에 세포체가 붉게 각화한 암세포가 모여 암진주를 형성하고 있다.
b. 가래세포진(파파니콜로 염색). 세포체가 붉게 염색된 세포는 각화한 암세포이며, 타원형 또는 올챙이 모양 등의 다양한 형태를 나타낸다. 암세포는 덩어리를 형성하지 않고 여기저기 흩어져 있다.

3) 샘암종(adenocarcinoma) (그림 13-23b, 13-26, 표 13-3)

샘암종은 가장 빈도가 높으며, 최근 증가 경향에 있다. 여성이나 비흡연자에게서 관찰되는 폐암 대부분은 이 유형으로, 폐의 **말초 쪽**에서 발생한다. 대부분은 분화형 샘암종이며, X선 촬영에서 **동전병터**(coin lesion)의 형태를 나타낸다. 종양 중심부분에 흉터를 동반하는 경우가 많으며, 이 흉터에 의해 가슴막(흉막)이 암 병소로 끌려들어간다. 소형 샘암종 수술에서는 이 흉터의 유무 및 성질에 따라 예후가 달라진다. 혈행전이 또는 림프성전이를 일으키기 쉬우며, 샘암종의 5년 생존율은 10~30%이다.

a 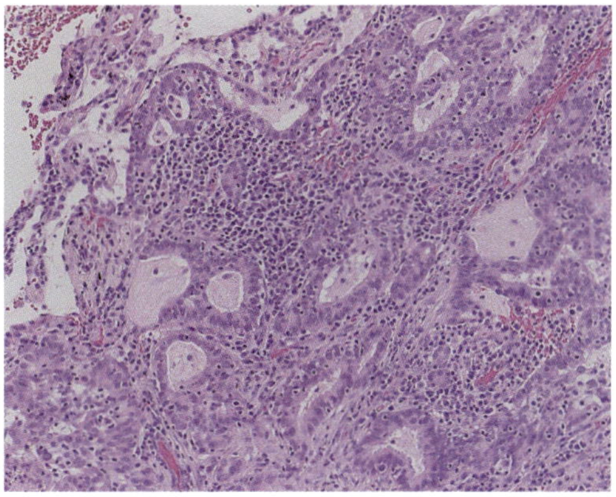 b 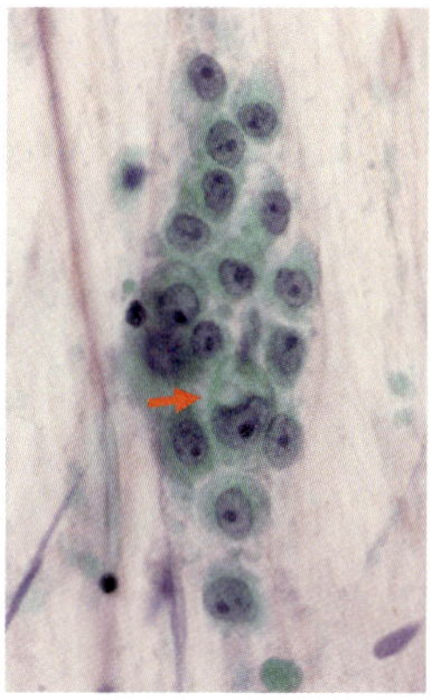

그림 13-26 **샘암종**

a. 암세포가 샘관을 만들면서 발육한다.
b. 가래세포진(파파니콜로 염색). 명료한 핵소체를 가진 종양세포가 서로 접착하여 덩어리를 형성하고 있다. 세포체에 점액이 고여 있다(→).

4) 대세포암종(큰세포암종, large cell carcinoma)

대세포암종은 폐 구역에서는 편평세포암종과 샘암종의 중간 정도 부위에서 발생하며, 경계가 뚜렷한 공 모양의 종양을 형성한다. 조기에 림프성전이 또는 혈행전이를 일으키며, 예후가 나빠서 5년 생존율이 5~20%이다. 조직학적으로 편평세포암종이나 샘암종으로 분화되지 않는 형태로, 특정한 배열을 나타내지 않고 증식한다.

Chapter

14

소화계통

학습목표

1. 소화기관과 간, 담낭, 췌장의 해부학적 위치관계와 각각의 기능을 설명할 수 있다.
2. 소화기 관련 질환의 특징을 설명할 수 있다.
3. 식도암, 위암, 대장암의 특징과 차이를 설명할 수 있다.
4. 간, 담낭, 췌장 질환의 원인, 증상을 설명할 수 있다.
5. A형, B형, C형간염의 차이를 설명할 수 있다.
6. 간염, 간경화증, 간암의 병리적 특징과 원인, 증상을 설명할 수 있다.

핵심용어해설

- **간경화증**(liver cirrhosis) : 간세포의 탈락과 섬유화로 간의 정상구조가 붕괴되어 단단해지고 작아지는 병태이다. 간의 정상적인 혈류가 장애를 받고 간기능도 저하되면 충분한 기능을 못하게 된다(간부전).
- **궤양대장염**(ulcerative colitis) : 직장에서 시작되어 항문에서 대장 입구(맹장) 방향으로 연속적으로 퍼져 가는 만성질환으로, 크론병과 달리 병터는 주로 점막과 점막밑조직에 국한되며, 병터의 깊이는 얕은 편이나 재발이 반복되는 특징이 있다.
- **바이러스간염**(viral hepatitis) : 바이러스가 원인이 되어 간에 염증이 발생한 질환을 말하며, 바이러스의 종류에 따라 7종류로 나눌 수 있으나 A형, B형, C형간염바이러스 3종류가 중요하다.
- **위궤양**(gastric ulcer) : 점막근육판보다 깊은 부분에 이르는 위벽 또는 장벽의 손상을 가리킨다. 점막에 국한된 조직의 손상을 미란이라고 한다. 위나선균이 위염, 미란, 위궤양의 발병에 관여한다.
- **위나선균**(헬리코박터 파일로리, *Helicobacter pylori*) : 위에 서식하는 나선 모양의 세균으로, 만성위염, 미란, 위궤양의 병인 중 하나이다. 지속적인 감염으로 인해 염증이 만성화하면 위암이나 MALT 림프종의 발생 위험이 높아진다.
- **장폐색증**(ileus) : 장 내용물의 통과에 장애가 생긴 것을 말한다. 급성장폐색증은 종종 긴급한 개복수술이 필요하며, 방치하면 단기간에 사망한다.
- **조기위암**(early gastric cancer) : 림프절로의 전이와 관계없이 암세포가 위의 점막 또는 점막밑층에 국한된 경우를 말한다.
- **진행위암**(advanced gastric cancer) : 암세포가 위의 고유근육층보다 깊게 침윤되어 있는 경우를 말한다.
- **크론병**(Crohn disease) : 회장 말단부분이나 대장에 궤양이 형성되는 원인 불명의 염증질환이다. 장 내용물의 통과장애가 일어나거나, 복강 내에 고름집이 형성되거나, 유착된 장 사이에 샛길이 형성되기도 한다.
- **크루켄베르크종양**(Krukenberg tumor) : 주로 반지세포암종의 복막 파종에 의해 양쪽 난소로 전이된 종양을 말한다. 일차 병터는 대부분이 위암이지만, 대장암인 경우도 있다.
- **황달**(jaundice) : 혈청 속의 빌리루빈(담색소) 농도가 병적으로 상승하여 온몸의 장기와 조직이 노래진 상태이다. 발생기전에 따라 용혈황달, 간세포황달, 폐쇄황달의 3종류로 나뉜다.

인체는 정상적인 기능을 수행하기 위하여 음식물을 섭취하고, 이를 물리적 · 화학적으로 분해하여 영양분을 흡수하며, 찌꺼기는 몸 밖으로 배출한다. 이와 관련된 일련의 기관계통을 소화계통(digestive system)이라고 하며, 소화기관으로 이루어진다. 소화기관은 소화기관은 음식물이 통과하는 통로인 **소화관**(digestive tract; 입안, 인두, 식도, 위, 소장, 대장, 항문)과 소화액을 분비하는 **소화샘**(digestive gland; 침샘, 간, 췌장), 그리고 소화를 보조하는 **소화부속기관**(accessory digestive organ; 혀, 이, 담낭)으로 구성된다.

1 소화계통의 구조와 기능

소화계통은 음식물을 섭취하는 입안을 비롯하여 식도, 위, 십이지장(샘창자), 소장(작은창자), 대장(큰창자), 직장(곧창자)을 거쳐 항문에 이르는 속이 빈 관상 장기이다(그림 14-1). 소화관의 기본 구조는 속공간 쪽에서부터 점막, 점막밑층, 근육층, 바깥막 또는 장막으로 이루어진다(표 14-1). 소화계통은 섭취한 음식물을 소화하고 영양분을 흡수하며 노폐물을 배설하는 기능을 한다(표 14-2).

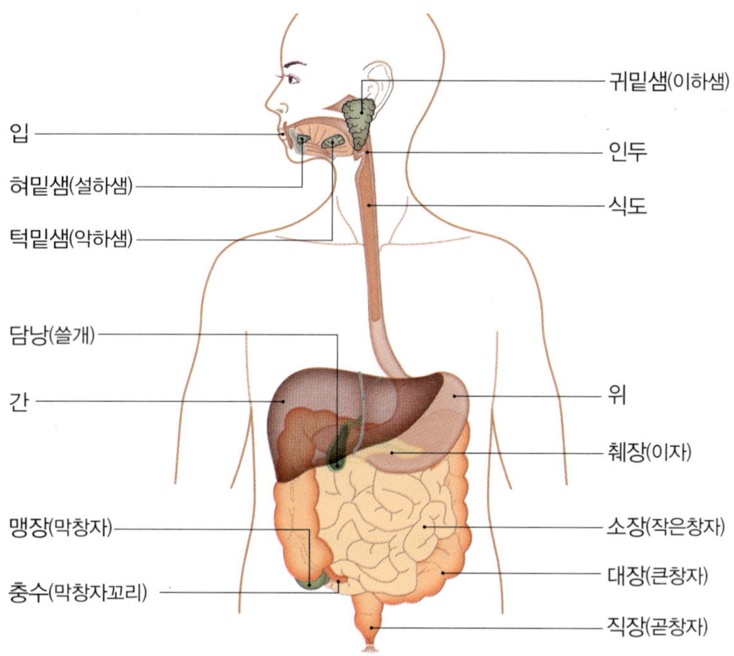

그림 14-1 소화계통의 구조

표 14-1 소화관의 기본 구조

구조	설명
점막	흡수와 분비의 기능을 위해 정맥이 위치한다. 식도 점막은 조직학적으로 중층편평상피로 이루어지고, 위 · 십이지장 · 소장 · 대장의 점막은 원주상피로 이루어진다.
점막밑층	두꺼운 결합조직으로 혈관이 발달해 있고 신경, 림프관, 샘 등이 위치하며, 신경얼기가 존재하여 자율신경에 의해 샘과 민무늬근육의 활동이 조절된다.
근육층	식도에서 직장까지 모두 속돌림층과 바깥세로층의 2층으로 구성되며, 연동운동(peristalsis)을 통해 내용물을 잘 혼합하면서 항문 쪽으로 보내는 기능을 한다.
장막	장막 표면은 소량의 장액(serous fluid)으로 덮여 있으며, 소화관을 보호하고 지지해주는 역할을 한다.

표 14-2 소화계통의 기능

기능	설명
소화	입안(구강)을 통해 섭취한 음식물은 덩어리로 만들어져 순차적으로 소화관에 보내지는데, 입안에서 인두에 걸쳐 삼킴(연하) 작용이 일어나 식도로 이동하고, 식도에서는 연동운동이 일어나 위로 보내진다. 위와 소장에서는 다양한 소화효소에 의한 화학적인 소화가 일어난다. 위샘에서는 염산, 단백질분해효소인 펩신이 분비되고, 췌장에서는 α-녹말분해효소, 트립신, 카이모트립신, 탄력소분해효소 등 탄수화물, 지방, 단백질, 핵산 등을 분해하는 다양한 효소가 분비된다. 또한 담즙이 소화를 돕는다.
흡수	단백질은 아미노산, 탄수화물은 단당(류), 지방은 지방산과 글리세린으로 분해된 후 장의 상피세포를 통해서 흡수된다. 소화된 영양분은 소장에서 대부분 흡수된다. 소장의 상피세포를 경유한 분자는 혈관으로 들어가 간으로 보내지거나 상피세포 내에서 다시 지방으로 합성되어 림프관으로 들어가는 것도 있다.
배설	대장에서는 거의 수분만 흡수되고, 유동 상태의 소화물이 농축, 고형화함으로써 대변이 되어 직장을 통해 배설된다.

1. 입안

입안(구강, oral cavity)은 소화가 시작되는 소화관의 첫 부위로, 음식을 씹는 기관임과 동시에 미각기관이며 발성 보조기관으로 작용한다.

앞쪽은 위아래 **입술**(구순, labia)이 있고, 뒤쪽은 목구멍이 있는 인두(pharynx)로 이어지며, 위쪽은 **입천장**(구개, palate)에 의해 코안과 경계를 이룬다. 아래쪽은 혀를 포함한 입안바닥(oral floor)을 이루며, 옆쪽은 볼로 구성된다.

이(teeth)는 인체의 기관 중에서 가장 단단한 조직으로 뼈와 거의 같은 구조의 상아질(dentin)을 중심으로 구성된다. 이머리(치관)는 가장 단단한 조직인 사기질(법랑질, enamel)이 상아질을 덮고 있고, 이뿌리(치근)는 시멘트질(백악질, cementum)이 덮고 있으며, 이뿌리와 이틀(치조) 사이에는 결합조직성 치주조직(periodontal tissue)이 있다.

입안점막 내에는 **침샘**(타액샘, salivary gland)이 분포하는데, 그 크기에 따라 큰침샘과 작은침샘으로 나뉜다. 큰침샘(major salivary gland)에는 턱밑샘(악하샘, submandibular gland), 귀밑샘(이하샘, parotid gland), 혀밑샘(설하샘, sublingual gland)이 있고, 입술샘, 입천장샘, 볼샘, 혀샘 등의 작은침샘이 입안점막 내에 널리 분포해 있다.

2. 인두

인두(pharynx)는 가장 윗부분이 코안과 이어져 있으며, 인두공간(인두강, pharyngeal cavity)은 코부분(nasal part), 입부분(oral part), 후두부분(laryngeal part)의 3부분으로 나뉜다(그림 14-2).

인두는 소화계통으로서 입안과 식도를 연결하고, 호흡계통으로서 코안과 후두(larynx)를 연결한다. 따라서 인두에서는 음식물의 통로와 공기의 통로가 교차하게 된다. 이 교차점에서는 음식물이나 공기 중 어느 하나만 통과할 수 있으며, 삼킬 때에는 호흡이 멈추고, 호흡할 때에는 삼킴이 불가능해진다. 그래서 종종 흡인(aspiration)을 일으켜 음식물이 기도로 들어가는 경우가 발생하기도 한다.

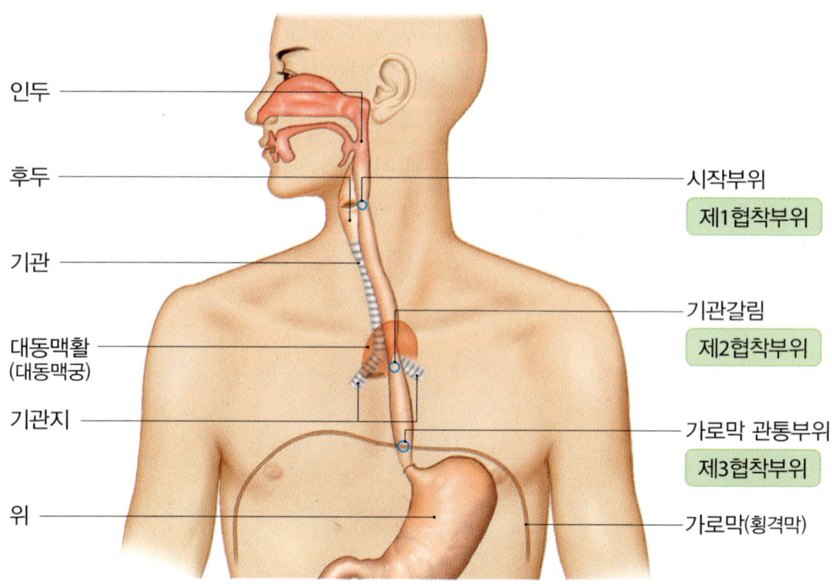

그림 14-2 인두와 식도의 생리적협착부위

3. 식도

식도(esophagus)는 인두에서 이어져 위에 도달하는 관 모양의 기관으로, 음식물의 운반을 담당한다. 길이는 약 25cm, 속공간의 지름은 2cm가 채 못되며, 시작부위, 기관갈림과의 교차점, 가로막 관통부위(아래끝)에서 좁아지는데, 이 부분을 **생리적협착부위**(physiological constriction)라고 한다(그림 14-2). 특히 아래끝은 속공간이 닫혀 있어 위액의 역류를 막는다. 위액이 역류되면 명치가 쓰리고 아픈 증상이 나타난다.

식도의 점막상피는 중층편평상피이며, 다른 소화관과는 달리 식도는 장막이 없기 때문에 주위 조직과의 사이에 명확한 경계가 없다.

4. 위

위(stomach)는 소화관 중에서 가장 불룩한 주머니 모양의 기관으로, 삼킨 음식물이 일정 시간 머물러 있다가 위에서 분비되는 위액과 섞여 소화되어 죽과 같은 상태가 된다.

위에는 앞벽과 뒤벽이 있고, 그 위모서리를 작은굽이(소만곡), 아래모서리를 큰굽이(대만곡)라고 한다. 위는 해부학적 분류와 임상적 분류에 따라 구분할 수 있는데, 일반적으로 위의 큰굽이 및 작은굽이를 3등분하고 각각의 대응점을 연결하여 위부분(U, 위바닥부분), 중간부분(M, 몸통부분), 아래부분(L, 안뜰부분 또는 날문부분)의 3영역으로 나눈다(그림 14-3).

식도와 위의 경계부분을 식도위경계(esophagogastric junction)라고 한다. 날문(pylorus)은 위와 십이지장의 경계로, 이 부위에는 고리 모양의 날문조임근이 있어 속면에 날문고리(pyloric ring)를 형성한다.

위의 점막에는 들문샘, 위바닥샘(위몸통부분과 바닥부분에 분포), 날문샘이 있다. 위바닥샘에는 펩시노젠(pepsinogen)을 분비하는 **으뜸세포**(주세포), 염산과 비타민 B_{12}를 흡수하는 데 필요한 내인(인)자를 분비하는 **벽세포**, 점액을 분비하는 **덧세포**가 있다. 펩시노젠은 염산에 의해 펩신(pepsin)으로 활성화하여 단백질 소화에 기여한다.

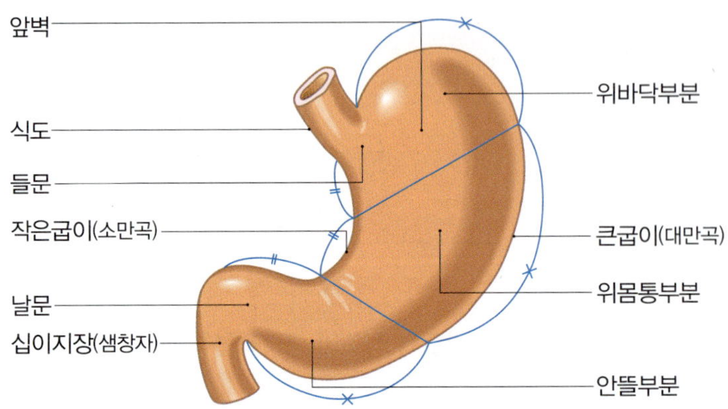

그림 14-3 위의 구분과 명칭

5. 소장

소장(작은창자, small intestine)은 제1허리뼈 높이에서 위의 날문에서 이어지는 소화관으로, 약 6m에 걸쳐 복강을 구불거리며 내려온 후 오른쪽 엉덩뼈(장골) 앞에서 대장과 연결된다(그림 14-1 참조).

일반적으로 소장은 십이지장(샘창자, duodenum), 공장(빈창자, jejunum), 회장(돌창자, ileum)의 세 부분으로 크게 나뉘며, 돌림주름과 융모가 있어 음식물의 소화와 흡수에 가장 중요한 장기이다.

6. 대장

대장(큰창자, large intestine)은 소장에서 이어지는 길이 약 1.5m의 소화관으로, 맹장(막창자, cecum), 결장(잘록창자, colon), 직장(곧창자, rectum)으로 구성되며, 결장은 상행결장(오름(잘록)창자, ascending colon), 횡행결장(가로(잘록)창자, transverse colon), 하행결장(내림(잘록)창자, descending colon), 구불결장(구불(잘록)창자, sigmoid colon)으로 다시 나뉜다(그림 14-4).

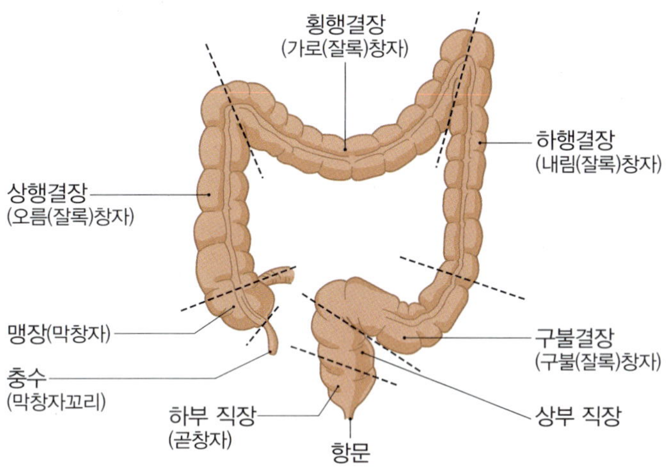

그림 14-4 대장의 구분과 명칭

7. 간

간(liver)은 사람의 장기 중에서 가장 크며, 물질대사의 중심으로서 많은 **대사 기능**을 담당한다. 간은 좌우의 2엽으로 구성되며, 간으로 유입되는 혈관에는 영양을 공급하는 간동맥과 기능혈관이라고도 할 수 있는 **문맥**(portal vein)이 있다. 정상에서는 간으로 유입되는 **혈액의 약 4/5**가 이 문맥을 통해 공급된다(그림 14-5). 문맥은 식도를 제외한 모든 소화관과 비장, 췌장 등에서 유입된 정맥혈을 간으로 운반하는 혈관이다. 주로 소장에서 소화 및 흡수된 영양분이 문맥을 통해 간으로 전달되며, 간에서는 이를 이용해 혈장단백질과 혈액응고에 필요한 단백질 등 다양한 물질을 합성한다. 또한 당원(glycogen)을 비롯한 탄수화물, 단백질, 지방의 대사를 조절하고, 비타민 B_{12}와 여러 영양소를 저장하며, 암모니아 같은 유독물질을 해독 및 분비하는 기능을 수행한다.

간은 간세포의 손상 시 재생능력이 매우 강해 간의 80%를 제거해도 남은 간세포가 정상이면 간세포는 재생할 수 있고, 기능 회복 또한 가능하다.

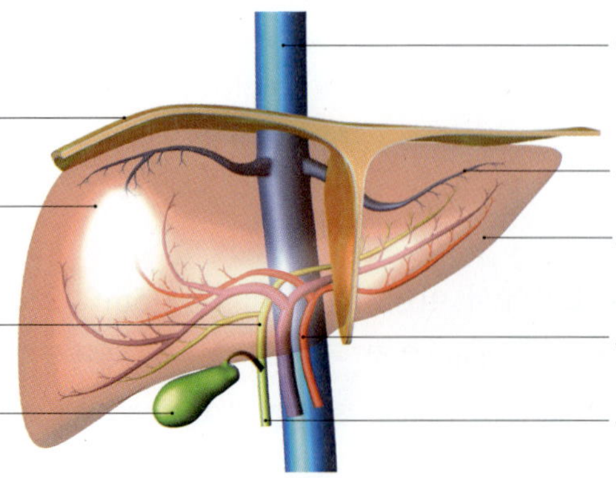

그림 14-5 **간과 담낭**

8. 담낭

담낭(쓸개, gallbladder)은 길이 약 8cm, 용량 약 50mL의 가지 모양 기관으로, 간의 우엽 아래에 위치한다(그림 14-5). 간에서 만들어진 담즙(쓸개즙, bile)이 담낭으로 보내져 수분이 흡수되고 농축된다.

담즙(쓸개즙, bile)은 간세포에서 하루 약 0.5L 생성되는 분비액으로, 담즙산, 빌리루빈(담적색소) 등을 함유한다. **담즙산**은 지질을 유화하여 소장에서 지질이 흡수되도록 작용한다. **빌리루빈**(bilirubin)은 혈색소에서 생성되는 색소로 소화에는 관여하지 않지만, 활성산소에 대한 방어작용을 하며 자신이 산화됨으로써 세포의 산화손상을 막는다. **담즙색소**는 장세균의 작용으로 유로빌리노젠(urobilinogen)으로 변화하며, 이것이 대변이나 소변의 색상이 된다.

9. 췌장

췌장(이자, pancreas)은 소화계통에 속하는 장기로, 인체에서 가장 큰 외분비샘(exocrine gland)이면서 동시에 내분비샘(endocrine gland)의 기능도 수행한다. 췌장의 95% 이상은 외분비조직이며, 생산된 각종 췌장의 소화효소는 췌관(이자관)을 통해 십이지장유두(샘창자유두)로 분비되어 소화에 작용한다.

췌장 내에는 내분비샘인 **랑게르한스섬**이 흩어져 있으며, 4종의 내분비세포(α, β, δ 및 PP세포)가 **글루카곤**(glucagon), **인슐린**(insulin), **성장호르몬억제인자**(소마토스타틴, somatostatin) 등을 생산하여 혈액으로 분비한다.

2 입안의 질환

1. 선천이상 및 발육이상

1) 입술갈림증(구순열, cleft lip)

입술갈림증은 인체의 발생과정에서 안쪽코돌기(내측비돌기)와 위턱뼈돌기(상악돌기)의 융합부전으로 발생한다(그림 14-6). 정중앙 부위에서 생기는 경우는 적으며, 대부분 위턱에서 편측성으로 발생하지만 간혹 양측성으로 발생하기도 한다. '언청이'라 불리기도 하는데, 여자아이보다 남자아이에게 더 많고 심하다. 수유와 발음장애 및 입과 코의 감염이 발생하기 쉽다.

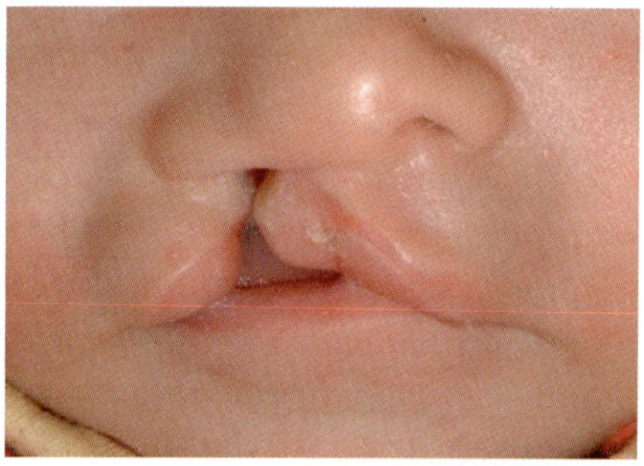

그림 14-6 입술갈림증

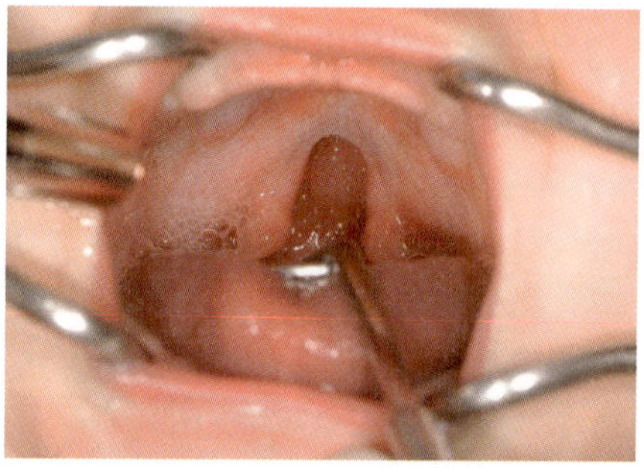

그림 14-7 입천장갈림증

연구개갈림증이지만 연구개에서 약간 앞쪽까지 갈림이 확대되어 있다.

2) 입천장갈림증(구개열, cleft palate)

입천장갈림증은 인체의 발생과정에서 좌우 입천장돌기(구개돌기)의 융합시기에 장애를 받아 발생한다(그림 14-7). 주로 입천장의 정중선에서 발생하며, 물렁입천장(연구개)만 침범하는 경우도 있고, 물렁입천장에서 단단입천장(경구개)까지 걸치는 경우도 있다. 여자아이에게 흔히 발생하며, 수유나 삼킴 및 발음에 장애가 나타난다.

3) 주름띠이상(소대이상)

입안에는 위입술주름띠(상순소대), 아래입술주름띠(하순소대), 혀주름띠(설소대) 등이 있으며, 이들 주름띠의 부착 부위나 크기에 이상이 있을 경우 **주름띠이상**이 발생한다. 수유, 발음, 치아배열 등 구강 기능에 장애가 나타날 수 있다.

2. 감염병

1) 포진잇몸입안염(포진치은구내염, herpetic gingivostomatitis)

포진잇몸입안염은 단순헤르페스바이러스의 감염으로 발생하는데, 원인균은 대개 **1형 단순헤르페스 바이러스**이다. 소아에게서 많이 발생하고, 약 1주일의 잠복기간을 거친 후 입안점막에 작은 물집이 다수 나타난다. 물집은 터져서 붉은색으로 둘러싸이고, 가장자리가 얕은 궤양으로 나타나며, 통증이 있어 음식 섭취가 어려워진다. 증상이 나타나고 1~2주 지나면 자연 치유된다.

2) 입안칸디다증(구강칸디다증, oral candidiasis)

입안칸디다증은 진균인 **칸디다균**(*Candida albicans*)의 감염으로 발생하며, 숙주의 저항력이 저하되면 감염되는 **기회감염**(opportunistic infection)으로 알려져 있다(그림 14-8). 입안 내에는 토박이균으로서 칸디다균이 존재하는데, AIDS나 악성종양에 의해 면역기능이 저하된 경우, 노인이나 소아 등 숙주의 저항력이 약한 경우, 입안 위생이 불량하거나 침 분비량이 감소된 경우, 스트레스 등에 의해 증식한다. 혀나 볼, 입천장 점막이 호발부위이며, 백반이나 홍반을 형성하고 통증(작열감)을 동반하는 경우가 있다.

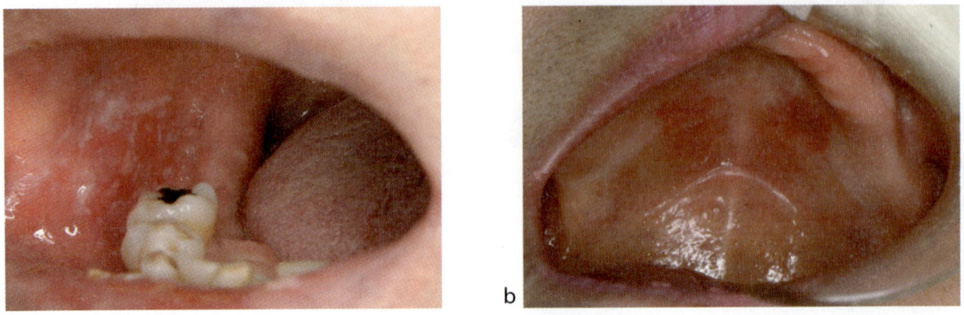

a b

그림 14-8 **입안칸디다증**

a. 스테로이드제의 전신투여로 나타난 칸디다증 b. 비위생적인 의치 장착으로 나타난 칸디다균에 의한 홍반

3. 종양

1) 입안유두종(구강유두종, oral papilloma)

입안유두종은 혀, 볼점막, 잇몸, 물렁입천장(연구개)등에서 많이 발생하는 양성종양이다. 표면에 콜리플라워 모양의 유두 모양 작은 돌기가 나타난다. 종양은 쌀알 크기부터 콩알 크기까지 다양하다. 각화된 상피는 백색으로 나타나고, 비각화된 상피는 분홍색으로 나타난다.

원인 사람유두종바이러스(human papilloma virus)의 감염(HPV-6, HPV-11 등)과 관련이 있으며, 만성 자극에 의한 반응성 증식물인 경우가 많다.

병리소견 조직학적으로는 상피에 각화항진(hyperkeratinization)과 증식(hyperplasia)이 일어나는데, 모세혈관이 풍부한 결합조직의 축을 따라 나뭇가지 모양으로 증식한다.

치료 외과적으로 절제하며, 악성화하는 경우는 드물다.

2) 편평세포암종(squamous cell carcinoma)

편평세포암종은 입안에서 가장 흔히 발생하는 악성종양으로, 모든 구강암의 약 90% 이상을 차지한다. 호발부위는 아랫입술, 혀 가장자리, 입안바닥, 물렁입천장이고, 대부분 40세 이후에 발생한다. 주로 림프성으로 전이를 일으키기 때문에 턱밑림프절(악하림프절)이나 목림프절(경부림프절)에 전이병터를 형성한다. 5년 생존률은 40~60% 정도이다.

원인 흡연, 알코올, 만성자극, 바이러스, 광화학선 작용, 매독, 만성칸디다증, 면역억제, 영양부족 등이 있다.

병리소견 육안으로는 백반 또는 홍반, 주위에 경결을 동반하는 융기 모양, 외향성 발육을 보이는 유두 모양, 가장자리가 일정하지 않은 궤양 모양 등의 형태가 관찰된다(그림 14-9).

증상 초기에는 자각증상이 없지만, 결막의 백반이나 궤양 형성에 따른 통증을 자각하는 경우가 있다.

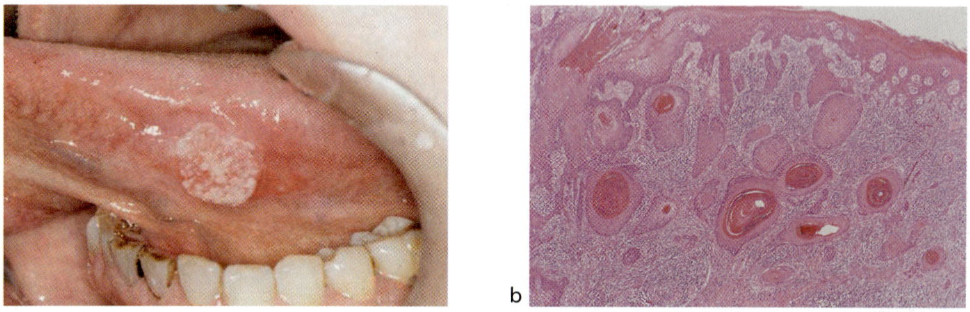

a b

그림 14-9 편평세포암종

a. 설암의 육안상. 혀 가장자리에 바깥쪽으로 증식하는 종양이 보인다. 종양의 표면은 작은 과립 모양이며, 주위에 발적, 미란, 궤양이 동반된다.
b. 편평세포암종의 조직상. 이형성을 나타내는 종양세포에서 상피각이 불규칙하게 연장되어 증식해 있다. 깊은 부분에서는 각(질)화가 뚜렷하게 보이는 꽈리 모양 병터가 형성되어 있다.

4. 이의 질환

1) 잇몸염(치은염, gingivitis)

잇몸염은 잇몸의 염증으로 발생하는 가장 흔한 잇몸질환의 하나로, 병터가 잇몸에 국한되어 있는 상태이다(그림 14-10).

병리소견 조직학적으로는 상피 바로 아래의 결합조직에 혈관 확장과 충혈 및 혈관 주위에 림프구나 형질세포의 고도 침윤을 동반한 만성염증이 나타난다. 상피세포 사이는 확장되고, 그 속에 중성구의 이동이 보인다.

증상 잇몸 가장자리가 울혈에 의해 암적색을 띠며 약간의 자극에도 출혈이 발생하며, 이사이유두(잇몸유두) 부위는 부종성으로 비대해지고 점몰이 소실된다.

2) 이주위염(치주염, periodontitis)

이주위염은 잇몸염에서 시작된 염증이 잇몸에 국한하지 않고 지지 이틀뼈(치조골)까지 미쳐 치주조직 전체를 침범하는 염증질환이다. 부착상실(attachment loss)과 이틀뼈 흡수를 동반하며, 성인에게 많이 발생한다. 가장 일반적인 형태는 만성이주위염이다(그림 14-11).

원인 치주병원성세균인 *Porphyromonas gingivalis*에 의해 발생한다.

병리소견 조직학적으로 이주위염이 잇몸염과 다른 점은 염증이 치주인대나 이틀뼈로 파급되어, 결합조직성 부착의 파괴와 이틀뼈 흡수가 일어난다는 점이다.

증상 잇몸의 발적과 부기, 출혈, 배농과 함께 심부의 치주조직 파괴에 의한 이틀뼈 흡수와 치아동요가 나타난다.

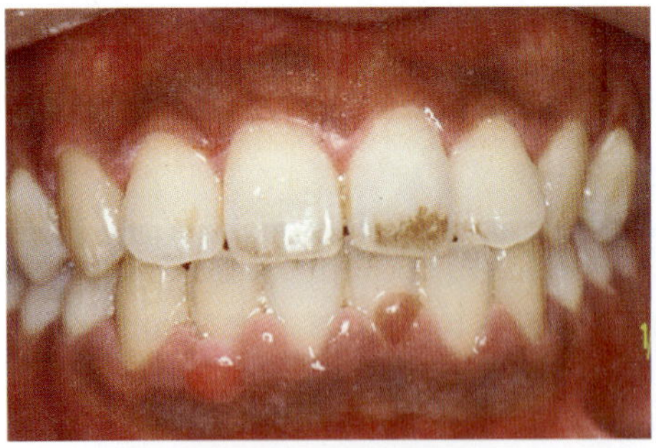

그림 14-10 잇몸염

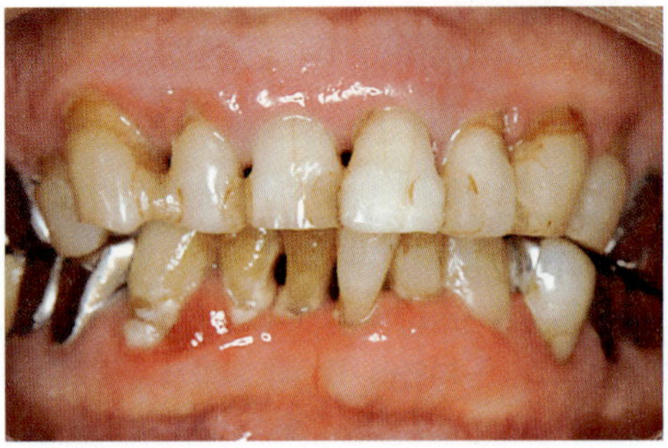

그림 14-11 만성이주위염

3) 치수염(pulpitis)

치수염은 치수에서 발생하는 염증질환으로, 대부분이 충치의 속발증이다.

발병기전 치수염의 전구병터로 치수충혈(pulp hyperemia)이 나타나는데, 치수 내의 모세혈관이 확장되고 혈액이 과잉 축적되는 순환장애이지만, 자극이 제거되지 않으면 장액의 삼출, 염증세포의 침윤이 발생해 치수염으로 진행된다.

원인 가장 많은 원인은 충치 병터로부터의 감염이지만, 이뿌리끝구멍(치근첨단공)이나 부근관(accessory canal)을 통한 감염도 있다.

증상 통증과 기능장애가 나타나고, 방치하면 치수괴사(pulp necrosis)가 발생한다.

14

5. 침샘의 질환

1) 볼거리(유행귀밑샘염, mumps)

멈프스바이러스(mumps virus) 감염에 의해 발생하며, 양측 귀밑샘(이하샘)에 부기를 일으키기 때문에 **볼거리**라고 한다. 90%가 15세 이전에 발병하며, 특히 봄이나 겨울에 많이 발생한다.

발병기전 호흡기를 통해 전염되어 미약한 발열, 권태, 식욕부진 등과 함께 급성으로 나타나는 침샘의 부기(종창)로, 대부분 귀밑샘이 감염된다.

증상 잠복기간은 2~3주이며, 발열, 전신권태감, 저작 시 귀밑샘 부위의 통증이 발생한다. 급성 귀밑샘염으로 발병하는 경우가 많지만, 턱밑샘(악하샘)에서 발생하는 경우도 있다. 고름삼출물이 없고 보통 양측성으로 나타난다.

2) 점액낭(mucous cyst)

점액낭은 침샘의 유출장애로 인해 발생하는 거짓낭(가성낭, pseudocyst)으로, 주로 점막 아래에 위치한 작은침샘에서 발생한다. 특히 아래입술과 혀 아랫면의 작은침샘에서 많이 나타난다. 주로 10~20대에서 호발하며, 성별 차이는 뚜렷하지 않다.

발병기전 침샘의 (도)관이 어떤 원인으로 폐쇄되어 침이 고이거나, (도)관이 손상되어 주위 조직 속으로 침이 흐르거나, 이물(질), 염증 등에 의해 (도)관이 폐쇄된 결과 발생한다.

병리소견 점막면에서 반구형으로 융기되고 경계가 명료하며 파동이 있다. 점액낭의 속공간은 염증세포가 섞여 있는 점액상 물질로 구성되며, 경계가 명료하다.

3 식도의 질환

1) 위식도역류병(gastroesophageal reflux disease, GERD)

위식도역류병은 입안에서 이동해 온 음식물이 식도를 통해 위로 운반되는데 위 내용물이 주기적으로 식도로 역류하여 식도 손상을 일으켜 발생하는 질환이다.

발병기전 하부식도조임근의 압력이 감소하거나 복강의 압력이 비정상적으로 증가하면 발생한다.

원인 기름진 음식, 밀가루 음식 등을 폭식하는 경우(위 내용물의 역류), 알코올, 흡연, 카페인, 특정한 약물 섭취, 날문 협착, 비만, 임신 등 복압 증가 등에 의해 발생한다.

증상 주로 밤이나 식사 후 30~60분 정도에 역류가 발생하며, 이에 동반해서 가슴쓰림, 삼킴곤란, 삼킴통증, 소화불량 등이 나타난다.

2) 바렛식도(Barrett esophagus)

바렛식도는 위 내용물의 역류가 흔한 환자에게서 식도 하부의 편평상피세포가 위점막의 원주상피세포로 덮히는 경우를 말한다. 이러한 경우 바렛점막세포의 약 10% 정도가 샘암종의 원인이 된다는 보고가 있다.

3) 식도정맥류(esophageal varix)

간경화증 등으로 인해 간부전이 발생하면 문맥고혈압이 나타나고, 이에 따라 결순환이 형성된다. 이에 따라 식도 하부의 점막밑층에 위치한 정맥얼기의 압력이 상승하고, 정맥이 확장되어 불규칙한 형태의 **식도정맥류**가 형성된다(그림 7-16 참조). 파열되기 전까지는 무증상일 수 있으나, 파열 시 심한 토혈이 나타난다. 간경화증 환자의 약 40~50% 정도는 심한 토혈로 인해 사망하는 것으로 추정된다.

4) 식도암(esophageal cancer)

식도암은 식도에서 발생하는 악성종양으로, 조직학적으로는 90%가 편평세포암종이고, 10%가 샘암종이다. 일반적으로 **50~60대**의 중장년에게서 많이 발생한다.

원인 흡연, 음주, 발암물질, 뜨거운 음식이나 음료 섭취로 인한 식도 점막의 손상으로 발생한다.

증상 삼킴곤란, 체중감소, 식욕부진, 토혈 등이 나타난다.

발생부위 식도의 생리적협착부위(3군데)에서 주로 발생하는데(그림 14-2 참조), 특히 식도 중간과 하부 2/3지점에서 많이 발생한다.

합병증 암조직이 괴사되어 식도벽이 파열되면(식도천공) 주위의 세로칸(종격)에 심한 고름염증이 발생한다. 암의 침윤이 기관, 기관지, 대동맥에 도달하면 식도와 기관이 연결되는 **식도기관샛길**(esophagotracheal fistula)이 형성되거나 대량 출혈의 원인이 되기도 한다.

4 위의 질환

1) 급성위염(acute gastritis)

급성위염은 위점막에 염증이 발생한 상태를 말하며, 염증반응 때문에 위점막이 빨갛게 부어오른다. 주로 **50~60대 남성**에게서 많이 발생한다.

발병기전 위점막세포의 직접적인 손상이 있거나 순환이 원활하게 이루어지지 않으면 발생하며, 궤양으로 발전하기 쉽다.

원인 스트레스, 흡연, 알코올 과음, 세균 감염, 아스피린이나 궤양 유발 약물 복용, 자극적인 음식 섭취 또는 방사선이나 화학요법으로 인해 발생한다.

증상 상복부의 불편감, 구역, 구토, 식욕부진, 설사, 발열(중성구의 침윤) 등이 발생하지만, 일반적으로 만성적인 자극이 없다면 항상성에 의해 자연적으로 치유되는 경향이 있다.

2) 만성위염(chronic gastritis)

만성위염은 위에서 발생하는 만성적인 비특이적 염증 상태이다.

발병기전 위점막이 위축되고 위샘의 수가 감소하기 때문에 염산, 펩시노젠, 내인(인)자 등이 결핍됨으로써 무위산증, 악성빈혈, 소화불량 등이 발생한다.

원인 알코올 과음, 고령, 위나선균 감염, 자가면역질환과 관련이 있다.

증상 식후 상복부 통증, 소화불량 등이 나타나며, 소화궤양과 위암의 위험성이 증가한다.

병리소견 만성위염에서 특징적인 것은 위점막의 위축과 위샘 수의 감소로 인해 위액 속의 염산이나 펩신 등이 감소되기 때문에 위액 검사 결과 저산증인 경우가 대부분이다. 더구나 정상적인 위점막에서 볼 수 없는 술잔세포(goblet cell)나 호산과립을 가진 파네트세포(Paneth cell)가 관찰되는데, 이들 세포는 본래 소장이나 대장에 존재하는 세포이다. 이러한 현상을 **장상피화**(intestinalization)라고 한다.

3) 위궤양(gastric ulcer)

위궤양은 위점막이 염증에 의해 부분적으로 손상되어 움푹하게 파인 상태를 말한다. 발생빈도가 높은 질환이며, 특히 남성에게서 많이 발생한다. **궤양**(ulcer)이란 점막근육판에서부터 심부에 이르는 위벽 또는 장벽의 손상을 말한다. 흔히 심한 스트레스 후 발생되므로 스트레스 미란 또는 스트레스 궤양이라고도 한다. 궤양은 조직의 결손 깊이에 따라 Ⅰ도에서 Ⅳ도까지 4단계로 분류할 수 있다(그림 14-12).

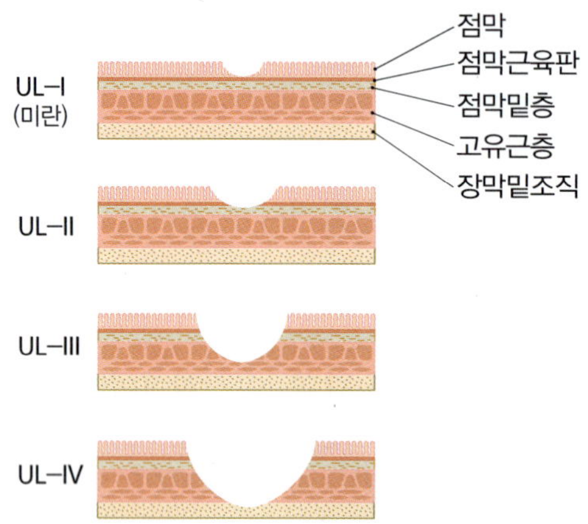

그림 14-12 위궤양 모식도

궤양은 영어로 ulcer이므로 일반적으로 약어 UL로 나타낸다. 궤양은 깊이에 따라 그림과 같이 UL-I~UL-IV의 4가지로 분류할 수 있다.

원인 공격인자(위나선균, 위산, 펩신)와 방어인자(점액, 위점막의 혈류)의 균형이 무너짐으로써 발생한다. 임상적으로는 표 14-3과 같은 원인으로 발생한다.

표 14-3 위궤양의 임상적 원인

- 위액분비 이상(과잉분비, 공복 시 분비)
- 스트레스(특히 정신적인 긴장의 지속)
- 비스테로이드소염제(NSAID) 복용
- 부신피질호르몬의 장기 투여(스테로이드 궤양)
- 쇼크(예 : 중증 화상)

증상 명치부위의 통증과 불쾌감이 주로 나타나며, 명치통증은 공복 시에 일어나고 음식물을 섭취하면 사라지는 경우가 많다.

발생부위 위의 작은굽이(소만곡)를 따라 위몸통부분과 날문부분의 경계 근처, 임상적으로 위각(gastric angle)이라는 영역에서 많이 발생한다. 위궤양과 같은 성질의 궤양은 십이지장에서도 발생하므로, 위궤양과 십이지장궤양을 합쳐서 **소화궤양**(peptic ulcer)이라고 한다.

합병증 대표적인 합병증에 천공(perforation), 관통(penetration), 출혈(hemorrhage), 흉터수축에 의한 협착이 있다. 천공은 궤양에 의한 조직손상이 위벽 전층에 이르고, 그로 인해 위의 내용물이 복강으로 누출되는 것이다. 그 결과 복강이 세균에 감염되어 **급성고름복막염**이라는 매우 위험한 상태가 된다. 관통은 궤양이 점진적으로 진행되어 궤양바닥이 주위 장기에 유착된 것으로, 유착 장기의 표면 또는 내부에까지 이르렀지만 천공은 모면한 상태이다(그림 14-13).

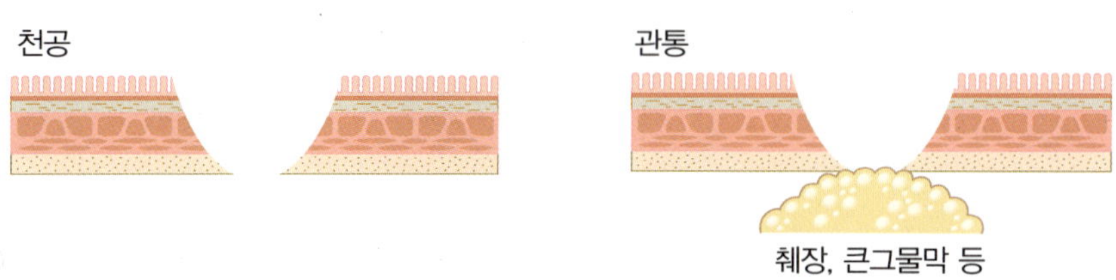

그림 14-13 위의 천공과 관통 차이

4) 위용종(gastric polyp)

위용종은 점막면에서 속공간을 향해 국한성으로 융기된 병터를 말한다.

병리소견 버섯처럼 줄기(stalk)를 가진 것에서부터 낮게 융기만 되어 있는 것까지 다양한 유형이 있다.

분류

① **증식용종**(hyperplastic polyp) : 이형성을 나타내지 않는 위점막 상피세포의 증식에 의한 것으로, 위용종 중 가장 많은 형태이다. 증식용종에서는 암발생이 일어나지 않는다.

② **샘종용종**(adenomatous polyp) : 위점막 상피세포에서 발생하는 양성종양으로, **샘종**(adenoma)이라고도 한다. 이형성을 동반하는 신생 샘관에서 만들어진다. 샘종의 5~10%에서 암이 발생하므로 주의가 필요하다.

5) 위암(gastric cancer)

위암은 위의 상피조직, 즉 점막의 샘조직에서 발생하는 악성종양을 말하며, **샘암종**이 가장 흔하다. **50~60대** 중년 이후에 많이 발생하며, 남녀 비율은 약 2:1이다. 위암 검사법의 발전과 보급으로 조기발견 및 조기치료가 가능해지면서, 위암으로 인한 사망률은 점차 감소하는 추세를 보이고 있다.

원인 위암 발생에는 위나선균 감염, 자극적인 식사, 질산염과 아질산염 등의 가공식품, 유전요인, 만성위축위염, 낮은 사회경제 수준, 흡연 등의 원인이 있다.

증상 식욕부진, 소화불량, 상복부의 불편함, 체중감소, 피로감 등과 대변에서 잠혈이 발견되거나 철결핍빈혈이 동반된다.

발생부위 대부분 날문부분에서 발생하지만, 안뜰부위의 작은굽이(소만곡), 들문부분, 큰굽이(대만곡), 위바닥부분, 그 밖의 부위에서도 발생한다(그림 14-14). 췌장으로 전이되거나 혈관, 림프관을 따라 간, 폐, 뼈로 전이된다.

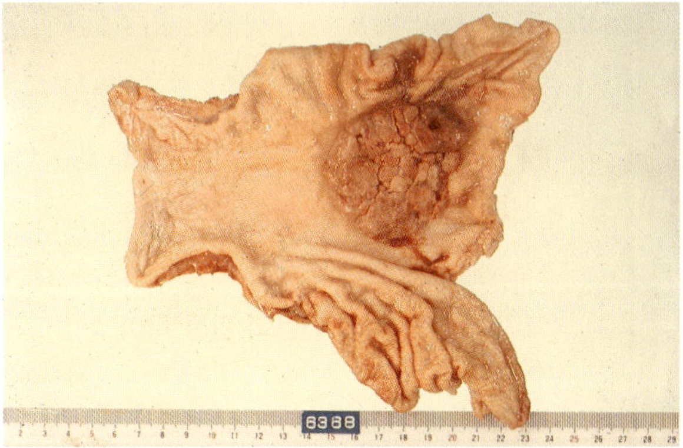

그림 14-14 위몸통부분의 작은굽이에서 발생한 위암

종양을 형성하여 속공간으로 융기해 있다.

분류 위 X선 검사의 이중조영법이나 위내시경의 개발과 생검(biopsy)의 보급으로 위암의 조기진단이 가능해지면서 위암을 **조기위암**과 **진행위암**으로 구별하는 경우가 많다.

① **조기위암** : 암세포의 침윤이 점막 또는 점막밑층에 머물러 있는 것을 말한다.
암이 위점막에 머물러 있으면 5년 생존율은 99% 이상, 점막밑층에 머물러 있으면 95% 전후가 된다. 조기위암은 육안으로 보았을 때 그림 14-15, 14-16과 같이 Ⅰ~Ⅲ형으로 나눌 수 있다.

② **진행위암** : 암세포가 고유근육층보다 깊게 침윤되어 있는 경우를 말하는데, 위벽조직을 뚫고 복막에 도달한 경우 5년 생존율이 10% 이하가 된다.
진행위암의 육안적 분류는 1~4형으로 나뉜다(표 14-4).

병리소견 위암 대부분은 점막상피에서 발생하는 **샘암종**(adenocarcinoma)이다. 그러나 샘암종이라고는 해도 증례마다 조직상이 다양하고, 같은 증례에서도 부분적으로 다른 조직상을 나타내므로(그림 14-17) 충분한 병리적 검사가 필요하다.

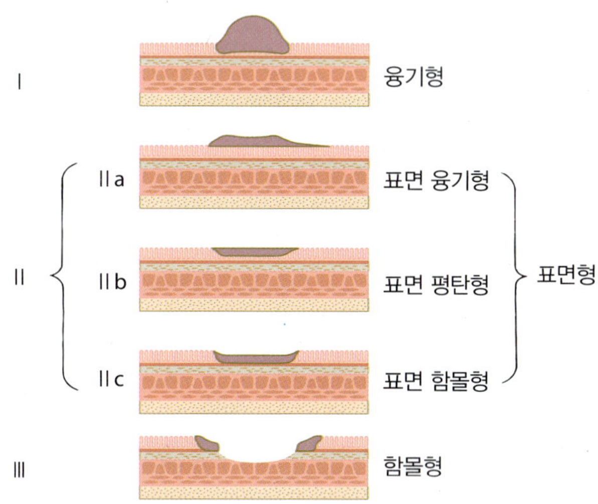

그림 14-15 조기위암의 육안분류

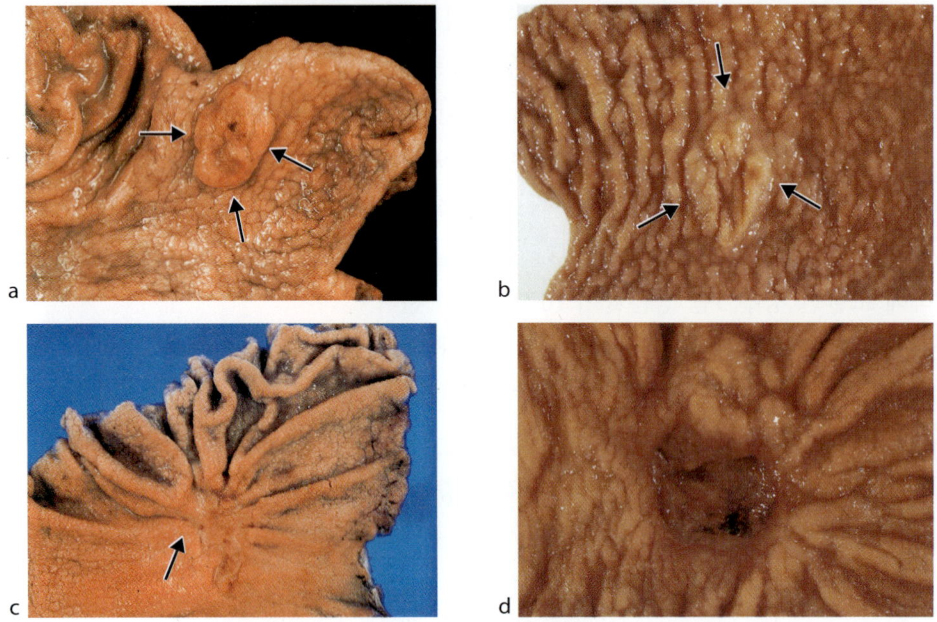

그림 14-16 조기위암

a. Ⅰ형(융기형) : 종양을 형성하여 속공간을 향해 돌출되어 있다(⟶).
b. Ⅱa형(표면 융기형) : 중앙부분의 하얗게 보이는 부분(⟶)으로, 점막면보다 약간 융기되어 있다.
c. Ⅱc형(표면 함몰형) : 점막면보다 약간 함몰되어 있다. 왼쪽 윗부분(⟶)은 경계가 선명하지 않으며 Ⅱb형(표면 평탄형)으로 진행되고 있다.
d. Ⅲ형(궤양형) : Ⅱc형보다 깊은 궤양이 형성되어 있다.

표 14-4 진행위암의 육안분류

분류	설명	
1형	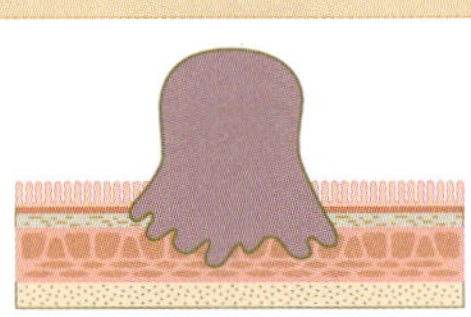	융기형으로 점막면에서 위의 속공간으로 유두 모양 또는 반원 모양으로 융기하는 경우
2형	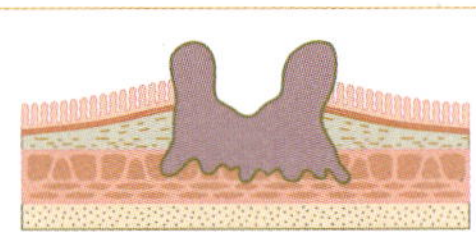	궤양 형성형으로 주위와 경계가 명료한 경우
3형	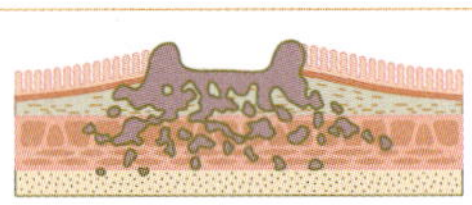	궤양 형성형으로 주위로 침윤 경향이 강한 경우
4형	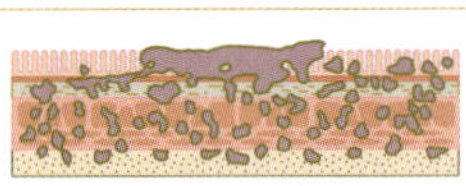	미만성 침윤형으로 주위와 경계가 명료하지 않은 경우

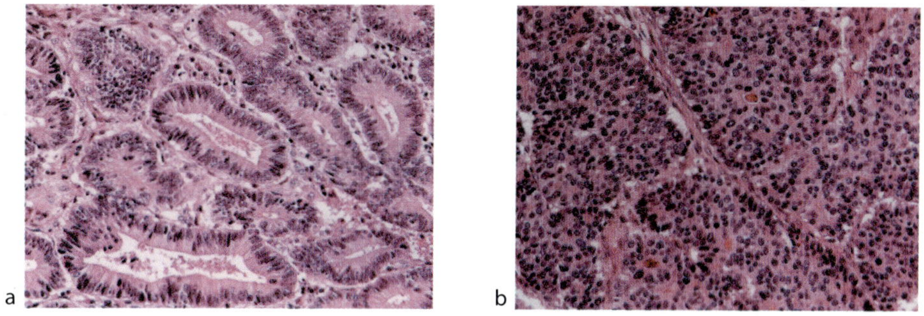
a b

그림 14-17 위암의 조직상

a. 고분화형 샘암종. 정상 샘관 구조와 유사한 관 모양의 암세포가 빼곡하게 증식해 있다.
b. 저분화형 샘암종. 암세포가 빼곡하게 증식해 있으며 샘관 구조는 거의 관찰되지 않는다.

위암의 진행양식

① **림프성전이** : 우선 위 주위의 국소림프절에서 시작해 췌장과 십이지장 주위, 간문부위 림프절에 이른다. 이어서 가슴림프관(흉관)을 거쳐 왼쪽 빗장위림프절(쇄골위림프절)로 전이된 경우를 **피르호전이**(Virchow metastasis)라고 한다.

② **파종전이** : 위암이 위의 장막면에 침윤 노출되어 복강에 씨를 뿌리듯이(파종) 확산되는 것으로, 여성의 경우 복강의 가장 아래부위인 직장자궁오목으로 전이되기 쉬워 암성복막염을 일으킨다. 또한 난소에 전이되어 형성된 종양을 **크루켄베르크종양**(Krukenberg tumor)이라고 한다.

③ **혈행전이** : 혈행성으로는 문맥을 거쳐 간이나 폐, 그 밖의 장기로 전이된다.

5 장의 질환

1) 십이지장궤양(duodenal ulcer, DU)

십이지장궤양은 십이지장 점막이 흡연, 스트레스, 약물, 위나선균 감염, 악성종양 등에 의해 손상되어 조직학적으로 괴사된 점막의 결손이 점막밑층 아래까지 발생하는 질환이다.

원인 가장 주요한 원인은 위나선균(*Helicobacter pylori*)의 감염이다. 이 균에 의해 발생하는 만성위염이 궤양으로 진행된다. 또한 비스테로이드소염제(NSAID)의 장기 복용, 흡연, 과도한 알코올 섭취, 스트레스 등의 요인도 발병에 기여할 수 있다.

증상 상복부 통증으로, 공복 시 또는 식후 수 시간 후에 악화하며 음식물 섭취 후 일시적으로 완화되는 경향이 있다. 그 밖에 소화불량, 속쓰림, 구역 등의 증상이 동반될 수 있다. 궤양이 진행되거나 합병증이 발생하면 흑색변, 토혈, 심한 복통 등이 나타날 수 있다.

발생부위 주로 십이지장팽대(샘창자팽대, duodenal bulb)에서 발생하며, 특히 전벽(anterior wall)에서 가장 흔히 발생한다. 비교적 젊은 연령층에서 호발하는 경향이 있다.

합병증 대표적인 합병증으로는 상부 위장관 출혈, 날문협착증(pyloric stenosis), 관통(천공, perforation)이 있다. 관통이 발생할 경우 십이지장 내용물이 복강으로 누출되어 급성복막염을 유발할 수 있으며, 적절한 치료가 이루어지지 않을 경우 패혈증(sepsis)으로 진행하여 쇼크 상태에 빠지고, 심하면 사망에 이를 수 있다. 그 밖에도 만성궤양에서는 흉터와 섬유화로 인해 위장관 협착이 발생하여 음식물의 통과장애가 나타날 수 있다.

2) 충수염(appendicitis)

흔히 **맹장염**이라고 불리는 **충수염**은 충수(막창자꼬리)에서 염증이 발생하는 염증질환이다. 특히 10~20대 젊은 연령층에게서 많이 발생한다.

원인 충수 입구의 폐쇄로 인해 미생물이 증식하면서 염증이 심화하여 발생한다.

증상 심한 복통, 특히 오른쪽 아랫배의 압통(McBurney point), 구역, 구토, 발열 및 염증 수치와 백혈구 수치 증가 등이 나타난다. 갑자기 발병하며, 노인이나 유아에서는 증상이 뚜렷하지 않은 경우가 있다.

분류 병태의 진행 정도에 따라 다음의 3단계로 나눌 수 있다.

① **카타르충수염**(catarrh appendicitis) : 가장 경증으로 염증이 점막에 제한되기 때문에 거의 완전하게 치유될 수 있다.

② **고름충수염**(purulent appendicitis) : 병태가 심해져 점막에는 궤양이 형성되고, 속공간에는 고름이 가득 차게 된다.

③ **괴저충수염**(gangrenous appendicitis) : 병태가 더 심해지면 괴저충수염이 되는데, 충수벽이 괴사하여 약해지기 때문에 찢어지고 그로 인해 장벽이 터져 천공을 일으키며, 방치하면 **복막염**(peritonitis)으로 진행된다.

3) 장폐색증(ileus)

장폐색증은 장 내용물이 통과하는 데 장애가 발생하는 질환이다. 급성장폐색증은 응급개복수술이 필요한 경우가 있으며, 방치하면 단기간에 사망에 이른다.

원인 장이 막히는 원인은 매우 많지만, 크게 기계적 원인(이물(질), 담석, 대변돌, 협착, 유착 등)과 기능적 원인(장의 연동운동 마비)의 2종류로 나눌 수 있다.

증상 복통, 복부팽만, 구토, 배변 · 가스정체 등이 나타난다.

분류

① **기계적장폐색증**(mechanical ileus) : 장의 속공간이 이물(질)이나 담석(쓸개돌), 대변돌(분석) 등에 의해 막히는 경우, 상처 조직에 의한 협착, 장의 뒤틀림이나 수축을 일으키는 유착(수술, 감염, 방사선) 또는 복막이 유착됨으로써 장이 굴곡되어 통과장애가 생긴 경우에 발생한다. 또한 장이 하위 장 속으로 들어가는 **장중첩(증)**(intussusception)(그림 14-18), 밑부분부터 180° 이상 비틀리는 장꼬임(장염전, volvulus) 또는 감금탈장(incarcerated hernia) 등에 의해서도 발생한다. 영유아의 회맹부에서 발생하기 쉽고, 발생 시 순환장애가 심하고 장의 괴저를 일으킨다.

② **마비장폐색증**(paralytic ileus) : 장의 연동운동이 마비되어 내용물이 통과하는 데 장애가 생겨 발생한다. 개복수술 후나 급성복막염, 급성췌장염, 크론병, 곁주머니염과 같이 만성염증질환으로 인해 장이 막힌 경우에 발생한다.

4) 탈장(hernia)

탈장은 체강에서 벽이 약한 부분을 장기가 밀고 빠져나오는 것을 말하는데, 대표적인 것에 고샅탈장(그림 14-19), 배꼽탈장, 가로막탈장이 있다. 처음에는 쉽게 제자리로 되돌아갈 수 있지만, 빠져나온 장이 부종을 일으키면 원래 위치로 돌아가지 못한다. 이 상태를 **감금탈장**(incarcerated hernia)이라고 하며, 장폐색증과 비슷한 결과를 초래한다.

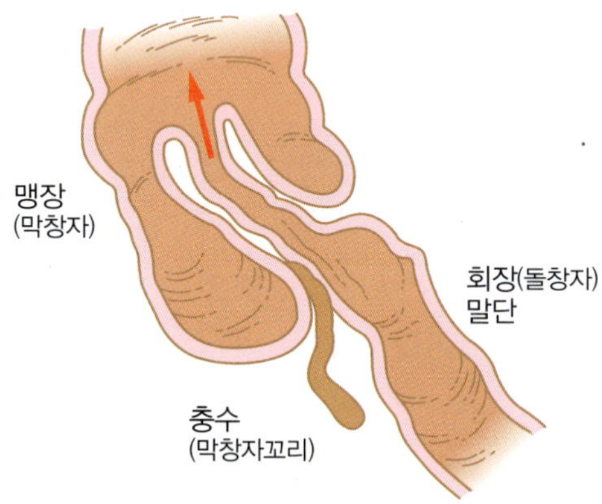

그림 14-18 장중첩(증)

회장 말단부분이 맹장 안으로 들어가 있다. 끼어 있는 회장의 속공간이 좁아 장 내용물이 통과할 수 없다.

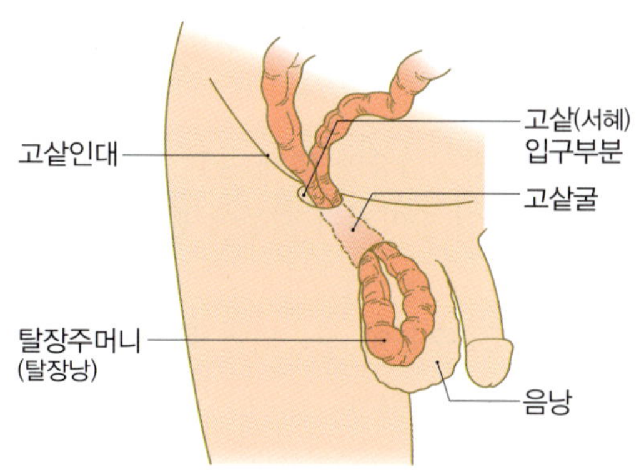

그림 14-19 고샅탈장

복강의 장이 고샅을 지나 음낭 안으로 탈출해 있다.

5) 장의 감염병

(1) 콜레라(cholera)

콜레라균의 감염에 의한 급성설사질환으로, 음료나 음식물을 통해 입안감염을 일으킨다. **콜레라균**(*Vibrio cholerae*)의 독소가 원인이며, '쌀뜨물과 같은 물대변'과 구토를 반복하여 전해질 상실과 탈수에 의해 심각한 증상이 나타난다.

(2) 장티푸스(typhoid fever)

장티푸스균의 입안감염에 의해 주로 회장에 궤양을 형성하는 감염성질환이다. **장티푸스균**(*Salmonella typhi*)이 원인균으로, 장 내에 침입하여 림프절을 통해 혈행성으로 퍼져 세균혈증(bacteremia)을 일으킨다. 전신성으로 병터를 일으키지만, 특히 간이나 비장이 현저하게 비대해진다.

증상으로는 발열, 복통, 구토, 설사, 피부발진 등이 나타난다. 발열은 환자의 75% 이상에서 나타나며, 복통은 30~40%에서 나타난다. 그 밖에도 떨림, 두통, 권태감과 식욕감퇴 등이 나타난다.

(3) 이질(dysentery)

이질균(*Shigella*)의 입안감염으로 발생하며, 대장에 궤양이 형성되는 급성감염병이다. 심한 설사와 혈변이 나타난다.

6) 크론병(Crohn disease)

크론병은 회장 말단부분이나 대장에 궤양이 형성되는 원인 불명의 **만성염증성 자가면역질환**으로, **20대**에 발병한다.

증상 만성적인 설사, 복통, 구토, 발열, 심한 체중감소를 동반한다.

병리소견 만성염증에 의해 흉터형성(반흔화, cicatrization)과 **육아종**이 발생하므로 장벽이 단단해지고 속공간이 좁아지기 때문에 통과장애를 일으킨다.

합병증 궤양부분이 천공되어 복강에 고름집(abscess)이 형성되거나 유착된 장 사이에 샛길(fistula)이 형성되기도 한다.

7) 궤양대장염(ulcerative colitis)

궤양대장염은 보통 염증이 직장에서 시작되어 항문에서 대장 입구(맹장) 방향으로 연속적으로 퍼져가는 **만성질환**으로, 병태가 악화와 완화를 반복하는 것이 특징이다. 주로 **30~50대**에 발병하며, **가족력**이 있다.

증상 설사나 점액변, 혈변이 특징적으로 나타나며, 피로감을 자주 느낀다.

발생부위 염증성 침윤에 의해 괴사와 궤양이 하행결장과 구불결장에서 주로 발병하며, 천공과 출혈을 일으킨다.

합병증 대장이 현저하게 확장되는 **독성거대결장증**(toxic megacolon)이라는 심각한 병태를 동반하기도 하며, 장기간에 걸친 염증의 결과 대장암이 합병되기도 한다.

14

8) 복막염(peritonitis)

복막염은 내장을 덮고 있는 복막에서 발생한 염증질환이다.

발병기전 장의 염증반응으로 혈액이 염증부위에 몰리고, 장 내에서 많은 양의 액체가 복막 안으로 흘러 들어와 복막 안에 격리된 체액, 단백질, 전해질 등의 순환하는 혈액이 크게 줄면서 **저혈량쇼크** 등이 나타난다(그림 14-20).

원인 복강 장기의 염증, 파열, 출혈, 천공, 외상 등 이차적인 원인에 의해 발생하며, 예후가 좋지 않기 때문에 근본적인 원인 질환의 치료가 중요하다.

증상 복부의 압통과 강직, 복부팽만, 마비장폐색증, 구역, 구토, 저혈압, 빈맥 등이 나타난다.

합병증 패혈증이 발생할 수 있다.

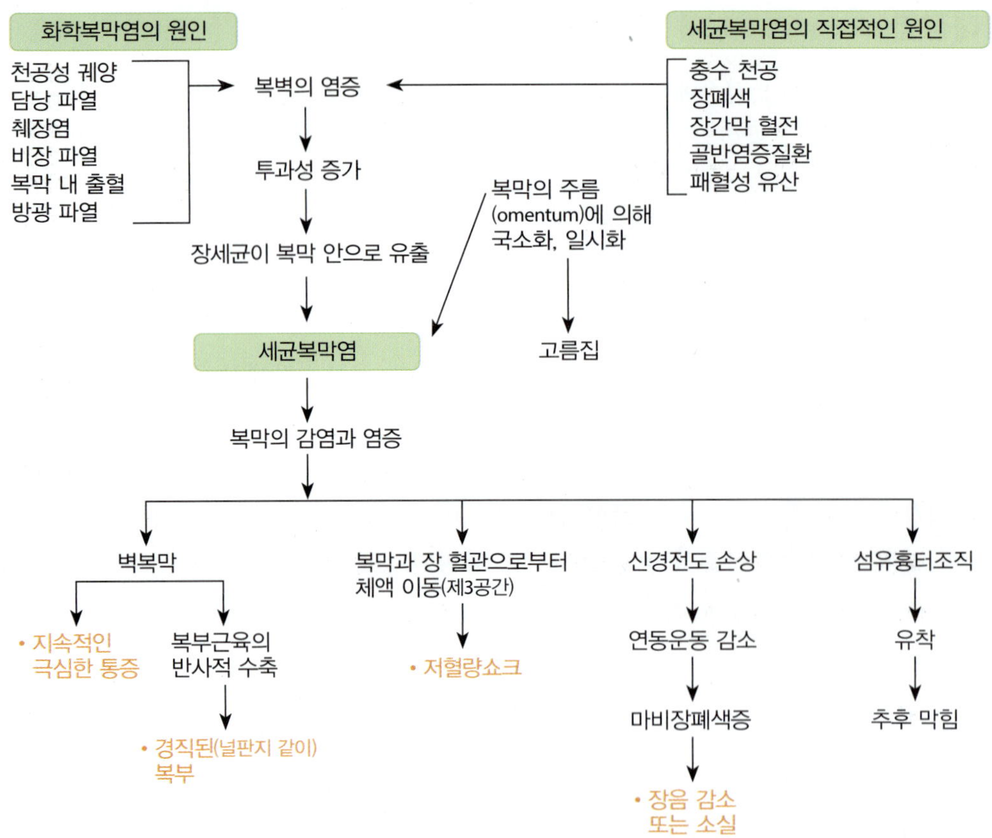

그림 14-20 복막염의 발병기전

9) 용종(polyp)

용종은 장점막이 비정상적으로 자라 혹이 되어 장 안쪽으로 돌출된 상태를 말한다. 용종에는 여러 질환이 있지만, 대부분은 샘종이어서 **샘종성용종**(adenomatous polyp)이라고 불리기도 한다. 샘종의 일부는 암으로 진행되므로 주의가 필요하다.

대장에 수많은 용종이 발생하는 질환이 있으며, 그중 가장 대표적인 것으로 **가족성샘종용종증**(familial adenomatous polyposis, FAP)이 있다. 이는 우성유전에 의해 가족성으로 발생하는 샘종성용종증이며, 그대로 방치하면 95%의 높은 비율로 암을 일으키는 무서운 질환이다.

10) 대장암(colorectal cancer)

대장암은 대장에서 발생하는 악성종양으로, 식생활의 서구화에 따라 최근 증가하고 있다.

원인 장기간의 궤양대장염이나 고동물성 지방, 고단백질, 저섬유성 식사가 유발 원인으로 지적된다.

증상 통과장애에 의한 변비 또는 설사와 변비를 반복하는 **교대설사**나 암조직의 괴사에 의한 출혈(**혈변**, hematochezia) 등이 많이 나타난다.

발생부위 대장 중에서 가장 발생빈도가 높은 부위는 직장이며, 그 다음이 구불결장, 상행결장 순이다. 대장암의 약 2/3는 직장에서 구불결장에 걸쳐 발생한다.

분류 최근 **대변잠혈검사**의 보급과 **내시경**의 발달로 대장암의 조기진단이 가능해지면서 대장암을 조기암과 진행암으로 구별한다. 또한 진행도와 전이 등의 요인에 따라 0기에서 4기까지 병기를 분류한다.

대장암 대부분은 중심에 궤양을 형성하고 주위가 제방 모양으로 융기되어 있어 위암의 2형에 상당하는 것이 많다(그림 14-21).

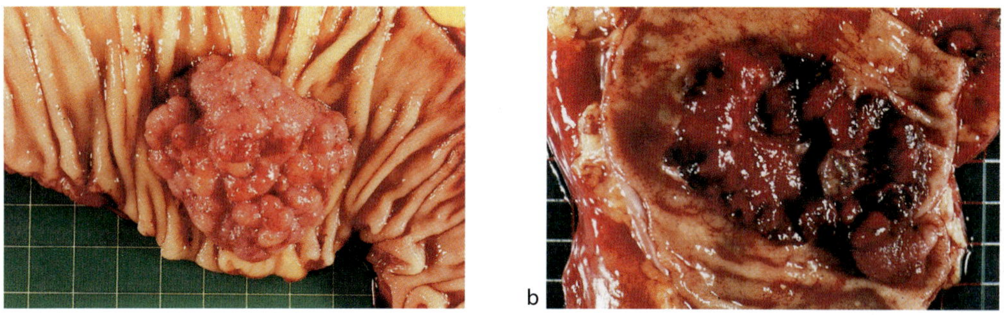

a b

그림 14-21 대장암

a. 융기된 종양이 형성된 대장암 b. 궤양형성이 두드러진 대장암

11) 선천거대결장증(congenital megacolon)

덴마크 의사인 히르슈스프룽이 발견하여 **히르슈스프룽병**(Hirschsprung disease)이라고도 불리는 **선천거대결장증**은 대장이 비정상적으로 확장되어 배설이 안 되며 이에 따라 폐쇄성 변비가 나타난다. 신생아기에 발생하는 경우가 많다. 원인은 대장벽 내에 존재하는 마이스너신경얼기(Meissner plexus)와 아우어바흐신경얼기(Auerbach plexus)의 발생부전으로, 이로 인해 연동운동이 일어나지 않아 장 내용물이 통과하지 못하고 결과적으로 근위부 결장이 확장되고 비대해지는 거대결장을 유발하게 된다.

MEMO **샘종암종연쇄**(adenoma carcinoma sequence)

대장암의 조직발생에 대해서는 맨 처음 샘종이 발생하고 그 샘종이 커짐에 따라 샘종 내에 암이 발생한다고 하는 '샘종암종연쇄'가 일반적으로 인정되고 있다. 이것을 설명하는 이론으로 여러 유전자의 이상이 축적되어 샘종에서 암이 발생한다는 다단계 발암설이 제시되고 있다. 10% 전후의 대장샘종이 발암한다고 보는데, 특히 융모샘종(villous adenoma)에서는 약 50%가 발암이 일어난다. 한편, 샘종을 거치지 않고 정상 점막에서 직접 암이 발생하는 경우도 있다.

6 간의 질환

1) 황달(jaundice)

황달은 혈청 속의 **빌리루빈**(담적색소, bilirubin) 농도가 병적으로 상승하여 온몸의 장기와 조직이 황색으로 변한 상태이다. 황달이 심할 때는 피부색으로 바로 알 수 있지만, 가벼운 황달일 때는 판단하기가 어렵다. 하지만 안구의 공막은 조직이 얇아서 가벼운 황달에서도 황달 증상이 쉽게 나타나기도 한다.

빌리루빈은 간에서 만들어지는 담즙의 주성분인 황갈색의 색소로, 담낭에 저장 및 농축되었다가 소화과정을 통해 총담관(온쓸개관)을 통해 십이지장유두(샘창자유두)로 나온다. 빌리루빈은 적혈구가 비장에서 파괴 및 처리되는 과정에서 유래하는 산물로, 혈장단백질과 결합해 간접빌리루빈 형태로 간으로 옮겨진 후 간에서의 해독작용을 거쳐 직접빌리루빈 형태로 간에서 보내어져 담낭에 저장된다.

분류 원인에 따라 분류하면 다음과 같다(그림 14-22).

① **용혈황달**(hemolytic jaundice) : 어떤 원인으로 대량의 적혈구가 파괴되어 많은 양의 빌리루빈이 만들어지면 간에서 다 처리할 수 없어 간접빌리루빈이 혈액 내에 정체되고 증가하여 황달이 발생한다. 원인 질환으로는 각종 용혈빈혈(hemolytic anemia)을 들 수 있다.

② **간세포황달**(hepatocellular jaundice) : **급성바이러스간염**이나 **약물중독** 등에 의해 간세포에 장애가 생겨 나타나는 황달로, 발병기전이 복잡하다. 간세포가 장애를 받기 때문에 혈중 빌리루빈 농도가 증가해 간세포황달이 된다.

③ **폐쇄황달**(obstructive jaundice) : 선천담도폐쇄증, 담석증(쓸개돌증), 종양 등에 의한 담도 폐쇄에 의해 발생하는 황달이다. 폐쇄 부위에서 상류 쪽에 담즙이 정체되고, 그것이 혈액 내로 **역류**하여 혈중 빌리루빈 농도가 증가하게 된다.

진단 혈청 속의 빌리루빈 농도를 조사하여 진단을 내린다. 건강한 사람에서는 혈청 속의 총빌리루빈 농도가 1mg/dL 이하이지만, 황달이 나타나면 이 수치가 증가하며 중증인 경우 30mg/dL을 초과하기도 한다.

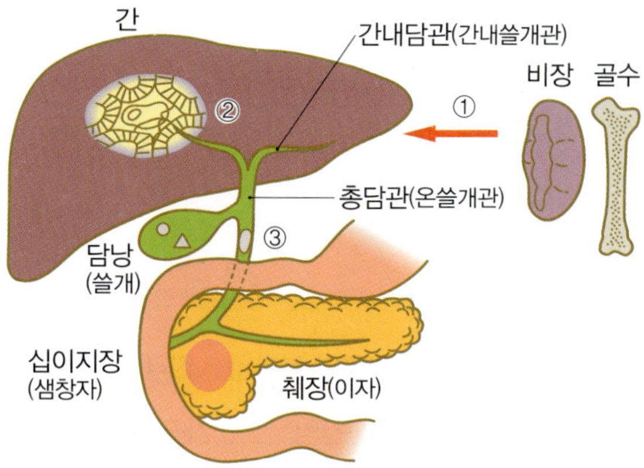

그림 14-22 원인에 따른 황달의 종류

① 비장이나 골수에서 과도하게 적혈구가 파괴되면 간에서 충분히 처리되지 못해 간접빌리루빈이 증가하여 용혈황달을 일으킨다.
② 간세포가 장애를 받으면 간접빌리루빈과 직접빌리루빈이 모두가 증가하여 간세포황달을 일으킨다.
③ 담석(쓸개돌)이나 종양 등으로 담관이 막히면 직접빌리루빈이 증가하는 폐쇄황달을 일으킨다.

2) 바이러스간염(viral hepatitis)

바이러스간염은 간에 염증이 발생하여 간이 붓고 둔한 통증을 일으키는 질환이다. 간염바이러스의 종류에 따라 A, B, C, D, E형 등으로 구분되며, 이 중 B형, C형, D형 간염은 만성간염으로 진행할 가능성이 높다.

원인 원인이 되는 바이러스는 현재까지 A형, B형, C형, D형, E형, G형, TTV형의 7종류가 알려져 있지만, 이 가운데 A형, B형, C형이 중요하다.

분류 바이러스의 종류에 따라 A형간염, B형간염, C형간염 등으로 나눌 수 있고(표 14-5), 임상경과에 따라 **급성간염**, **만성간염**, **전격간염**으로 나눌 수 있다.

① A형간염(hepatitis A) : A형간염바이러스는 대변으로 배설되어 각종 경로를 통해 입안감염을 일으킨다. 따라서 음식물이나 음료를 통해 위생 환경이 열악한 지역에서 만연하며, 집단 발생하는 경우도 많기 때문에 전염성간염이라고도 한다. 소아가 걸리기 쉽지만 만성간염으로 진행되는 일은 없어 치유되기 쉬운 간염이다.

② B형간염(hepatitis B) : **혈청간염**(serum hepatitis)이라고도 하며, B형간염바이러스(HBV)에 의해 발생한다. 주로 감염된 혈액이나 체액을 통해 전파되며, 성접촉, 오염된 주사기 사용, 산모로부터의 수직감염, 드물게는 수혈 등을 통해 감염될 수 있다. 진단은 혈청 내에서 HBs항원이나 HBe항원을 확인함으로써 가능하다(그림 14-23).

A형간염과는 달리 약 10%의 환자가 만성간염이나 간경화증 등의 심각한 질병으로 진행되기 때문에 충분한 치료가 필요하다.

③ C형간염(hepatitis C) : C형간염바이러스에 의한 간염으로 혈액을 통해 감염되며, 급성간염의 약 1/4을 차지한다. 급격하게 악화하는 일은 드물지만, 만성화하기 쉬워 약 60%가 만성간염이나 간경화증으로 진행되고, 그중 약 70%에서 간암이 발생한다. B형간염과 마찬가지로 치유되기 힘든 질환이다.

표 14-5 바이러스감염의 비교

종류	감염경로	감염원	간염의 경과	전격간염	만성화	간경화증 · 간암 진행
A형간염	입안감염	음식물	급성간염	가끔 발생	없음	없음
B형간염	혈액, 수직감염*1, 수평감염*2	수혈, 모자 감염, 가정 내 감염, 성행위 감염	급성간염	가끔 발생	있음	있음
C형간염	혈액, 수직감염, 수평감염	수혈, 모자 감염, 성행위 감염	급성간염 만성간염	가끔 발생	많음	많음

*1 수직감염 : 부모로부터 자식에게 직접 감염되는 것으로, 모체 체내에 있는 태아에게 태반을 통해 또는 출산 시 산도를 통하거나 출산 후 수유를 통해 감염되는 것

*2 수평감염 : 환자가 배출한 감염성 바이러스가 피부나 호흡기, 인두, 소화기, 눈, 비뇨생식기의 점막 등을 통해 감염되거나 또는 수혈이나 오염된 주삿바늘 등을 통해 감염되는 것

(1) 급성간염(acute hepatitis)

주로 A형, B형, C형 간염바이러스의 감염에 의해 발생한다. 임상적으로는 황달이 동반되는 황달성 간염과 황달이 없는 무황달성 간염으로 나눌 수 있다. 전신 쇠약감, 식욕부진, 상복부 불쾌감, 황달 등의 증상이 나타나며, 대부분은 적절한 치료 후 회복된다.

(2) 만성간염(chronic hepatitis)

간기능 검사 및 간조직학적 소견상 염증이 6개월 이상 지속되는 상태를 의미한다. 주로 B형과 C형 간염바이러스 감염 이후 발생하며, 지속적인 간세포 손상이 진행되면 **간경화증**(liver cirrhosis)으로 이행할 수 있다. 만성간염 환자는 자각증상이 없는 경우가 많아 상태가 악화되기 쉽고, 회복 후에도 4~5년 동안 정기적인 간기능 검사가 필요하다.

(3) 전격간염(fulminant hepatitis)

바이러스나 약물, 독성물질 등의 원인에 의해 발생하는 급성간부전으로, 바이러스간염의 가장 치명적인 합병증에 해당한다. 간염 발병 후 간기능이 급격히 악화하여 약 1개월 이내에 간부전으로 사망에 이를 수 있으며, 전체 간염 환자의 15%에서 발생하는 드문 질환이다. 특히 B형 간염의 경과 중 발생하는 경우가 많으며, 간세포가 급속히 괴사하면서 간기능이 심하게 저하된다.

임상적으로 복통, 구토, 고열 등의 증상이 빠른 시간 내에 나타나고, 전구기 이후 1~2주 만에 사망에 이를 수 있어 사망률이 매우 높다. 병리학적으로는 간세포의 광범위한 괴사로 인해 간기능 저하가

심해지며, 혈청 알부민 농도의 감소로 복수와 부종이 발생한다. 또한 간에서 응고인자의 합성이 급격히 저하되어 응고시간이 연장되고, 이에 따라 출혈성 경향이 뚜렷하게 나타나는 특징이 있다.

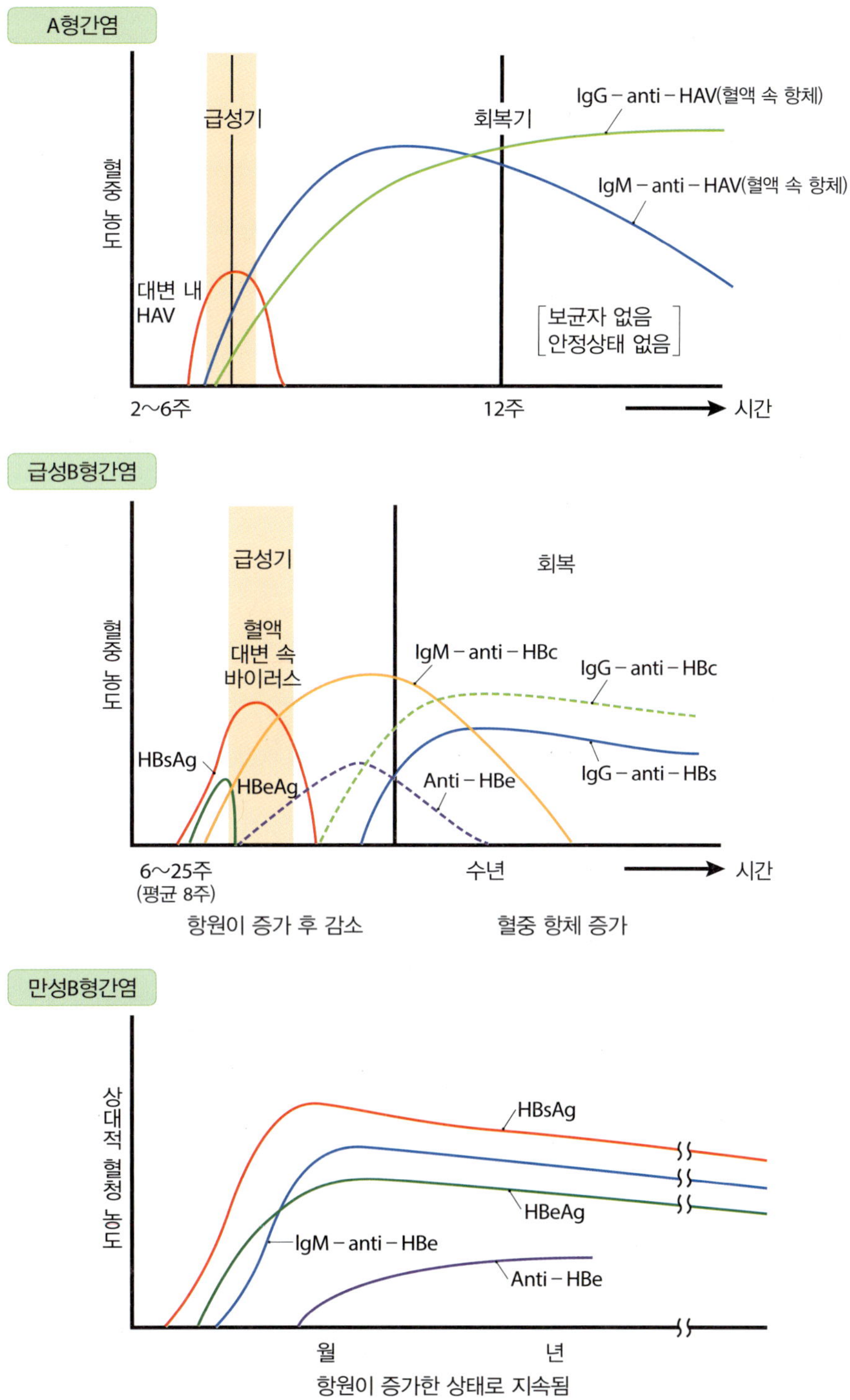

HAV : Hepatitis A virus　IgG : Immunoglobulin G　IgM : Immunoglobulin M
HBc : Hepatitis B core　HBe : Hepatitis B e　HBs : Hepatitis B surface　Ag : Antigen

그림 14-23 간염에서의 혈청학적 변화

3) 알코올간질환(alcoholic liver disease)

알코올간질환은 과도한 알코올 섭취와 관련하여 발생하는 간질환을 말하며, 알코올지방간, 알코올간염, 알코올간경화증에 이르기까지 다양한 병형을 취한다.

원인 음주량과 음주연수가 가장 중요하지만, 환경요인(영양상태), 알코올대사효소의 발현량, C형 간염바이러스 감염과 같은 인자에도 영향을 받는다.

병형 초기에는 간세포의 지방변성이 일어나 **알코올지방간**(alcoholic fatty liver) 상태가 된다. 정상적인 간에서는 간 중량의 약 5%가 지질이지만, 지방간에서는 50%나 된다. 황달이나 혈청 아미노전달효소의 수치 상승을 동반하는 간염 유사 증상이 나타나는 경우가 있는데, 이를 **알코올간염**(alcoholic hepatitis)이라고 한다. 알코올지방간은 가역성이므로 알코올 섭취를 중단하고 적절하게 식사하면 몇 주일만에 회복된다. 그러나 알코올 섭취를 계속하면 간세포장애와 섬유 증가가 계속되어 **알코올간경화증**(alcoholic cirrhosis)으로 진행된다.

4) 간경화증(liver cirrhosis)

간경화증은 섬유화에 이은 재생결절 형성을 동반하며 간 전체의 구조가 파괴된 만성간질환에서 나타난다. 만성간염이 진행된 형태이며, 모든 간질환의 종말상이다.

원인 만성바이러스간염, 만성중독장애, 영양불량상태 등을 들 수 있다.

병리소견 간경화증이 발생하면 간의 정상적인 구조가 없어진다. 간세포 손상, 재생성 변화, 광범위한 섬유화에 의해 결절 모양 패턴을 나타내는 것이 특징이다. 결절 모양의 간세포 덩어리를 섬유화한 조직이 둘러싸서 간 표면이 울퉁불퉁하고 단단한 형태로 변화한다.

합병증

① **복수**(ascites) : 혈장의 알부민은 간에서 합성되는데, 간경화증에서는 간이 굳어 알부민이 생산되지 못하기 때문에 혈장삼투압이 떨어지게 된다. 그러면 혈장이 삼투현상에 의해 혈관 내에 있지 못하고 복강으로 나오게 된다(그림 14-24).

② **문맥고혈압**(portal hypertension) : 정상인 경우 위, 장, 췌장, 비장 등에서 나온 혈액은 문맥(portal vein)을 통해 간으로 모여 각종 대사와 해독이 이루어진 후 심장으로 돌아갔다가 다시 온몸으로 순환된다. 그러나 간경화증에서는 간 내에서 혈액의 흐름이 원활하지 않기 때문에 혈액이 정체되고 그 결과 문맥압이 상승하여 문맥고혈압이 발생한다.
문맥은 다른 많은 정맥과도 연결되어 있기 때문에 압력이 높아지면 문맥혈은 곁통로를 통해 심장으로 돌아가게 되는데, 이것을 곁순환(collateral circulation)이라고 한다. 이 중에서 특히 중요한 것은 비장정맥과 위정맥을 지나 하부식도에 이르는 경로인데, 이것이 진행되면 하부식도벽의

정맥이 심하게 확장되어 점막 표면으로 부풀어오르는 **식도정맥류**(esophageal varix)가 생긴다(그림 7-14, 7-15 참조). 식도정맥류가 생기면 음식물이 통과할 때 식도정맥류가 파열되어 대량 출혈(토혈)이 일어나 사망하거나 간부전이 악화되어 사망하기도 한다. 간경화증 환자의 15%는 식도정맥류가 파열되어 사망하며, 약 35%는 파열 후 간부전으로 사망한다.

③ **간성뇌병증**(hepatic encephalopathy) : 간의 다양한 기능이 상실되는 **간부전**(hepatic failure) 상태가 되면 단백질이 체내에서 대사되면서 생산하는 암모니아 등의 유독물을 해독할 수 없게 된다. 이러한 유독물이 증가하게 되면 황달이 나타나고 정신신경증상을 나타내는데, 이것을 **간성뇌병증**이라고 한다. 의식수준이 저하되어 마침내는 혼수에 빠져 사망하는데, 이것을 **간성혼수**(hepatic coma)라고 한다.

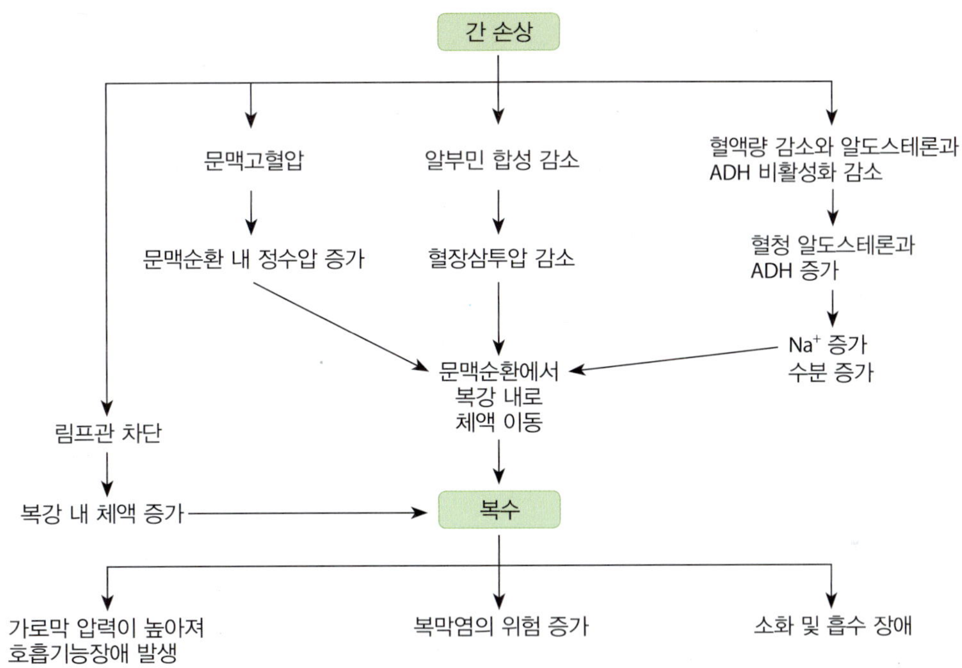

그림 14-24 간경화증에서의 복수 발생기전

5) 간암(liver cancer)

간암은 간에서 발생하는 악성종양을 말하며, 일차성인 것과 전이성인 것이 있다.

원인 일차간암 대부분은 간경화증에서 진행된 것으로, B형 또는 C형간염바이러스의 감염이 원인이다.

분류 발생장소에 따라 다음과 같이 나눌 수 있다.

① **간세포암종**(hepatocellular carcinoma) : 대부분 간경화증이 진행된 결과 간세포에서 발생하는 암종이다(그림 14-25). 간세포암종의 유전자 안에 B형간염바이러스의 유전자가 들어 있다는 사실이

최근 밝혀져 B형간염바이러스의 발암성이 큰 문제가 되었다. 또한 C형간염바이러스의 발견으로 C형만성간염 → 간경화증 → 간세포암종의 관계가 주목을 받고 있다.

간세포암종은 태아기의 간세포가 합성하는 α-태아단백질(α-fetoprotein)이나 비타민 K 결핍에 의해 생기는 비정상 단백질인 PIVKA-Ⅱ를 혈액으로 분비하기 때문에 간세포암종의 진단과 전이 기준으로서 α-태아단백질(AFP)과 PIVKA-Ⅱ 수치가 이용된다.

② 담관암종(cholangiocarcinoma) : 간 내의 담관 상피에서 발생하는 암으로 간세포암종에 비해 발생 빈도는 낮다.

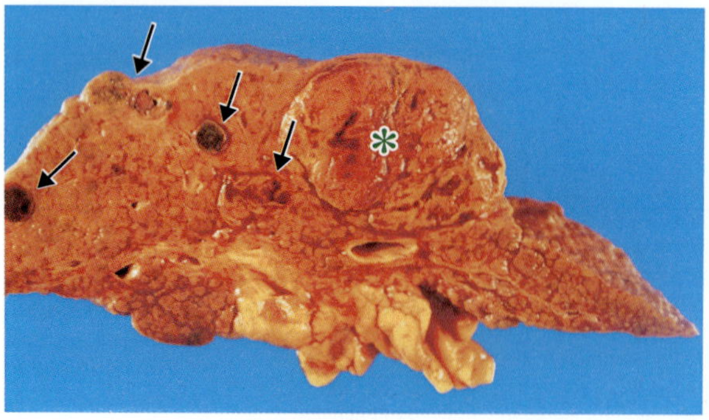

그림 14-25 간암

중앙 상부에 큰 종양(*)이 형성되어 있으며, 이 외에도 작은 종양(→)이 많이 있다. 담즙 생산 때문에 암갈색으로 보이는 것도 있다. 나머지 간조직은 간경화증으로 인해 작은 결절로 나뉘어 있다.

7 담낭의 질환

1) 담낭염(cholecystitis)

담낭염은 담낭에 염증이 발생한 질환으로, 급성과 만성이 있는데 비교적 많이 발생하는 것은 **만성담낭염**이다. 종종 담석증을 동반한다. 만성염증으로 인해 벽이 섬유성으로 비후된 담낭은 그 기능도 저하되어 담낭조영술에서 나타나지 않는 경우가 있다.

원인 담낭염의 90% 이상은 담석에 의해 발생하는데, 그 밖에도 외상, 당뇨병, 선천기형 등과 관련이 있다. 담석이 담관의 입구를 막아 담낭벽에 염증이 시작되고 담즙이 정체됨으로써 세균(대장균이 가장 많음)에 감염되어 염증을 일으키게 된다.

증상 급성담낭염의 경우 오른쪽 상복부에 국한되는 압통이 발생한다. 흔히 구역, 구토가 동반되며 미열이 발생하는데, 고열과 오한이 동반되는 경우도 적지 않다.
특징적인 증상으로 **머피징후**(Murphy sign)가 있는데, 이는 오른쪽 상복부의 갈비뼈 아래 경계부위를 가볍게 누른 상태에서 숨을 깊게 들이 마시면 갑자기 통증이 유발되어 숨을 더 이상 들이마실 수 없는 현상이다.
만성담낭염의 경우는 무증상에서부터 비특이적인 통증, 담도산통 등 다양하게 나타난다.

2) 담석증(cholelithiasis)

담석증은 담관이나 담낭에 돌처럼 단단한 결석이 생기는 질환이다. 담석(gallstone)은 담즙 조성에 이상이 생겨 담즙 성분이 침전됨으로써 형성된다. 주로 여성, 40세 이상, 비만, 다산부, 경구피임약 복용자에게 호발한다.

원인 담석이 발생하는 위험인자에는 여성, 비만, 고령, 서구식 식단, 가족력 등이 있다.

증상 담관 폐쇄로 인한 오른쪽 상복부 통증, 팽만감, 소화불량, 황달, 피부 가려움증 등이 나타난다.

발생부위 담석은 간내담관, 담낭, 간외담관의 어디에서나 생길 수 있지만, 담낭 및 간 내에 가장 많이 생긴다(그림 14-26).

합병증 담석에 의한 자극으로 담낭염이나 담관염, 췌장염 등이 합병되며, 담관 내의 담석은 담즙의 통과를 방해하여 폐쇄황달을 일으킨다.

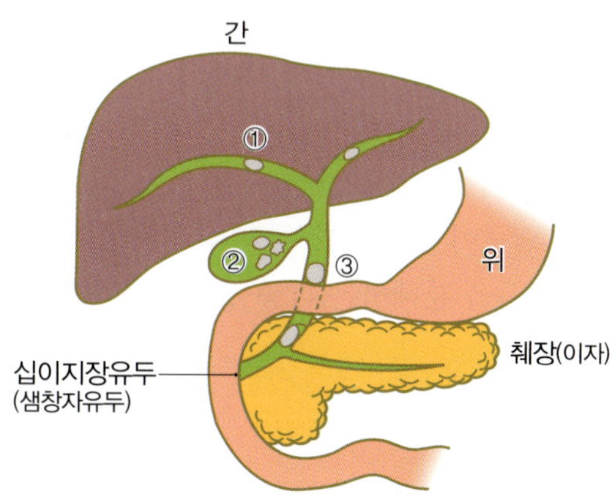

그림 14-26 **담석의 종류**

① 간결석 ② 담낭결석 ③ 총담관결석

8 췌장의 질환

췌장(이자, pancreas)은 위 뒤쪽, 복부의 깊숙한 부분에 위치한 길이 약 20cm 정도의 길쭉한 장기로, 오른쪽 끝의 머리 부분은 십이지장의 C자 모양에 둘러싸여 있으며, 왼쪽 끝의 꼬리 부분은 비장과 접하고 있다. 췌장은 내분비 기능과 외분비 기능을 동시에 수행하는 혼합샘이다.

내분비 기능으로는 인슐린(insulin), 글루카곤(glucagon) 등의 호르몬을 분비하여 혈당을 조절하는 역할을 한다. 이러한 호르몬은 췌장의 내분비세포가 모여 있는 랑게르한스섬(Langerhans islets)에서 분비되어 혈액 내로 직접 방출된다.

외분비 기능으로는 녹말분해효소(amylase), 트립신(trypsin), 지방분해효소(lipase) 등의 다양한 소화효소와 알칼리성 췌장액(pancreatic juice)을 생산하여 췌관을 통해 십이지장으로 분비한다. 췌장액은 소장에서 탄수화물, 단백질, 지방 등의 소화에 필수적인 역할을 하며, 위산으로 인해 산성화된 소화 내용물을 중화하는 기능도 수행한다.

1) 췌장염(pancreatitis)

췌장(이자, pancreas)에서 분비되는 췌장액에는 단백질, 지질, 탄수화물, 핵산을 각각 분해하는 효소가 함유되어 있는데, 정상에서는 십이지장 안에 도달해야 활성화하지만, 어떠한 원인으로 이들 효소가 췌장 내에서 활성화되어 자신의 조직을 파괴하는 병태를 **췌장염**이라고 한다.

(1) 급성췌장염(acute pancreatitis)

급성췌장괴사라고도 불리는 중증의 췌장 질환으로, 폭음과 폭식 후나 특정 약물 복용 후에 발생하기도 하며, 비만한 사람에게서 많이 발생한다. 췌관 폐쇄가 일어나 급격한 복통, 구토, 발열 등의 증상을 나타내며 사망하기도 한다.

급성췌장염의 발병기전에 대해서는 많은 가설이 있으나 그 근본은 췌장액에 의한 **자가소화**(autodigestion)이다. 즉, 췌관으로 담즙이 역류하여 췌장액이 활성화하여 일어나는 것으로 보고 있다. 췌장액은 지질, 단백질, 탄수화물 등을 분해하는 각종 강력한 소화효소를 함유하기 때문에 조직의 융해와 괴사 정도가 심각하다.

(2) 만성췌장염(chronic pancreatitis)

췌장 실질의 만성적인 염증으로 섬유화가 진행되어 외분비 및 내분비 기능이 저하된 상태로서 6개월 이상 췌장염의 증상이 지속된 경우이다. 증상으로 복부통증, 구역, 구토, 체중감소, 지방변, 복부팽만, 고혈당, 고지혈증 등이 나타난다. **혈청녹말분해효소**(serum amylase) 수치도 상승되어 있는 경우가 많고, 췌장액의 생산이 저하되므로 소화불량이나 흡수장애의 원인이 된다.

2) 췌장암(pancreatic cancer)

췌장암은 췌장에서 발생하는 악성종양으로, 전신의 암 중에서 가장 예후가 나쁘다. 60세 이후의 남성에게서 많이 발생하는 경향이 있다.

원인 흡연, 만성췌장염, 당뇨병, 과다한 음주, 고지방식 섭취를 들 수 있다.

증상 등부위로 퍼지는 복통, 체중감소, 식욕부진 등이 나타난다. 황달, 지방변, 당뇨병 등이 동반된다.

발생부위 췌장암의 60~70%가 췌장머리부분에서 발생한다. 췌장머리부분에 생긴 암은 근처에 총담관이나 십이지장유두가 있기 때문에, 이것들을 압박해 조기부터 폐쇄황달을 일으키는 경우가 많다. 췌장머리부분에는 중요한 혈관이나 신경이 많이 모여 있고, 그것들을 끌어들여 성장하므로 조기에 발견되어도 예후가 나쁜 경우가 많다.

Chapter

15

조혈계통

학습목표

1. 정상적인 조혈과정과 림프절 기능을 설명할 수 있다.
2. 빈혈의 발생기전을 설명할 수 있다.
3. 철결핍빈혈, 재생불량빈혈, 용혈빈혈의 차이를 설명할 수 있다.
4. 급성골수성백혈병과 만성골수성백혈병의 차이를 설명할 수 있다.
5. 악성림프종을 구분하고 그 특징을 열거할 수 있다.

핵심용어해설

- **그물내피계통**(reticuloendothelial system) : 골수, 비장, 간, 림프절을 비롯해 온몸의 여러 장기에 분포하는 포식능력이 왕성한 세포 무리로 구성된다. 세균이나 특수한 이물(질)의 처리, 면역계통의 작동 등 신체방어에 관여한다.
- **다발골수종**(multiple myeloma) : 형질세포의 악성종양으로 ①뼈의 파괴 및 흡수(X선에서 구멍 뚫린 상), ②혈장 M단백질(단클론 면역글로불린의 증가), ③벤스존스단백질의 배출에 의한 신장장애, ④아밀로이드증에 의한 장기의 기능장애 등의 특징이 있다.
- **백혈병**(leukemia) : 백혈구 조혈세포의 악성종양이다. 골수나 전신의 조직, 그리고 혈액 속 등 다양한 부위에 침윤하여 증식한다.
- **범혈구감소증**(pancytopenia) : 혈액 안에 있는 백혈구, 적혈구, 혈소판 등의 모든 혈액세포가 정상보다 감소하는 상태를 말한다.
- **벤스존스단백질**(Bence Jones protein) : 형질세포에서 만들어지는 작은 단백질로, 다발골수종 환자의 소변에서 발견된다.
- **빈혈**(anemia) : 말초혈액 내의 혈색소 농도가 감소한 상태이다. 적혈구 수와 적혈구용적률 수치는 모두 빈혈의 중요한 지표가 된다.
- **줄기세포**(stem cell) : 여러 계통의 세포로 분화할 수 있는 능력(다분화능력)과 분열했을 때 자신과 같은 다분화능력을 가진 세포를 재생하는 능력(자가복제능력)을 겸비한 세포를 말한다. 줄기세포가 분열하여 생긴 2개의 세포 가운데 하나는 다른 종류의 세포로 분화하지만, 다른 하나는 원래의 줄기세포와 같은 성질을 유지하기 때문에 분화하는 세포를 반복해서 공급할 수 있다. 줄기세포는 성인이 되어도 많은 조직에 존재하며, 각 조직에서의 세포 갱신이나 장애 후 조직재생에 중요한 역할을 하여 성체줄기세포(adult stem cell)라고 한다. 대표적인 것에 모든 종류의 혈액세포로 분화하는 능력을 가진 조혈줄기세포가 있다.
- **호지킨림프종**(Hodgkin lymphoma; 호지킨병) : 리드-슈테른베르크세포(Reed-Sternberg cell)나 호지킨세포(Hodgkin cell)라는 이름의 대형세포가 증식하는 질환이다. 예후가 비교적 좋다.
- **B세포림프종**(B cell lymphoma) : B세포가 종양성으로 증식하는 것을 말하며, 소포림프종(follicular lymphoma), MALT림프종, 광범위큰B세포림프종이 있다.
- **T세포림프종**(T cell lymphoma) : T세포가 종양성으로 증식하는 것을 말하며, 말초T세포림프종 등 몇 가지 종류가 있다. 일반적으로 예후가 나쁘다.

조혈(혈구형성, hemopoiesis)은 골수에서 일어난다. 혈액세포(혈구)를 형성하는 골수는 붉게 보이기 때문에 적색골수(red marrow)라고 하고, 조혈작용을 상실한 골수는 지방으로 치환되어 황색골수(yellow marrow)라고 한다. 혈액세포는 모두 조혈줄기세포에서 분화되는데, 적혈구의 생산은 신장이나 간에서 생산되는 적혈구형성호르몬(erythropoietin)에 의해 조절되며, 백혈구의 생산은 집락자극인자(colony-stimulating factor, CSF)와 백혈구형성자극호르몬(leukopoietin) 등에 의해 촉진된다. 염증 부위에서 화학신호가 보내지면 대식세포와 림프구가 감지하여 집락자극인자를 방출한다. 혈소판의 생산은 혈소판형성자극호르몬(thrombopoietin)에 의해 촉진된다.

1 조혈계통의 구성과 기능

조혈을 담당하는 계통을 **조혈계통**(hemopoietic system)이라고 한다. 태아기의 조혈은 난황주머니나 간 및 비장에서 이루어지지만, 뼈가 형성되면 조혈장소를 **골수**(bone marrow)로 바꾸어 생후에는 골수에서만 조혈이 이루어진다.

1. 골수의 구조

골수는 해면뼈(해면골) 틈새와 여기에서 이어지는 골수공간을 채우며, 성인의 경우 2.5kg 정도의 무게가 나간다. 골수 안은 가는 그물 구조이며, 그 틈새에 조혈세포(장래의 혈액세포)가 밀집해 있다.

골수에는 다양한 성숙단계의 조혈세포가 섞여 있는데, 그 모세포인 조혈줄기세포(다능성세포)도 수만 개에 1개의 비율로 들어 있다(그림 15-1).

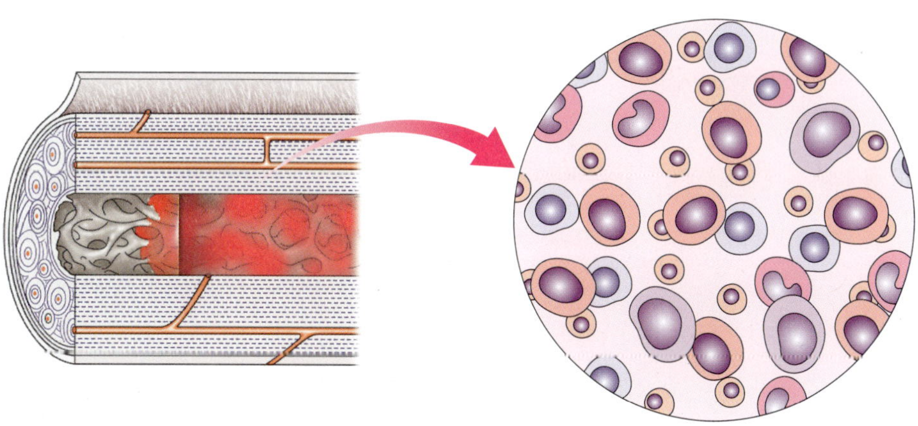

그림 15-1 골수

2. 혈액의 조성

혈액은 고형성분(약 45%)과 액체성분(약 55%)으로 구성된다. 액체성분을 **혈장**(plasma)이라고 하며, 90%는 물이다. 고형성분은 적혈구, 백혈구, 혈소판의 **혈액세포**(혈구, blood cell)로 구성되는데, 대부분이 적혈구이다(그림 15-2).

적혈구(erythrocyte)는 산소를 운반하는 데 적합하도록 중앙이 움푹 들어간 원반 모양을 하고 있다. 인체를 구성하는 대부분의 다른 세포와는 달리 핵이 없으며, 산소 운반을 위한 혈색소(hemoglobin)를 가진다. 산소를 공급하고 대사 과정에서 만들어진 이산화탄소를 제거하는 운반 기능을 한다.

백혈구(leukocyte)는 세포질에 포함된 과립 유무에 따라 과립(백혈)구(granulocyte)와 무과립구(agranulocyte)로 나뉜다. 주로 외부의 공격으로부터 몸을 지키는 작용을 하는데, 세포에 따라 기능에 차이가 난다. 예를 들어 단핵구에서 분화된 대식세포(큰포식세포, macrophage)는 세균이나 이물(질)을 포식하고 항원에 대한 정보를 제공하며, 림프구는 B세포와 T세포로 구분되며 각각 체액면역이나 세포면역 등 고도의 면역반응을 나타낸다.

혈소판(platelet)은 혈액응고에 관여한다.

이들 혈액세포는 골수에 있는 조혈세포에서 만들어지지만(그림 15-3), 림프구는 림프절이나 비장에서도 만들어진다.

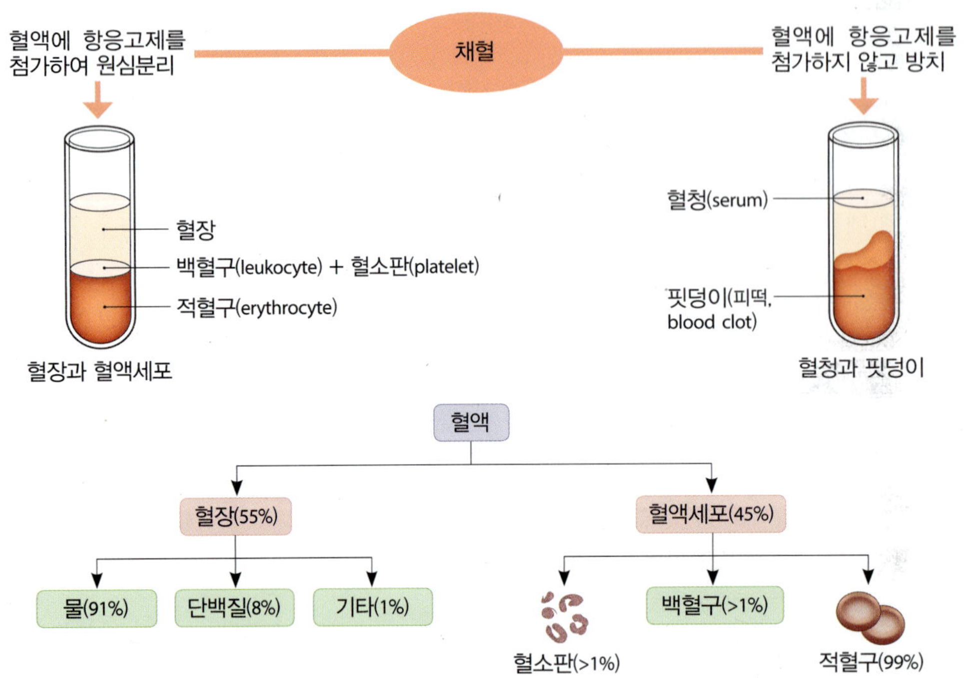

그림 15-2 **혈액의 조성**

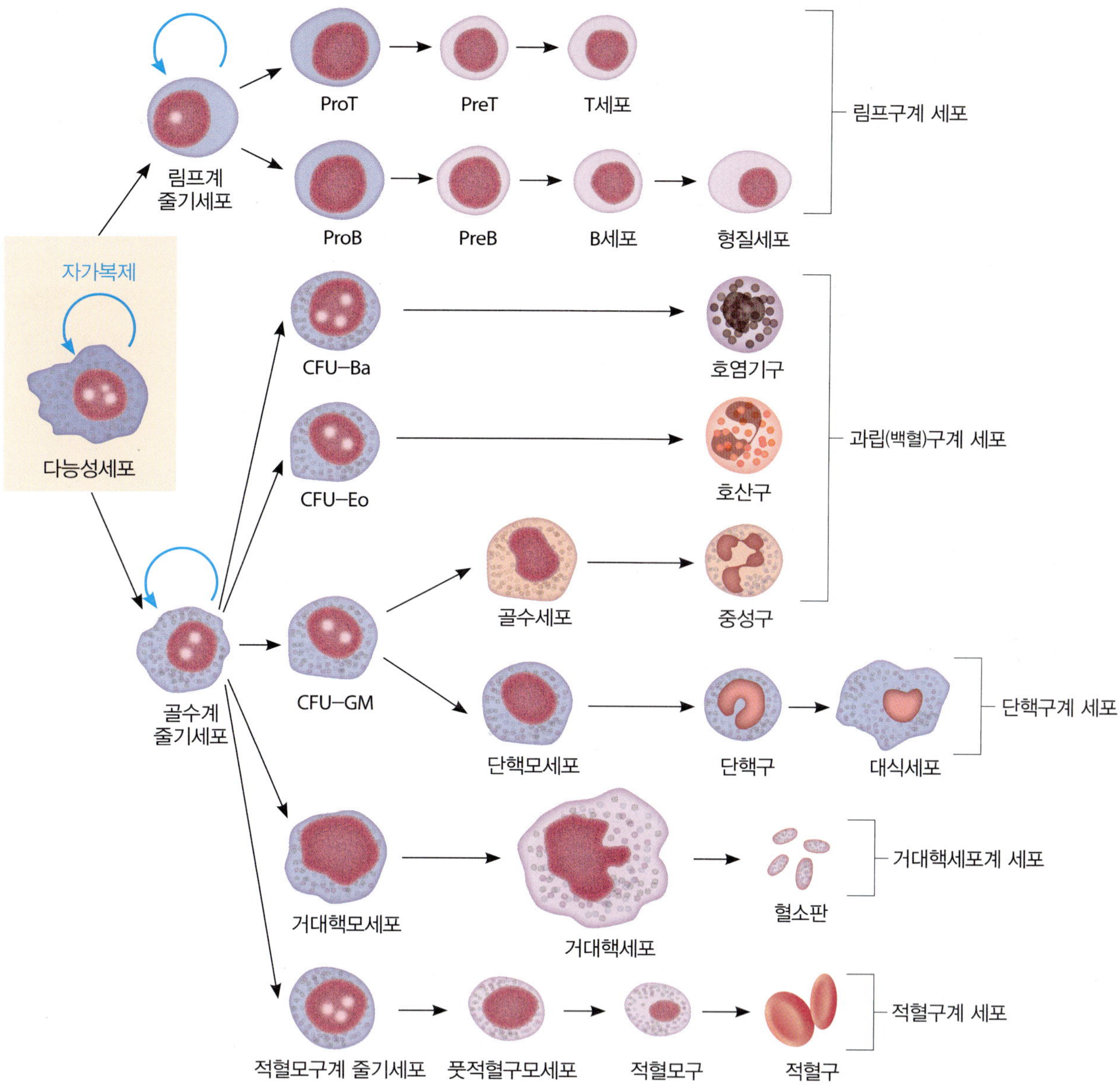
자가복제
다능성세포
림프계 줄기세포
ProT
PreT
T세포
ProB
PreB
B세포
형질세포
림프구계 세포
CFU-Ba
호염기구
CFU-Eo
호산구
골수세포
중성구
과립(백혈)구계 세포
골수계 줄기세포
CFU-GM
단핵모세포
단핵구
대식세포
단핵구계 세포
거대핵모세포
거대핵세포
혈소판
거대핵세포계 세포
적혈모구계 줄기세포
풋적혈구모세포
적혈모구
적혈구
적혈구계 세포

그림 15-3 **혈구의 분화**

2 골수 · 혈액의 질환

1. 빈혈

적혈구 내에는 **혈색소**(hemoglobin)가 있는데, 이것이 산소를 주고받는 주체이다(그림 15-4). **빈혈**(anemia)이란 말초혈액 내의 **혈색소 농도**가 감소한 상태(성인 남성 13.0g/dL 미만, 여성 12.0g/dL 미만)를 말하며, 경증 빈혈(Hb 10~14g/dL), 중등도 빈혈(Hb 6~10g/dL), 중증 빈혈(Hb 6g/dL 이하)로 분류할 수 있다.

보통 혈색소 농도가 저하되면 **적혈구 수**나 **적혈구용적률**(hematocrit; 혈액 내에서 혈구가 차지하는 용적 비율) 수치도 동시에 저하되는데, 앞에서도 설명했듯이 산소 운반의 주체는 혈색소이므로 **혈색소 농도**가 빈혈의 가장 중요한 지표가 된다. 다만, 적혈구 수와 적혈구용적률 수치는 모두 빈혈의 중요한 지표이므로, 실제 임상에서는 이 3가지 검사를 시행하여 빈혈 유무나 그 종류를 판단한다.

빈혈이 발생하는 원인에는 크게 3가지가 있는데, 적혈구의 생산이 저하되었거나 적혈구의 상실이 증가하였거나 혈색소 요구량이 증가한 것이다. 적혈구의 생산을 저하시키는 요인에는 ①감염이나 약물, 방사선의 영향에 의한 조혈세포의 손상, ②철분이나 DNA 합성에 필요한 비타민 B_{12}, 엽산 등의 부족을 들 수 있다. 적혈구의 상실이 증가하는 요인에는 외상에 의한 대량 출혈 등으로 혈액 자체가 몸 밖으로 누출되거나 적혈구 자체가 파괴되는 것을 들 수 있다. 혈색소 요구량이 증가하는 경우는 임신이나 수유기의 여성, 성장기에 있는 아동이나 청소년 시기이다.

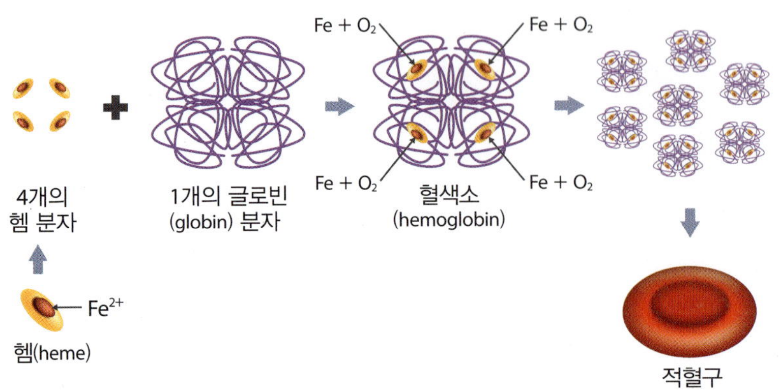

그림 15-4 혈색소

혈색소 속에는 헴(heme)이라는 철을 함유한 화합물이 있어 산소와 쉽게 결합한다.

1) 철결핍빈혈(iron deficiency anemia)

철결핍빈혈은혈색소의 원료가 되는 철분이 부족해서 발생하는 가장 일반적인 빈혈로, 여성에게 많다. 철분이 부족해지면 혈색소가 충분히 합성되지 않기 때문에 혈색소의 양이 줄고 적혈구의 크기도 작아진다.

원인

① **철분의 수요 증가** : 청소년기의 급성장 시에는 신체의 수요에 맞게 적혈구가 증가해야 하는데, 철분의 공급이 정상 적혈구 생성에 필요한 양보다 감소함으로써 발생한다. 또한 임신 시에는 태아가 적혈구를 만드는 데 필요한 철분을 모체가 공급해야 하기 때문에 모체는 철분이 부족해지기 쉽다.

② **만성적인 혈액 상실** : 월경혈이 많은 경우나 대장암 등의 소화관 암에서 출혈이 계속되는 경우 철분도 함께 상실되기 때문에 신체에서 철분이 부족해진다(그림 15–5).

③ **기타** : 출혈궤양, 영양결핍, 다이어트 등

증상 창백, 피로, 두통, 입술의 염증, 빈맥, 호흡곤란 등이 발생할 수 있다.

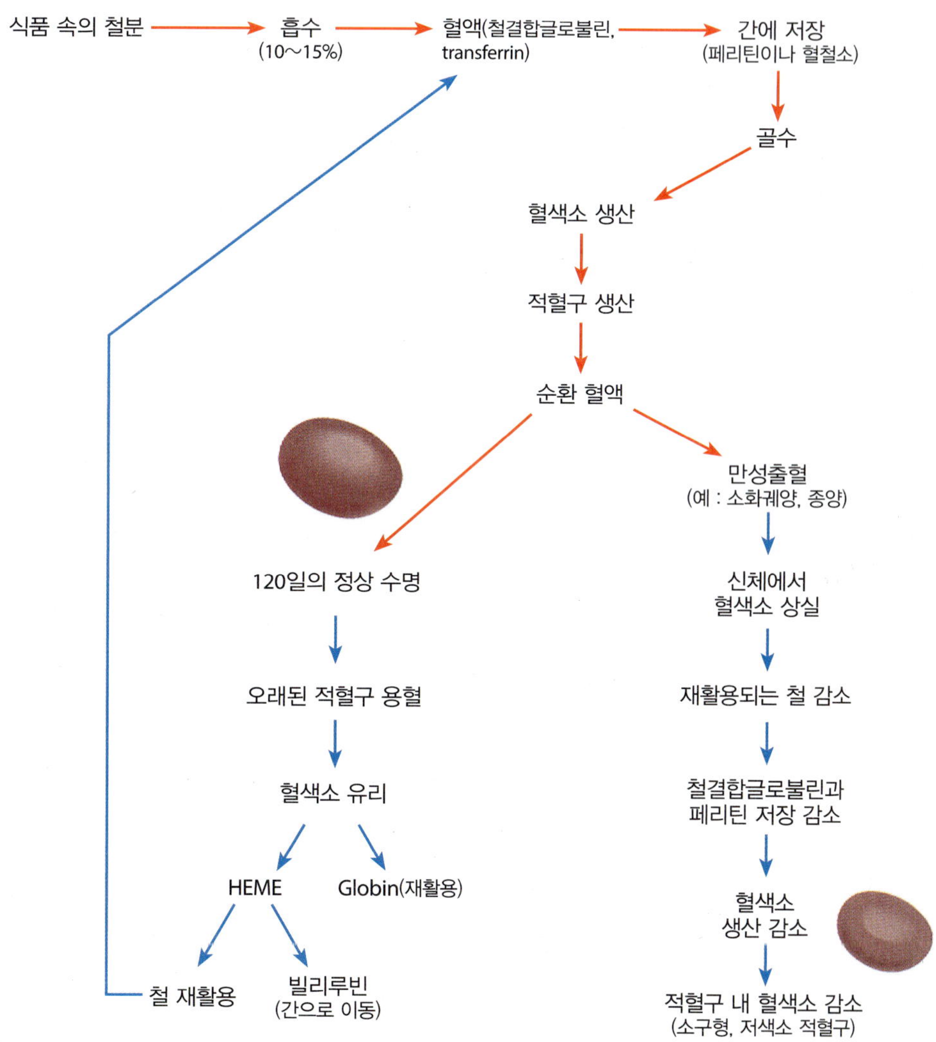

그림 15–5 **혈액 상실에 의한 철결핍빈혈**

2) 재생불량빈혈(골수무형성빈혈, aplastic anemia)

재생불량빈혈은 골수의 조혈능력 자체가 현저하게 떨어져 순환혈액 중 혈액세포 수도 감소하는 질환이다. 적혈구뿐만 아니라 백혈구나 혈소판 등 모든 혈액세포 성분을 생산할 수 없게 되는 **범혈구감소증**(pancytopenia)이 나타난다.

원인 조혈모세포의 손상과 수에 영향을 미치는 것으로서 원인이 명확하지 않은 경우(특발)가 40~70%이고, 약물에 기인한 것이나 세균감염(특히 C형간염), 화학물질, 방사능 접촉 후에 나타나는 경우(속발)가 있다. 원인 약물에는 항암제가 가장 일반적이며, 항생제나 진통제로 인해 발생하기도 한다.

증상 헐떡임(빈혈), 출혈반(혈소판 감소), 발열(백혈구 감소)이 나타난다.

분류 발생 원인에 따라 다음과 같이 나눌 수 있다.

① **특발재생불량빈혈** : 원인이 명확하지 않은 것으로 40~70%가 여기에 속하며, 방치하면 예후가 나쁘다. 골수이식이 근본적인 치료법이다.

② **속발재생불량빈혈** : 항암제, 항균제, 진통제 등의 약물 투여, 바이러스 감염(특히 C형간염), 벤젠 등의 유기화학물에 의한 중독, 방사능 피폭이 원인이다.

3) 거대적혈모구빈혈(megaloblastic anemia)

거대적혈모구빈혈은 골수에 비정상적인 모양의 거대적혈모구가 출현하는 빈혈로, 흔히 **엽산 결핍 빈혈, 비타민 B_{12}(코발라민) 결핍 빈혈**이라고 한다. 엽산이나 비타민 B_{12}가 결핍되면 DNA 합성에 장애가 발생하는데, 조혈계통의 DNA 합성장애로 골수 기능에 문제가 생겨 범혈구감소증을 유발한다.

만성알코올중독이나 과도한 다이어트, 임신, 경구피임제 복용 등에 의한 엽산 결핍이 원인이다.

> **MEMO** **악성빈혈**(pernicious anemia)
>
> 거대적혈모구빈혈의 한 종류로, 위의 벽세포에서 분비되는 내인자가 결핍되어 비타민 B_{12}의 흡수가 나빠짐으로써 발생한다. 심부전에 의한 사망을 일으키는 경우도 드물지 않기 때문에 악성빈혈이라고 불린다. 위 관련 질환으로서 무위산증, 부분 혹은 위전절제술 후 내인자의 생산에 문제가 생기거나 회장절제술, 종양 등 소장의 비타민 B_{12} 흡수에 문제가 생기는 것이 원인이며, 비타민 B_{12}의 흡수 정도를 쉴링 테스트(Schilling test)를 통해 확인함으로써 진단을 내릴 수 있다.

4) 용혈빈혈(hemolytic anemia)

용혈빈혈은 적혈구의 수명이 정상보다 짧아 조기에 파괴(용혈)되기 때문에 발생하는 빈혈이다(그림 15-6).

원인 유전적으로 적혈구가 간헐적 또는 지속적으로 잘 파괴되는 낫적혈구빈혈(sickle cell anemia), 적혈구에 대한 항체가 생겨 파괴되는 자가면역용혈빈혈(autoimmune hemolytic anemia) 또는 적혈구가 기계적으로 파괴되는 경우(심장에 인공판막을 이식한 경우 등)가 있다.

증상 심한 빈혈, 창백, 빈맥, 호흡곤란이 발생한다.

병리소견

① **비장비대**(splenomegaly) : 적혈구의 분해처리기관인 비장의 기능이 활발해져 크기도 커진다.
② **황달**(jaundice) : 많은 수의 적혈구가 파괴되어 다량의 혈색소가 나오면 그만큼 비장 등의 기관에서 처리하지 못해 간접빌리루빈(비결합빌리루빈)의 양이 혈중에 증가해서 황달이 나타난다.
③ **담석증**(cholelithiasis) : 적혈구의 파괴로 인해 담낭 내 빌리루빈이 정상보다 과도하게 축적되어 발생한다.
④ **골수 과다형성** : 파괴되는 적혈구가 증가하므로 이를 보충하고자 골수의 조혈세포가 증가한다.

15

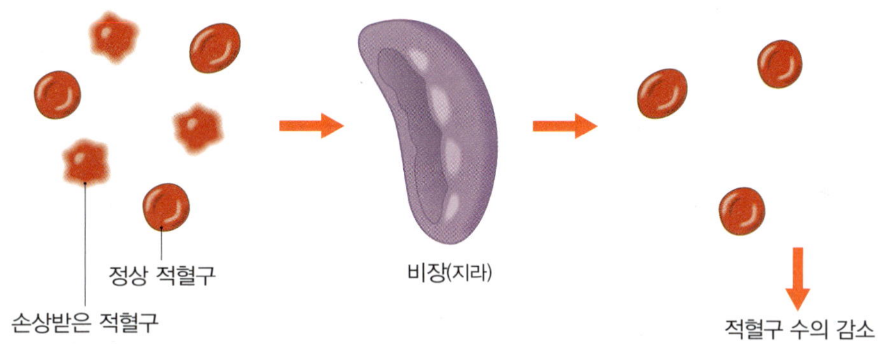

그림 15-6 **용혈빈혈**

파괴된 적혈구는 비장(지라)에서 처리된다. 이로 인해 순환혈액 중의 적혈구가 감소되는데, 비장의 기능은 활발해지고 크기도 커진다.

2. 백혈병

백혈병(leukemia)은 백혈구 조혈세포를 기원으로 하는 **악성종양**이다. 혈액암이라고 불리며, 미분화된 백혈구의 과잉증식이 문제가 되어 발생한다. 정상 백혈구는 원래 어디에나 이동할 수 있는 능력을 가진 세포이기 때문에 악성세포인 백혈병세포도 같은 능력이 있다. 따라서 백혈병으로 신난을 받았을 때는 이미 여러 부위에 백혈병세포가 퍼져 있는 상태이다. 이것이 한곳에 국한하여 증식하는 다른 악성종양과의 큰 차이점이다.

원인으로는 다운증후군, 클라인펠터증후군과 같은 **선천 인자**와 방사능, 화학물질, 약물, 엡스타인 바바이러스(EBV), 사람T세포림프종/백혈병바이러스(human T cell lymphoma/leukemic virus, HTLV)와 같은 바이러스 등의 **환경 인자**가 있다.

치료에는 항암제에 의한 화학요법이나 골수이식을 시행한다. 그러나 화학요법은 백혈병세포와 함께 면역을 담당하는 정상 세포(림프구, 단핵구)까지도 손상시킴으로써 면역 기능이 손상되어(면역결핍) **기회감염**(opportunistic infection)을 일으키기 쉬워진다.

백혈병은 급성 또는 만성, 그리고 증식하는 세포의 종류에 따라 다음과 같이 분류된다.

1) 급성골수성백혈병(acute myelogenous leukemia)

과립(백혈)구 가운데 가장 미성숙한 것에는 골수모세포(myeloblast), 전골수세포(풋골수세포, promyelocyte)가 있는데(그림 15-3 참조), 이들 세포가 악성화하여 증식하는 백혈병이 **급성골수성백혈병**이다. **성인**의 급성백혈병 대부분을 차지한다.

증상 골수에서는 정상 조혈세포가 침범되어 적혈구나 혈소판이 줄어들기 때문에 빈혈이 생기거나 출혈을 일으키기 쉬워진다. 또한 정상적인 백혈구가 생성되지 못해서 감염병에 걸리기 쉬워진다.

병리소견 악성화한 골수모세포나 전골수세포가 골수 안에서 증식하고 다시 혈중으로 유출되기 때문에 혈중에는 이 골수모세포나 전골수세포, 그리고 원래 혈중에 있는 과립(백혈)구가 동시에 존재하게 된다. 그러나 그 중간단계의 세포는 관찰되지 않는데, 이를 **백혈병세포단절**(leukemic hiatus)이라고 한다.

2) 만성골수성백혈병(chronic myelogenous leukemia)

만성골수성백혈병은 **필라델피아염색체**(Philadelphia chromosome; bcr-abl 재배열)(그림 15-7)라는 비정상 염색체를 가진 조혈모세포가 골수 내에서 과도하게 증식하여 생기는 백혈병이다. 점진적인 발생과 느린 진행을 특징으로 하며, 특별한 증상이 나타나지 않는다. 20세 전의 발생은 드물고 나이가 들면서 증가한다.

만성백혈병은 어느 시기에 갑자기 급성골수성백혈병과 같이 변화(급성 전환)하기도 한다.

증상 피로감, 체중감소가 나타난다.

병리소견 비장이나 간에 백혈병세포가 침윤하기 때문에 비장이나 간이 커진다(비장비대, 간비대)(그림 15-8). 골수와 혈중에는 골수모세포와 같은 미성숙 세포에서부터 과립(백혈)구와 같이 성숙한 세포, 그리고 그 중간단계의 세포까지도 증식하기 때문에 백혈병세포단절은 관찰되지 않는다.

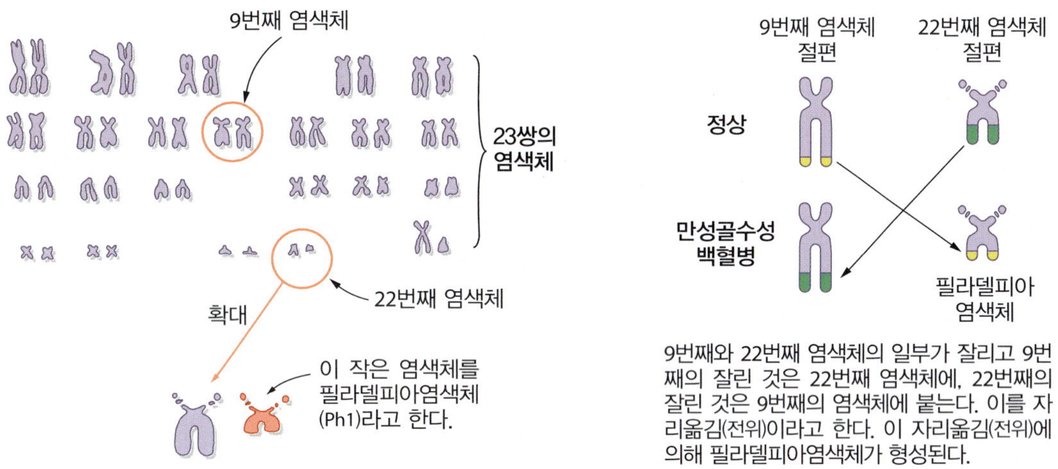

그림 15-7 필라델피아염색체

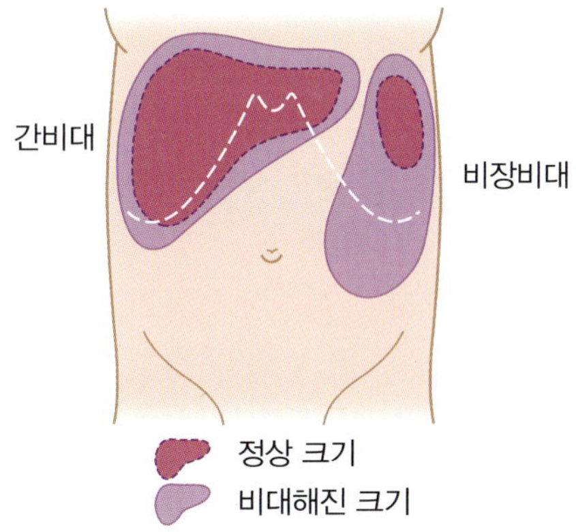

그림 15-8 만성골수성백혈병에 의한 비장비대와 간비대

3) 급성림프백혈병(acute lymphatic leukemia)

급성림프백혈병은 림프구 계통의 미성숙 세포(림프모구)가 증식하는 백혈병이다. 2~9세 **소아**에게 많이 발생하며, 중추신경계통과 고환을 침범하기도 한다. 이 백혈병세포는 골수뿐만 아니라 림프절에서도 증식한다.

4) 만성림프백혈병(chronic lymphatic leukemia)

만성림프백혈병은 발병률이 낮고, 60~80세 이상 노인에서 많이 발생하며 비교적 증상이 경미하다.

3. 다발골수종

다발골수종(multiple myeloma)은 B세포에서 분화하여 항체를 생성하는 형질세포의 악성종양으로, 악성세포를 골수종세포라고 한다. 뼈 통증과 침범 그리고 병적골절이 많고, 감염에 취약하다.

원인 알 수 없는 경우가 많다.

증상 피로, 두통, 구역, 구토가 발생하고, 감각과 운동신경의 신경병증, 신부전, 빈혈과 혈액응고 장애가 일어난다.

병리소견

① **뼈의 변화** : 골수종세포는 골수에서 증식하기 때문에 뼈가 파괴 및 흡수되어 X선에서 뼈의 일부가 뚫린 것 같은 형태가 관찰된다(그림 15-9).

② **혈장 M단백질** : 골수종세포도 정상적인 형질세포와 마찬가지로 면역글로불린을 만들지만, 1개의 집락으로 이루어지기 때문에 1종류의 항체를 다량으로 만드는 특징이 있다. 이러한 단클론 면역글로불린을 **M단백질**이라고 한다(그림 15-10).

③ **단백뇨와 신장장애** : 다발골수종에서는 면역글로불린의 가벼운사슬(경쇄, light chain)이 소변으로 다량 나오는데, 이를 **벤스존스단백질**(Bence Jones protein)이라고 한다. 이것이 요세관에 침착하여 신장 기능이 손상을 받는다.

④ **아밀로이드증**(amyloidosis) : 아밀로이드(amyloid)라는 섬유 모양의 단백질이 비정상적으로 침착하여 장기기능장애를 일으키는 질환이다. 다발골수종에서는 면역글로불린의 가벼운사슬이 변화하여 AL형아밀로이드가 되고, 이것이 온몸(특히 혀나 심장, 신장 등)에 침착하여 장기의 기능을 손상시킨다.

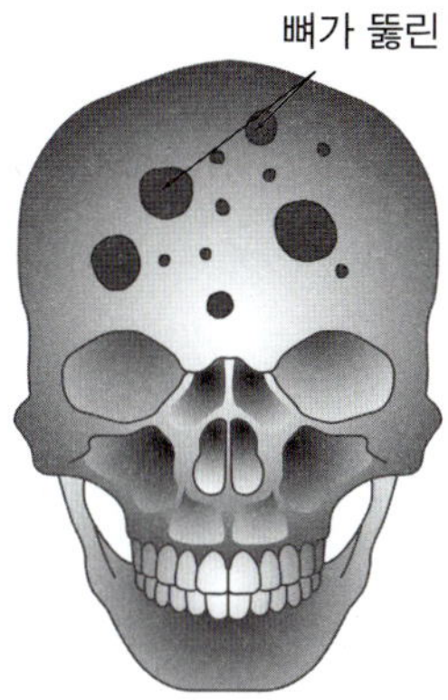

그림 15-9 다발골수종에서 뼈가 뚫린 모습(X선상)

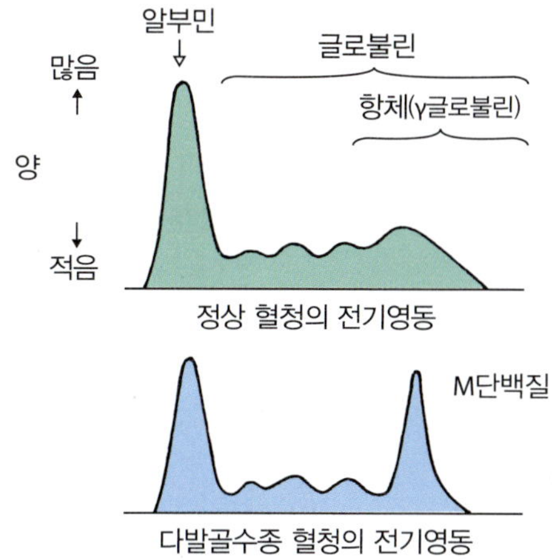

그림 15-10 혈장의 M단백질

3 비장 · 림프의 질환

1. 비장비대

비장(지라)이 부어오르는 것을 **비장비대**(splenomegaly)라고 한다.

원인 다음과 같이 크게 3가지가 있다.

① **혈액질환** : 혈액세포의 악성종양, 즉 백혈병세포나 악성림프종세포는 비장에 침윤되기 쉽다. 특히 만성골수성백혈병이나 만성림프백혈병에서는 비장비대가 현저하게 일어난다(그림 15-8 참조). 또한 용혈빈혈에서도 비장비대가 나타난다(그림 15-6 참조).

② **순환장애** : 비장의 정맥은 문맥으로 연결되어 있어서 비장에서 나온 혈액은 간으로 흐른다. 간경화증(liver cirrhosis)에서는 문맥압이 높아지기 때문에(**문맥압항진**), 그 압력이 비장에 가해지고 비장이 울혈을 일으켜 비대해진다.

③ **감염병** : 세균혈증(bacteremia)이나 패혈증(hematosepsis)이 발생한 경우 혈중을 순환하는 세균이나 독소는 비장을 비롯한 **그물내피계통**(reticuloendothelial system)의 세포에 포획된다. 이에 따라 비장에서는 염증이 일어나 백혈구의 침윤 등에 의해 비대해진다.

2. 림프절염

생체 내에 병원체나 이물(질)이 침입하면 림프관을 통해 림프절로 운반되어 염증반응과 면역반응이 일어난다(그림 15-11). 이것을 **림프절염**(lymphadenitis)이라고 하며, 혈액 중에 병원체가 침입하면 혈행성으로 림프절염이 일어난다. 외적 자극의 종류에 따라 특징이 없는 반응도 있고 특정 원인을 추정할 수 있는 반응도 있다.

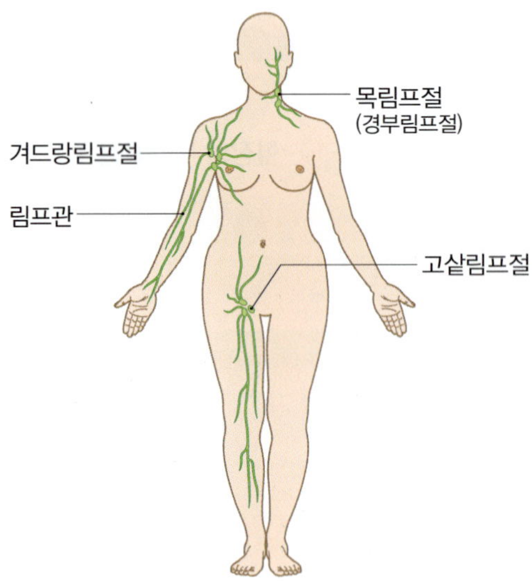

그림 15-11 림프절

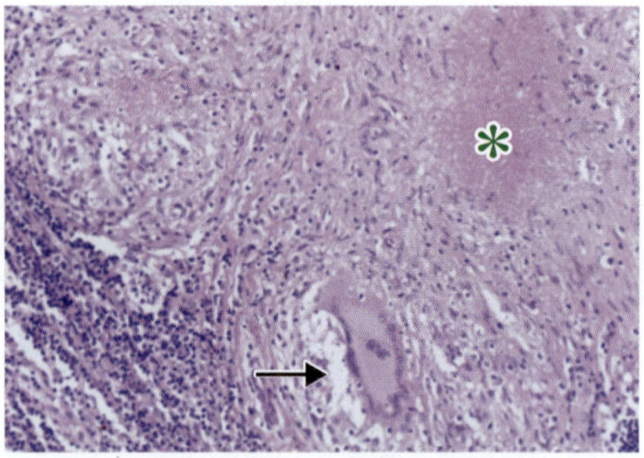

그림 15-12 결핵 림프절염

사진에서는 3개의 결핵결절이 융합해 있다. 오른쪽 위의 결절에는 치즈괴사(*)가 두드러진다. 중앙 아래의 결절에는 핵이 꽃잎 모양으로 배열된 랑한스거대세포(Langhans giant cell, →)가 존재한다(Chapter 04 '염증' 참조).

분류

① **반응 림프절염** : 주변에 암이나 염증 등이 있는 경우 국소림프절에 림프구 등의 면역 담당 세포가 증식하여 발생한다.

② **급성림프절염** : 세균이 림프절로 흘러 들어간 경우에 발생하며 통증도 나타난다.

③ **특수 림프절염** : 원인에 따라 각각 특징이 있는 염증(육아종염증, granulomatous inflammation)이 발생하는 것으로, 결핵, 고양이할퀸병, 매독, 성병림프육아종, 야토병 등이 있다. 결핵 림프절염에서는 폐의 결핵 병터와 비슷한 상피모양세포의 증식과 치즈괴사(caseous necrosis)를 특징으로 하는 육아종염증이 발생한다(그림 15-12).

3. 악성림프종

악성림프종(malignant lymphoma)은 림프구나 면역에 관련된 세포의 악성종양이다. 대부분은 림프절에서 발생하지만, 인두, 위, 장, 피부 등 림프구가 모이기 쉬운 장소에서 발생하기도 한다.

악성림프종은 크게 호지킨림프종과 비호지킨림프종의 2가지로 나뉜다.

1) 호지킨림프종(Hodgkin lymphoma; 호지킨병)

호지킨림프종은 **리드–슈테른베르크세포**(Reed–Sternberg cell)나 **호지킨세포**(Hodgkin cell)라는 이름의 대형세포가 증식하는 질환이다(그림 15–13). 대부분은 B세포에서 유래하지만, T세포에서 유래하는 경우도 있다. 15~34세 사이와 54세 이후에 발생률이 가장 높으며, 여성보다 **남성**에게 발생률이 높은 경향이 있다.

원인 EB바이러스의 감염이 관여한다.

증상 비정상적인 림프구가 면역을 방해하기 때문에 감염이 재발하고, 체중감소, 빈혈, 미열 등이 나타난다.

치료 전신의 화학요법과 함께 국소의 방사선 치료가 시행된다.

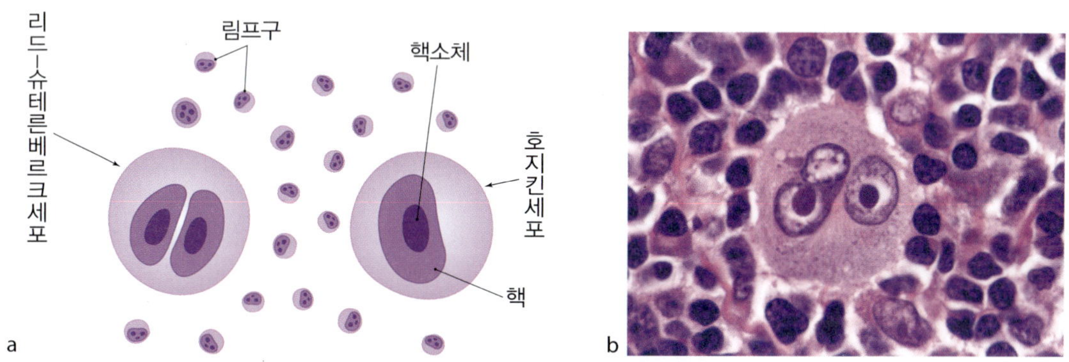

그림 15–13 **호지킨림프종**

a. 다핵의 리드–슈테른베르크세포와 단핵의 호지킨세포가 증식하는 것이 호지킨림프종의 특징이다.
b. 중앙에 보이는 매우 큰 종양세포가 리드–슈테른베르크세포이다. 주변의 정상 림프구와 비교하면 그 크기를 가늠할 수 있다. 핵소체(그림에서 보라색으로 보임)도 커서 정상 림프구 정도의 크기이다.

2) 비호지킨림프종(non–Hodgkin lymphoma)

비호지킨림프종은 림프계통 세포 또는 림프조직에서 유래하는 호지킨림프종 이외의 악성종양으로, 온몸의 림프절 또는 림프조직 어디에서나 발생할 수 있다. 80%의 환자에게서 B세포의 이상이 발견되고, 나머지는 T세포를 매개로 한다.

증상 호지킨림프종과 유사하나 온몸의 림프절비대가 1~2주 내 급격히 발생하고, 세로칸(종격), 복강 내로 전이가 나타나 예후가 좋지 않다.

분류 유래하는 종양세포의 종류에 따라 T세포림프종과 B세포림프종으로 나뉜다(표 15–1).

표 15-1 대표적인 비호지킨림프종

종류		설명
B세포림프종	소포림프종 (그림 15-14)	종양세포가 소포 모양의 배열을 나타낸다. 종양세포가 정상적인 림프절의 림프소포와 같은 구조를 만들면서 증식하는 림프종이다. 노인에게 많고 무증상으로 경과한다. 광범위림프종에 비해 예후가 좋다.
	MALT 림프종	점막관련림프조직(mucosa-associated lymphoid tissue, MALT)에서 발생하는 림프종으로, 만성염증 또는 자가면역질환에 침범되는 부위(림프절 바깥)에서 발생하는 경향이 있다. 하시모토갑상샘염에서의 갑상샘, 위나선균 위염에서의 위점막이 대표적이다. 저악성도이다.
	광범위큰B세포림프종	대형의 종양세포가 특별한 구조를 만들지 않고 전체적으로 광범위하게 증식하며 예후가 나쁘다.
	버킷림프종	악성도가 높다. 장, 난소, 복벽에서 발생하기 쉬우며, EB바이러스 감염과 밀접한 관련이 있다.
T세포림프종	말초T세포림프종	T세포림프종 중에서 가장 많다. 이형의 림프구가 증식하며 예후가 나쁘다.
	혈관면역모구T세포림프종	작은 혈관의 증식이 동반되는 것을 특징으로 하는 림프종으로, 예후가 나쁘다.
	성인T세포백혈병/림프종	레트로바이러스에 속하는 사람T세포백혈병림프종바이러스 Ⅰ형 감염에 의해 일어나는 말초성 T세포 종양이다. 말초혈에 종양세포가 출현함에도 불구하고 골수에 침윤되는 백혈병세포의 비율은 낮다.

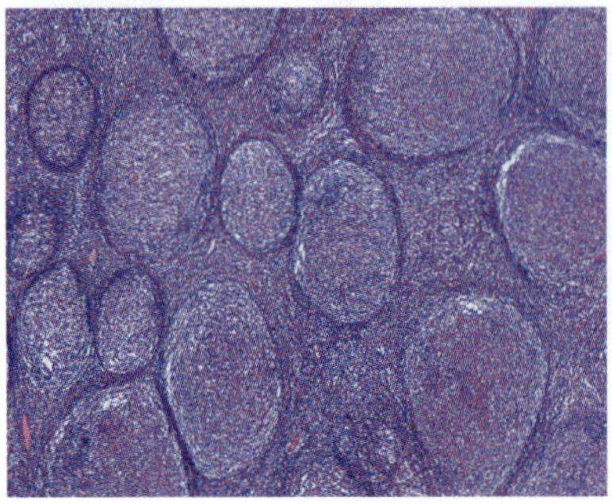

그림 15-14 **소포림프종**

림프종세포가 림프소포(정상적인 림프절의 구조)와 비슷한 둥근 덩어리를 만들면서 증식한다.

Study Plus

혈액형

혈액응고가 일어나지 않도록 처리한 두 가지 형의 혈액을 혼합하면 적혈구가 응집(적혈구응집, hemagglutination)하는 경우와 응집하지 않는 경우가 있다. 응집하는 것은 적혈구의 막에 **응집원**(agglutinogen; 항원에 해당)이 있고 혈장에 **응집소**(agglutinin; 항체에 해당)가 있기 때문인데, 응집은 항원항체반응의 결과이다. 혈액형은 ABO식, Rh식, MN식 등으로 분류되며, ABO식이 가장 기본이다.

1. ABO식 혈액형

A, B, AB, O의 4가지 형으로 구별된다. 적혈구의 막에 응집원 A와 B, 혈장에 응집소 항A항체(혹은 α)와 항B항체(혹은 β)가 있다. A와 항A(α), B와 항B(β)의 조합이 되었을 때 응집반응을 일으킨다. 적혈구 막에 응집원 A, 혈장에 응집소 항B(β)를 가진 혈액형을 A형, 적혈구막에 응집원 B, 혈장에 응집소 항A(α)를 가진 혈액형을 B형, 응집원 A와 B를 가지나 응집소는 갖지 않는 혈액형을 AB형, 응집원을 가지지 않지만 응집소 항A(α)와 항B(β)를 가진 혈액형을 O형이라고 한다(그림 1). ABO식의 유전은 멘델의 법칙(Mendel law)에 따르므로 친자감별에 보조자료로 사용된다.

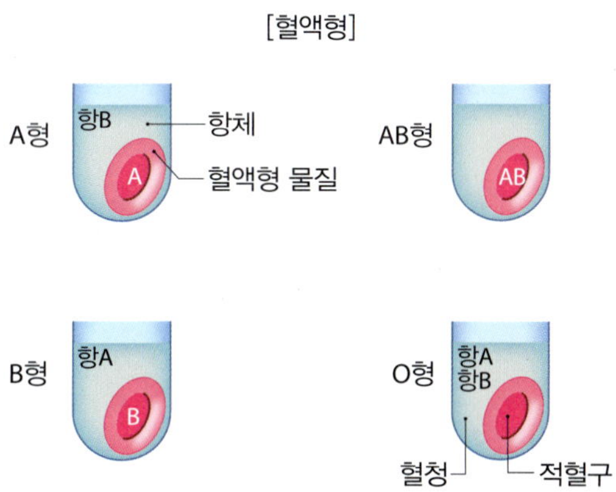

	수혈자				
	혈액형	A	B	AB	O
헌혈자	A	◎	×	△	×
	B	×	◎	△	×
	AB	×	×	◎	×
	O	△	△	△	◎

◎ : 적합수혈(가), × : 부적합수혈(불가), △ : 부적합하지만 긴급한 경우는 Rh식과 조합하여 행하는 경우가 있다(수혈한 혈구가 수혈자의 항체와 반응하지 않으면 영향은 없다).

그림 1 ABO식 혈액형으로 본 수혈

Study Plus

2. Rh식 혈액형

기본적으로 C, D와 E 등 6종류의 항원을 가지는데, 이 중에서 D항원이 가장 강한 항원성을 가진다. 그래서 적혈구의 막이 D항원을 가진 경우를 Rh 양성(+), 갖지 않은 경우를 Rh 음성(−)이라고 한다. Rh(−)인 사람은 항Rh항체를 갖지 않는다. Rh(−)인 사람이 Rh(+)의 혈액을 수혈 받으면 처음에는 항Rh항체가 생산된다. 두 번째로 Rh(+) 혈액을 수혈 받으면 대량의 항체가 생산되고 Rh(+)인 태아에게 이행하여 항원항체반응을 일으켜 응집반응이 일어난다.

항Rh항체는 ABO식 항체와 다르게 태반을 통과하여 모체에서 태아에게 이행된다. 따라서 Rh(−)인 여성은 둘째 임신 시 유산이나 태아적혈모구증(erythroblastosis fetalis) 또는 Rh 용혈성 질환을 일으키기 쉽다(그림 2).

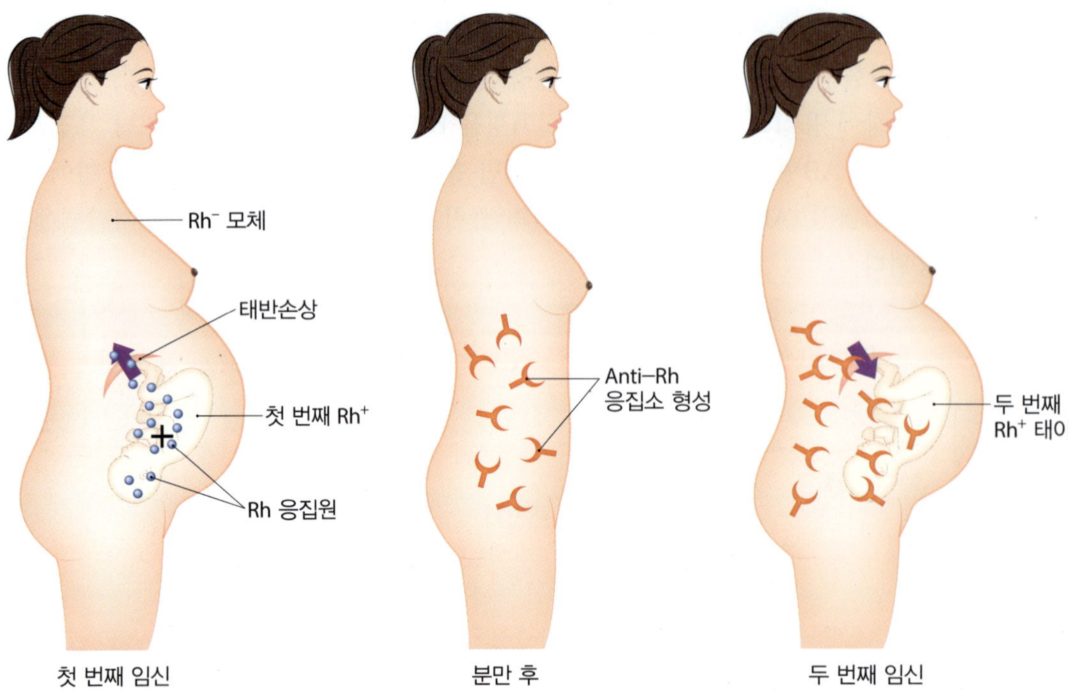

그림 2 Rh(−)형 모체와 Rh(+)형 태아 사이의 응집반응

Chapter

16

내분비계통

학습목표

1. 각 내분비기관이 분비하는 호르몬을 열거하고, 그 기능항진과 기능저하에 관여하는 호르몬의 작용기전과 증상을 설명할 수 있다.
2. 내분비기관의 종양에는 어떠한 특징이 있는지, 기능종양에서는 종양이 생산하는 호르몬과 증상을 관련지어 설명할 수 있다.
3. 자가면역과 관련된 내분비기관의 질환을 설명할 수 있다.
4. 갑상샘 기능항진과 기능저하의 대표적인 병인과 병태생리를 설명할 수 있다.
5. 쿠싱증후군의 원인, 병리기전, 증상을 설명할 수 있다.

핵심용어해설

- **갑상샘항진(증)**(hyperthyroidism; 그레이브스병) : 면역항체의 일종인 갑상샘자극면역글로불린(TSH수용체 항체)이 관여하는 자가면역질환이다. 갑상샘항진(증)에서는 갑상샘종, 빈맥, 안구돌출, 기초대사 항진이 나타난다.
- **되먹임조절**(feedback regulation) : 항상성을 유지하기 위한 조절기전이다. 몸 상태를 모니터링하여 변화가 일어나면 그것을 재모니터링하여 판단하는, 반복되는 일련의 주기이다. 신경계통과 내분비계통이 단독 또는 공동으로 수용체, 조절중추, 효과기의 3가지를 구성 요소로 하는 고리를 형성하여 내부 환경을 본래의 균형 잡힌 상태로 되돌리도록 제어한다. 음성되먹임과 양성되먹임이 있다. 보통은 음성되먹임을 통해 체내의 상태가 장기간에 걸쳐 매우 안정적으로 유지된다.
- **부갑상샘항진증**(hyperparathyroidism) : 증식이나 샘종 또는 암이 원인이 되어, 요로결석으로 발견되는 경우가 많은 질병이다. 만성신부전 환자에서는 혈중 칼슘 수치가 낮아져 이에 대한 반응으로 부갑상샘 기능이 항진된다.
- **일차알도스테론증**(primary aldosteronism; 콘증후군) : 부신피질샘종이 알도스테론을 과잉으로 분비하는 질병으로, 저칼륨혈증, 고혈압, 목마름, 다음 · 다뇨가 나타난다.
- **쿠싱증후군**(Cushing syndrome) : 부신피질에서 코티솔이 과잉으로 분비되면 발생하는 질병으로, 달덩이얼굴, 중심비만, 피부줄무늬가 관찰되며, 고혈압, 당뇨병이 합병되기 쉽다.
- **하시모토병**(Hashimoto disease) : 갑상샘에 림프구 침윤, 소포세포의 변성이 나타나는 질병으로, 갑상샘 기능이 저하되는 경우가 많다.
- **항상성**(homeostasis) : 신체가 다양한 환경의 변화에 대응하여 내부 환경을 일정하게 조절하여 생존을 유지하는 현상이다. 혈액이나 사이질액의 성질과 상태가 일정하게 유지되는 것이나 체온조절 등이 그 예이다. 신경이나 호르몬에 의한 되먹임기전이 중요한 역할을 한다.
- **호르몬**(hormone) : 인체의 내분비기관에서 합성 및 분비되어 체액 또는 혈액을 통해 몸속 여러 기관으로 운반되어 필요한 기능을 하는 화학물질을 일컫는다.

생체의 항상성은 신경계통과 내분비계통에 의해 조절되고 유지된다. 신경계통에서는 신경세포가 흥분되면 신경전달물질이 방출되어 다양한 세포 기능의 조절에 관여하고, 내분비계통에서는 호르몬이라고 불리는 액성 전달물질을 통해서 체내의 항상성 유지, 에너지대사, 성장 및 생식 등의 중요한 생체 기능을 조절한다. 이러한 생체 기능의 조절을 통해서 내부 환경을 유지하고 외부 환경의 변화에 신체를 적응시키는 역할을 한다.

1 내분비계통의 구조와 기능

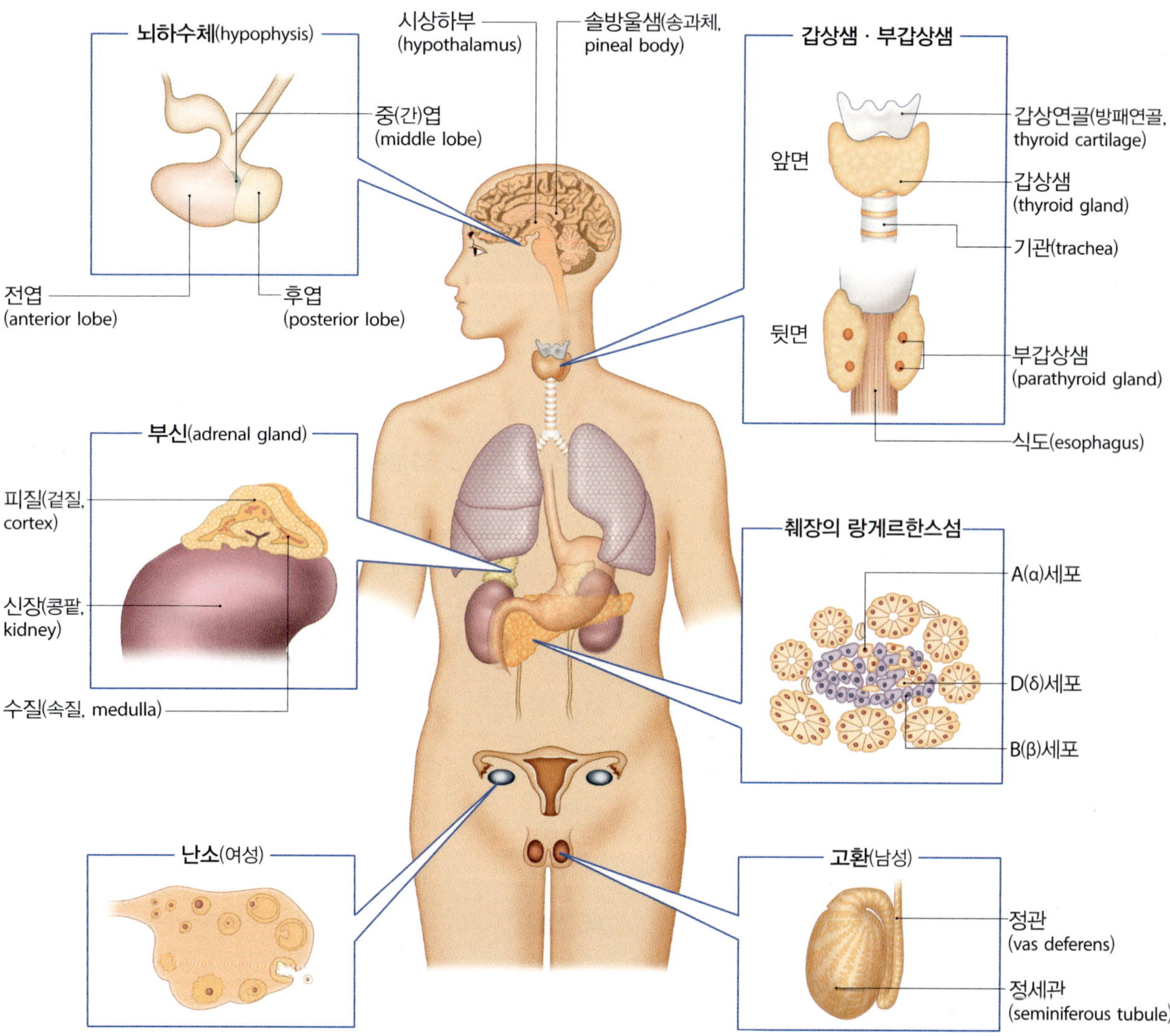

그림 16-1 내분비기관의 종류

16

호르몬(hormone)을 생산하고 분비하는 기관을 **내분비기관**(endocrine organ) 또는 **내분비샘**(endocrine gland)이라고 한다(그림 16-1). 호르몬은 내분비기관으로부터 신체 내부(혈액이나 세포사이질 등)로 직접 분비되는데, 분비된 호르몬 대부분은 혈액순환을 통해 온몸으로 보내져 특정 기관(표적장기)에서 그 작용을 발휘한다(표 16-1).

주요 내분비기관에는 뇌하수체, 갑상샘, 부갑상샘, 부신, 췌장(랑게르한스섬), 생식샘(고환, 난소)이 있으며, 시상하부는 신경계통의 일부이지만, 내분비기관으로도 분류된다.

표 16-1 **내분비기관에서 분비되는 호르몬과 그 작용**

분비기관		호르몬	주요 표적장기	작용
시상하부		갑상샘자극호르몬방출호르몬(TRH)	뇌하수체전엽	갑상샘호르몬의 분비를 촉진한다.
		생식샘자극호르몬방출호르몬(GnRH)	뇌하수체전엽	생식샘호르몬의 분비를 촉진한다.
		성장호르몬방출호르몬(GHRH)	뇌하수체전엽	성장호르몬의 분비를 촉진한다.
		부신피질자극호르몬방출호르몬(CRH)	뇌하수체전엽	부신피질호르몬의 분비를 촉진한다.
		성장호르몬억제인자(somatostatin)	뇌하수체전엽	성장호르몬의 분비를 억제한다.
		프로락틴방출억제인자(dopamine)	뇌하수체전엽	프로락틴의 분비를 억제한다.
뇌하수체	전엽	성장호르몬(GH)	전신	뼈, 근육, 내장기관의 성장을 촉진하고, 단백질 합성을 촉진한다.
		프로락틴(PRL)	유선	유선의 증식과 젖분비를 촉진한다.
		난포자극호르몬(FSH)	난소, 고환	난포의 성숙 및 정자발생을 촉진한다.
		황체형성호르몬(LH)	난소, 고환	생식세포의 성숙 및 배란을 촉진한다.
		갑상샘자극호르몬(TSH)	갑상샘	갑상샘호르몬의 분비를 촉진한다.
		부신피질자극호르몬(ACTH)	부신피질	부신피질호르몬의 분비를 촉진한다.
	중(간)엽	멜라닌세포자극호르몬(MSH)	전신	멜라닌색소를 세포 내에 확산한다.
	후엽	항이뇨호르몬(ADH)	신장	신장 요세관에서의 물의 재흡수를 촉진하고, 혈압상승을 일으킨다.
		옥시토신(oxytocin)	자궁, 유선	젖분비를 촉진하고, 자궁수축을 일으킨다.
솔방울샘		멜라토닌(melatonin)	뇌하수체전엽	생식샘자극호르몬의 분비를 억제한다.
갑상샘		갑상샘호르몬	전신	기초대사를 촉진하고, 성장을 촉진한다.
		칼시토닌(calcitonin)	뼈, 신장	신장에서 칼슘이온의 배설을 촉진한다.
부갑상샘		부갑상샘호르몬	뼈, 신장	신장에서 칼슘이온의 재흡수를 촉진한다.

표 16-1 내분비기관에서 분비되는 호르몬과 그 작용 (계속)

분비기관		호르몬	주요 표적장기	작용
췌장 랑게르한스섬		인슐린	간, 근육, 지방세포 등	당원 합성을 촉진하고, 지방조직에서의 당흡수를 촉진한다.
		글루카곤	간, 지방세포	당원의 분해를 촉진하고, 혈당치를 상승시킨다.
		성장호르몬억제인자(소마토스타틴)	랑게르한스섬	성장호르몬의 분비를 억제하고, 인슐린, 글루카곤의 분비를 억제한다.
부신	피질	무기질부신피질호르몬	신장	염분 농도와 물의 균형을 유지한다.
		당질부신피질호르몬	온몸	간에서의 당신생을 촉진한다.
		부신안드로젠	온몸	남성성기의 발달과 체모의 증가를 일으킨다.
	수질	에피네프린	뼈대근육, 심장근육, 혈관, 지방세포 등	근육수축의 촉진, 심박수의 증가, 소화관운동의 저하, 지방의 분해 촉진을 일으킨다.
		노르에피네프린	뼈대근육, 심장근육, 혈관, 지방세포 등	심박수의 증가, 소화관운동의 촉진, 지방의 분해 촉진을 일으킨다.
생식샘	난소	에스트로젠	생식기	난포발육, 이차성징의 촉진, 자궁점막의 증식을 일으킨다.
		황체호르몬(프로제스테론)	생식기	기초체온을 상승시킨다.
	고환	테스토스테론	생식기	근육증대, 체모의 증가를 일으킨다.

1. 내분비기관

1) 시상하부(hypothalamus)

시상하부에서 분비되는 호르몬은 뇌하수체문맥계(hypophyseal portal system)로 방출되어 뇌하수체전엽에서 분비되는 각종 호르몬을 조절한다.

호르몬에는 **시상하부뇌하수체계**(hypothalamohypophyseal system)(그림 16-2)라는 명확한 지시계통이 있어, 시상하부나 뇌하수체에서 생산 및 분비되는 각종 호르몬은 각각 특이적으로 다른 내분비기관에서 생산되는 호르몬의 분비를 제어한다(그림 16-3).

시상하부에서는 뇌하수체호르몬의 분비를 촉진하는 **방출호르몬**(releasing hormone)과 방출을 억제하는 **억제호르몬**(inhibitory hormone)이 분비된다(표 16-1).

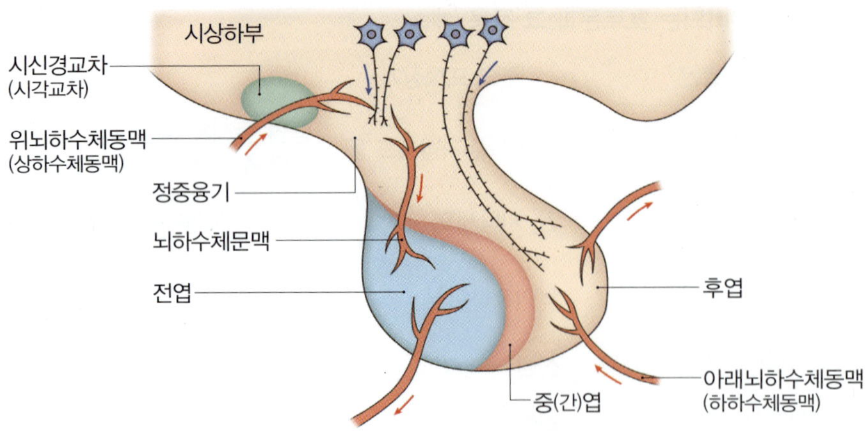

그림 16-2 시상하부뇌하수체계

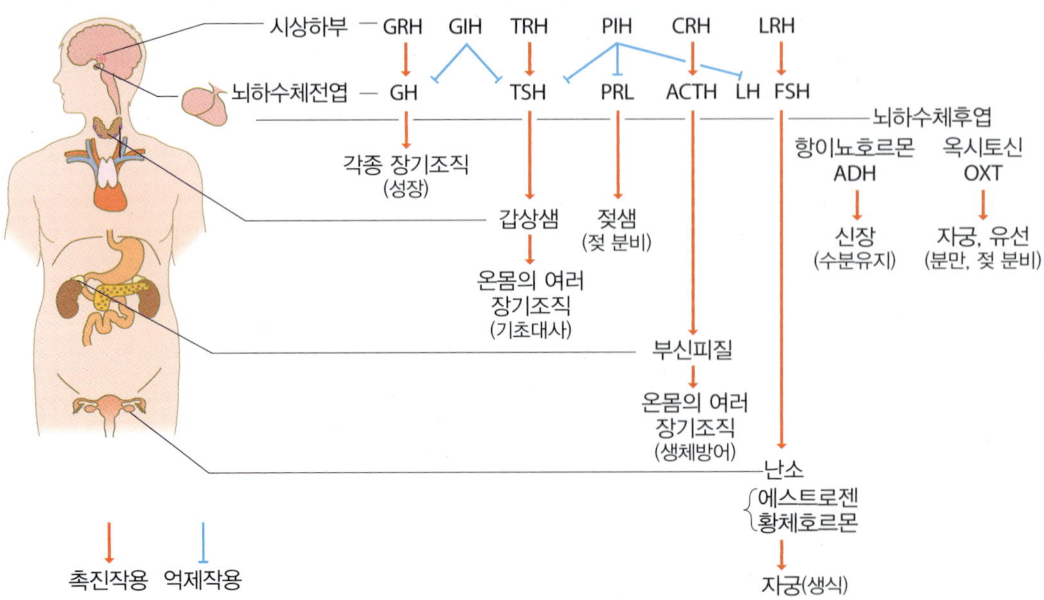

그림 16-3 시상하부뇌하수체계의 호르몬과 그 작용

시상하부뇌하수체계에서 생산되는 각종 호르몬은 각각 특이적으로 다른 내분비샘에서 생산되는 호르몬 분비를 조절한다(약어는 표 16-1 참조).

2) 뇌하수체(hypophysis)

뇌하수체는 시상하부에 연결된 무게 약 0.6g의 작은 장기로, 전엽, 중(간)엽, 후엽으로 나뉜다(그림 16-1). 뇌하수체에서 분비되는 호르몬 중에는 다른 내분비샘의 기능을 조절하는 것이 있어 뇌하수체를 **내분비기관의 상위중추**라고 한다. 한편, 뇌하수체 자체는 시상하부에서 분비되는 시상하부호르몬의 조절을 받는다(표 16-1).

뇌하수체전엽은 뇌하수체의 약 75%를 차지하며, 전엽의 각 세포는 보통 1종류의 호르몬만 생산한다. 뇌하수체의 전엽과 후엽 사이에 있는 중(간)엽은 사람의 경우 거의 퇴화하여 단지 얇은 한 층의 세포만 있을 뿐이다. 뇌하수체후엽을 신경뇌하수체(neurohypophysis)라고도 한다.

3) 갑상샘(thyroid gland)

갑상샘은 제3~4기관연골 앞쪽에 있는 15~20g의 나비 모양을 한 장기로, 조직학적으로는 지름 약 200μm의 공 모양 소포(follicle)가 모여 구성된다(그림 16-1). 갑상샘은 조직의 대사수준을 유지하여 그 기능을 최적 상태로 유지하도록 작용한다.

갑상샘의 기능이 항진되면 신경과민, 헐떡임, 다한, 피로감 등의 증상을 일으키고, 기능이 저하되면 점액부종(myxedema)을 일으킨다. 발육 시 기능이 저하되면 신체발육 저하와 지능저하와 같은 발육장애를 일으킨다. 갑상샘에서는 갑상샘호르몬과 칼시토닌이 분비된다(표 16-1).

4) 부갑상샘(parathyroid gland)

부갑상샘은 갑상샘 바깥 뒤쪽에 위치하며, 상하좌우에 총 4개가 관찰되는 쌀알 크기의 작은 내분비기관이다. 부갑상샘에서는 부갑상샘호르몬(PTH)이라는 단백질호르몬이 분비된다(그림 16-1, 표 16-1).

16

5) 췌장(이자, pancreas)

췌장은 위의 등쪽 아래에서 뒤복벽에 접하여 위치하는 무게 200g 정도의 실질장기이다. 소화액인 췌장액을 분비하는 외분비부와 호르몬을 분비하는 내분비부인 랑게르한스섬(췌도, island of Langerhans; 100~200μm 크기의 세포덩어리)으로 구성된다. 랑게르한스섬에는 인슐린을 분비하는 B(β)세포, 글루카곤을 분비하는 A(α)세포, 성장호르몬억제인자(소마토스타틴)를 분비하는 D(δ)세포가 존재한다(그림 16-1, 표 16-1).

6) 부신(adrenal gland)

부신은 좌우 신장 위에 있는 무게 4~5g의 삼각형 모양의 편평한 기관이다. 바깥쪽의 피질(겉질)과 안쪽의 수질(속질) 두 부분으로 구성된다(그림 16-1).

부신피질은 세포 배열이 다른 3층으로 이루어진다. 바깥층부터 사구체층(토리층, zona glomerulosa), 다발층(zona fasciculata), 그물층(zona reticularis)이라고 하며, 층에 따라 분비되는 스테로이드호르몬의 종류가 다르다. 사구체층에서는 무기질부신피질호르몬(미네랄코티코이드), 다발층에서는 당질부신피질호르몬(글루코코티코이드), 그물층에서는 성호르몬이 각각 분비된다. 부신수질에서는 에피네프린(epinephrine)과 노르에피네프린(norepinephrine)이 분비되고, 그 밖에도 약간의 도파민(dopamine, DA)이 분비된다. 모두 화학구조가 비슷하여 카테콜아민으로 총칭한다(그림 16-4). 부신수질호르몬은 정동의 심한 변화, 과격한 운동, 산소 결핍, 심한 추위 등에 의해 분비가 증가된다. 심장의 수축력과 심박수를 증가시키거나 말초혈관을 수축시킴으로써 혈압을 상승시킨다(표 16-1).

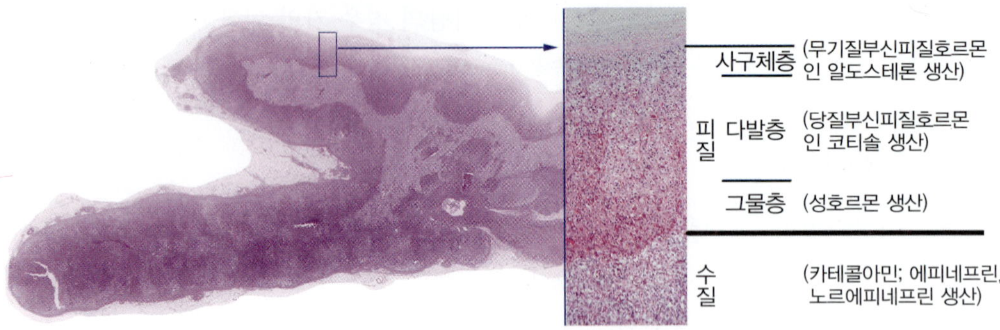

그림 16-4 부신의 구조와 생산되는 호르몬

부신피질은 바깥쪽에서부터 알도스테론(aldosterone)을 생산하는 사구체층, 코티솔(cortisol)을 생산하는 다발층, 또 성스테로이드를 생산하는 그물층의 3층으로 구성된다. 수질에서는 카테콜아민이 분비된다.

7) 생식샘(gonad)

생식샘은 생식세포를 만드는 기관으로, 남성은 고환의 사이질세포, 여성은 난소의 난막세포와 배란 후의 황체세포가 관여한다(그림 16-1, 표 16-1).

2. 호르몬

호르몬(hormone)은 내분비기관에서 혈액으로 분비되는 물질로, 소량으로도 효과가 매우 크다. 온몸을 순환하며, 특정 호르몬이 작용하는 것은 특정 기관(**표적장기**) 및 세포(**표적세포**)에 한정된다. 표적세포의 표면 또는 그 세포 내에는 특정한 호르몬과 결합하는 **수용체**(receptor)가 존재한다. 호르몬은 이 수용체와 결합해야 비로소 효과를 나타낼 수 있다(그림 16-5).

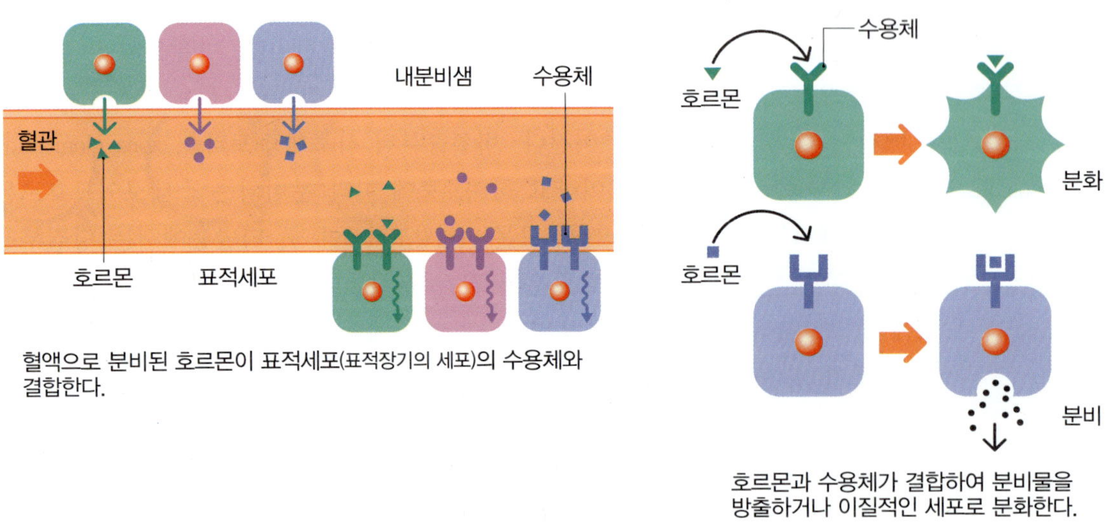

그림 16-5 호르몬과 표적장기

예를 들어 혈액 내의 갑상샘호르몬이 증가하면 시상하부로부터 갑상샘자극호르몬방출호르몬(TRH)과 뇌하수체의 갑상샘자극호르몬(TSH) 분비가 억제되어 갑상샘에서의 호르몬 분비가 억제된다. 반대로 갑상샘호르몬이 감소하면 TRH나 TSH의 분비가 촉진되어 갑상샘에 호르몬을 합성 및 분비하도록 명령이 내려진다. 부신피질호르몬도 부신피질자극호르몬방출호르몬(CRH)이나 부신피질자극호르몬(ACTH)에 의해 같은 조절을 받는데, 이러한 기전을 **되먹임조절**(feedback regulation)이라고 한다(그림 16-6).

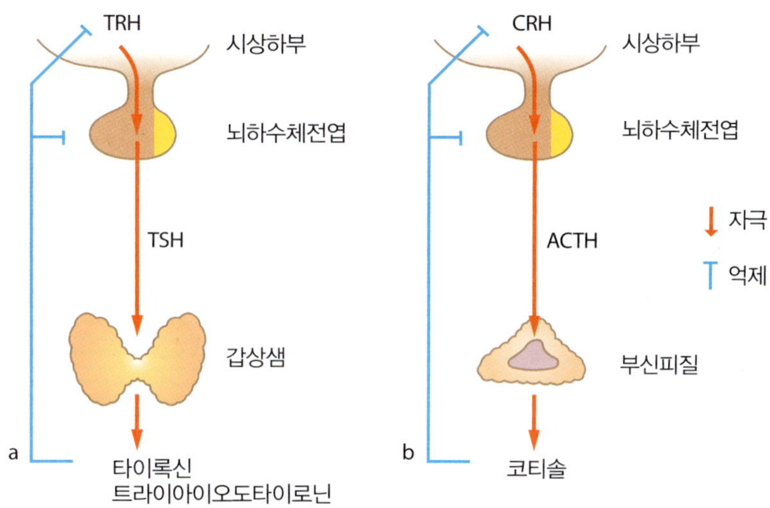

그림 16-6 되먹임조절

갑상샘호르몬이 증가하면(a) 혈액을 통해 그 정보가 뇌하수체로 전달되어 뇌하수체전엽에서 TSH 분비가 억제된다. 이로 인해 혈중 TSH가 감소하여 갑상샘호르몬의 생산 및 분비가 저하된다. 그 밖에 시상하부를 통해 작용하는 경로도 있다. 부신피질의 코티솔 생산 분비(b)에 대해서도 같은 되먹임조절이 작용한다.

16

2 뇌하수체의 질환

1) 뇌하수체거인증(hypophyseal gigantism)과 말단비대증(acromegaly)

뇌하수체전엽에서 분비되는 **성장호르몬**이 과잉 분비되어 발생하는 질환으로, 발병 시기가 성장하는 소아기이면 **뇌하수체거인증**, 그 이후이면 **말단비대증**이 된다.

증상 뇌하수체거인증에서는 뼈끝(골단)이 융합될 때까지 신체 성장이 지속되고, 심장비대, 간비대, 장기비대, 당뇨병, 성기능 저하, 골다공증, 고혈압, 신경병증 등을 동반할 수 있다.
말단비대증에서는 뼈끝이 융합된 이후이기 때문에 길이의 성장 없이 말단부위의 뼈, 연조직, 장기 등이 비대해지는 특이한 용모를 나타내는데, 부정교합, 위턱돌출증, 손발비대, 간비대, 심장비대 등이 나타난다.

합병증 내장을 포함한 전신조직의 **비대**와 **대사항진**을 동반하며, 당뇨병이나 고혈압이 합병되는 경우도 있다. 뇌하수체샘종이 커지면 안장 상부를 지나가는 시(각)신경을 압박하여 **시력장애**(반맹, hemianopia)를 합병하게 된다.

2) 쿠싱병(Cushing disease)

쿠싱병은 뇌하수체에서 부신피질자극호르몬(ACTH)이 과도하게 분비되어 부신피질이 증식하고, 그 결과 **당질부신피질호르몬**(글루코코티코이드, glucocorticoid; **코티솔**)의 분비가 증가함으로써 쿠싱증후군의 임상증상을 유발하는 질환이다. 대부분은 ACTH를 분비하는 뇌하수체샘종에 의해 발생한다.

3) 뇌하수체왜소증(hypophyseal dwarfism)

소아기에 **성장호르몬**의 분비가 줄어들면 **뇌하수체왜소증**이 발병한다. 원인의 약 1/3은 뇌하수체 또는 그 주위의 종양(머리인두종에 의한 것이 많음)에 의해 뇌하수체 조직이 파괴되어 일어난다. 그러나 대부분은 원인 불명의 뇌하수체 기능장애로 발생한다. 또한 종종 성장호르몬 이외의 다른 뇌하수체호르몬 저하를 동반한다.

뇌하수체왜소증이 발병하면 연간 성장률이나 뼈의 발육이 늦어져 키는 작지만 신체의 균형은 잡혀 있다.

4) 뇌하수체저하증(hypopituitarism)

뇌하수체저하증은 뇌하수체전엽에서 분비되는 자극호르몬(TSH, ACTH, LH, FSH 등)의 결핍으로 인해, 표적 내분비샘(갑상샘, 부신, 생식샘 등)의 기능이 저하되면서 전신적인 내분비장애가 발생하는 질환이다. 이로 인해 피로감, 저혈압, 불임, 체중감소 등 다양한 증상이 나타날 수 있다(그림 16-7). **지몬츠병**(Simmonds disease)은 뇌하수체의 기능이 전체적으로 저하되어 종말증(cachexia)을 동반하게 된 것으로, 원인은 순환장애, 종양, 염증 등에 의한 뇌하수체의 광범위한 괴사이다. 또한 분만 후 뇌하수체가 허혈에 의해 괴사된 상태를 **시한증후군**(Sheehan syndrome)이라고 한다.

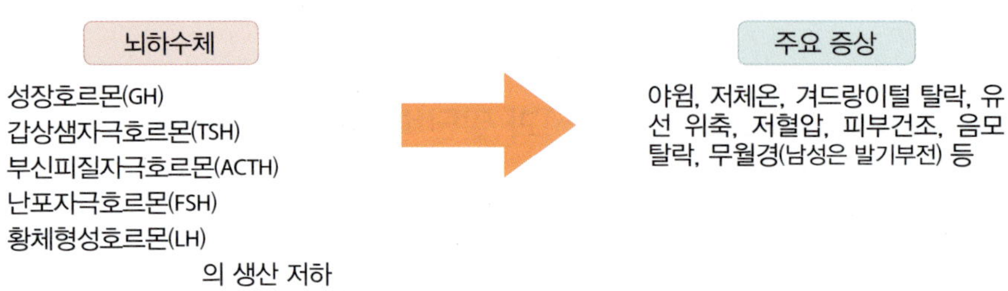
뇌하수체
성장호르몬(GH)
갑상샘자극호르몬(TSH)
부신피질자극호르몬(ACTH)
난포자극호르몬(FSH)
황체형성호르몬(LH)
의 생산 저하
주요 증상
야윔, 저체온, 겨드랑이털 탈락, 유선 위축, 저혈압, 피부건조, 음모 탈락, 무월경(남성은 발기부전) 등

그림 16-7 뇌하수체저하증

5) 요붕증(diabetes insipidus)

요붕증은 뇌하수체후엽에서 분비되는 **바소프레신**(vasopressin; 항이뇨호르몬, ADH)이 부족해서 보통 1일 5L 이상으로 소변량이 증가해 목마름이나 다음증을 일으키는 질환이다. 원인 불명의 특발성인 것과 뇌종양(머리인두종이 대표적) 등에 의한 증상이 있다.

3 갑상샘의 질환

1. 갑상샘의 기능항진

갑상샘에서의 호르몬 합성과 분비가 증가하고 그로 인해 갑상샘호르몬의 과잉 증상이 나타나는 상태를 말한다. 대표적인 질환이 갑상샘항진(증)이며, 그 밖에 기능성 종양이 갑상샘호르몬을 과잉으로 분비시키는 플러머병(Plummer disease)이 있다. 아급성갑상샘염이나 하시모토병의 한 시기에 일과성으로 갑상샘의 기능항진이 나타나기도 한다.

1) 갑상샘항진(증)(hyperthyroidism; 그레이브스병)

갑상샘항진(증)은 갑상샘호르몬인 T_3, T_4가 과다하게 분비되어 발생하는 질환이다. 20~50세 **여성**에게서 많이 발병하며, 남성보다 5~7배 높은 발생률을 보인다.

원인 이 질환을 가진 환자의 혈청 중에는 갑상샘자극호르몬과는 다른 비정상적인 **갑상샘 자극물질**(TRAb나 TSAb 등의 갑상샘자극호르몬수용체에 대한 항체가 갑상샘자극호르몬수용체와 결합하여 갑상샘호르몬 분비를 자극)이 존재하는데, 이것은 면역항체의 일종으로 갑상샘항진(증)은 면역기전의 이상과 깊은 관련이 있는 **자가면역질환**(autoimmune disease)이라고 보고 있다.

증상 갑상샘이 광범위하게 커지고(광범위갑상샘종), 빈맥, 안구돌출, 기초대사 항진, 야윔, 땀과다증, 손발떨림 등의 증상과 징후가 관찰된다.

병리소견 조직학적으로는 앞에서 설명한 갑상샘 자극물질이 지속적으로 갑상샘을 자극하기 때문에 소포가 과다형성되는데, 소포상피는 길이가 길고 종종 유두 모양으로 증식해 있다(그림 16-8).

2. 갑상샘의 기능저하

갑상샘호르몬의 합성과 분비가 저하되어 혈중 갑상샘호르몬 농도가 감소함으로써 호르몬 작용이 조직에 미치지 않게 된 결과 발생하는 병태이다. 갑상샘저하증(hypothyroidism)은 갑상샘질환 중에서 발생 빈도가 높아 100~200명에 1명 비율로 발병한다.

1) 하시모토병(Hashimoto disease)

하시모토병은 자가면역의 원인으로 갑상샘에 염증이 발생하여 갑상샘저하증이 나타나는 질환이다. 대표적인 **장기특이 자가면역질환**이며, 혈중에서 갑상샘에 대한 **항체**를 확인할 수 있다. **중년 여성**에게 많이 발생한다.

병리소견 갑상샘은 처음에 광범위하게 커지지만, 말기에는 위축된다. 종자중심(배중심, germinal center)을 가진 림프소포가 갑상샘 안에서 다수 관찰되며, 림프구 침윤이 뚜렷하다. 소포세포는 변성되어 있고, 소포상피의 호산성 변화가 특징적이다(그림 16-8). 병리조직상의 특징 때문에 만성 림프구갑상샘염이라고도 한다.

2) 크레틴병(cretinism)

크레틴병은 갑상샘의 기능저하가 태생기 또는 신생아기에 일어나 발생하는 드문 질환이다.

원인 갑상샘 무형성, 호르몬 합성장애, 갑상샘호르몬의 합성과정에 필요한 효소 결핍, 아이오딘 결핍 등이 있다.

증상 무력감, 체온하강, 근무력, 불면, 성장저하, 뼈발육 지연, 두뇌발육 지연, 지능저하를 동반한다.

3) 점액부종(myxedema)

점액부종은 갑상샘저하증이 성인에게 발생한 경우이며, 피부에 점액 모양 물질(점액단백질, mucoprotein)이 침착하는 병태이다. 주로 **중년 여성**에게 많고, 하시모토병에 의해 발생하는 경우가 많다.

증상 기초대사가 저하되어 피부건조, 저체온, 서맥, 변비, 정신활동의 둔화, 땀남 감소 등이 나타난다.

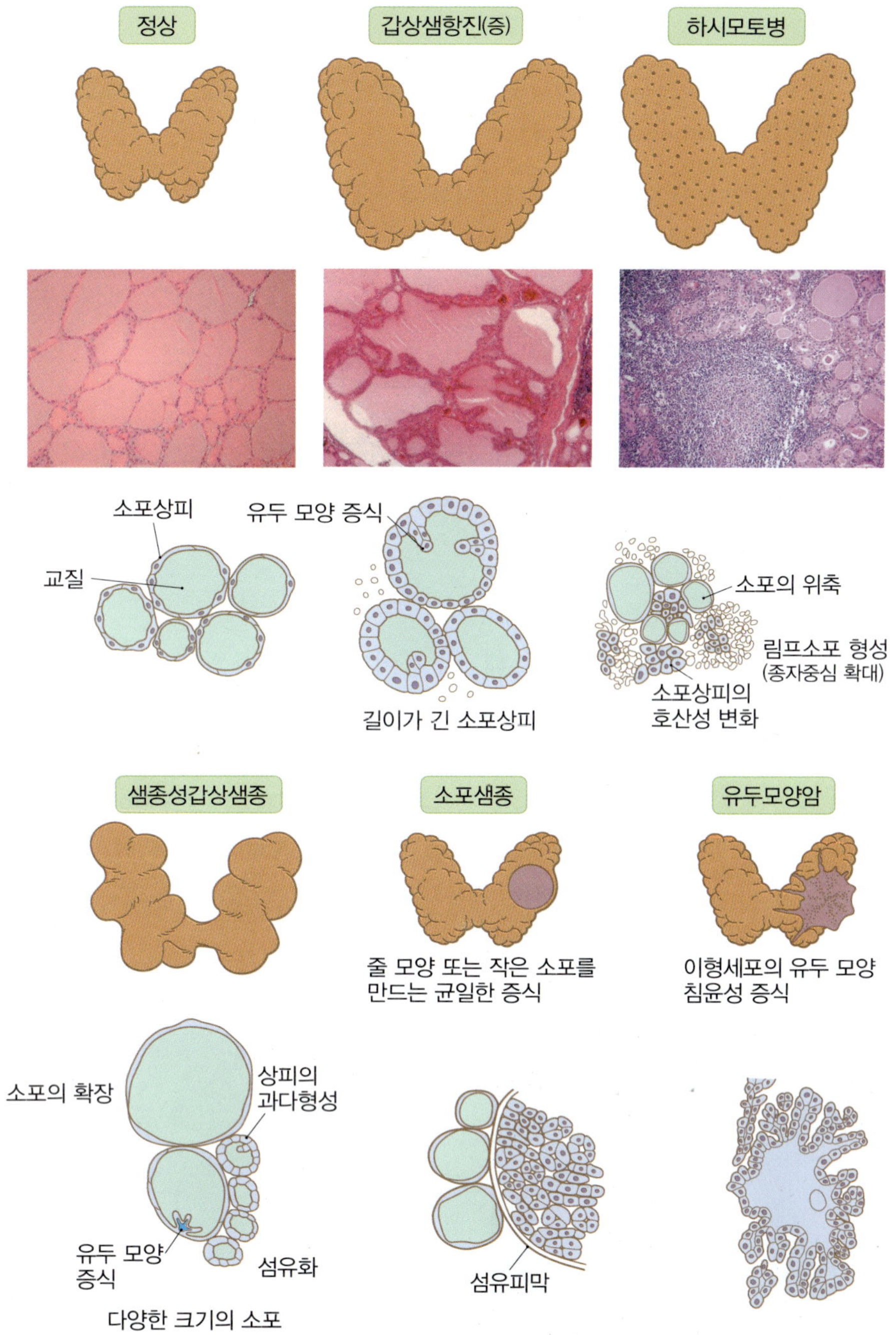

그림 16-8 대표적인 갑상샘질환의 병리소견

갑상샘항진(증)에서는 갑상샘은 전체적으로 커지고 소포상피도 대형화되고 증식해 있다.
하시모토병에서는 좌우 대칭성으로 커지며, 조직학적으로는 위축된 소포 사이에 림프소포 형성을 동반한 림프구 침윤이 관찰된다.
샘종성갑상샘종에서는 다발결절이 관찰되며, 크고 작은 소포가 증식해 있다.
소포샘종은 섬유피막으로 둘러싸인 단발결절로, 종양세포가 균일한 증식 양상을 나타낸다. 피막을 뚫고 주위로 침윤성 증식을 나타내면 소포암종이다.
유두모양암에서는 이형세포가 유두 모양 패턴을 나타내며 침윤성으로 증식해 있다.

3. 종양

1) 샘종성갑상샘종(adenomatous goiter)

샘종성갑상샘종은 갑상샘조직의 증식과 교질 저류를 동반한 크고 작은 다발결절 병터가 관찰되는 질환이다. 환자는 앞목부위에 덩어리가 만져져서 내원하지만, 검사하면 갑상샘 기능은 정상적으로 유지되고 있다. 종양과 유사한 질병이다(그림 16-8).

2) 소포샘종(follicular adenoma)

소포샘종은 소포상피가 자율적으로 증식하여 결절을 만든 양성종양으로, 중년 여성에게 많이 발생한다. 보통 1개가 관찰되며, 갑상샘 기능에 이상은 나타나지 않는다(그림 16-8).

3) 갑상샘암(thyroid cancer)

갑상샘에 생긴 혹을 갑상샘결절이라고 하는데, 이 중에서 악성결절을 **갑상샘암**이라고 하며, 여성에게 많이 발생한다. 림프절로 전이하기 쉬운 **유두모양암**(papillary cancer)과 혈행성으로 폐나 뼈에 전이하기 쉬운 **소포암**(follicular cancer)이 있다.

유두모양암은 조직학적으로 유두 모양의 구조를 나타내는 분화형의 샘암종이며, 간유리상 핵이 나타나는 것이 특징이다(그림 16-8, 16-9). 림프성전이가 일어나기 쉽지만, 다른 악성종양에 비해 예후가 좋다. 소포암은 비교적 발생이 드문 분화형의 갑상샘암으로, 주로 중장년층에서 발병한다. 조직학적으로 정상 갑상샘과 유사한 크기의 소포를 형성한다.

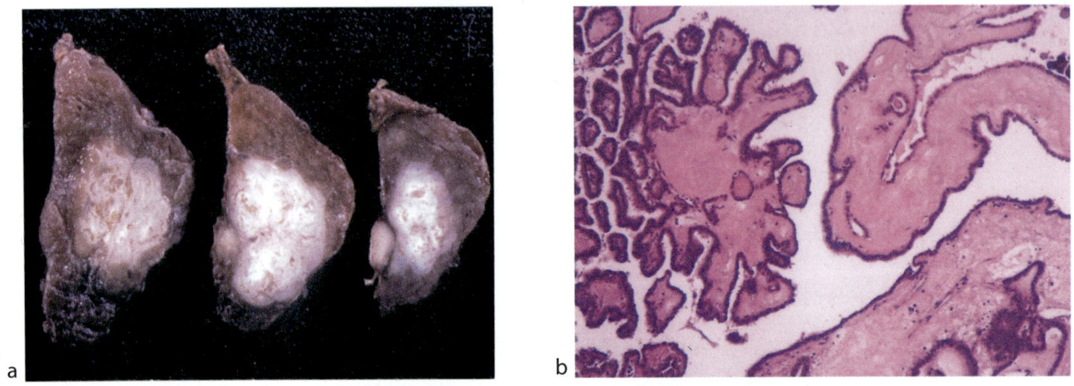

그림 16-9 갑상샘암(유두모양암)

a. 유두모양암. 하얗게 보이는 암조직이 주위 갑상샘 조직에 침윤성으로 발육해 있다.
b. 현미경으로 보면 이형세포(암세포)가 유두 모양으로 증식해 있다.

4) 수질암(속질암, medullary cancer)

수질암은 갑상샘의 소포곁세포에서 유래하는 암으로, 혈중 칼슘 농도를 저하시키는 펩타이드호르몬인 **칼시토닌**(calcitonin)을 생산한다. 조직학적으로는 종양세포가 시트 모양으로 증식하고, 사이질에 아밀로이드의 침착을 동반한다. 우성유전을 하는 암 중 하나이다.

4 부갑상샘의 질환

1) 부갑상샘항진증(hyperparathyroidism)

부갑상샘항진증은 어떠한 원인으로 부갑상샘이 자극을 받아 **부갑상샘호르몬**(PTH)의 분비가 증가함으로써 일어나는 질환이다.

분류 원인에 따라 다음과 같이 나눌 수 있다.

① 일차부갑상샘항진증(primary hyperparathyroidism) : 부갑상샘에 증식이나 샘종이 발생하면 부갑상샘호르몬이 과다 분비되어 발병한다. 증식인 경우에는 4개의 부갑상샘이 모두 커지지만, 샘종인 경우는 1개만 커진다. 부갑상샘항진증에서는 뼈에서 칼슘이 흡수되어 뼈가 약해져 병적골절을 일으키기 쉽다. 또한 소변 중의 인산 농도가 높아져 요로결석이 반복되고, 피부, 신장, 폐 등에 석회 침착이 일어난다.

② 이차부갑상샘항진증(secondary hyperparathyroidism) : **만성신부전**(chronic renal failure) 환자에서는 비타민 D의 기능이 저하되어 혈중 칼슘 수치가 낮아진다. 혈중 칼슘 수치가 낮아지고, 신부전으로 인해 고인산혈증이 계속되면 이에 대한 반응으로 부갑상샘 기능이 항진되어 부갑상샘이 커지게 된다.

③ 삼차부갑상샘항진증(tertiary hyperparathyroidism) : 이차부갑상샘항진증으로 증식한 세포가 기능샘종으로 전환하면 삼차적으로 부갑상샘의 기능이 항진된다. 일차성과 마찬가지로 고칼슘혈증을 나타낸다.

2) 부갑상샘저하증(hypoparathyroidism)

부갑상샘저하증은 **부갑상샘호르몬**(PTH)의 분비 저하로 인해 혈중 칼슘 농도가 감소하는 질환이다. 갑상샘절제술 중 부갑상샘이 함께 제거되거나 손상되어 발생하는 수술 후 부갑상샘저하증이 흔하며, 드물게 원인을 알 수 없는 특발성 형태도 있다. 저칼슘혈증으로 인해 신경근육의 흥분성이 증가하여 **테타니**(tetany; 신경의 흥분성이 높아져 일어나는 통증을 동반하는 근육의 경련)가 나타날 수 있다.

16

5 부신의 질환

1. 부신피질의 기능항진

1) 쿠싱증후군(Cushing syndrome)

쿠싱증후군은 부신피질호르몬 중 **코티솔**의 과다분비로 인해 발생하는 질환으로, 성인 여성에게 많다. 쿠싱증후군 가운데 뇌하수체샘종이 원인으로 발생하는 것을 **쿠싱병**(Cushing disease)이라고 한다.

원인

① **뇌하수체성** : 뇌하수체샘종에 의해 부신피질자극호르몬(ACTH)이 과잉으로 분비되어 양쪽 부신피질이 증식하면 코티솔의 생산이 많아진다.

② **부신피질종양** : 부신피질샘종(그림 16-10)이나 암이 자율적으로 코티솔을 생산한다. 뇌하수체의 부신피질자극호르몬 생산은 되먹임기전을 통해 억제되며, 혈중 부신피질자극호르몬은 저하된다. 병터가 없는 쪽의 부신피질은 위축해 있다.

③ **이소부신피질자극호르몬 생산 종양** : 폐암, 특히 소세포암 등이 이소성으로 부신피질자극호르몬을 생산하여 부신피질의 증식을 일으킨다.

증상 달덩이얼굴, 중심비만, 골다공증, 고혈압, 위궤양, 당뇨병이 증상으로서 나타난다(그림 16-11).

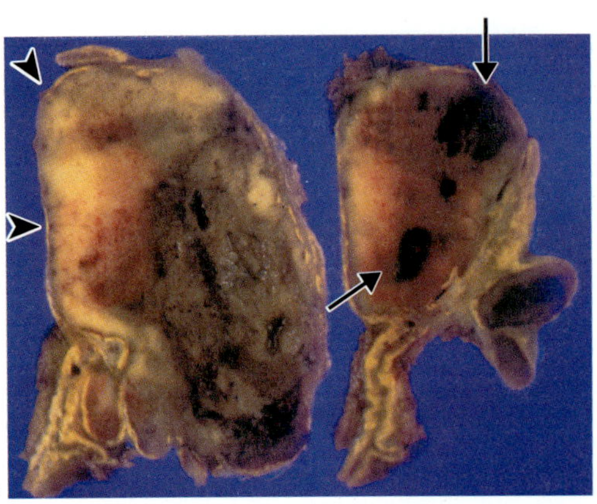

a

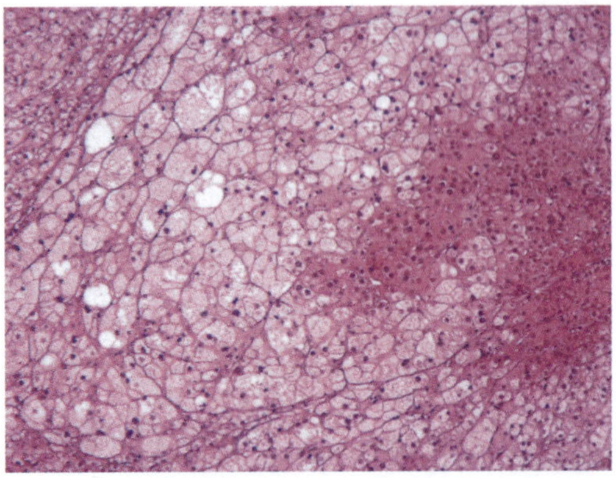

b

그림 16-10 **쿠싱증후군 환자의 부신피질샘종**

a. 샘종에는 출혈을 일으킨 부분(⟶)과 황색~갈색 부분이 섞여 있다. 표면은 얇아진 부신피질(노랗게 보임)로 덮여 있다(➤).

b. 육안으로 볼 때 자른 면이 황색인 부분은 지방이 풍부한 밝은 세포(왼쪽)로 이루어져 있고, 갈색인 부분은 세포질이 붉게 염색된 어두운 세포(오른쪽)로 이루어져 있다.

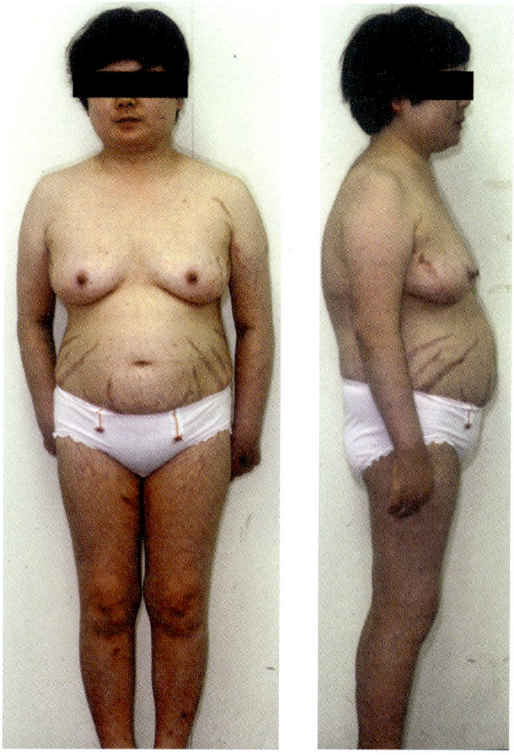

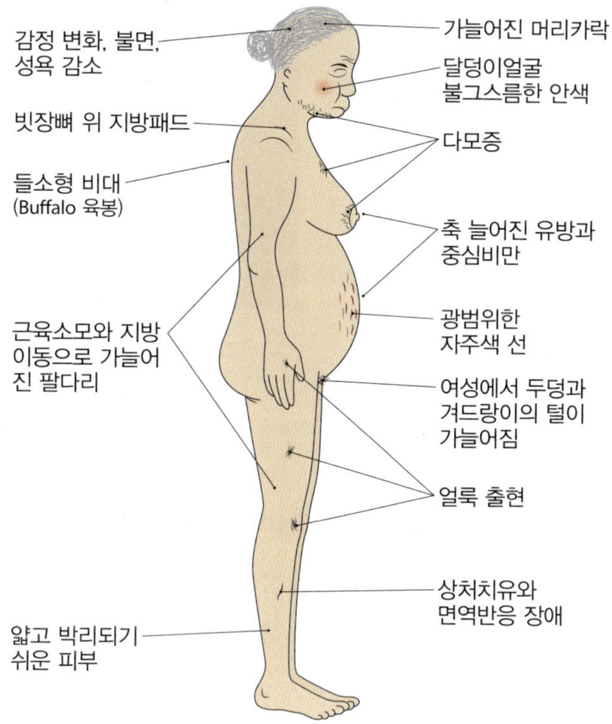

그림 16-11 쿠싱증후군의 전형적인 외모와 증상

달덩이얼굴, 중심비만, 복부의 피부줄무늬가 나타난다.

2) 일차알도스테론증(primary aldosteronism; 콘증후군)

일차알도스테론증은 **알도스테론**(aldosterone)의 분비 항진에 의해 각종 수분, 전해질의 대사이상을 일으키는 질환이다.

원인 부신피질에 생긴 샘종이 알도스테론을 과잉으로 분비함으로써 발생한다(그림 16-12).

증상 저칼륨혈증으로 인한 구갈, 다음, 다뇨, 근육무력감, 팔다리 저림, 고혈압 등이 발생한다.

발병기전 부신피질에서 알도스테론이 과잉으로 분비되면 신장의 먼쪽세관(원위세관)에서 **소듐 재흡수**가 증가되고 체액량이 삼투압에 의해 증가하여 고혈압이 유발된다. 상대적으로 혈청 중의 포타슘이 저하되어 **저칼륨혈증**이 나타난다.

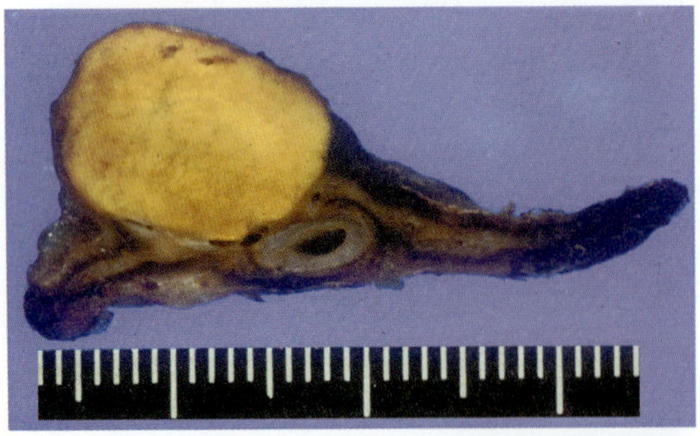

그림 16-12 일차알도스테론증 환자의 부신피질샘종
황금색이며 충실성을 나타낸다.

3) 부신생식기증후군(adrenogenital syndrome)

부신생식기증후군은 부신피질에서 **안드로젠**(androgen)이 과잉 분비되어 발생하는 질환으로, 그 원인에는 부신피질의 종양(암이나 샘종)과 선천부신피질효소의 결핍이 있다. 특히 후자의 경우, 효소 결핍으로 인해 부신이 과형성을 일으키며, 체내 안드로젠 과다로 인해 남성화(virilism)가 나타난다.

2. 부신피질의 기능저하

1) 애디슨병(Addison disease)

애디슨병은 양쪽 부신의 만성적인 병터로 인해 부신피질호르몬(코티솔, 알도스테론, 안드로젠)의 분비가 저하되는 질환이다. 약 25%는 특발자가면역질환이다.

원인 결핵 등의 염증이나 암의 전이에 의한 부신피질의 광범위한 파괴로 인해 발생한다.

증상 부신피질호르몬이 부족하기 때문에 피부나 입안점막에 멜라닌색소가 침착되고 전신권태감, 피로감 증가, 체중 감소, 식욕부진, 저혈압, 저혈당이 나타난다.

3. 종양

1) 크롬친화세포종(pheochromocytoma)

크롬친화세포종은 **카테콜아민**을 분비하며 대부분 부신수질에서 발생하는 양성종양이다. 성인에게 많이 발생한다.

원인 최근 유전학 기술의 발달에 따라 크롬친화세포종의 약 40%가 유전자변이에 의한 것으로 밝혀졌다.

증상 발작 또는 지속 고혈압, 혈당 상승, 두통, 대사항진에 의한 수척, 발한, 팔다리떨림, 얼굴창백 등이 나타난다.

2) 신경모세포종(neuroblastoma)

신경모세포종은 대부분 5세 이하의 소아에게서 나타나는 악성종양이다. 부신수질에서 많이 발생하며, 림프절, 간, 뼈 등으로 쉽게 전이된다.

6 췌장 랑게르한스섬의 질환

당뇨병(diabetes mellitus)은 **인슐린**의 작용 부족에 의해 간이나 근육에서의 포도당 이용이 억제되어 혈당이 상승하는 질환이다(Chapter 08 '대사이상' 참조). 당뇨병신(장)병증(diabetic nephropathy)이나 당뇨병망막병증(diabetic retinopathy), 말초신경장애, 동맥경화증을 합병하며, 심해지면 당뇨병혼수에 빠진다. 발병에는 유전소인과 환경소인이 관여한다.

당뇨병에는 인슐린 의존형의 **1형당뇨병**과 인슐린 비의존형인 **2형당뇨병**, 나아가 만성췌장염이나 크롬친화세포종, 말단비대증, 쿠싱증후군, 인슐린수용체이상증 등에 속발하는 **이차당뇨병**으로 나뉜다. 1형당뇨병은 자가면역질환으로 젊은 사람에게서 많이 발병하고 인슐린 투여가 필수이다. 랑게르한스섬 세포에 대한 항체가 출현하여 랑게르한스섬에 림프구가 침윤한다. 2형당뇨병은 성인 당뇨병의 대부분을 차지하며, 인슐린의 분비 저하와 고혈당이 지속됨으로써 조직에서의 인슐린 감수성 저하로 인해 발병한다. 췌장은 육안으로 위축해 보이기도 하지만, 변화가 없는 경우도 많다. 조직학적으로는 랑게르한스섬에 유리질화나 아밀로이드 침착, 섬유화가 관찰된다. 또한 β세포에 비축된 인슐린 과립의 감소나 소실이 관찰되기도 한다.

7 다발내분비샘신생물

다발내분비샘신생물(multiple endocrine neoplasia, MEN)은 각종 내분비샘에 샘종이나 증식 또는 암이 다발하는 증후군으로, 종종 가족성으로 나타나며 보통염색체 우성유전으로 보고 있다. 합병하는 질환의 종류에 따라 Ⅰ형과 Ⅱ형으로 분류된다.

MEN Ⅰ형(베르머증후군, Wermer syndrome)에는 뇌하수체의 프로락틴(PRL), 성장호르몬(GH) 생산 종양, 부갑상샘샘종 증식, 인슐린이나 가스트린 또는 글루카곤을 분비하는 췌장 랑게르한스섬의 기능종양 등이 포함된다.

MEN Ⅱ A형(시플증후군, Sipple syndrome)에는 칼시토닌을 분비하는 갑상샘수질암, 부갑상샘샘종 증식, 카테콜아민을 분비하는 부신수질 크롬친화세포종 등이 포함된다.

MEN Ⅱ B형에는 갑상샘수질암, 부신수질 크롬친화세포종과 입안점막 등의 신경종이 포함된다(그림 16-13).

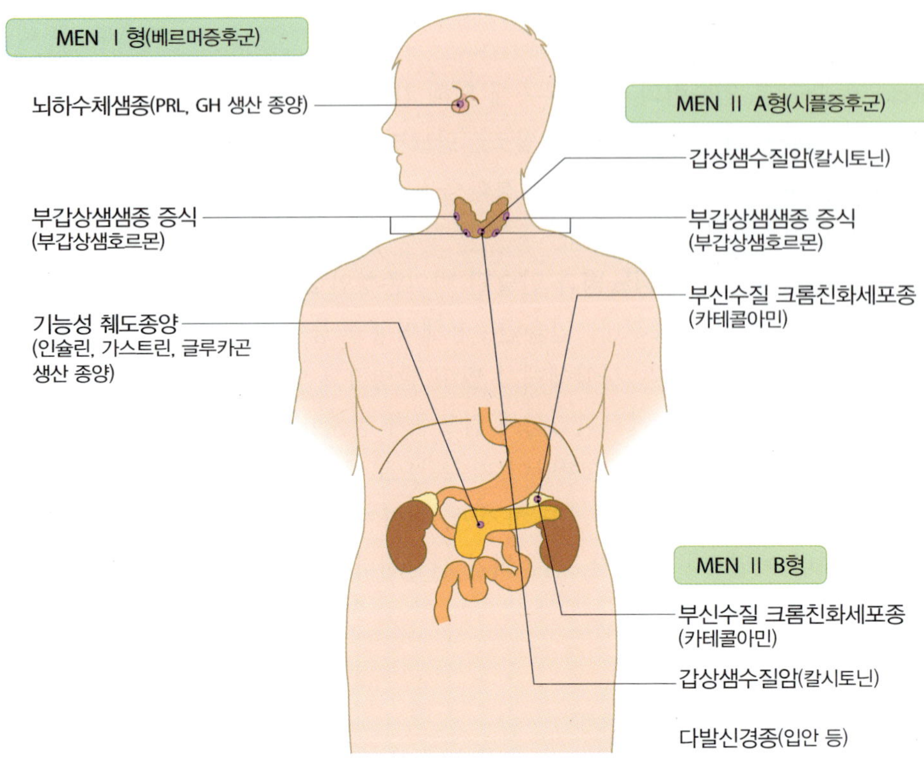

그림 16-13 다발내분비샘신생물(MEN)

Chapter

17

뇌 · 신경계통

학습목표

1. 뇌경색증과 뇌출혈의 원인, 형태학적 변화를 설명할 수 있다.
2. 신경변성질환의 종류, 원인, 증상 등을 설명할 수 있다.
3. 감염질환의 종류, 원인균, 증상 등을 설명할 수 있다.
4. 머리외상의 종류, 원인, 증상 등을 설명할 수 있다.
5. 두개내압 상승의 원인, 병리기전, 치료 시 주의사항 등을 설명할 수 있다.
6. 뇌종양의 분류와 각각의 특징을 설명할 수 있다.

핵심용어해설

- **뇌경색증**(cerebral infarction) : 뇌동맥이 막힘으로써 그 동맥이 지배하는 영역에 산소 및 포도당이 공급되지 않아 허혈이 발생하여 기능장애가 일어나는 병태이다. 원인과 임상형에 따라 죽(상)혈전뇌경색증, 심장성뇌색전증, 열공성뇌경색증으로 나뉜다.
- **뇌종양**(brain tumor) : 머리 내에서 발생하는 모든 신생물을 말하며, 보통 일차 뇌종양과 전이 뇌종양으로 구별한다. 일차 뇌종양은 신경 고유조직에서 발생하는 신경(아)교종과 그 이외의 뇌척수막에서 발생하는 수막종 등이 있다.
- **뇌출혈**(cerebral hemorrhage) : 주로 고혈압으로 인해 뇌실질 내의 세동맥벽에 부담이 가해져 결국 파열됨으로써 발생한다. 대뇌바닥핵(조가비핵)이나 시상에 출혈을 일으키기 쉽다.
- **다발경화증**(multiple sclerosis) : 뇌와 척수의 축삭 주변의 말이집이 손상을 입어 신경세포의 흥분전도에 문제가 발생하는 중추신경계통의 만성진행퇴행신경질환이다.
- **말이집**(수초, myelin sheath) : 신경계통의 기본단위인 신경세포의 축삭돌기를 감싸는 여러 겹의 세포막 구조로, 절연체 역할을 한다.
- **신경(아)교세포**(glial cell) : 중추신경조직으로 신경세포(신경원)의 기능을 돕는 세포이다. 말이집(수초)을 형성하는 희소돌기아교세포와 신경조직의 지지나 손상부위의 회복을 담당하는 별아교세포가 있다. 신경(아)교세포에 기인하는 뇌종양을 신경(아)교종이라고 한다.
- **알츠하이머병**(Alzheimer disease) : 신경세포의 탈락에 의한 대뇌의 광범위한 위축과 함께 특징적인 소견으로서 β단백질로 이루어진 아밀로이드가 뇌에 침착하여 노년판을 형성하는 질환이다.
- **일과성허혈발작**(transient ischemic attack) : 죽(상)경화증, 작은 색전, 혈관연축, 부분적 자동조절 상실로 인해 부분적으로 동맥혈관이 막혀 일어나는 발작이다. 뇌혈관에 막힌 미세색전이 비교적 빨리 용해되어 24시간 이내에, 대부분은 수분 안에 증상이 회복된다.
- **치매**(dementia) : 생리적 노화현상의 범위를 넘어 고도의 인지장애를 나타내는 병태이다.
- **파킨슨병**(Parkinson disease) : 바닥핵 흑(색)질의 신경세포에 이상이 발생하는 만성퇴행중추신경장애로, 주로 운동기능의 장애를 나타낸다. 흑(색)질에서의 도파민 생성이 현저하게 감소한다.

신경계통은 피부나 시각기관, 평형청각기관 등의 감각기관(수용기)에서 받은 외부의 자극을 중추로 유도하고, 이에 반응하여 일으킨 흥분을 명령으로 신체 각 부분의 근육 및 샘(효과기)에 전달하는 역할을 한다.

뇌와 척수로 이루어진 **중추신경계통**은 말초에서 자극을 받고 자극에 반응하여 흥분을 일으키는 중심 부위이다. 뇌신경과 척수신경으로 이루어진 **말초신경계통**은 자극이나 흥분을 전도하는 부위이다.

말초신경계통은 기능에 따라 **몸신경계통**과 **자율신경계통**으로 나뉜다. 몸신경계통은 주로 의식을 통해 작용하며, 감각신경과 운동신경으로 나뉜다. 감각신경은 신체의 감각을 대뇌로 전달하고, 운동신경은 뇌의 명령을 뼈대근육(골격근) 등에 전달한다. 한편, 자율신경계통은 의지와는 상관없이 자동으로 작용하며, **교감신경**과 **부교감신경**이 여기에 속한다(그림 17-1).

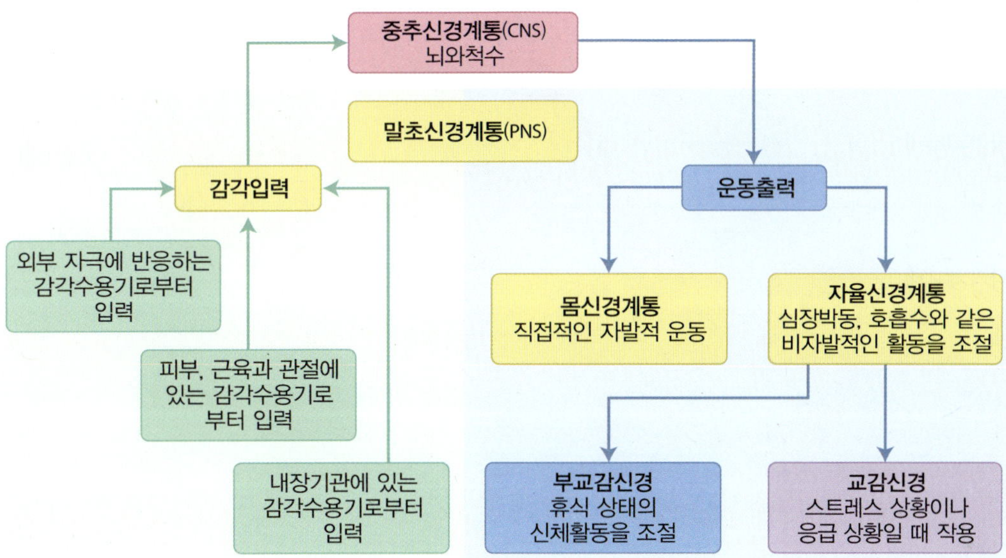

그림 17-1 신경계통의 구성

1 뇌 · 신경계통의 구조와 기능

1. 뇌

뇌는 머리뼈(두개골)에 둘러싸여 있으며, 대뇌반구(hemicerebrum), 사이뇌(간뇌, deutencephalon), 뇌줄기(뇌산, brain stem), 소뇌(cerebellum)로 구성된다(그림 17-2, 표 17-1).

대뇌반구 표면에는 고랑(sulcus)과 이랑(convolution)이 있으며, 고차 뇌기능, 사고, 감정, 감각인지,

수의운동 등에 관여한다. 사이뇌는 뇌줄기 위쪽에 있으며, 대뇌반구에 덮여 있다. 사이뇌에 있는 시상(thalamus)은 다양한 감각정보를 대뇌반구로 전달하며, 시상하부(hypothalamus)는 체온, 식욕, 대사조절 등 자율신경의 중추로서 작용한다. 뇌줄기에는 그물체(reticular formation)라는 회색질 영역이 있으며, 의식이나 각성, 수면주기에 관여한다. 호흡중추나 각종 뇌신경의 신경핵도 뇌줄기에 존재한다. 소뇌는 근육긴장이나 자세조절에 관여한다.

뇌는 부위에 따라 담당하는 기능이 다르므로 각종 질환으로 뇌의 일부가 손상되면 그 부위에서 담당하는 기능이 장애를 받아 뇌 병터의 증상으로 나타난다. 따라서 뇌 병터의 장소와 그 성질이 임상증상과 어떻게 대응하는지 살펴보는 것이 중요하다.

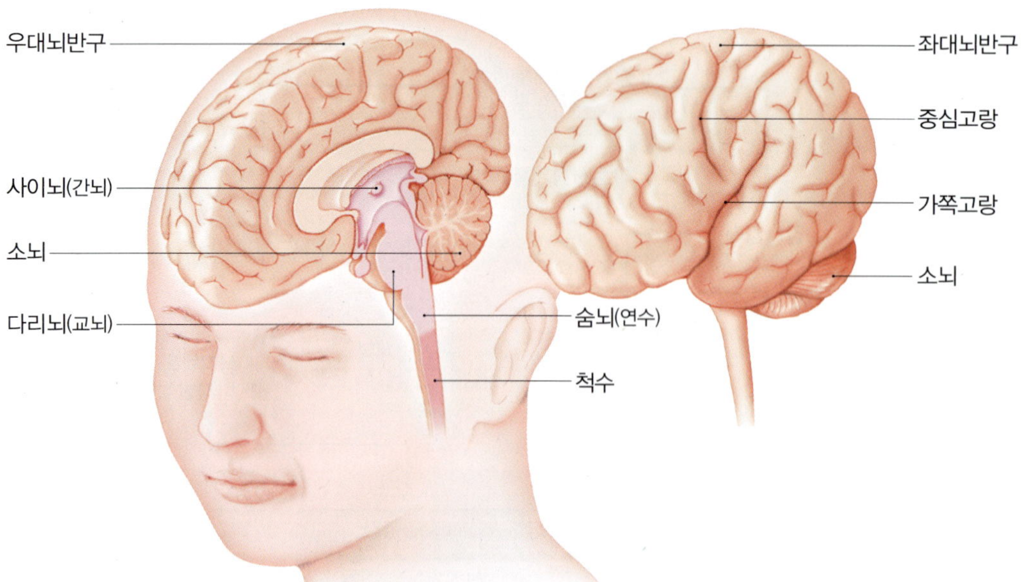

그림 17-2 뇌의 구조

표 17-1 뇌의 기능

부위			역할
대뇌	피질(신피질)		수의운동, 몸감각, 감정, 기억, 의지, 사고, 언어, 이해, 판단
	고피질		단기기억, 욕구, 감정, 본능, 자율신경
소뇌			근육운동의 조화, 자세조절, 운동기억
뇌줄기	사이뇌	시상	정동, 감정의 표현, 감각의 대뇌로 중계
		시상하부	자율신경의 중추(내장, 체온, 혈당량, 항상성), 수면
	중(간)뇌		자세조절, 안구운동, 눈동자 신축
	다리뇌 및 숨뇌		호흡과 순환, 머리의 반사(침분비, 재채기, 삼킴, 눈물분비)

2. 신경

신경계통의 주요 구성단위는 **신경세포**(신경원, neuron)이다. 신경세포는 큰 핵을 가진 신경세포체와 그 주위에 가늘게 분지된 가지돌기(수상돌기, dendrite), 축삭(axon)으로 구성된다(그림 17-3). 신경종말과 다음 신경세포가 만나는 부분을 **연접**(시냅스, synapse)이라고 하며, 신경세포에서 분비되는 화학전달물질이 전달 매개가 된다(그림 17-4). 또한 신경세포의 기능을 돕는 **신경(아)교세포**(glia cell)에는 신경섬유의 **말이집**(수초, myelin)을 형성하는 희소돌기아교세포(oligodendrocyte)와 다수의 돌기를 가지고 신경조직의 구축과 손상부위의 회복을 담당하는 별아교세포(astrocyte)가 있다.

중추신경계통으로부터 감각성 및 운동성의 말초신경이 나오는데, 이것은 신경세포돌기(축삭)의 다발로 이루어지며, 말초신경에서는 **슈반세포**(Schwann cell)가 말이집을 형성한다.

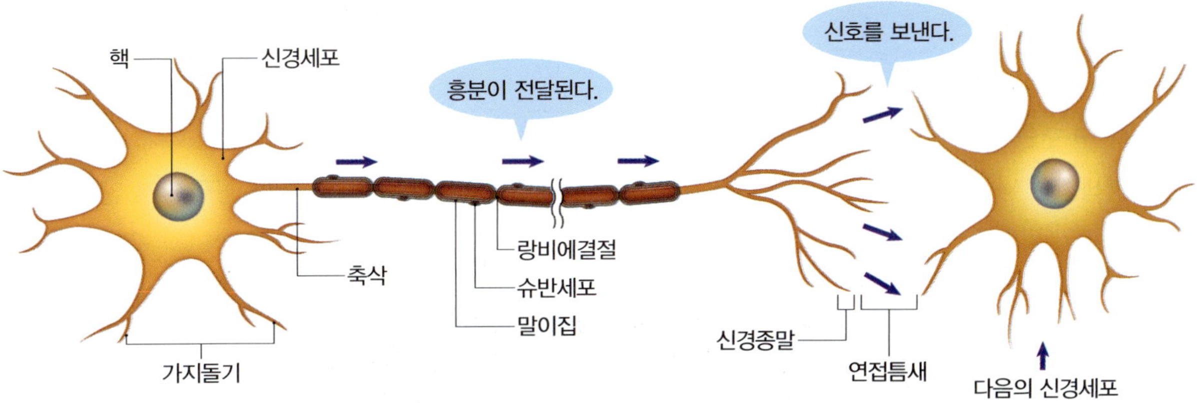

그림 17-3 **신경세포의 구조**

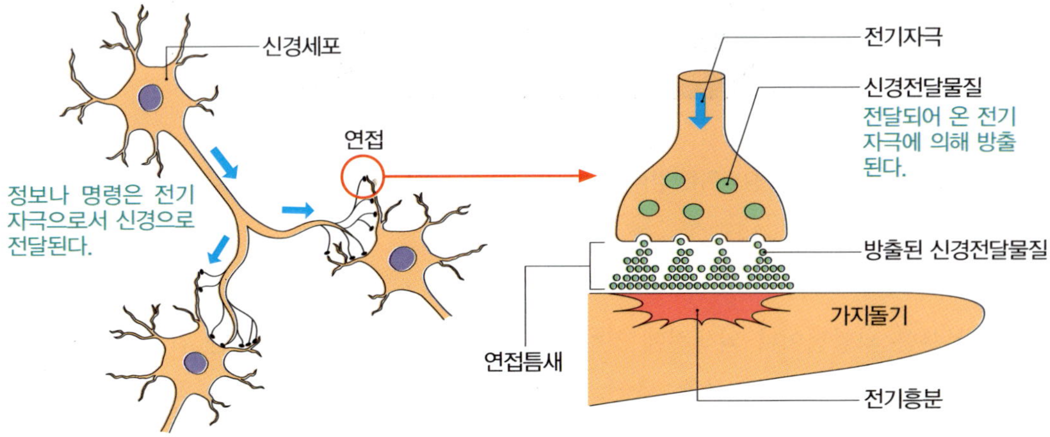

그림 17-4 **연접**

17

2 뇌혈관질환

뇌혈관질환은 그 대부분이 **뇌졸중** 증상(갑작스러운 의식장애와 운동마비 등의 신경증상을 합병하는 증후군)을 나타내며 발병한다. 뇌졸중에는 다양한 뇌혈관질환이 포함되며, 그 원인은 뇌혈관촬영이나 CT, MRI 등의 영상진단으로 확인할 수 있다.

뇌혈관질환은 크게 경색 병터와 출혈 병터 2가지로 나뉜다. 경색 병터에서는 혈관이 막힘으로써 허혈괴사를 일으키고, 출혈 병터에서는 뇌혈관이 파열되어 머리뼈안(두개강) 내에 출혈을 일으킨다.

1. 경색 병터

1) 뇌경색증(cerebral infarction)

뇌경색증은 뇌동맥이 막힘으로써 그 동맥이 지배하는 영역에 산소 및 포도당이 공급되지 않아 허혈(ischemia)이 발생하여 기능장애가 일어나는 병태이다(그림 17-5).

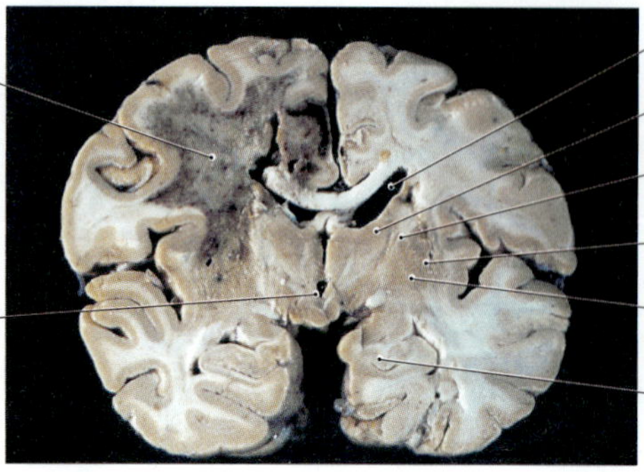

그림 17-5 **뇌경색증**

왼쪽의 대뇌반구에 광범위한 경색 병터가 있으며, 아래쪽은 바닥핵(조가비핵이나 창백핵)에 이르고 있다.

원인 대부분은 뇌혈전이나 뇌색전에 의해 발생하며, 뇌경색증을 일으키는 위험인자에는 고혈압, 비만, 당뇨병, 고지혈증, 알코올, 흡연, 심장질환(심방세동, 심장판막질환), 고요산혈증, 약물, 혈액응고이상, 탈수 등이 있다.

발병기전 동맥경화증이 진행하여 동맥 속공간이 매우 좁아지거나, 목동맥이나 척추동맥의 동맥경화증으로 약해진 동맥 내벽에서 떨어진 조직과 내벽에 부착되어 있던 혈전이 말초의 뇌동맥에 막히면서 발생한다. 또한 심방세동으로 심방 내에 혈전이 생겨 혈전이 혈류를 타고 이동하다가 뇌동맥을 막아 뇌경색증을 일으키는 경우도 있다.

분류 원인과 임상형에 따라 다음과 같이 나뉜다.

① **죽(상)혈전뇌경색증**(atherothrombotic infarction) : 뇌바닥의 동맥이나 목의 온목동맥(총경동맥) 분지 부위에서 **죽(상)경화증**(atherosclerosis)이 발생하면, 해당 부위에서 혈전이 형성되어 뇌혈관이 협착되거나 폐쇄됨으로써 발생한다. 혈전형성의 원인으로 죽종피막 파열, 협착 부위의 말초 쪽 벽혈전(mural thrombus), 죽종 내의 출혈을 들 수 있다.

뇌혈전은 노인에게 많으며 동맥경화증을 동반한다. 특히, 당뇨병 환자는 뇌혈전이 발생하기 쉽다. 경색 병터는 대뇌 백질이나 바닥핵(기저핵)에서 많이 발생하며, 피질은 유지되는 경우가 많다.

② **심장성뇌색전증**(cardiogenic cerebral embolism) : 승모판(막) 또는 대동맥판(막)의 판막질환, 심방세동을 가진 환자에게 발생하는 좌심방 내 혈전, 심근경색증 환자의 좌심실벽에 발생하는 혈전이 색전으로 유출되어 뇌혈관을 막아서 뇌경색증을 일으킨다. 동맥 지배 영역의 전부 또는 일부에서 피질을 포함하여 경계가 뚜렷한 큰 경색을 일으켜 **출혈경색**(hemorrhagic infarct)으로 변화되기 쉽다(그림 17-6). 다만, 발병 초기에 색전을 융해시키면 증상을 빠르게 개선할 수 있다.

③ **열공성뇌경색증**(lacunar infarction) : 뇌 중심부에 위치한 작은 관통동맥이 막혀 발생한다. 고혈압에 의해 뇌바닥에서 오는 **관통동맥**(perforating artery; 뇌바닥부분의 동맥에서 직접 분지되어 바닥핵이나 시상에 분포)에 유리질 모양 변성이 일어나 속공간이 좁아지고 막힘으로써 결국 세동맥이 터져 뇌출혈을 일으킨다. 대뇌바닥핵이나 시상 등의 뇌 심부에 지름 15mm 이하의 작은 공동(열공)을 형성한다. 뇌출혈과 열공성뇌경색증을 예방하기 위해서는 고혈압을 치료하는 것이 중요하다.

17

병리소견 괴사된 뇌조직은 처음에는 부드럽지만, 나중에는 융해되고 대식세포에 포식된 후 제거되어 공동을 형성한다. **뇌연화증**(encephalomalacia)이라는 말은 뇌경색증과 동의어로 사용되기도 한다.

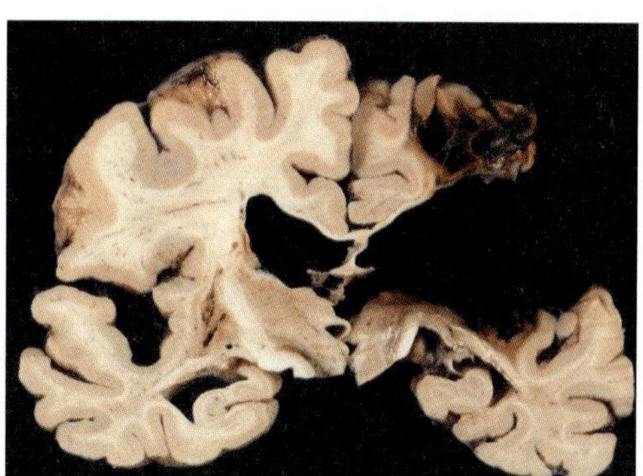

그림 17-6 오래된 뇌경색증

오른쪽 대뇌의 중(간)대뇌동맥 영역이 심장성뇌경색증으로 인해 탈락되어 공동을 형성하고 있다.

2) 일과성허혈발작(transient ischemic attack)

일과성허혈발작은 죽(상)경화증, 작은 색전, 혈관연축, 부분적 자동조절 상실로 인해 동맥혈관이 부분적으로 막혀 일어나는 발작이다. 뇌혈관에 막힌 미세색전이 비교적 빨리 용해되어 24시간 이내에, 대부분은 수분 안에 증상이 회복된다.

원인 혈관의 미세색전이 원인이다.

증상 팔과 다리 근육의 약화, 시각장애, 얼굴의 감각이상, 저림 등이 나타난다.

합병증 일과성허혈발작은 반복해서 일어나는 경우가 많으며, 여러 번 반복되면 심각한 뇌졸중 발작으로 진행된다. 따라서 대발작을 예고하는 상태라는 데 중요한 의미가 있다.

2. 출혈 병터

1) 뇌내출혈(intracerebral hemorrhage)

뇌내출혈은 뇌실질 안에 있는 미세한 혈관이 파열되어 뇌실질 내에 혈종을 형성하는 상태를 말한다. 여러 가지 원인에 의해 발생하지만, 대부분은 고혈압에 의한 혈관의 괴사와 파열이 원인이다.

원인 **고혈압**에 의한 혈관의 괴사와 파열이 주요 원인이다. 고혈압 이외의 원인에는 뇌동정맥기형이나 뇌종양 및 신생아 비타민 K 결핍 등의 출혈경향도 있다.

증상 임상적으로 출혈 정도가 경미한 경우는 두통이나 현기증, 의식혼탁 등을 보이고 수십 분 안에 진정되기도 하지만, 다량의 출혈이 발생한 경우는 혼수상태에 빠지거나 사망하기도 한다.

발병기전 고혈압이 오래 지속됨으로써 뇌실질 내의 세동맥벽에 부담이 가해져 혈관괴사(섬유소모양괴사)를 일으키고, 그것이 파열되어 뇌출혈이 발생한다. 이때 대뇌 심부의 대뇌바닥핵(조가비핵)이나 시상에 출혈을 일으키기 쉽고, 드물게 소뇌나 뇌줄기(다리뇌)에도 고혈압뇌출혈(hypertensive hemorrhage)을 일으킨다(그림 17-7).

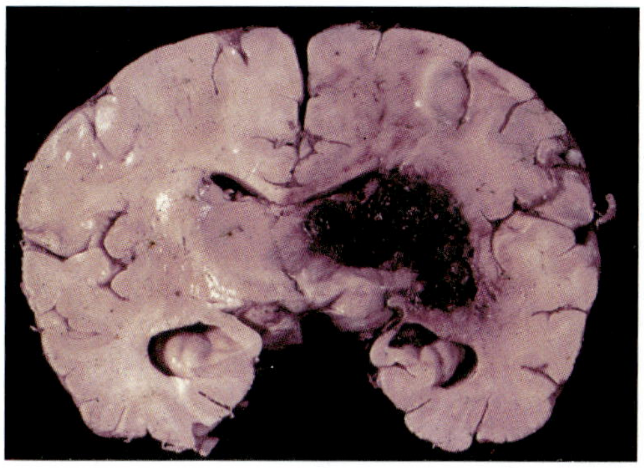

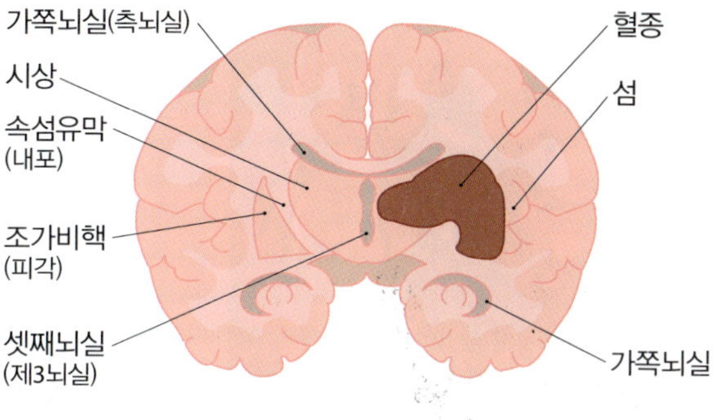

그림 17-7 뇌내출혈

출혈에 의한 혈종으로 오른쪽 바닥핵(조가비핵 등), 시상, 속섬유막(내포) 등이 파괴되어 있다.

2) 거미막밑출혈(지주막하출혈, subarachnoid hemorrhage)

거미막밑출혈은 거미막밑공간에 출혈이 발생한 병태를 말하며, 뇌손상의 발생빈도가 높은 심각한 질환이다.

원인 뇌동맥류 파열(70%), 동정맥기형(10%), 모야모야병 등이 있다. 가장 많은 원인은 뇌바닥에서 윌리스동맥고리의 동맥 분지부 벽이 얇아져 작은 동맥류가 형성되고 그것이 파열되는 것이다.

증상 출혈에 의한 삼출액 및 세포의 증가로 뇌압 항진과 척수신경 자극을 일으켜 수막자극증상(두통, 목경직, 케르니크징후, 브루진스키징후)을 나타낸다.

발병기전 뇌바닥의 동맥 분지부에 **동맥류**(동맥꽈리, aneurysm)가 생기고 그것이 파열되면 거미막밑출혈을 일으킨다(그림 17-8).

동정맥기형(arteriovenous malformation, AVM)이라는 선천적인 혈관기형이 파열되어 거미막밑출혈을 일으키기도 하는데, 이것은 동맥이 모세혈관을 통하지 않고 직접 정맥으로 넘어가 비정상적인 혈관 덩어리를 만든 것이며, 출혈 이외에도 경련을 자주 일으킨다.

치료 뇌바닥의 동맥 분지부에 생기는 동맥류는 재파열되는 비율이 높아 사망률이 높은 질환이기 때문에 외과적으로 동맥류의 목을 묶어서(clipping) 재파열을 방지한다(그림 17-9).

17

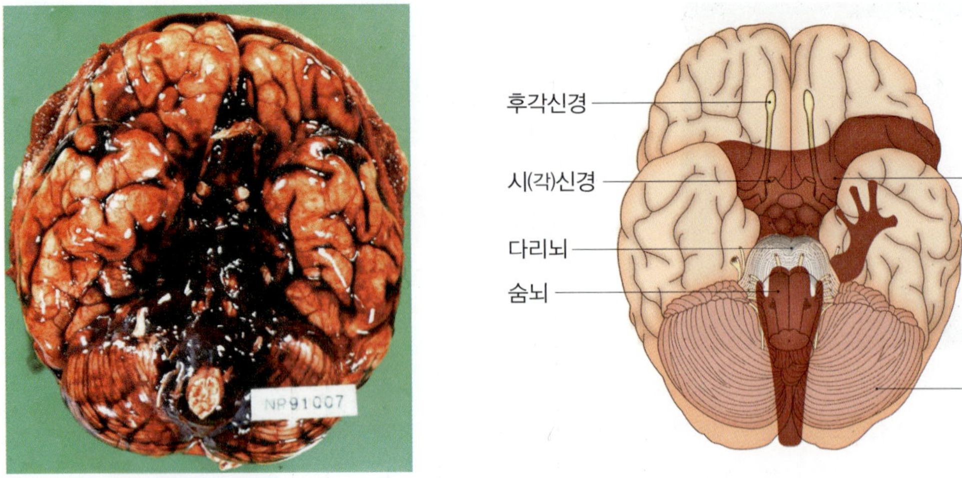

그림 17-8 거미막밑출혈

속목동맥(내경동맥)과 뒤교통동맥 분지부분의 동맥류가 파열되었기 때문에 머리뼈바닥에 두꺼운 혈종이 생겼으며, 출혈이 거미막밑공간으로 퍼져 있다.

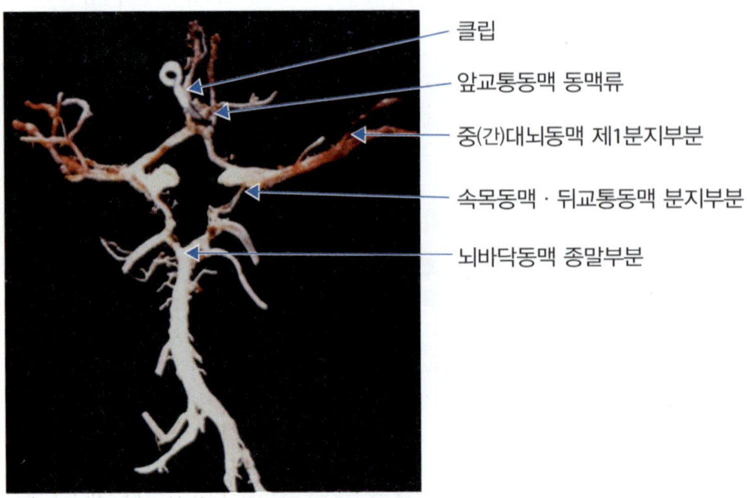

그림 17-9 묶음술 후의 뇌동맥류

재파열을 방지할 목적으로 앞교통동맥 동맥류의 목부분을 묶어 혈류가 멈추었다. 그 외의 동맥류의 호발부위를 나타낸다.

3 신경변성질환

신경계통에는 점진적으로 악화되어 사망에 이르는 질환이 많은데, 병리학적으로 변성 소견을 나타내는 이러한 질환을 신경변성질환이라고 한다. 대부분 근치적인 치료법이 없어 신경난치병이라고 한다.

1) 치매(dementia)

일반적인 노화에 따른 지적능력의 저하와 병적인 지능저하(**치매**)를 구별하기란 어려운 일이지만, 단순히 가벼운 건망증 등을 치매라고 하지는 않는다. 치매에 걸리면 잊어버린 것 자체도 자각하지 못하며(질병 인식 결여), 가족의 이름도 잊어버리고 집도 찾지 못하는 등 일상생활의 동작을 수행하기 어려워진다.

이러한 생리적 노화현상의 범위를 넘어 고도의 인지장애를 나타내는 치매는 **변성치매**, **혈관치매**, 이 둘의 혼합치매로 나눌 수 있다. 대표적인 변성치매에는 **알츠하이머병**, **루이소체치매**, **피크병**(Pick disease)이 있고(표 17-2), 혈관치매에는 다발뇌경색증과 대뇌 백질의 세동맥경화증에 따른 빈스방거병(Binswanger disease)이 있다.

표 17-2 **대표적인 치매의 감별**

	알츠하이머병	피크병	혈관치매
병리	광범위 뇌위축 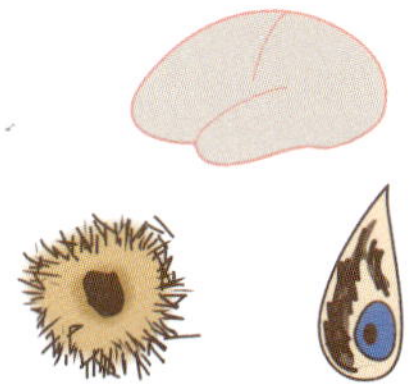 노년판, 신경원섬유 변화	국한 뇌위축 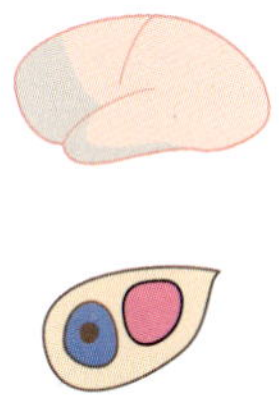 피크소체(pick body)	다발 경색 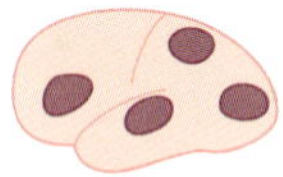
발병연령	60세 이상	50~60세	60세 이상
남녀비	2 : 3	1 : 1	3 : 2
임상	전반적 치매, 건망증, 방향감 저하, 진행성 경과 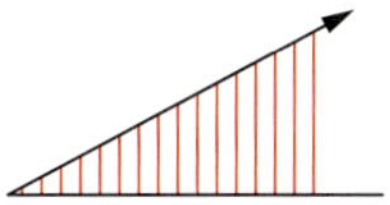	인격붕괴, 성격변화, 질병 인식 결여, 동일한 행동의 반복, 진행성 경과 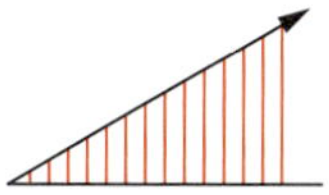	부분적 치매, 인격붕괴 없음, 질병 인식 있음, 뇌졸중 발작의 빈발, 단계적 또는 동요성 경과 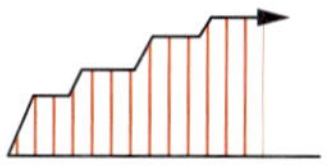

(1) 알츠하이머병(Alzheimer disease)

치매를 일으키는 가장 흔한 퇴행뇌질환으로, 대뇌피질이 침범당해 인지기능의 악화가 점진적으로 진행한다. 1907년 알츠하이머에 의해 처음으로 언급되었다.

알츠하이머병은 신경세포의 탈락에 의한 대뇌의 광범위한 위축과 함께, 특징적인 소견으로 β단백질로 이루어진 아밀로이드(amyloid)가 뇌에 침착하여 **노년판**(senile plaque)을 형성한다(그림 17-10). 또한 신경세포 내에 타우단백질(tau protein)로 구성된 **신경원섬유 변화**가 축적되며, 이는 섬유성의 솜털 모양 병터로 관찰된다.

a b
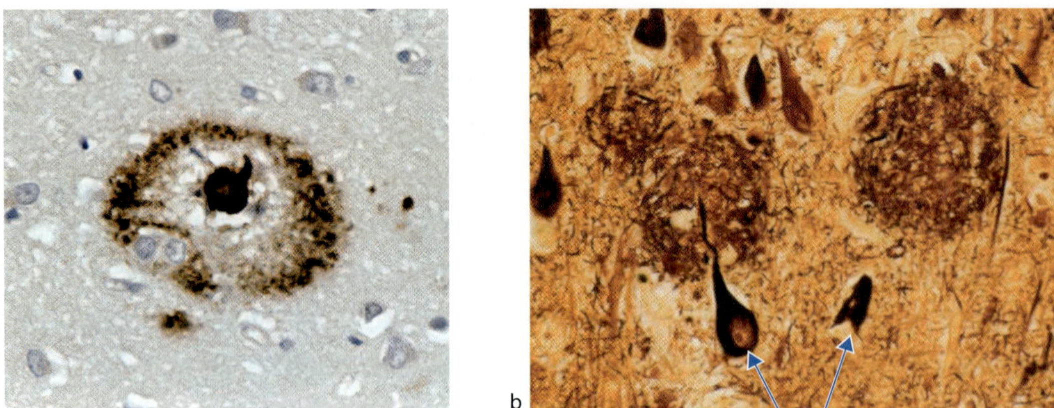

그림 17-10 알츠하이머병 환자의 대뇌에서 관찰되는 노년판

a. 아밀로이드 β단백질에 대한 면역조직화학염색. 아밀로이드 침착이 노년판 중심(아밀로이드 핵심)과 고리 모양의 주변 부위에 짙은 색으로 검출된다.
b. 은염색. 원형의 노년판과 염증형의 신경원섬유 변화가 관찰된다.

(2) 루이소체치매(dementia with Lewy body)

파킨슨병 관련 질환으로, 루이소체가 대뇌에 출현하여 건망증과 함께 파킨슨병 유사증상(손떨림, 보행장애)을 나타내고 환각이나 수면장애를 일으키기도 한다.

(3) 피크병(Pick disease)

임상적으로 알츠하이머병과 유사한 치매질환이다. 대뇌피질, 특히 측두엽(관자엽)과 전두엽(이마엽)의 현저한 위축, 신경미세섬유(neurofilament)로 이루어진 원형의 세포질 내 봉합소체(피크소체)가 형성되는 것이 특징이다. 인격 붕괴, 성격 변화가 심하게 나타난다.

(4) 혈관치매(vascular dementia)

뇌혈관장애가 원인이 되는 치매로, 다발경색치매나 세동맥경화증 등에 의한 미세혈관 병터 치매 및 출혈 혈관치매 등이 있다. 갑작스러운 발병 또는 단계적 악화를 나타내며 경과하고, 손상 부위에 따라 실어증이나 운동마비 등을 동반한다.

2) 파킨슨병(Parkinson disease)

파킨슨병은 바닥핵 흑(색)질(substantia nigra)의 신경세포에 이상이 발생하는 **만성퇴행중추신경장애**로, 주로 운동기능의 장애를 나타낸다. 대개 50세 이후에 증상이 시작되고, 환자의 30% 정도에서 치매 증상이 동반된다.

원인 흑(색)질에서 **도파민**(dopamine)의 생산이 현저하게 감소됨으로써 아세틸콜린의 흥분 활동을 적절하게 조절하지 못해 자발적 동작의 시작과 조절이 어려워진다.

증상 특징적인 증상으로 안정 시 손떨림(resting tremor), 근육경직(rigidity), 운동불능(akinesia)이 나타나고 그 밖에도 종종걸음, 가속보행, 눈 깜빡임이 없는 가면 같은 얼굴 등이 나타난다(그림 17-11, 표 17-3).

병리소견 중(간)뇌의 흑(색)질에 있는 신경세포는 뉴로멜라닌(neuromelanin)이라는 갈색 색소를 가지기 때문에 육안으로 중(간)뇌의 흑(색)질이 검게 보이는데, 파킨슨병에서는 이 흑색이 탈색된다. 또한 도파민(dopamine) 함유 신경세포가 변성 및 탈락되고, 남은 신경세포에서는 루이소체(Lewy body)라는 봉입소체가 확인된다.

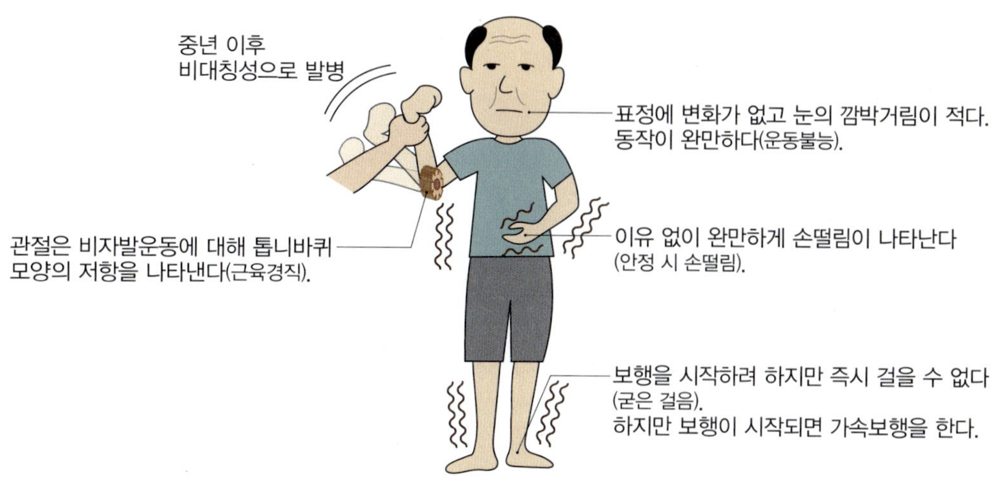

그림 17-11 파킨슨병의 증상

17

표 17-3 **파킨슨병의 증상 진행단계**

단계	특징
1단계	한쪽의 징후와 증상, 한쪽 팔다리의 전형적인 경미한 떨림
2단계	양쪽 징후, 자세와 보행에 침범, 경미한 장애
3단계	중간 정도로 심한 일반적인 기능장애, 신체 움직임이 크게 느려짐, 걷거나 서 있을 때의 균형이 초기에 손상
4단계	심각한 징후, 걷는 능력이 광범위하게 제한(경직), 운동불능(혼자 설 수 없음)
5단계	과도한 체중 소실, 걷거나 설 수 없음, 지속적인 간호가 필요

From Hoehn MM, Yahr MD: Parkinsonism: onset, progression and mortality. *Neurology* 17:427–442, 1967.

3) 근위축측삭경화증(amyotrophic lateral sclerosis, ALS)

근위축측삭경화증은 운동신경세포의 선택적 퇴행성 변화가 특징인 신경변성질환으로, 대뇌피질, 뇌줄기, 척수의 상·하위 운동신경세포를 침범한다. 정신 기능은 비교적 보존되며, 임상적으로 **루게릭병**으로도 알려져 있다. 발병률은 연간 10만 명당 약 1명이며, 대부분 발병 후 3~5년 내 호흡부전으로 사망에 이른다.

원인 분명하지 않으나 근육운동을 지배하는 뼈대근육(골격근)에 신경원성으로 근위축이 일어나는 것이 원인이다.

증상 근육무력감, 근육강직, 언어장애, 삼킴곤란, 호흡곤란 등이 발생하나 인지능력은 정상이므로 환자가 더 고통스럽다. 그러나 안구운동은 손상되지 않는다. 결국 호흡근육도 마비되어 죽음에 이른다.

4 말이집탈락질환

뇌신경에서는 전기적 신호를 더욱 빠르게 전달하기 위해 말이집(수초, myelin)이 신경돌기(축삭)를 감싸고 있다. **말이집탈락질환**(탈수초질환, demyelinating disease)에서는 말이집이 파괴되나 축삭장애는 가볍고 신경세포가 유지된다는 점에서 뇌경색증 등의 괴사병태와 다르다.

1) 다발경화증(multiple sclerosis)

다발경화증은 뇌와 척수의 축삭 주변 말이집이 손상을 입어 신경세포의 흥분전도에 문제가 발생하는 중추신경계통의 만성진행퇴행신경질환이다. 일반적으로 20~40세의 성인, 남성보다는 여성에게 주로 발생한다.

원인 자가면역질환, 가족력, 바이러스 감염 등과 관련이 있다.

증상 흐릿한 시각, 복시, 청력장애, 지속적인 근육허약과 피로, 감각이상, 운동장애, 구음장애, 우울, 정서불안장애 등이 나타난다.

병리소견 뇌, 척수, 시(각)신경에 경계가 뚜렷한 **말이집탈락 반점**(탈수반)이 다발성으로 관찰된다(그림 17-12, 17-13). 대뇌에서는 가쪽뇌실(측뇌실) 주위 백질에서 많이 발생하며, 혈관 주위에는 림프구나 대식세포의 침윤이 동반된다.

17

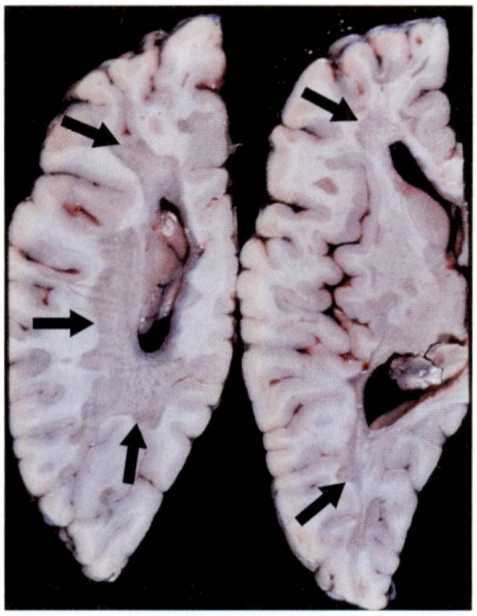

그림 17-12 다발경화증

뇌실 주위에 착색한 말이집탈락 반점(→)이 관찰된다.

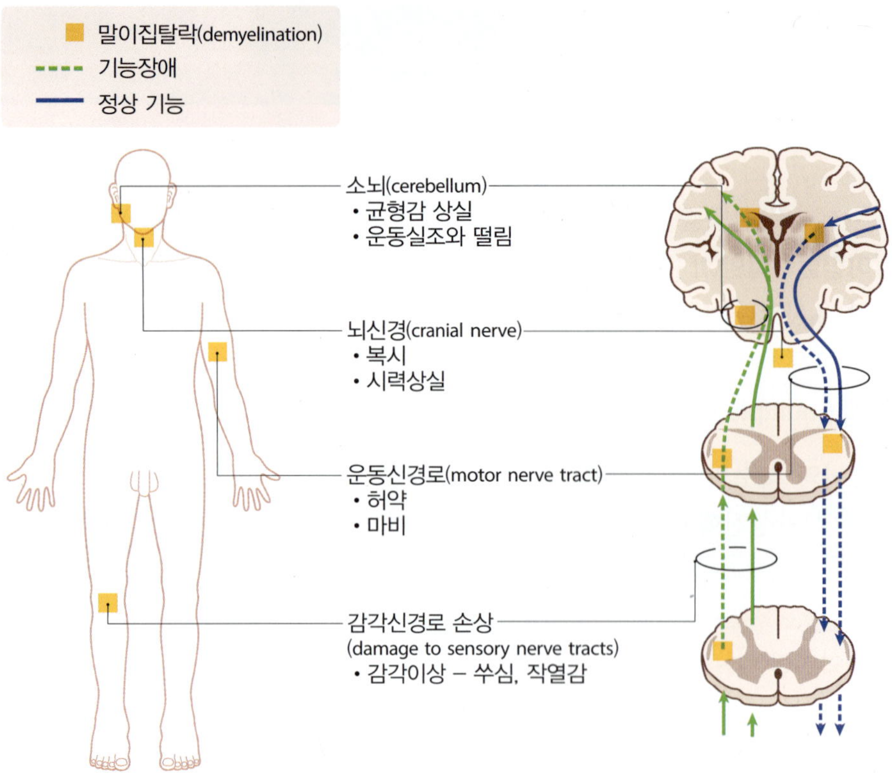

그림 17-13 다발경화증의 병터 분포

2) 기앵–바레증후군(Guillain–Barre syndrome)

기앵–바레증후군은 전신에 다발성으로 나타나는 신경염이 말초신경과 뇌신경을 침범하는 대표적 말이집탈락질환으로, 근력저하와 마비가 특징이다.

원인 캄필로박터장염(식중독)이나 위점막의 위나선균 감염(만성활동위염) 시 생산되는 **항당지질항체**(항GM1항체)가 자가면역적으로 운동신경섬유를 손상시킴으로써 발생한다.

증상 다리에서 시작되는 근력저하와 근육위축이 특징이며, 이것이 온몸으로 진행되면 호흡부전으로 사망하기도 한다. 감각신경은 침범되지 않는다.

5 감염병

1) 뇌염(encephalitis)

뇌염은 뇌실질에서 발생하는 염증질환을 말하며, 일반적으로 10세 이하의 소아에게서 많이 발생한다.

원인 바이러스, 리케차, 세균에 의한 감염이 원인인데, 바이러스 감염이 가장 많다.

증상 심한 두통, 목경직, 구토, 발작, 고열 등이 나타난다.

병리소견 일본뇌염바이러스에 의한 급성뇌염은 대뇌, 소뇌, 뇌줄기, 척수의 회색질을 중심으로 한 회색질뇌염과 수막염이 나타난다. 단순헤르페스바이러스에 의한 급성뇌염은 특징적으로 양쪽 측두엽(관자엽)과 전두엽(이마엽) 바닥면에 출혈이나 괴사를 일으켜 **급성괴사뇌염**이라고 불린다. 예후가 매우 나쁘다. HIV 바이러스(AIDS 바이러스)가 뇌에 침범하면 **HIV 백질뇌병증**이 발생하여 대뇌가 위축됨으로써 치매가 발생한다.

17

2) 수막염(meningitis)

수막염은 뇌를 둘러싸는 뇌척수막에 염증 병터가 있는 질환으로, 뇌척수액에서 림프구나 중성구 등의 염증세포가 다수 나타난다. 뇌척수막은 뇌척수액의 흐름을 전체적으로 감싸기 때문에 뇌척수막을 통해 감염이 빠르게 퍼진다.

원인 결핵균을 포함한 세균(수막알균, 대장균, 사슬알균 등), 진균, 바이러스(엔테로바이러스 등), 기생충 등이 원인이며, 원인에 따라 경과가 다르다.

증상 수막자극증상으로서 **목경직**(neck rigidity), **케르니크징후**(Kernig sign; 엉덩관절을 구부리면 다리를 펴지 못함), **브루진스키징후**(Brudzinski sign; 목을 구부릴 때 엉덩관절과 무릎이 구부러짐)에 양성 반응을 보이고, 발열, 심한 두통, 팔다리 표면의 자반, 발진, 발작, 정신지체, 시각 및 청각 이상, 의식수준 저하 등이 나타난다.

종류 수막염의 대표적인 종류는 다음과 같다.

① **결핵수막염**(tuberculous meningitis) : 뇌줄기 주위 등의 뇌바닥에 심한 수막염을 일으켜서 뇌바닥 수마염이라고도 한다. 결핵균에 의한 수막염으로 비교적 서서히 두통, 피로감, 구토 등의 증상이 나타나며, 뇌부종이나 뇌압항진이 발생한다.

② **무균수막염**(aseptic meningitis) : 감염 미생물이 확인되지 않는데도 뇌척수액에서 수막염 반응이 나타나는 경우를 말한다. 일반적으로 바이러스수막염과 동의어로 사용되지만, 바이러스에 의한 경우는 그 일부에 지나지 않는다. 예후는 일반적으로 양호하여 1~2주일 지나면 대부분 호전된다.

진단 **뇌척수액검사**에서 뇌척수압이 상승하고 세포 수나 단백질 양이 상승한다.

3) 뇌고름집(brain abscess)

뇌고름집은 뇌실질에 고름이 고인 상태로, 원인균의 직접적인 감염, 신체 다른 부위에서의 전파, 국소감염의 전파로 발생한다.

원인 포도알균이나 사슬알균 등의 고름형성균에 감염됨으로써 발생한다.

증상 두통, 구토, 의식수준 저하, 근력 저하, 시력 저하, 운동장애, 언어장애 등이 발생한다.

발병기전 고름형성균이 중이염, 꼭지돌기염(유돌염), 부비동염 등 인접한 고름 병터로부터 직접 뇌 안으로 침입하여 측두엽(관자엽), 전두엽(이마엽)이나 소뇌에 단발성으로 고름집을 형성한다.

병리소견 급성기에는 중성구, 섬유소 침전, 조직괴사 등이 나타나며, 수주일 내에 중심부분이 융해되고 주위에 육아조직이나 별아교세포의 증식이 일어나 이들에 의해 피막이 형성된다.

6 머리외상에 의한 질환

머리외상은 일반적으로 급성기와 만성기로 나뉜다. 급성기 외상은 뇌부종이나 혈종에 의한 두개내압 상승이 가장 문제가 되고, 만성기 외상은 후유증이 큰 문제가 된다(그림 17-14).

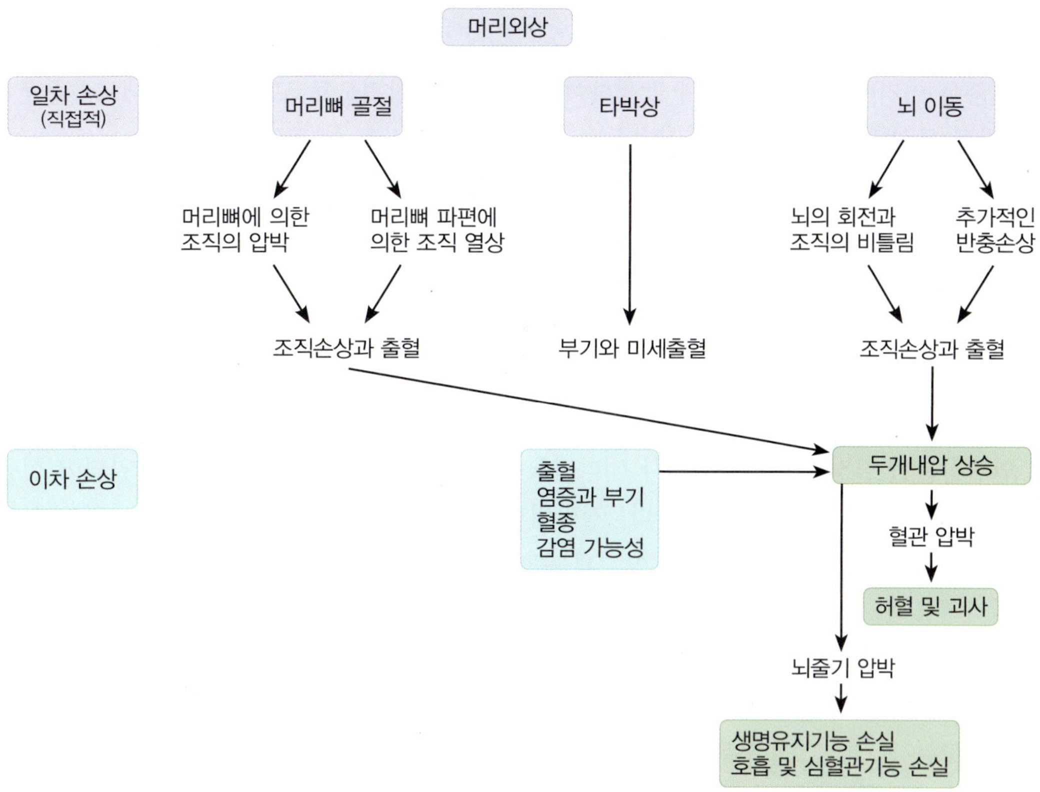

그림 17-14 머리외상으로 나타날 수 있는 영향

1) 뇌타박상(뇌좌상, cerebral contusion)과 뇌진탕(cerebral concussion)

뇌타박상은 뇌조직이 머리외상에 의해 파괴되어 점출혈(dot hemorrhage)이나 괴사가 나타나고 그 주위에 부종을 동반한다. 발병기전으로는 외력에 의해 뇌실질이 직접 압박손상을 받는다고 하는 가설과 머리뼈(두개골)와 뇌의 상대적 운동 차이에 의해 손상을 받는다고 하는 가설이 있다. 또한 손상을 받는 부위는 타박을 입은 쪽 손상(타격손상, coup injury)보다 반대쪽 손상(반충손상, contrecoup injury)이 커지는 경우가 있다. 호발부위는 전두엽(이마엽), 측두엽(관자엽)이며, 특히 전두엽 아래면과 측두엽 끝부분이 손상을 받기 쉽다.

뇌진탕은 외부에서 기원하는 물리적 충격으로 인해 뇌의 물리적 손상 없이 일어나는 뇌의 기능장애를 말한다. 일시적으로 무의식, 반사소실 등이 나타나지만, 결국은 아무 후유증 없이 정상으로 돌아온다.

2) 두개내혈종(intracranial hematoma)

두개내혈종은 머리뼈안 내에 출혈이 발생하여 혈액이 비정상적으로 고여 있는 상태로, 출혈 위치에 따라 병리학적 특성과 임상양상이 달라진다.

분류 경막외혈종, 경막밑혈종, 뇌내혈종 및 이들 혈종의 조합으로 생기는 합병 혈종으로 나뉜다.

① **경막외혈종**(epidural hematoma) : 교통사고나 추락사고에 의한 머리뼈골절이 발생하여 머리뼈 속면의 고랑을 지나가는 중(간)수막동맥이 손상됨으로써 머리뼈와 경막 사이로 출혈을 일으킨 것을 말한다. 혈종이 크면 천막탈출(tentorial herniation)을 일으킨다(그림 17-15).

② **경막밑혈종**(경막하혈종, subdural hematoma) : 교통사고 등에 의해 대뇌 표면과 정맥굴(정맥동)을 연결하는 연결정맥이 파열되거나 뇌타박상에 따른 뇌 표면의 동·정맥이 파열되어 혈종이 경막 아래로 넓게 퍼진 것을 말한다. 경막외혈종과 달리 골절을 동반하지 않는 경우가 많으며, 혈종은 타박상을 입은 반대쪽에 형성되는 경우가 많다.

머리외상 후 3주일 이후에 경막밑혈종이 발병하거나 뚜렷한 외상 없이 발병하는 경우가 있는데, 이것을 **만성경막밑혈종**이라고 한다. 노인에게 많이 발생한다.

③ **뇌내혈종**(intracerebral hematoma) : 머리외상에 의해 발생하나 경막외혈종이나 경막밑혈종보다 발생빈도는 적으며, 호발부위는 측두엽과 전두엽이다.

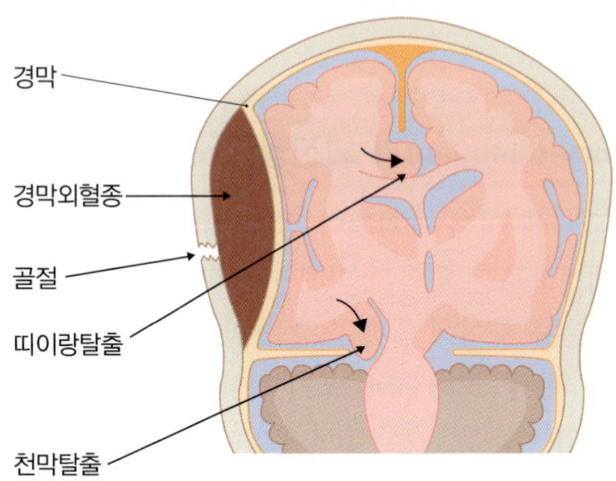

그림 17-15 급성경막외출혈

머리뼈골절로 인해 경막의 동맥이 손상되어 측두부위에 볼록렌즈 모양의 혈종이 형성되어 있다. 압박을 받은 뇌는 정중앙선이 다른 쪽으로 이동(midline shift)하여 띠이랑탈출(cingulate herniation)이나 천막탈출을 일으킨다.

3) 척수손상(spinal cord injury)

척수손상은 뇌와 마찬가지로 척수타박상이나 척수혈종이 일어나며, 대부분 척추의 골절이나 탈구를 동반한다.

7 두개내압 상승에 의한 질환

뇌는 전체가 머리뼈(두개골)와 경막(dura mater)으로 둘러싸여 뇌척수액에 잠긴 상태로 외력으로부터 보호된다. 이 폐쇄된 공간에 종양이나 혈종 등 용적을 차지하는 새로운 병터(**두개내 점거 병터**)가 발생하면 두개내압(머리속압력)이 높아지기 쉽고, 그로 인해 두통, 구토, 울혈유두, 의식장애, 서맥 등이 나타난다(그림 17-16).

두개내압이 상승되어 있는 환자에게 **허리천자**(요추천자)를 해서 뇌척수액을 채취하면 급격하게 뇌압이 변동되어 뇌탈출을 일으킬 위험이 있으므로 주의해야 한다.

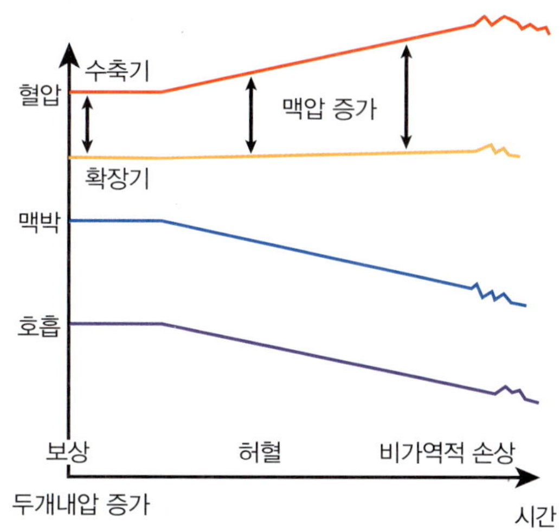

그림 17-16 두개내압 상승에 따른 활력징후

1) 뇌탈출증(뇌류, encephalocele)

뇌탈출증은 뇌조직 일부가 경막으로 구분된 본래의 장소에서 빠져나오게 된 상태를 말한다.

분류 발생하는 장소에 따라 다양하게 나눌 수 있으며, 그중에서 가장 중요한 것은 천막탈출과 소뇌편도탈출이다(그림 17-17).

① **천막탈출**[tentorial herniation; 갈고리탈출(uncal herniation)] : 한쪽 대뇌반구에 점거 병터가 있으면 같은 쪽 측두엽(관자엽) 안쪽 아래(갈고리라고 불리는 부분)가 소뇌천막 가장자리의 작은 틈새로 끼어 들어간다. 정도가 심해지면 같은 쪽 눈돌림신경(동안신경)이 압박을 받아 동공이 확대되어 빛반사가 없어진다. 이어서 호흡이상이나 대뇌제거경축(제뇌경축, decerebrate rigidity) 자세를 보이며 사망한다.

② **소뇌편도탈출**(tonsillar herniation) : 뒤머리뼈오목(후두개와) 내에 점거 병터가 있으면 압박받은 소

뇌(특히 소뇌편도)가 큰구멍(대공)을 통해 척수 쪽으로 끼어 들어가 숨뇌(연수)를 강하게 압박하여 호흡 및 순환마비를 일으켜 사망한다.

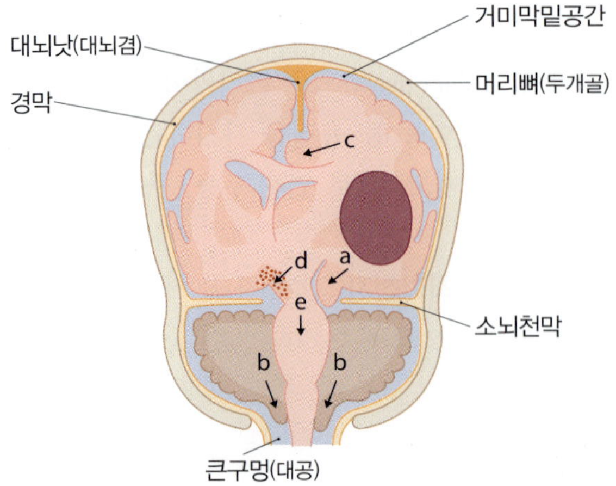

그림 17-17 **뇌탈출**

a. 갈고리탈출 b. 소뇌편도탈출 c. 갈고리이랑탈출 d. 커노한절흔 e. 중심탈출

8 뇌종양

일반적으로 머리 내에 발생하는 모든 신생물을 **뇌종양**(brain tumor)이라고 하며, 보통 일차 뇌종양과 전이 뇌종양으로 구별한다. 일차 뇌종양은 신경 고유조직에서 발생하는 신경(아)교종과 그 밖의 뇌척수막에서 발생하는 수막종 등이 있다(그림 17-18). 일차 뇌종양이 다른 장기로 전이되는 일은 드물다.

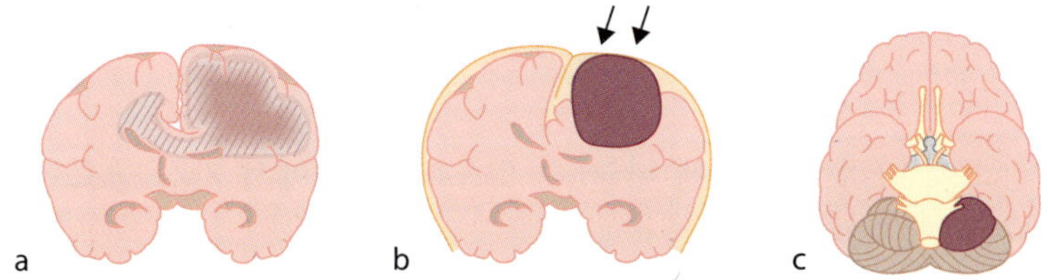

그림 17-18 **주요 뇌종양의 발생부위와 확산**

a. (아)교모세포종 : 대뇌반구에서 발생하며, 뇌실질 안을 침윤성으로 증식하여 뇌들보(뇌량)를 통해 다시 반대쪽 대뇌에 이른다. 높은 비율로 종양 내에서 괴사가 관찰되며 종양의 경계가 명확하지 않은 경우가 많다.
b. 수막종 : 경막에 부착(→)하여 뇌로 파고들어 가듯이 커지지만 경계는 선명하다.
c. 슈반종 : 뇌를 아래에서 본 모습으로, 청(각)신경에서 발생하여 소뇌다리(소뇌각) 부분에 덩이(종괴)가 형성되어 있다.

1. 신경(아)교종

신경(아)교종(glioma)은 신경(아)교세포(glia cell)에서 발생하는 종양이다. 신경(아)교세포에는 별아교세포, 희소돌기아교세포, 뇌실막세포가 있으며, 이들 세포에서 발생한 종양을 각각 별아교세포종, 희소돌기아교세포종(oligodendroglioma), 뇌실막(세포)종(ependymoma)이라고 한다. 또한 신경(아)교세포에서 발생하는 가장 악성이며 미숙한 종양을 (아)교모세포종이라고 한다. 신경(아)교종은 전체 뇌종양의 약 1/3을 차지한다.

1) 별아교세포종(astrocytoma)

별아교세포종은 별아교세포에서 유래하는 종양으로, 일차 뇌종양 가운데 가장 많은 유형이다.

발생부위 성인은 대뇌반구, 소아는 소뇌에서 많이 발생한다.

증상 두통, 뇌압 상승, 시야장애, 기억력장애, 성격 변화, 언어장애 등이 나타난다.

2) (아)교모세포종(glioblastoma)

(아)교모세포종은 신경(아)교세포에서 발생하는 악성종양으로, 신경(아)교종의 약 1/3을 차지한다. 뇌실질 안을 침윤성으로 증식하여 뇌들보(뇌량)를 통해 다시 반대쪽 대뇌에 이른다.

병리소견 종양은 다양한 형태의 미성숙한 신경(아)교세포로 구성되며, 다수의 세포분열상이 확인되고 침윤성으로 급격하게 커진다. 종양 내에 괴사된 병터나 출혈이 확인되는 경우가 많다(그림 17-18a, 17-19).

17

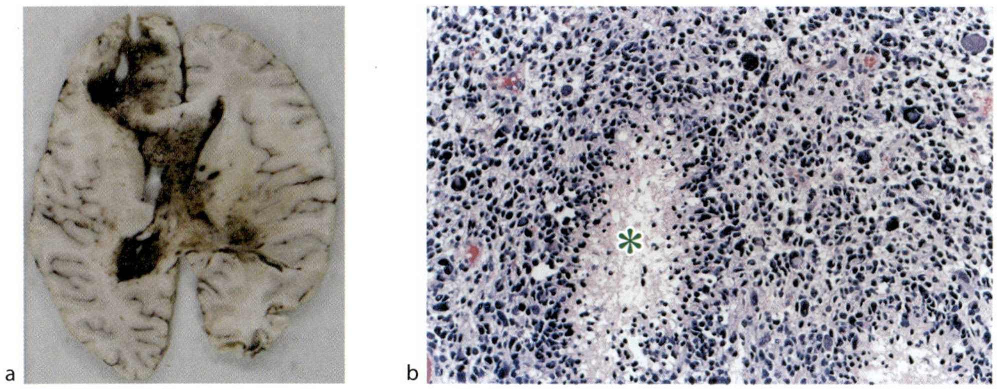

그림 17-19 (아)교모세포종

a. 대뇌의 수평단면으로, 종양세포는 양쪽 내뇌에 넓게 침윤되어 있으며 암갈색으로 보이는 출혈과 괴사를 동반하고 있다.
b. 크기가 다른 핵을 가진 미성숙한 신경(아)교세포가 조밀하게 증식하면서 괴사(*) 주위를 빼곡하게 종양세포가 감싸고 있다(거짓책상배열).

3) 속질모세포종(수모세포종, medulloblastoma)

속질모세포종은 소아의 소뇌에서 발생하는 악성종양이다.

증상 두개내압 상승 증상이나 소뇌실조 증상이 나타나며, 급격히 악화된다.

병리소견 소형의 미성숙한 종양세포로 이루어지며 상당히 악성도가 높은 종양으로, 넷째뇌실이나 소뇌반구에 침윤되어 뇌척수액공간 안으로 확산되기 쉽다.

치료 방사선에 감수성이 높기 때문에 최대한 수술로 적출한 후 전체 뇌와 척수에 방사선을 조사한다.

2. 비신경(아)교종

1) 수막종(meningioma)

수막종은 전체 뇌종양의 약 1/4을 차지하며, 특히 노인에게 발생빈도가 높은 양성종양이다.

병리소견 뇌척수막의 세포에서 발생하여 경막에 부착해서 뇌를 압박하면서 반구형으로 커진다(그림 17-18b 참조, 17-20).

치료 수술 시 출혈을 일으키기 쉬운 종양이며, 전체를 적출할 수 있으면 치유된다.

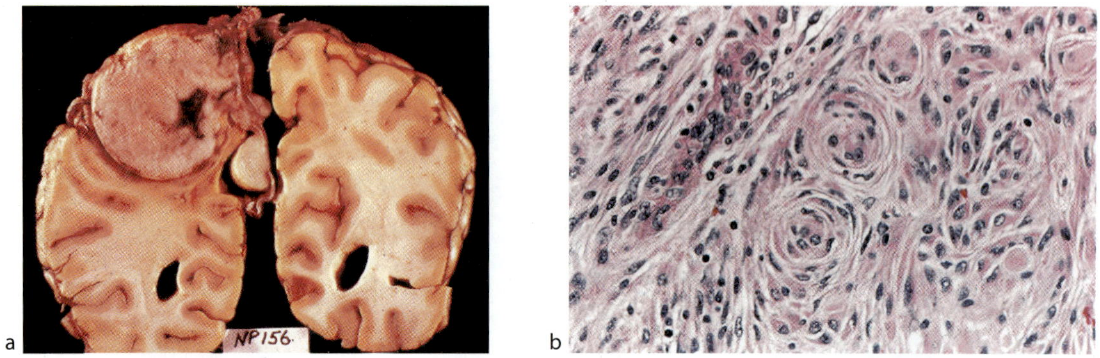

그림 17-20 **수막종**

a. 공 모양의 종양이 뇌조직을 강하게 압박하고 있다. 경계는 뚜렷하고 뇌실질 안으로의 침윤은 없다.
b. 종양세포가 동심원상으로 소용돌이치는 모양으로 배열되어 있다.

2) 슈반종(신경집종, schwannoma)

슈반종은 말초신경의 슈반세포에서 발생하는 양성종양이다(그림 17-18c 참조). 성인 여성에게 많이 발생하는 경향이 있다.

발생부위 머리 내에서는 속귀신경(제Ⅷ 뇌신경)에서 많이 발생한다. 이 부위를 소뇌다리라고 하는 점에서 소뇌다리 종양이라고 하면 보통 이 슈반종을 가리킨다.

병리소견 방추형 종양세포가 증식하며, 핵이 옆으로 배열하여 울타리 모양으로 배열하는 것이 특징이다.

증상 한쪽의 난청이나 귀울림(이명)을 일으킨다.

3) 뇌하수체샘종(pituitary adenoma)

뇌하수체샘종은 뇌하수체전엽에서 발생하는 양성종양이다.

증상 시신경교차(시각교차, opticchiasm) 중앙부분을 압박하여 양쪽 시야의 바깥쪽 절반이 잘 보이지 않게 되는(양측두반맹) 증상 외에도 각종 호르몬을 분비하기 때문에 그로 인한 내분비증상이 나타난다.

합병증 성장호르몬 생산 샘종은 거인증이나 말단비대증을 일으킨다. 부신피질자극호르몬(ACTH) 생산 샘종은 부신비대를 일으켜 쿠싱증후군을 나타낸다. 또한 프로락틴 생산 샘종은 젖 분비나 불임의 원인이 된다.

Chapter

18

근육 · 뼈대계통

학습목표

1. 골절의 종류를 구분하고 각각의 특성을 설명할 수 있다.
2. 골다공증의 발생요인, 증상, 특성을 설명할 수 있다.
3. 골연골종, 골육종, 연골육종에 대해 설명할 수 있다.
4. 류마티스관절염, 퇴행관절병 등 대표적인 관절질환의 개념과 발병기전을 설명할 수 있다.
5. 통풍관절염의 발생요인, 증상, 특성을 설명할 수 있다.
6. 추간판탈출, 척추관협착증 등 척추 병터의 성립과정을 설명할 수 있다.

핵심용어해설

- **골다공증**(osteoporosis) : 유기성 뼈바탕질과 뼈무기질의 비율은 유지되면서 뼈의 양(골밀도)이 감소된 상태이다. 노화에 따른 칼슘 섭취량의 저하나 흡수능력의 저하, 운동부족 등의 생활습관, 여성호르몬 상실 등의 위험인자가 발병에 영향을 미친다.
- **골모세포**(뼈모세포, osteoblast) : 결합조직의 섬유모세포에서 유래하여 뼈바탕질을 만드는 세포를 말한다. 유기질인 아교질섬유와 단백질을 합성하며, 석회염류를 침전시키는 작용을 한다.
- **골육종**(osteosarcoma) : 뼈에 발생하는 대표적인 악성종양으로, 10~20대 전반에 넓적다리뼈(대퇴골) 먼쪽, 정강뼈(경골) 몸쪽, 위팔뼈(상완골) 몸쪽에서 많이 발생한다.
- **골절**(fracture) : 외부의 힘에 의해 골조직의 연속성이 끊어진 상태를 말한다. 골절치유에는 애벌뼈(가골)를 형성하지 않고 뼈가 유합되는 일차 치유와 애벌뼈를 통해 뼈가 유합되는 이차 치유가 있다.
- **관절**(joint) : 2개 이상의 뼈가 서로 마주 보고 연결되는 공간으로, 무통의 운동 기능과 지지 기능을 한다. 또한 소량의 관절액이 관절공간에 고여 있다. 가동관절과 부동관절로 크게 나뉜다.
- **류마티스관절염**(rheumatoid arthritis) : 만성, 진행성, 다발성의 관절염을 주요 병터로 하는 원인 불명의 전신질환이다. 면역이상이 염증의 촉진이나 지속성에 관여한다.
- **척추관협착증**(spinal stenosis) : 척추관 및 추간공(척추사이구멍)이 좁아져 허리통증과 신경증상을 일으키는 질환이다. 목부분에서는 경추척수증이, 허리에서는 말총증후군으로서 간헐절뚝거림(간헐파행)이 나타난다.
- **추간판탈출**(disc extrusion) : 추간판의 속질핵이 섬유고리를 뚫고 탈출하여 신경뿌리나 때로는 척수를 압박하는 상태를 말한다. 제4, 5허리뼈 사이, 제5허리뼈와 제1엉치뼈 사이에서 많이 발생한다.
- **통풍관절염**(gouty arthritis) : 고요산혈증에 의해 요산염이 관절에 침착, 용출되어 발병하는 초급성의 발작 관절염이다. 남성이 압도적으로 많으며, 엄지발가락의 발허리발가락관절(중족지관절)에서 많이 발생한다.
- **퇴행관절병**(degenerative joint disease, DJD) : 관절연골에 변성과 증식성 변화가 동시에 일어나 관절면이 변형됨으로써 통증과 관절운동에 제한이 일어나는 질환이다. 관절연골이 얇아지고 균열과 상아질화가 일어나며, 연골 아래의 뼈는 경화되어 뼈돌기(골극)를 형성하고 통증과 관절운동 제한이 나타난다.
- **파골세포**(뼈파괴세포, osteoclast) : 뼈가 성장하는 과정에서 불필요해진 골조직을 파괴 또는 흡수하는 세포를 말한다.

뼈대(골격, bony skeleton)는 인체를 관통하는 축으로, 태어날 때는 약 305개의 뼈를 가지지만 성장하면서 서로 합쳐져 성인의 경우 206개의 뼈가 조합되어 형성된다. 뼈대는 머리를 포함한 몸몸통뼈대와 팔다리뼈대로 크게 나뉜다. 몸통뼈대는 머리뼈(두개골, cranial bone), 척주(등골뼈, vertebral column), 가슴우리(흉곽, thoracic cage)로 구성되고, 팔다리뼈대는 팔의 뼈, 다리의 뼈로 구성된다.

근육은 수축함으로써 인체의 운동을 가능하게 한다. 근육은 크게 뼈대근육(골격근, skeletal muscle), 심장근육(심근, cardiac muscle), 민무늬근육(평활근, smooth muscle)으로 나뉜다. 뼈대근육은 사이에 관절을 끼고 있어 뼈와 뼈를 연결하는 근육으로, 우리가 마음대로 움직일 수 있는 맘대로근육(수의근, voluntary muscle)이며 가로무늬근육(횡문근, striated muscle)이다.

한편, 심장근육을 제외한 모든 내장근육은 민무늬근육이고, 마음대로 움직일 수 없는 제대로근육(불수의근, involuntary muscle)이며 가로무늬가 없다. 심장근육은 뼈대근육과 민무늬근육의 특징을 모두 가지고 있어 가로무늬가 있으나 제대로근육이며, 특징적으로 율동성, 전도성, 흥분성, 수축성을 가진다.

1 근육 · 뼈대계통의 구조와 기능

1. 뼈

사람의 몸은 다양한 형태를 한 약 206개의 크고 작은 **뼈**가 뼈대(골격)를 형성한다. 뼈는 그 형태에 따라 크게 긴뼈(long bone), 짧은뼈(short bone), 납작뼈(flat bone)로 나뉜다. 뼈는 관절면을 제외하고 골막에 덮여 있으며, **치밀질**(compact substance)과 **해면질**(spongy substance)로 이루어진 **뼈아교질**(골질, ossein)과 골수공간 내의 **골수**(bone marrow)로 구성된다(그림 18-1).

뼈는 하버스관(haversian canal)을 지나는 혈관을 통해 영양을 공급받으며, 뼈 표면에는 영양 혈관이 진입하는 영양구멍이 있다.

태아기에 형성된 뼈는 평생 재형성(신진대사)을 반복한다. 뼈의 재형성은 **파골세포**(뼈파괴세포, osteoclast)에 의한 골흡수와 **골모세포**(뼈모세포, osteoblast)에 의한 골형성으로 이루어진다. 대개 골흡수와 골형성은 균형적으로 동적 평형상태를 유지한다.

뼈는 인체를 지지하고 내장을 보호하며 관절의 구성체로서 운동 기능을 담당하는 등 다양한 역할을 한다(표 18-1).

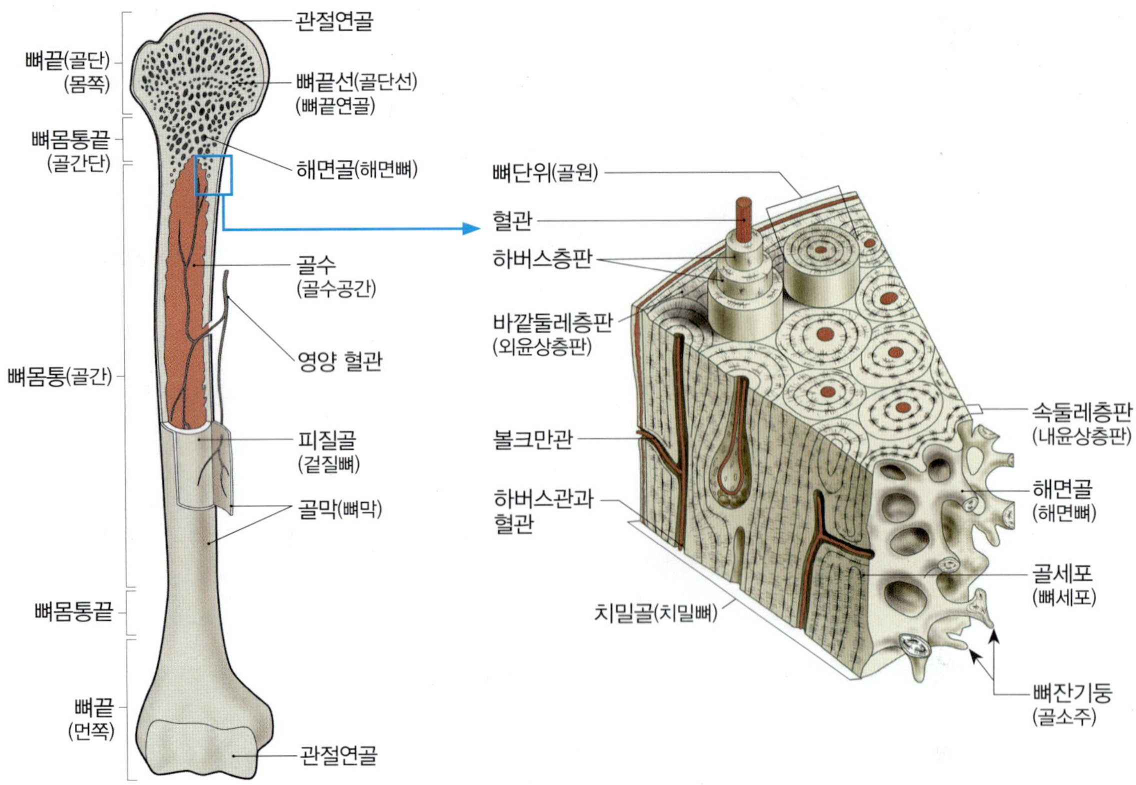

그림 18-1 **뼈의 구조**

표 18-1 **뼈의 기능**

기능	설명
인체 지지	뼈는 단단한 조직으로 되어 있고, 인체의 여러 기관을 지탱하는 축이 되어 인체의 형태를 유지한다.
내장 보호	뼈는 서로 결합해서 충격에 약한 뇌와 내장을 보호한다.
운동기능	뼈들은 관절로 연결되고 그 주위에 근육이 부착되어 있어 근육의 수축을 통해 뼈의 움직임을 가능하게 함으로써 신체의 각 부분을 움직인다.
혈액 생성	뼈는 골수로 채워지며, 골수에서는 적혈구, 백혈구, 혈소판이 만들어진다.
칼슘이나 인의 저장고	뼈에는 칼슘이나 인이 비축되어 있어 혈액 중에 이러한 영양소가 부족해지면 호르몬의 작용에 의해 혈액 속으로 방출된다.

2. 관절

관절(joint)은 근육의 작용으로 움직일 수 있는 **가동관절**(움직관절, diarthrosis)과 유착되어 있어 움직일 수 없는 **부동관절**(못움직관절, synarthrodia)로 크게 나뉜다. 가동관절은 2개 또는 그 이상의 뼈가 연골이 있는 뼈끝(골단) 부분에서 마주 보고 관절주머니(관절낭, joint capsule)에 싸여 공간을 형성하며, 그곳에는 소량의 (윤)활액이 고여 있다. 관절주머니 속면에 (윤)활막이 있어서 **윤활관절**(synovial joint) 또는 좁은 의미의 관절이라고도 한다(그림 18-2).

관절연골에는 다양한 외부의 힘이 가해지기 때문에 그 충격을 흡수할 수 있도록 연골세포와 연골바탕질이 있다. 연골세포는 압축에 유리하도록 표면에서의 깊이에 따라 편평, 타원, 원형 세포가 평행, 불규칙, 기둥 모양으로 층을 이루면서 배열된다. 세포 밖(연골바탕질)에는 풍부한 수분과 황산콘드로이틴 및 황산케라탄 등의 점액다당(류)(mucopolysaccharide)이 있어 탄력을 유지하며, 아교질섬유의 특별한 배열이 항장력에 기여한다(그림 18-3).

관절은 척추와 팔다리의 각종 운동에 축으로 작용하며, 관절을 이루는 2개의 뼈 사이에 직선운동, 각운동, 염전운동 등을 일으킨다.

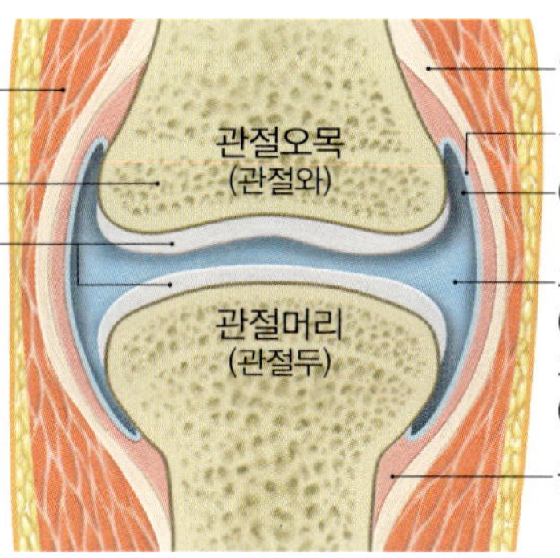

그림 18-2 관절의 구조

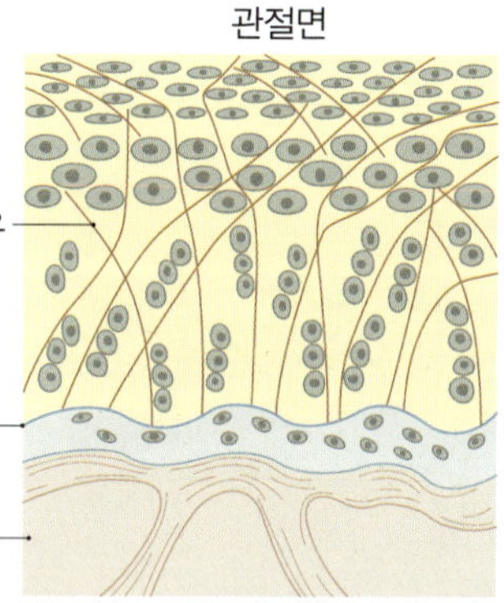

그림 18-3 관절연골의 세포배열형태

영역 1에서 영역 3까지의 비석회화 연골층과 영역 4의 석회화 연골층 경계에는 헤마톡실린(hematoxylin)에 진하게 염색되는 물결 모양의 선(경계선)이 나타난다.

3. 근육

근육의 가장 중요한 기능은 신체의 움직임이며, 이것은 근육수축을 통해 나타난다. 또한 충격으로부터 몸을 보호해주고 열을 발생시켜 에너지를 소비하며, 혈액순환을 도와준다.

근육은 구조와 특성에 따라 뼈대근육, 민무늬근육, 심장근육으로 분류할 수 있다(그림 18-4).

18

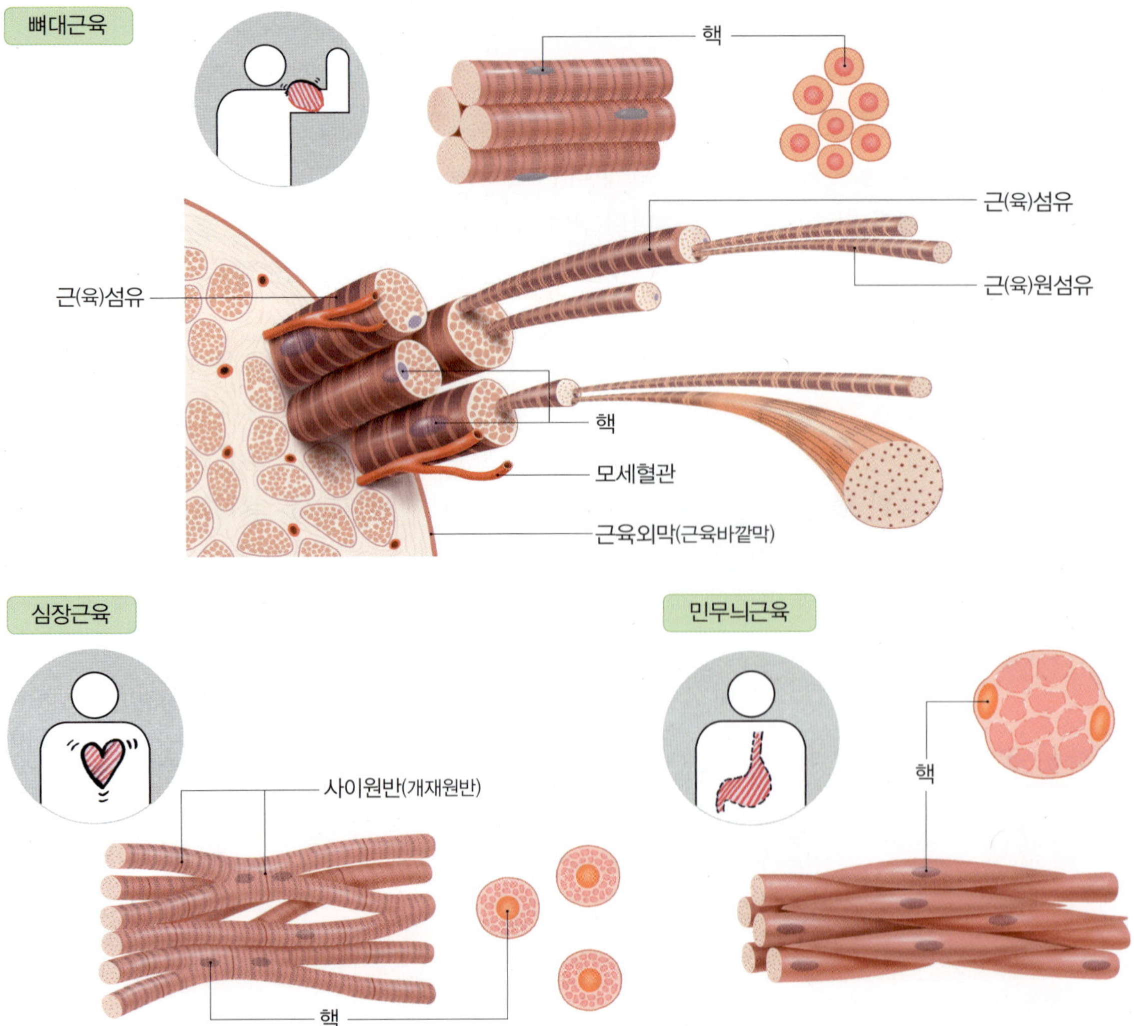

그림 18-4 근육의 구조

1) 뼈대근육(골격근, skeletal muscle)

뼈대근육은 의지대로 움직일 수 있는 맘대로근육(수의근)이며, 가로무늬가 있는 가로무늬근육(횡문근)이다. 인체에는 약 640개의 뼈대근육이 있으며, 중량은 체중의 40~50%를 차지한다. 뼈대근육은 다른 근육보다 훨씬 빠르게 강력한 수축을 할 수 있지만, 쉽게 피로해진다. 대부분 뼈대근육은 양 끝의 힘줄을 통해 뼈와 결합되어 있으며, 자발적으로 수축할 수 있다.

뼈대근육은 지름 10~100μm의 **근(육)섬유**(myofiber)가 병렬로 배열되어 구성되는데, 긴 것은 수십 cm에 달하는 것도 있다. 근(육)섬유는 다핵세포로 이루어지며, 내부에는 지름 1~2μm의 원주 모양 **근(육)원섬유**가 다수 존재한다. 근(육)원섬유를 광학현미경으로 관찰하면 섬유의 장축과는 직각 방향으로 밝게 보이는 부분(**액틴잔섬유**, actin filament)과 어둡게 보이는 부분(**마이오신잔섬유**, myosin filament)이 교대로 배열되어 있어 가로무늬로 보이기 때문에 가로무늬근육이라고 한다.

2) 심장근육(심근, cardiac muscle)

심장근육은 심장벽 두께의 75%를 차지하며, 뼈대근육처럼 가로무늬가 있는 가로무늬근육이지만, 동시에 민무늬근육처럼 자율신경의 지배를 받는 제대로근육(불수의근)이다. 따라서 심장근육은 뼈대근육과 민무늬근육의 특징을 다 가지고 있으나 뼈대근육과 다른 점은 심장은 스스로 박동하는 자동성이 있으며 쉽게 피로해지지 않는다는 점이다. 심장근육의 기능적인 특징은 율동성, 전도성, 흥분성, 수축성이다.

근육의 양 끝은 수축의 기원이 되는 뼈가 없고, 심장근육섬유 사이는 **사이원반**이라고 불리는 특수한 구조로 접합된다. 사이원반에는 **틈새이음**(gap junction)이라는 구조가 발달해 있다. 심장근육세포는 형태적으로는 분리되어 있지만, 기능적으로는 결합되어 있다. 이 기능적인 결합에 의해 대부분의 심장근육세포는 마치 1개의 세포처럼 덩어리가 되어 수축한다.

3) 민무늬근육(평활근, smooth muscle)

민무늬근육은 의지에 따라 움직일 수 없는 제대로근육(불수의근)이며, 가로무늬가 없다. 척추동물에서는 심장근육을 제외한 모든 내장근육이 민무늬근육이다. 제대로근육은 수축 속도는 느리지만, 쉽게 피로를 느끼지 않는다.

민무늬근육세포는 방추형이며 1개의 핵이 중앙부에 존재한다. 심장근육과 마찬가지로 수축의 기점이 되는 뼈가 없다. 수축은 자율적이며 대부분의 민무늬근육은 자동성을 갖지만, 동시에 자율신경이나 호르몬의 지배를 받는다.

18

2 뼈의 질환

1. 골절

골절(fracture)은 외부의 힘에 의해 골조직의 연속성이 끊어진 상태를 말한다.

원인 외부에서 가해진 힘의 크기, 시간 및 방향 등의 외적인자와 나이 등의 내적인자에 의해 다양한 형태의 골절이 발생한다.

유형 골절의 대표적인 유형은 표 18-2와 같다. 그 밖에도 특수한 골절에 피로골절(스포츠 등에서 반복적으로 가해진 경미한 외부의 힘에 의한 뼈의 피로손상)과 병적골절(암의 뼈전이, 골수염 등 질병에 의해 약해진 뼈의 골절)이 있다.

치유기전

① **일차 골절치유**(primary fracture healing) : 연속성이 끊긴 골조직이 회복되는 데 애벌뼈(가골, callus)를 형성하지 않고 골절된 끝을 골모세포가 가로질러 직접 뼈가 유합되는 과정이다. 두 골절 끝이 해부학적으로 틈새 없이 밀착되며, 플레이트(고정재료)에 의한 견고한 내고정에 의해 이루어진다(그림 18-5a).

② **이차 골절치유**(secondary fracture healing) : 애벌뼈를 통해 뼈가 유합되는 과정이다. 두 골절 끝에 틈새나 동요가 있으면 골절혈종 내에 육아조직이 형성되고, 여기에 섬유모세포가 침입 및 증식한 후 결합조직성 애벌뼈가 되어 두 골절 끝을 연결한다. 결합조직성 애벌뼈는 석회가 침착되어 성숙한 애벌뼈가 되어 골유합이 완성된다(그림 18-5c). 또한 골절부위에서 과잉으로 형성된 바깥애벌뼈(외가골)(그림 18-5b, c)는 뼈 본래의 기능인 자가교정력(자가회복력)이 작용하여 볼록면에서는 골흡수, 오목면에서는 골첨가가 이루어져 골절 전의 해부학 형태로 재구축된다(그림 18-6).

표 18-2 **골절의 유형**

유형	설명
단순골절(simple fracture)	뼈 부분만 손상된 골절로 피부, 점막은 손상되지 않으며 뼈끝이 원래 위치와 정렬을 유지하고 있다.
분쇄골절(comminuted fracture)	수많은 뼈조각(3편 이상)으로 부서진 상태로, 둔탁한 외력이 가해졌을 때 발생한다. 골절선과 골절편이 있다.
개방골절(open fracture)	골절된 뼈의 말단부가 연조직을 뚫고 피부 밖으로 돌출되어 골절이 노출되는 것으로, 뼈 파편이 밖으로 노출되고 감염 등 합병증의 위험이 높다.
압박골절(compression fracture)	뼈의 장축에 무리한 하중으로 뼈가 눌려지고 주저앉아 작은 조각으로 뭉개진 것으로, 노인의 골다공증성 척추손상이 여기에 속한다.
생나무골절(greenstick fracture)	뼈 중 한쪽 부분만 골절되고 다른 쪽 부분은 휘는 특성을 보이는 것으로 주로 긴뼈에서 나타나며, 완전히 골화되지 않은 소아에게서 발생한다.
가로골절 (횡골절, transverse fracture)	뼈를 직선으로 횡단하여 발생하는 골절이다.
함몰골절(depressed fracture)	머리뼈에서 발생하며, 부러진 파편이 뇌조직 안으로 함몰된 골절이다.

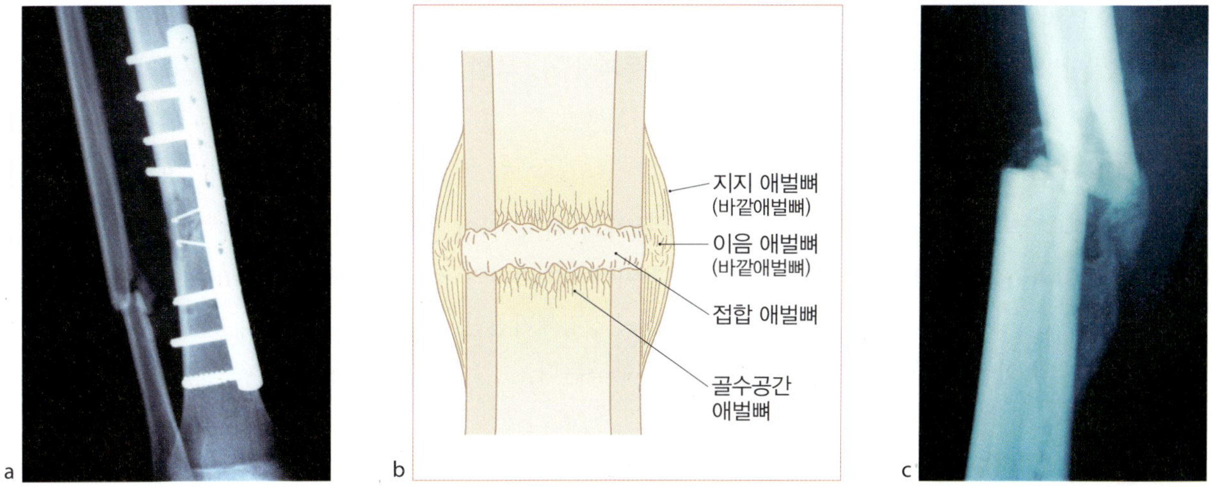

그림 18-5 골절치유의 형태

a. 일차 골절치유. 정강뼈(경골) 골절부위는 해부학 형태로 정복(reposition)된다. 뼈조각 사이는 내부자판(압박형 금속판)에 의해 강하게 밀착 고정되고, 골절부위는 바깥애벌뼈(외가골)가 형성되지 않고 치유된다.
b. 애벌뼈형태. 골절부위는 먼저 골막이나 골수공간으로부터 뻗어 나온 애벌뼈로 접합되고 나중에 애벌뼈가 뼈에 재구축되어 복원된다. 이 애벌뼈는 형성부위별로 명칭이 다르다.
c. 이차 골절치유. 넙다리뼈(대퇴골) 골절부위는 다량의 바깥애벌뼈에 의해 뼈조각 사이가 연결되면서 접합된다.

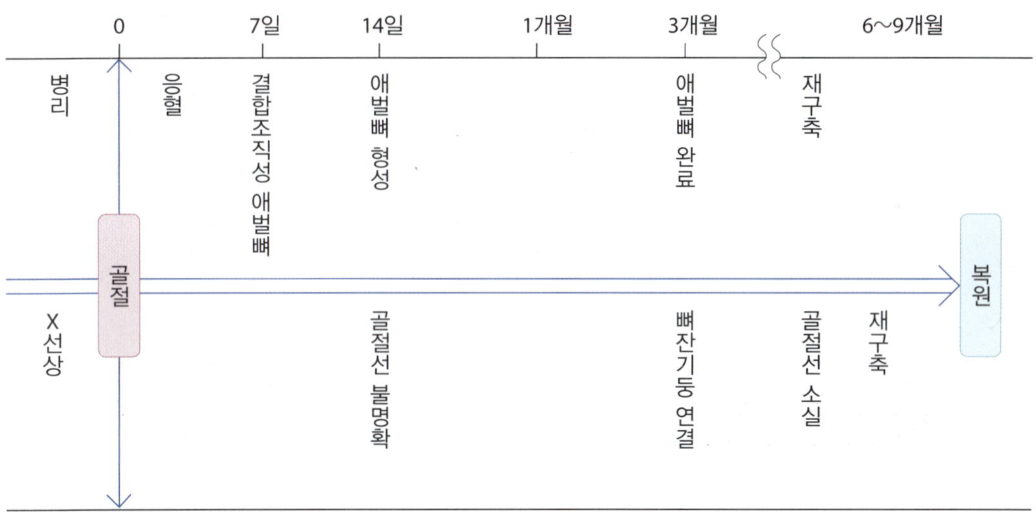

그림 18-6 골절의 회복과정

2. 괴사

무균골괴사(aseptic osteonecrosis)는 뼈에 분포하는 영양 공급 동맥의 색전이나 기계적인 압박에 의해 국소로 유입되는 동맥혈이 차단되어 영양을 공급받는 영역의 골조직이 허혈괴사(ischemic necrosis)를 일으킴으로써 발생한다. 허혈 부위에 따라서는 통증 등의 기능장애를 일으킨다. 대표적인 질환에 뼈끝병증(골단병증), 넓적다리뼈머리괴사증(대퇴골두괴사증), 특발 무릎뼈괴사증(슬개골괴사증)이 있다.

1) 뼈끝병증(골단병증, apophyseopathy)

뼈끝병증은 주로 발육 과정에서 뼈끝이나 뼈돌기의 뼈가 원인 불명의 허혈로 인해 괴사하여 골화중심의 분열이나 함몰 등의 변형을 일으키는 질환이다. 대표적인 것에 **페르테스병**(Perthes disease; 넓적다리뼈머리, 6~8세에 호발)과 **오스굿병**(Osgood disease; 정강뼈거친면, 10~16세에 호발)이 있다. 이 질환으로 인한 골괴사와 함몰 등의 변형은 시간이 지나면 회복된다.

2) 넓적다리뼈머리괴사증(대퇴골두괴사증, osteonecrosis of femoral head)

넓적다리뼈머리괴사증은 성인의 넓적다리뼈머리(대퇴골두)가 허혈로 인해 괴사되는 질환이다. 대부분은 뼈머리의 함몰 변형을 일으키고 통증과 보행장애 등 엉덩관절의 현저한 기능장애가 나타난다(그림 18-7). 증후성과 특발성으로 분류되는데, 증후성은 외상(넓적다리뼈머리밑골절, 엉덩관절탈구), 색전(감압증, 특수한 빈혈), 방사선피폭 후에 발병하고, 특발성은 원인이 밝혀지지 않았다.

특발성은 30~50대의 활동이 왕성한 남성에게 많이 발생하며, 절반 이상이 양쪽 넓적다리뼈머리에 발병하여 활동에 현저하게 제약을 받는다. 스테로이드제 복용과 잦은 음주는 위험인자가 된다. 또한 넓적다리뼈머리의 파괴가 진행되어 퇴행관절병으로 진행되면 인공엉덩관절치환술이 시행된다.

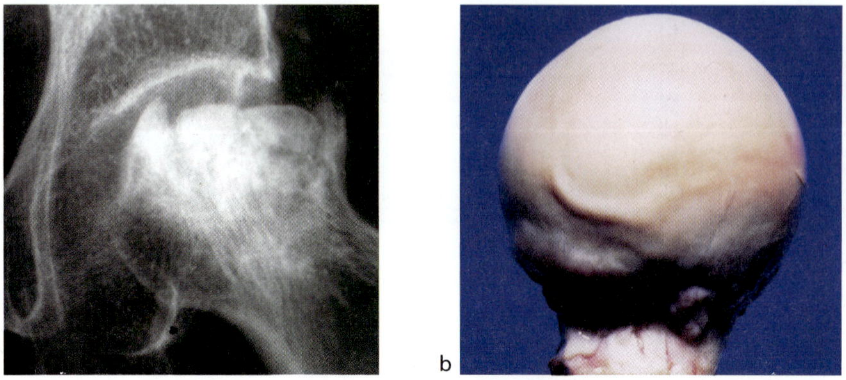

a b

그림 18-7 특발 넓적다리뼈머리괴사증

a. 연골 아래 뼈조직의 함몰 b. 연골의 주름
하중이 가해지는 부위의 연골 아래 뼈조직이 괴사함으로써 함몰이 생겨 관절연골에 주름과 균열이 확인된다.

3) 특발 무릎뼈괴사증(슬개골괴사증)

특발 무릎뼈괴사증은 주로 노년기에 무릎관절(슬관절)의 넓적다리뼈 하중부가 원인 불명의 허혈로 인해 괴사되는 질환이다. 뼈의 괴사가 국한적이라고는 해도 보행 시 신체의 하중을 받는 장소이기 때문에 통증 등 기능장애가 심하다. 또한 이차무릎관절증으로 진행되기 쉽다.

3. 염증

1) 고름골수염(suppurative osteomyelitis)

고름골수염은 골조직이 **세균**에 감염되어 **고름염증**(purulent inflammation)이 생기는 질환이다. 만성화하기 쉽고 염증에 의한 혈류 차단으로 인해 골괴사가 광범위하게 발생한다. 이에 따라 기능성이 없는 부골(죽은뼛조각, sequestrum)이 형성되어 일상의 활동이 제한되는 난치성 감염병이다(그림 18-8).

원인 황색포도알균, 사슬알균, 그람음성막대균 등의 세균감염이 원인이다.

감염경로 **개방골절** 등 외부와 연결된 상처로부터 세균이 침입하는 감염, 소아에게 많이 발생하는 다른 장기로부터의 혈행감염, 인접 조직의 고름 병터에서 파급되는 감염 등의 3가지 경로가 있다.

진단 발병 초기에는 X선 영상에 소견이 나타나지 않기 때문에 발열이나 국소의 통증, 열감, 부기(종창) 및 염증표지자(CRP, 적혈구침강속도, 백혈구 수)를 평가하여 진단한다.

치료 국소안정(깁스), 항균제 투여, 필요에 따라 수술요법을 시행한다.

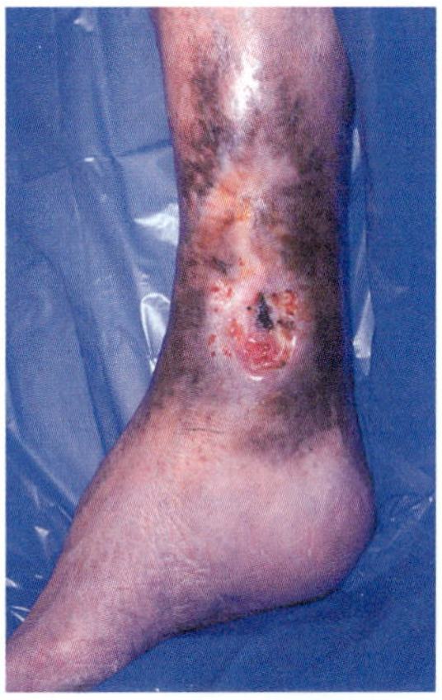

a

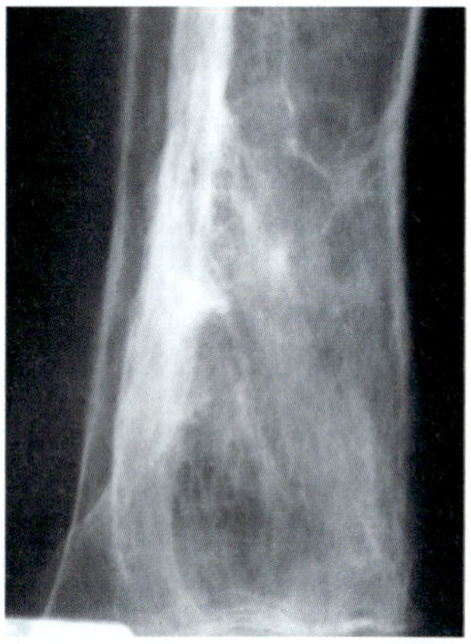

b

그림 18-8 **만성고름골수염**

a. 50년간 지속된 병터부의 샛길과 흉터 b. 광범위한 골괴사, 부골화한 정강뼈

2) 척추결핵(spinal caries)

척추결핵은 **골관절 결핵**의 대표적인 질환으로, 보통 폐결핵 등의 일차병터로부터 혈행성 또한 림프성으로 파급되는 이차결핵이다.

증상 초기 증상으로서 허리 윗부분 또는 등의 통증이 발생하며, 근육긴장으로 인한 척추의 운동 제한, 피로, 미열, 체중감소가 나타난다.

병리소견 뼈나 연골을 파괴하여 **치즈괴사**(caseous necrosis)를 동반하는 육아종을 형성한다. 치즈괴사조직은 융해되어 고름집을 형성하고, 피부를 뚫고 흘러나와 샛길을 형성한다.

합병증 척추가 점점 파괴되면 척추후만증(척추뒤굽음증, kyphosis)이 발생한다.

4. 대사이상

1) 골다공증(osteoporosis)

골다공증은 뼈바탕질과 뼈무기질의 비율은 유지되면서 **뼈의 양**(**골밀도**)이 감소한 상태를 말한다. 이러한 상태가 어느 정도 진행되면 뼈대(골격)의 항상성 장애로 통증이 생기거나 가벼운 외부 압력에도 골절을 일으키게 된다.

원인 명확하지 않지만, 노화에 따른 칼슘 섭취량 저하나 흡수능력 저하, 비타민 D 부족, 운동부족 등의 생활습관, 여성호르몬 상실 등의 인자가 발병에 영향을 미친다.

병리소견 뼈의 양이 감소하면 피질골(겉질뼈)은 폭이 얇아지고 해면골(해면뼈)은 뼈잔기둥(골소주)이 가늘고 성글어져 골수공간 내의 공간이 늘어나므로 골절 위험성이 증가하다(그림 18-9).

분류 **일차성**과 **이차성**으로 분류된다(표 18-3).

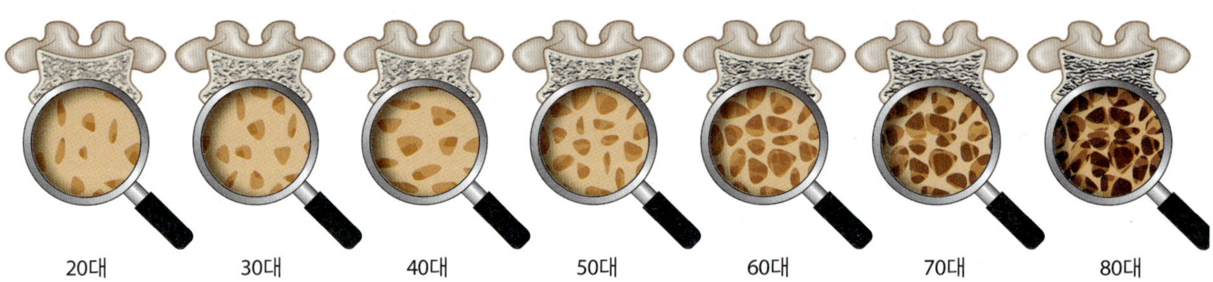

그림 18-9 노화에 따른 긴뼈의 변화(가로단면)

노인의 뼈는 피질골(겉질뼈)이 얇고, 중심에 많은 구멍이 뚫려 있어 골수공간이 넓다.

표 18-3 골다공증의 분류

일차골다공증	퇴행기 골다공증	폐경 후 골다공증 / 남성의 골다공증
	특발 골다공증	산후 골다공증
이차골다공증	내분비성	갑상샘항진증 / 생식샘 기능상실 / 쿠싱증후군
	영양성	괴혈병(비타민 C 결핍) / 기타(단백질 결핍, 비타민 A 또는 D 과잉, 칼슘 섭취 부족)
	약물성	부신피질스테로이드 / 메토트렉세이트(MTX) / 헤파린
	부동성	전신성(와상안정, 양측마비, 우주비행) / 국소성(골절 후 등)
	선천성	뼈발생이상(이골증) / 마르팡증후군 등
	기타	류마티스관절염 / 당뇨병 / 위절제술 후

2) 골연화증(osteomalacia)

골연화증은 골조직에 칼슘이나 인 등의 무기질이 침착되지 않아 뼈가 약해지고 변형되는 질환으로, 골다공증과의 감별이 중요하다.

원인 뼈의 무기질 침착에 필요한 비타민 D, 인산염(phosphate)의 부족으로 유발된다.

병리소견 골형성 시 석회화가 장애를 받아 골조직에 석회화되지 않은 **유골조직**(풋뼈조직, osteoid tissue)이 현저하게 증가한다.

합병증 활모양다리(bow leg)와 같은 다리뼈의 변형, 척추측만증(척추옆굽음증, scoliosis), 척추후만증(척추뒤굽음증, kyphosis)을 유발하며, 아동의 경우 키가 정상 이하가 된다.

5. 종양

1) 골연골종(osteochondroma)

골연골종은 긴뼈의 뼈몸통끝(골간단)에서 발생하는 종양으로, 일차 골종양 중에서는 가장 발생빈도가 높은 **양성종양**이다. 단발성과 다발성(가족 발생)이 있으며, 대다수가 **10대**에 발생한다.

18

병리소견 긴뼈의 뼈몸통끝 부분에서 가시 모양, 갈고리 모양, 줄기가 있는 모양 등 여러 가지 형상의 연골로 덮인 골융기(종양)가 피부밑조직으로 돌출된다.

종양은 전체가 바깥골막으로 덮이며, 머리 부분에서는 연골모(cartilage cap)라고 불리는 연골조직이 확인된다. 골성장 종료 후 갑자기 키가 커질 때는 악성화의 가능성이 있으므로 주의해야 한다.

2) 내연골종(enchondroma)

내연골종은 골연골종 다음으로는 많이 발생하는 뼈의 **양성종양**이며, 단발성과 다발성이 있다. 10대에 이어 20대에 많이 발생한다.

대부분 증상이 나타나지 않으며, 병적골절을 계기로 발견되는 경우가 많다(그림 18-10).

종류 다발성으로 한쪽 팔다리에 발생하여 긴뼈의 성장장애를 동반하는 것은 올리에르병(Ollier disease)이라고 하고, 혈관종을 동반하는 것은 마푸치증후군(Maffucci syndrome)이라고 한다.

발생부위 손가락뼈, 손허리뼈(중수골), 발가락뼈에서 발생한다.

병리소견 피질골(겉질뼈)은 얇아지고 골수공간에는 조직학적으로 성숙하여 분열상으로 증식한 유리 모양의 연골이 젤리 같은 종양 덩어리가 되어 가득 차 있다.

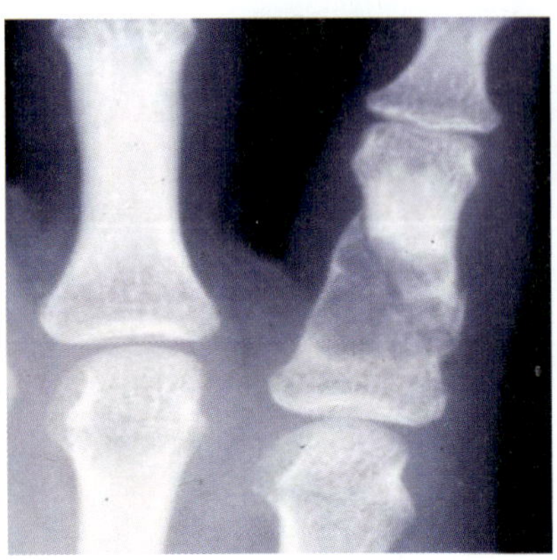

그림 18-10 내연골종

23세 여성에서 첫마디뼈(기절골)의 병적 골절로 발견된 내연골종

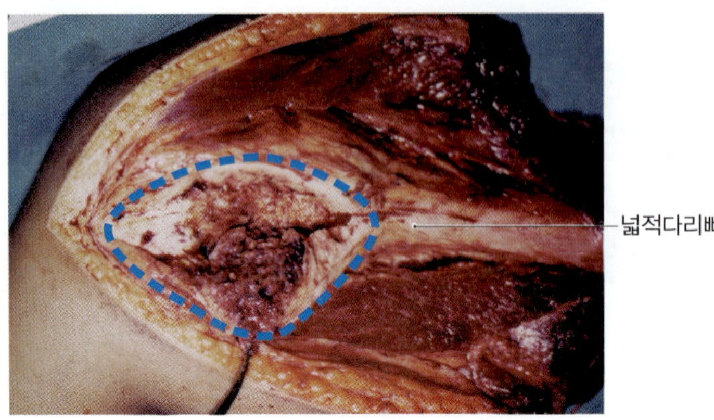

그림 18-11 골육종

15세 남아에서 넓적다리뼈(대퇴골) 먼쪽부분의 골육종이 피질골(겉질뼈)을 뚫고 뼈 밖으로 융기(파란 점선)

3) 골육종(osteosarcoma)

골육종은 뼈에서 발생하는 대표적인 **악성종양**이다. 호발 연령은 **10~20대** 전반이며, **남성**에게서 발생률이 더 높다. 혈행성으로 폐전이를 일으키기 쉬워 예후가 나쁜 종양이지만, 최근 외과요법(광범위 절제와 환부 보존)의 연구와 화학요법의 향상으로 5년 생존율(60~70%)이 높아지고 있다.

증상 통증, 부기(종창), 열감 등의 염증 증상이 국소에 나타나므로 초기에는 고름골수염과의 감별이 필요한 경우도 있다.

발생부위 넓적다리뼈(대퇴골) 먼쪽부분, 정강뼈(경골) 몸쪽부분, 위팔뼈(상완골) 몸쪽부분에서 많이 발생한다.

병리소견 다형성과 이형성을 나타내며 종양세포가 뼈 또는 유골(풋뼈, osteoid)을 형성하며 증식하여, 지지성이 없는 종양성의 새로운 뼈가 건강한 뼈를 대체하면서 결국 골절된다(그림 18-11).

4) 연골육종(chondrosarcoma)

연골육종은 골육종, 골수종에 이어서 많이 발생하는 **악성종양**으로, 종양세포가 연골을 형성한다. 조직학적으로는 예후가 좋은 분화형과 악성도가 높은 미분화형으로 분류된다. 호발 연령은 40세 이상이 절반 이상을 차지하며, 넓적다리뼈 몸쪽부분, 골반, 갈비뼈, 위팔뼈 몸쪽부분에서 많이 발생한다.

3 관절의 질환

1. 탈구

관절탈구(joint dislocation)는 마주 보고 있는 관절면이 접촉되지 않는 상태를 말하며, 한쪽 관절 끝이 파열된 관절주머니 밖으로 이탈하는 외상탈구(어깨관절에 호발), 관절주머니 안에서 이탈하는 선천엉덩관절탈구, 반복탈구, 습관탈구 등이 있다.

2. 관절운동의 이상

1) 관절강직(ankylosis)

관절강직은 관절의 생리적인 운동영역이 지속적으로 제한된 상태에 있는 것으로, 관절 내 골절, 고름관절염 등 관절 구성체(뼈, 연골)에서 발생한 병터가 원인으로 알려졌다.

2) 관절구축(joint contracture)

관절구축은 관절강직과 마찬가지로 관절의 생리적인 운동영역이 지속적으로 제한되는 상태이다. 그러나 그 원인이 피부(화상흉터), 결합조직(**뒤퓌트랑구축**), 근육(근육성기운목), 신경(뇌성마비) 등의 관절 주위 연부조직에 있다.

3) 동요관절(flail joint)

관절은 힘줄과 인대, 관절면의 형태에 의해 안정성을 유지하며 관절마다 일정한(생리적인) 가동범위를 부여한다. 인대가 절단되거나 관절면의 형태가 파괴되는 등 안정성을 유지하는 인자가 손상되면 생리적으로 존재하지 않거나 또는 생리적인 가동범위 이상의 과잉 관절운동을 나타내는데, 이를 **동요관절**이라고 한다.

3. 변성과 화생

1) 퇴행관절병(degenerative joint disease, DJD)

퇴행관절병은 관절연골에 변성과 증식 변화가 동시에 일어나 관절면이 변형됨으로써 통증과 관절운동에 제한이 일어나는 질환이다.

병리소견 관절연골은 얇아지고, 표면에 균열, 경화, 상아질화 등이 확인되며, 가장자리에는 뼈돌기(골극, bone spur)가 형성된다(그림 18-12a, c).

분류 특별한 원인 없이 연골의 노화에 기계적 영향이 가해져 발병하는 **일차퇴행관절병**과 선천성 또는 후천성의 형태이상, 외상, 염증 등이 원인이 되어 발병하는 **이차퇴행관절병**이 있다. 중년 이후에는 엉덩관절, 무릎관절, 팔꿈치관절에서 많이 발생한다.

① 엉덩관절증(coxarthrosis) : 관골절구(관골구)의 형성이상 등이 원인으로 발병하는 이차성 엉덩관절증이 일차성보다 훨씬 많다. 넓적다리뼈머리(대퇴골두)와 관골절구 연골의 변성으로 인해 통증, 관절구축, 보행능력의 저하를 일으킨다(그림 18-12c).

② 무릎관절증(gonarthrosis) : 일차성인 것이 많으며, 중년 이후의 비만한 여성에게서 많이 발생한다. 무릎관절은 안쪽으로 굽으면서 변형되는 예가 많으며, 진행되면 현저한 안쪽휜무릎(내반슬, genu varum; O다리)이 나타난다(그림 18-12b).

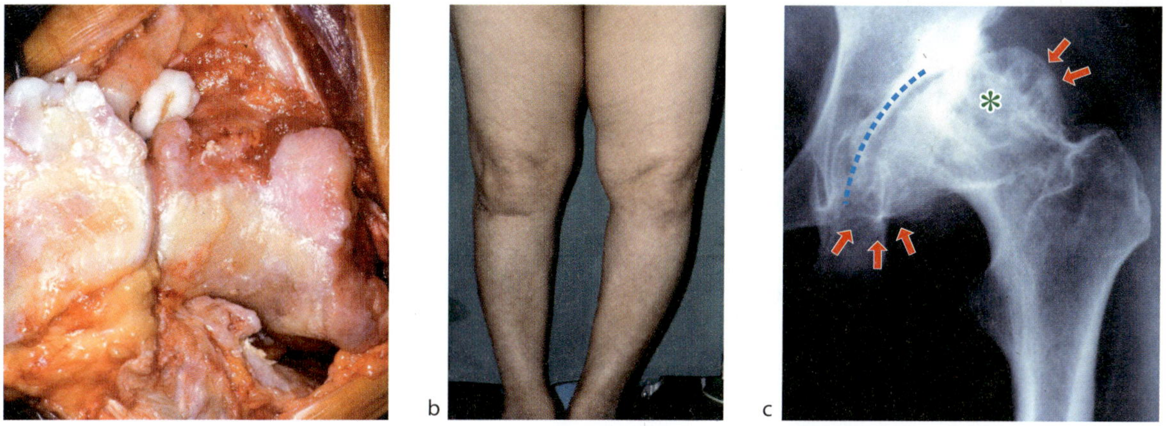

a b c

그림 18-12 변성(퇴행)과 화생((윤)활막)에 의한 관절의 변화

a. 퇴행관절병의 관절 내 소견(무릎). 변성에 의한 관절질환에서는 관절면이 연골의 균열, 상아질화의 증식된 뼈의 돌출(X선상에서는 가시 모양으로 나타나므로 뼈돌기라고 함)에 의해 변형되어 연결이 나빠진다.

b. 무릎관절증에 의한 O다리 변형. 무릎관절(슬관절)에서는 안쪽으로 굽으면서 변형되는 경우가 많다.

c. 관골절구의 형성이상에 의한 엉덩관절증. 엉덩관절 X선상에서는 넓적다리뼈머리(*)가 뼈돌기(➞)로 거대해지고 얕게 변형된 절구의 파임(- - -)에 들어가지 못해 불안정한 관절 형태를 나타낸다.

2) 골연골종증(osteochondromatosis)

골연골종증은 관절 (윤)활막의 결합조직에 화생(metaplasia)이 일어나 연골이나 뼈가 생기는 질환이다. 유리된 연골이나 뼈가 관절면으로 빠져나오면 심한 통증을 일으킨다. (윤)활막조직은 두꺼워지고 진주와 같은 광택이 있는 크고 작은 다양한 연골로 덮인 수개~수십 개의 골조각이 관절공간 안으로 유리된다(그림 18-13).

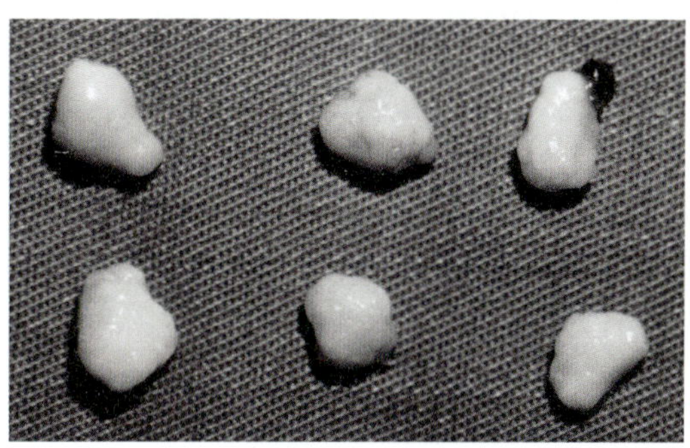

그림 18-13 관절공간 내로 유리된 연골조각

골연골종증에서는 다수의 뼈와 연골조각이 관절 안으로 유리된다.

4. 염증

1) 고름관절염(pyogenic arthritis)

고름관절염은 세균감염에 의해 관절에서 염증이 발생하는 질환이다.

원인 포도알균, 사슬알균 등의 세균이 관절 (윤)활막에 부착하여 증식함으로써 발생한다.

증상 관절운동의 제한과 갑작스러운 통증 발작, 부종이 나타난다.

감염경로 유 · 소아에서는 골수염에서 파급되어 발병하는 경우가 많지만, 성인에서는 **관절주사** 시 세균에 직접 감염되어 발병하는 경우가 많다.

병리소견 관절에 고름이 생기면 관절액의 조성이 변하고, (윤)활막으로부터 증식한 염증 육아조직이 연골을 파괴하여 골유착을 일으켜 심한 관절기능장애를 남기는 경우가 많다.

2) 류마티스관절염(rheumatoid arthritis)

류마티스관절염은 **만성**, 진행성, 다발성의 관절염을 주요 병터로 하는 **원인 불명**의 자가면역질환으로, 30~50대 여성에게서 많이 발생하며, 면역이상이 **염증**의 촉진과 지속성에 관여한다.

증상 초기 증상은 관절의 부기(종창), 통증, 열감 등이며, 이러한 증상이 완화와 재발을 반복하면서 서서히 진행된다. 더 진행되면 관절안 염증이 관절연골이나 관절 주위 조직을 파괴하고, 근육의 불균형이나 힘줄의 구축 등을 일으켜 이차적으로 관절변형을 초래한다.

병리소견 병터의 중심인 관절 (윤)활막에는 ①(윤)활막융모의 증식과 비후, ②림프구의 침윤, ③혈관의 신생이 나타나 연골과 뼈를 파괴해 간다(그림 18-14).
파괴된 관절의 끝이 용해된 **단절**(mutilans) **변형**, 관절의 비가역 탈구에 의한 오페라안경(opera glass) 변형, 편평한 삼각 모양 발가락 등의 류마티스관절염 고유의 변형이 일어난다(그림 18-15a). 또한 피부밑조직에 **류마티킥결절**(rheumatic nodule) 등 관절 외 병터를 일으키기도 한다(그림 18-15b).

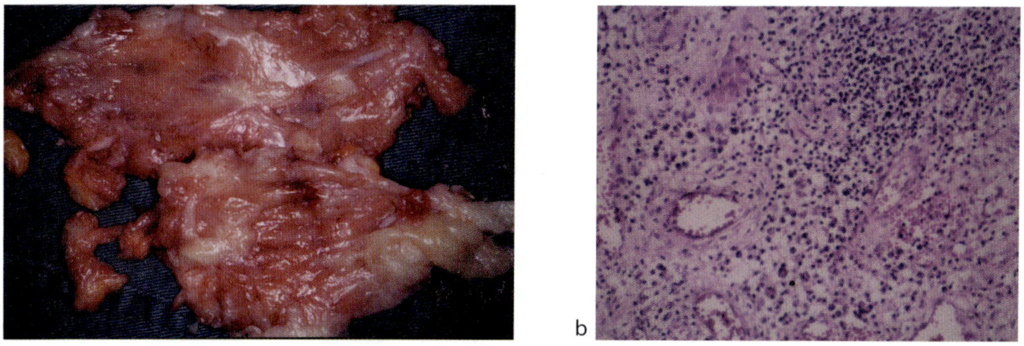

a b

그림 18-14 류마티스관절염의 (윤)활막조직

a. (윤)활막 적출표본. (윤)활막의 현저한 부종 모양 종대와 증식된 융모 덩어리
b. (윤)활막 조직표본(헤마톡실린 · 에오신염색). 현미경 검사에서 림프구 침윤, 혈관신생이 확인된다.

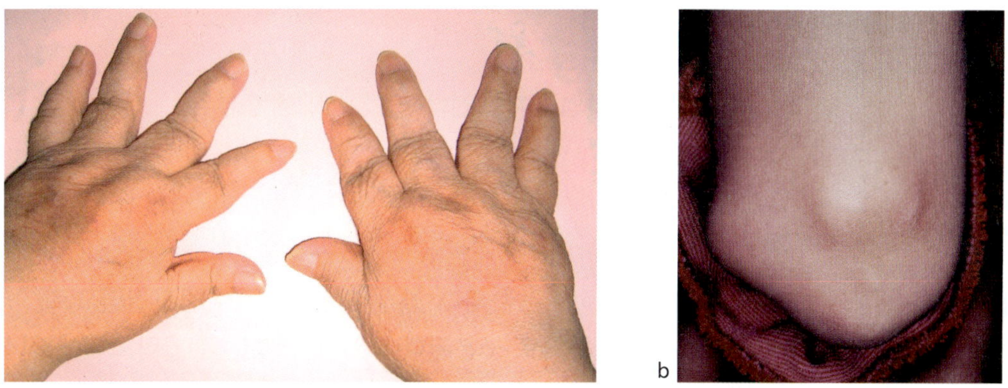

a b

그림 18-15 류마티스관절염에서 관찰되는 손가락 변형과 관절 외 병터

a. 뼈가 관절 끝에서 파괴 및 용해되어 짧아지고, 단축된 손가락의 피부는 늘어져 있으며 관절이 흔들거리는 파괴성 관절에 특유한 변형인 단절(mutilans) 변형이다.
b. 팔꿈치부분의 피부밑조직에 형성된 류마티스결절

18

3) 강직척추염(ankylosing spondylitis)

강직척수염은 척추에 염증이 발생하여 점차 척추마디가 굳어가는 만성진행염증질환이다. 20~40대 남성에게서 호발하지만, **말초관절**의 침범은 **여성**에게 더 많이 발생한다.

발생부위 엉치엉덩관절(천장관절), 돌기사이관절, 척추곁인대, 엉덩관절(고관절)에서 많이 발생한다.

증상 아침강직, 운동 제한, 심한 허리통증과 인대의 골화(뼈형성, ossification), 척추 · 엉덩관절의 골강직을 특징으로 하는 **대나무척주**(죽상척주, bamboo spine)가 나타난다(그림 18-16).

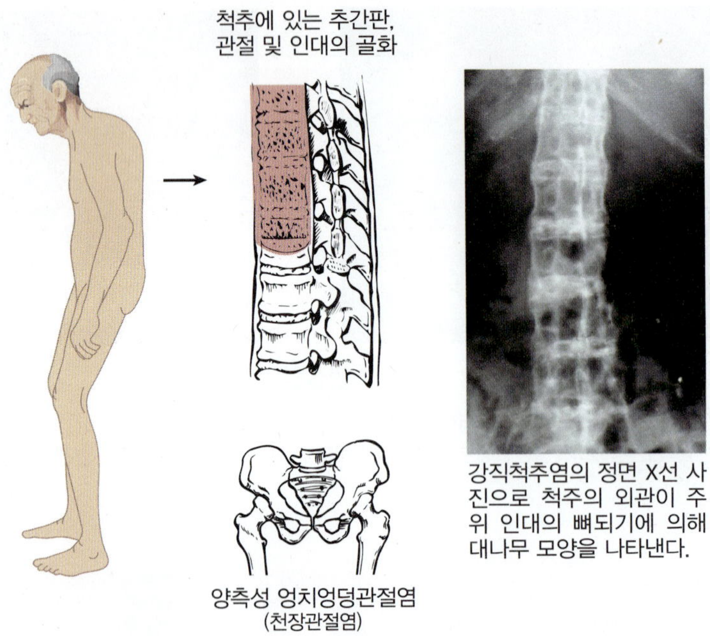

그림 18-16 강직척추염 환자의 전형적인 자세와 침범 부위

4) 결핵관절염(arthrocaries arthritis)

결핵관절염은 결핵균(*Mycobacterium tuberculosis*)에 의해 발생하는 만성육아종관절염으로, 병터의 발생 양상에 따라 (윤)활막형과 골형의 2가지 형태로 구분된다. (윤)활막형은 (윤)활막조직이 직접 결핵균에 감염되어 발생하는 경우이고, 골형은 연골 아래의 골조직에서 발생한 결핵 병터가 관절안(관절강)으로 파급되어 이차적으로 관절을 침범하는 경우이다.

5) 신경병성관절병증(neuropathic arthropathy)

신경병성관절병증은 척수공동증, 당뇨병신경병증 등의 신경질환으로 인해 관절의 고유감각과 통증감각이 소실되어 발생한다. 이에 따라 관절에 가해지는 손상에 대한 보호기전이 작동하지 않으며, 반복적인 미세 외상과 지속적인 스트레스로 인해 관절은 심하게 파괴되고 변형되어, 결국 동요관절을 형성한다. 주로 무릎관절과 다리관절에서 많이 발생한다(그림 18-17).

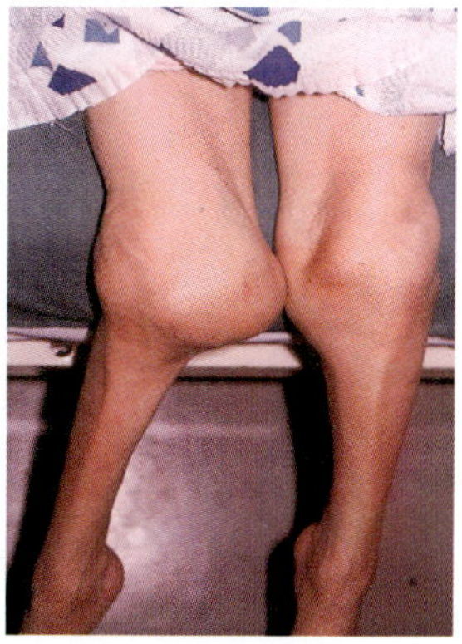

그림 18–17 **신경병성관절병증**(양측 무릎)

척수매독에 합병하여 무릎관절이 기묘하게 변형, 무통성

6) 색소융모결절윤활막염(pigmented villonodular synovitis)

색소융모결절윤활막염은 관절 (윤)활막에 국한성 또는 광범위하게 적갈색을 띠는 결절이 형성되어 통증, 부기(종창), 관절내출혈을 반복하는 질환이다. 출혈에 동반하는 혈철소(hemosiderin)의 침착으로 연골파괴를 일으킨다. 무릎관절에서 많이 발생하며, 때로는 결절이 관절주머니(관절낭)를 뚫고 근육이나 뼈로 침윤되기도 한다. 원인으로는 염증, 지질대사이상 등이 관여한다는 견해도 있다.

5. 대사이상

1) 통풍관절염(gouty arthritis)

통풍관절염은 **요산결정**이 관절 주위 조직에 침착하여 관절에 심한 염증을 일으키는 질환이다. 90% 이상의 환자가 40세 이상의 **남성**이다.

원인 유전요인에 의해 발생하기도 하고, 고열량 식품을 많이 섭취하거나 과음, 비만 등 환경요인으로 인해 발생하기도 한다.

발생부위 엄지발가락의 발허리발가락관절(중족지관절)에서 많이 발생한다(발통풍).

증상 갑작스러운 발적과 부기를 동반하는 심한 관절통이 증상으로 나타나지만, 이러한 급성염증 증상은 2주일 이내에 사라진다.

병리소견 관절액 안이나 통풍결절 안에서 바늘 모양의 요산염 결정을 현미경으로 관찰할 수 있다(그림 18–18).

18

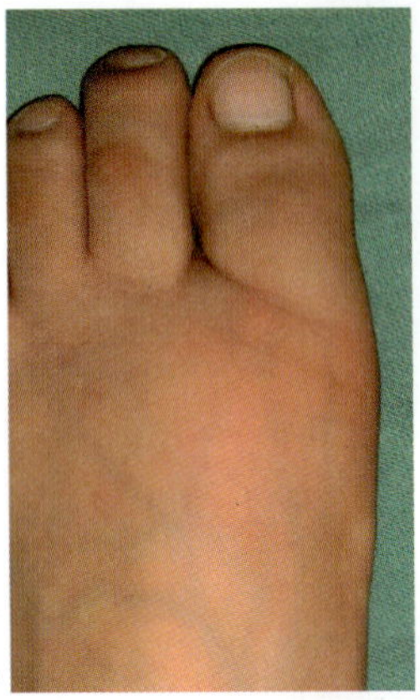

a

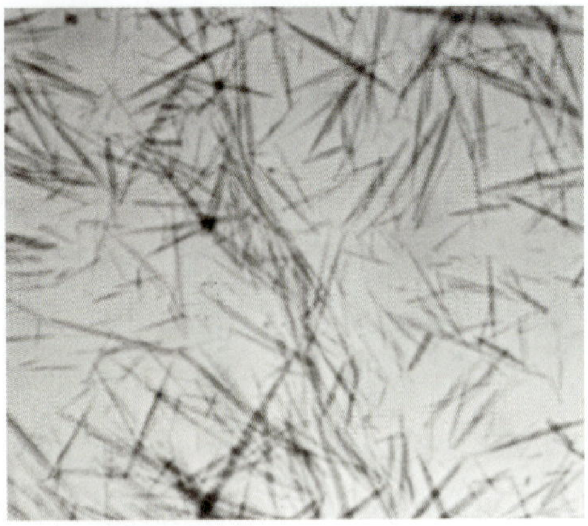

b

그림 18-18 **통풍관절염**

a. 발작 시의 발통풍 b. 요산염의 바늘 모양 결절

2) 거짓통풍(pseudogout)

거짓통풍은 통풍관절염과 마찬가지로 결정을 형성하는 급성염증이지만, **이수화칼슘파이로인산염**(calcium pyrophosphate dihydrate, CPPD) 결정이 원인인 관절염이다. CPPD 결정은 무릎관절의 반달판에 침착하기 쉽고, 혼탁한 관절액 안에 존재한다.

6. 종양

1) (윤)활막육종(synovial sarcoma)

(윤)활막육종은 관절주머니 바깥면, (윤)활액낭 등의 관절 주변 조직에서 발생하는 악성종양으로, 다리 특히 무릎관절 주변에서 많이 발생한다. 30대에 가장 많으며, 폐나 림프절로 전이를 일으키기 쉽고, 5년 생존율은 30~70%이다.

4 척추 및 척수의 질환

1) 추간판탈출(disc extrusion)

추간판탈출은 추간판 조직의 속질핵이 섬유고리를 뚫고 탈출하여 신경뿌리나 척수를 압박하는 병태이다.

원인 섬유고리의 균열, 단열, 낭종 형성과 속질핵세포의 변성, 바탕질의 섬유화 등이 원인이다.

발생부위 허리에서는 제4 · 5허리뼈(요추) 사이, 제5허리뼈와 제1엉치뼈(천추) 사이, 목에서는 제5 · 6목뼈(경추) 사이의 가동성이 큰 부위에서 많이 발생한다.

증상 허리부분 추간판탈출의 대표적인 증상으로는 허리통증과 한쪽 다리통증 및 압박을 받은 신경뿌리가 지배하는 영역의 표재성 감각둔마와 근력저하가 발생한다.

2) 경추증(cervical spondylosis)

경추증은 보통 노화에 동반하는 뼈돌기(골극), 인대 비후 등으로 인해 척추관이 좁아지고 목척수(경수)가 압박을 받아 발생한다. 팔저림, 정교하지 못한 움직임, 다리의 경성 불완전마비 등이 나타난다.

3) 척추관협착증(spinal stenosis)

척추관협착증은 척추관 및 추간공(척추사이구멍)이 좁아져 허리통증 및 신경증상을 일으키는 질환이다. 주로 허리부분에서 많이 발생하는데, 말총(마미)이 압박을 받아 걸을 때 다리통증, 탈진, 저림감이 생겨 멈추어 서게 된다. 그러나 조금 쉬면 다시 걸을 수 있는 간헐절뚝거림(간헐파행, intermittent claudication)을 나타낸다.

18

5 근육의 질환

1. 근육위축

1) 근위축(amyotrophy)

근위축은 근육다발의 지름이 줄어들고 탈력을 동반하는 질환을 일컫는다.

원인 여러 가지가 있지만, 이차운동신경세포의 장애로 인해 발생하는 **신경원성**과 근육 자체의 장애로 발생하는 **근원성**이 있다.

병리소견 신경원성에서는 장애 신경이 지배하는 근(육)섬유가 위축된 결과 다른 근(육)섬유의 위축이 관찰되고, 근원성에서는 광범위하게 다양한 크기의 근(육)섬유와 사이질 증가가 관찰된다.

2) 근육감소(근감소증, sarcopenia)

근감소증은 노년기에 주로 관찰되는 뼈대근육량의 감소와 함께 근력 또는 신체 기능(보행속도 등)의 저하를 특징으로 하는 상태이다. 65세 이상 노인인구의 유병률은 연구에 따라 1~25%까지 다양하게 보고된다.

원인 노화가 가장 중요한 원인이지만, 활동 부족, 골다공증이나 당뇨병 등의 대사질환이나 소모질환 및 영양불량이 위험인자이다.

진단 근육감소는 ①뼈대근육량(남성 7.0kg/m^2, 여성 5.4kg/m^2 미만), ②악력(남성 26kg, 여성 18kg 미만), ③보행속도(0.8m/s 미만)의 저하를 지표로 진단한다.

치료 운동요법과 영양요법(필수아미노산의 섭취)이 권장된다.

3) 진행근디스트로피(progressive muscular dystrophy)

진행근디스트로피는 근(육)섬유의 파괴와 근육위축을 증상으로 하는 유전질환이다.

병리소견 임상적으로는 장딴지근(비복근) 등의 거짓비대와 심장근육장애가 나타난다. 근육이 위축해 있는 데 비해 말하는 데는 문제가 없고, 삼킴근육과 가로막은 말기까지 침범되지 않는다. 증상은 진행성이며, 대다수는 사춘기에 사망하며 치료가 어렵다.

종류

① **뒤셴느형** : 중증의 근디스트로피로, 예후가 나쁘다. 4~5세 무렵부터 팔다리의 몸쪽 근육이 위축되기 시작하며, 심장근육의 손상과 감염병 합병이 일어난다. X연관열성유전(X-linked recessive inheritance)을 나타낸다.

② **베커형** : 뒤셴느형과 마찬가지로 X연관열성유전을 나타내지만, 진행이 느리고 예후는 양호하다.

③ **얼굴어깨위팔형** : 보통염색체 우성유전에 의해 얼굴, 어깨, 위팔의 근육에 위축이 일어난다. 10대에 발병하며, 진행은 느리다. 난청을 동반하는 경우가 있다.

④ **사지대형** : 보통염색체 열성유전에 의해 10~20세에 발생하며, 허리의 근육위축부터 시작하여 온몸으로 진행된다. 진행은 느리다.

⑤ **근긴장형** : 보통염색체 우성유전을 나타내며, 성인기에 근긴장을 동반하는 근육위축이 발생한다. 당뇨병, 고환위축, 이마탈모를 합병한다.

4) 중증근무력증(myasthenia gravis)

중증근무력증은 운동을 할수록 근력이 저하되는 자가면역질환이다. 10~40대에 호발하며, 여성의 발병률이 남성의 약 3배가 된다.

원인 신경근육접합부의 아세틸콜린수용체에 대한 자가항체가 아세틸콜린수용체를 파괴하거나 결합을 차단함으로써 발생한다.

증상 주로 눈, 얼굴이나 목의 근육 및 팔다리의 몸쪽 근육이 침범되기 때문에 가장 많이 나타나는 증상은 눈꺼풀처짐(안검하수)과 복시이다. 근력저하는 휴식하면 회복되지만, 운동하면 다시 악화된다.

합병증 가슴샘(흉선)에는 뼈대근육의 아세틸콜린수용체와의 공통항원이 존재하기 때문에 가슴샘종(흉선종, thymoma)을 합병하기 쉽다.

치료 콜린에스터분해효소를 억제하는 작용이 있는 약물을 투여하면 증상이 극적으로 개선된다.

2. 염증

1) 골형성근염(myositis ossificans)

골형성근염은 주로 운동 시의 **타박상에 의한 혈종**이 원인으로 뼈대근육(골격근)의 사이질에 왕성하게 뼈를 형성하는 질환이다. 근육 신장성이 장애를 받아 관절운동이 제한된다. 축구 등의 운동에서 넓적다리 바깥을 강타당해 가쪽넓은근(외측광근) 내부에 혈종이 생기고 이 혈종에서 골형성이 일어나면 무릎관절의 가동성이 현저하게 손상된다.

3. 종양

1) 횡문근육종(rhabdomyosarcoma)

횡문근육종은 비교적 발병빈도가 높은 가로무늬근육(횡문근) 유래의 악성종양으로, 신생아에서부터 노인에 이르기까지 폭넓게 발생한다. 신체의 어느 부분에서나 발생하며, 태아형, 난소형, 다형태형, 혼합형의 4가지 유형이 있다.

18

2) 지방육종(liposarcoma)

지방육종은 악성연부종양의 약 14%를 차지하며, 30~60대에 많이 발생한다. 다리 발생이 약 50%로 가장 많다. 종양의 단면은 분엽상이나 결절상을 나타내고 황색~회색빛을 띠는 황색이며, 점액변성을 나타내기도 한다(그림 18-19).

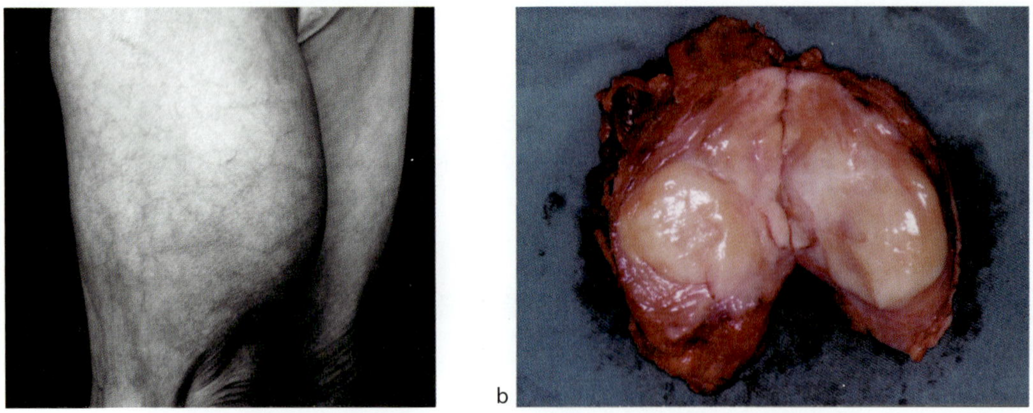

a b

그림 18-19 넓적다리부위에서 발생한 거대한 지방육종(63세 여성)

a. 넓적다리부위(대퇴부)의 비대 b. 적출된 종양

Chapter 19

비뇨계통

학습목표

1. 대표적인 사구체질환과 전신질환 시의 사구체 변화에 대해 설명할 수 있다.
2. 급성신부전과 만성신부전의 차이와 특징을 설명할 수 있다.
3. 신장과 고혈압과의 병태생리를 설명한 수 있다.
4. 요로감염의 종류와 부위별 질환의 발생 요인, 증상을 설명할 수 있다.
5. 요로의 통과장애로 발생하는 질환의 원인, 증상을 설명할 수 있다.
6. 신장 및 요로의 악성종양에 대해 설명할 수 있다.

핵심용어해설

- **급성신부전**(acute renal failure) : 신장의 기능이 갑자기 나빠진 상태를 말한다. 중증 화상, 외상, 감염병(패혈증) 등에 합병되어 일어나는 급성요세관괴사가 중요하다.
- **부종**(edema) : 체액이 신체 조직의 사이질에 축적되어 피부가 부어오르는 현상을 말한다.
- **빌름스종양**(Wilms tumor) : 소아에게 관찰되는 신장암으로 치료가 잘 된다.
- **사구체**(토리, glomerulus) : 신장의 기능적, 구조적 기본단위인 신장단위의 구성 요소 중 하나로, 세동맥에서 나온 모세혈관이 털뭉치처럼 얽혀 있는 기관이다.
- **사구체신염**(glomerulonephritis) : 사구체를 중심으로 한 염증 또는 염증과 유사한 병태를 말하며, 대표적인 신장질환이다. 사구체신염에는 급성사구체신염, 미세변화신증후군, 막사구체신염, IgA신(장)병증이 있다.
- **수신증**(물콩팥증, hydronephrosis) : 요로의 통과장애로 인해 신우(콩팥깔때기)와 신배(콩팥잔)가 확장되고 신장실질이 위축된 상태를 말하며, 요로 통과장애는 요도에서 신우까지 어느 곳에서나 일어날 수 있다.
- **신(장)고혈압**(renal hypertension) : 신장에 원인이 있어 일어나는 고혈압을 말한다. 신장에서 레닌이라는 물질이 분비되기 때문이다.
- **신(장)세포암종**(renal cell carcinoma) : 중장년층에게 발병하며, 혈뇨나 허리통증이 나타난다.
- **신장단위**(콩팥단위, nephron) : 소변을 생성하는 기본적인 기능단위를 말한다. 신장단위는 1개의 사구체(토리)와 사구체에서 이어지는 1개의 요세관으로 이루어지며, 한쪽 신장에만 백만 개 이상의 신장단위가 있다.
- **신증후군**(nephrotic syndrome) : 심한 단백뇨, 저단백혈증, 이상지질혈증 등을 일으키는 상태를 말한다.
- **요독증**(uremia) : 만성신부전에 동반되는 전신의 이상상태를 말하며, 요독증이 발병하면 부종, 산증, 골다공증 등이 나타난다. BUN의 상승이 지표가 된다.

비뇨계통(urinary system)은 소변을 생성하여 몸 밖으로 배설하는 기관, 즉 좌우 2개의 신장과 요관, 방광, 요도로 구성된다. 비뇨계통은 신장에서 혈액의 노폐물을 소변으로 배출함으로써 생체의 내부환경을 일정하게 하는 항상성 유지에 중요한 역할을 한다.

1 비뇨계통의 구조와 기능

신장(콩팥, kidney)은 육안으로는 바깥쪽의 피질(겉질, cortex)과 안쪽의 수질(속질, medulla)로 구성된다. 피질과 수질에서 만들어진 소변은 신우(콩팥깔때기, renal pelvis)로 모이고 요관을 통해 방광으로 가서 저장되었다가 요도로 배출된다(그림 19–1).

신장의 기본적인 기능단위는 **신장단위**(콩팥단위, nephron)라는 구조이며, 신장단위는 1개의 **사구체**(토리, glomerulus)와 사구체에서 이어지는 1개의 **요세관**(uriniferous tubule)으로 구성된다. 한쪽 신장에만도 백만 개 이상의 신장단위가 존재한다(그림 19–2). 사구체는 서로 얽힌 모세혈관으로 이루어진 공 모양의 구조이며(그림 19–3, 19–4), 이 모세혈관으로부터 원뇨라는 액체가 배출된다. 이어서 원뇨는 가늘고 긴 관인 요세관으로 흘러가는데, 이곳에서 다시 수분이 흡수되거나 각종 이온교환이 이루어져 최종적으로 소변이 된다. 특히, 수질의 머리핀 모양으로 접힌 부분을 헨레고리(콩팥세관고리, Henle loop)라고 하며, 이곳은 물과 전해질 교환에 중요하다. 사람의 신장에서는 하루 평균 1.5L의 소변이 만들어지는데, 이는 사구체에서 여과된 150L의 여과액(원뇨)이 요세관에서 농축된 것이다.

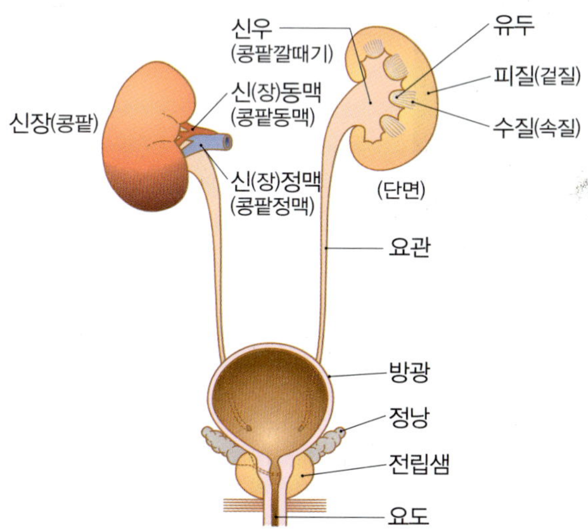

그림 19–1 비뇨계통의 구성

신장에서 만들어진 소변은 신장유두에서 신우로 나와 요관을 통해 방광으로 들어간다.
오른쪽 신장은 내부의 구조를 나타내기 위한 단면이다.

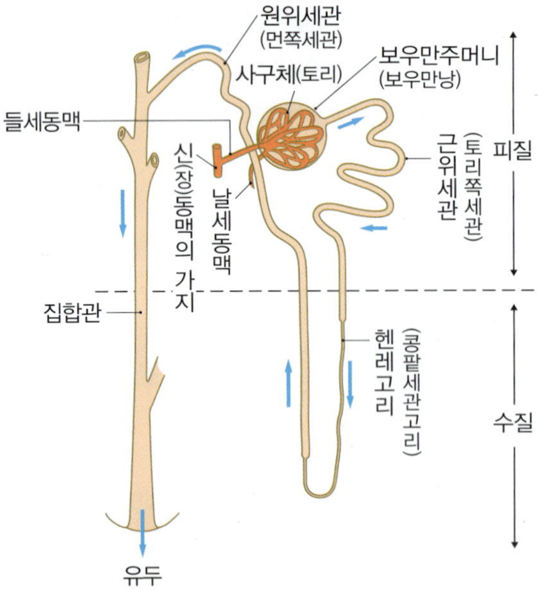

그림 19-2 신장단위의 구조

사구체에서 여과된 원뇨는 요세관으로 보내진다. 요세관에서 재흡수와 농축이 이루어지고 소변이 되어 신우 안으로 배설된다. →는 소변의 흐름을 나타낸다.

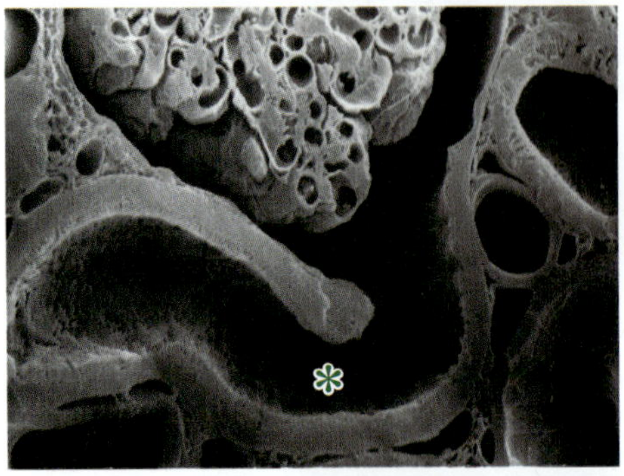

그림 19-3 정상 신장의 전자주사현미경상

정상적인 신장 피질의 자른 단면을 전자주사현미경으로 관찰한 것이다. 위쪽에 사구체가 있고 보우만주머니가 근위세관(*)으로 이어져 있다.

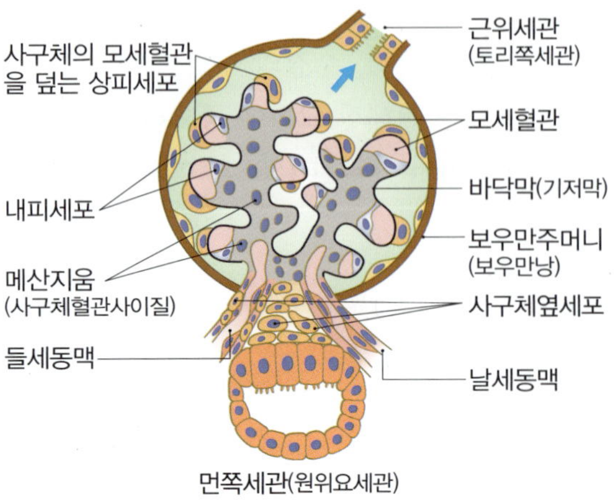

그림 19-4 토리의 구조

사구체는 모세혈관이 얽힌 집합으로, 메산지움(사구체혈관사이질, mesangium)의 지지를 받아 보우만주머니 안으로 돌출되어 있다. 들세동맥으로 들어온 혈액은 모세혈관에서 여과되어 원뇨가 된다. 보우만주머니 안으로 들어간 원뇨는 요세관으로 보내져 물이나 전해질 등이 재흡수되고 농축되어 소변이 된다. 그림은 단면이며, 실제로는 들세동맥과 날세동맥 그리고 모세혈관이 연결되어 있다. 사구체옆세포에서는 레닌이라는 혈압을 올리는 물질이 분비된다.

신장은 대사(몸 안에서 이루어지는 다양한 화학반응)를 통해 생긴 노폐물을 몸 밖으로 내보내고, 신체 내의 물과 전해질(각종 이온)의 균형을 조절하며, 혈액의 산성도(pH)를 조절한다. 그 밖에도 혈압을 조절하는 호르몬인 **레닌**(renin)과 적혈구의 생산을 촉진하는 물질인 **적혈구형성호르몬**(erythropoietin)을 분비한다(표 19-1).

표 19-1 신장의 기능

① 노폐물을 몸 밖으로 내보낸다.
② 물과 전해질의 균형을 조절한다.
③ 혈압을 조절한다.
④ 적혈구형성호르몬 등을 분비한다.
⑤ 튼튼한 뼈를 만든다.

2 신장의 질환

1. 사구체의 장애

사구체(토리)는 소변의 원료인 원뇨를 만드는 중요한 부분이다. 이 사구체가 손상되는 질환에는 여러 가지가 있으나 중요한 것을 정리하면 표 19-2와 같다.

사구체에 병터가 생기면 우선 소변에 변화가 나타난다. 사구체가 장애를 받아 혈액 중 단백질 성분이 소변으로 새어 나오면 **단백뇨**(proteinuria)가 나타난다. 또한 혈액 성분이 그대로 소변으로 나오면 **혈뇨**(hematuria)가 나타난다.

다양한 사구체질환 시 종종 관찰되는 특이한 임상적 특징으로 **신증후군**(nephrotic syndrome)이 있다. 환자의 사구체에서 혈청 중 단백질(주로 알부민)이 대량으로 누출되기 때문에 심한 단백뇨(하루 총 3.5g 이상의 요단백질)가 나오고, 이와 동시에 혈청 중 단백질 농도가 저하된다(**저단백혈증**). 이에 따라 혈청의 교질삼투압이 내려가 전신에 부종이 나타난다. 그 밖에 혈청 중의 지질(콜레스테롤 등) 농도가 높아지거나(고지질혈증) 혈액의 응고이상이 나타나기도 한다. 신증후군은 이러한 일련의 임상증상을 가리키는 것으로, 특정 질병의 명칭이 아니다.

19

표 19-2 주요 사구체질환

사구체신염 (그림 19-5)	급성사구체신염 미세변화신증후군 막사구체신염 IgA신(장)병증 급속진행사구체신염
전신질환에 동반되는 사구체질환	전신홍반루푸스(SLE) 당뇨병 아밀로이드증 다발동맥염

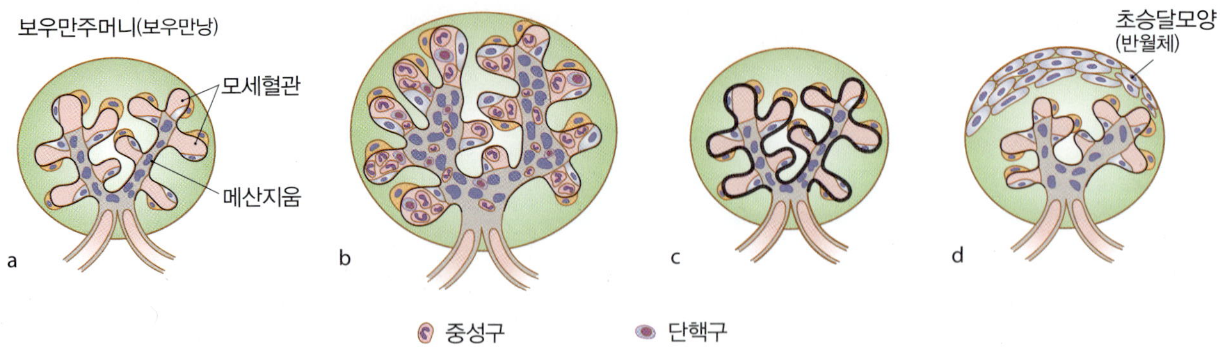

그림 19-5 대표적인 사구체신염의 현미경상

a. 정상 사구체
b. 급성사구체신염. 사구체는 메산지움이나 내피세포의 증식, 중성구나 단핵구의 침윤에 의해 커져 있다.
c. 막사구체신염. 모세혈관벽이 막처럼 두꺼워진다.
d. 급속진행사구체신염. 보우만주머니 내에 상피세포가 증식해 초승달모양을 만들고 있다.

1) 급성사구체신염(acute glomerulonephritis)

급성사구체신염은 사구체(토리)를 중심으로 한 염증 또는 염증과 유사한 병태로, **소아**나 **젊은 성인**에게 발생한다.

원인 보통 상기도 감염, 중이염, 사슬알균, 인두염 등에서 비롯된다. 환자 대부분은 증상과 징후가 일어나기 1~2주일 전에 **β용혈사슬알균**에 의한 상기도염(인두염 등)을 일으키며, 이 균에 대한 알레르기가 이 사구체신염의 발단이 된다고 보고 있다(용혈사슬알균 감염 후 사구체신염)(그림 19-6).

증상 발열, 혈뇨, 핍뇨 등의 증상이 나타난다. 단백뇨도 나오지만 신증후군에서 나타나는 심한 단백뇨는 아니다.

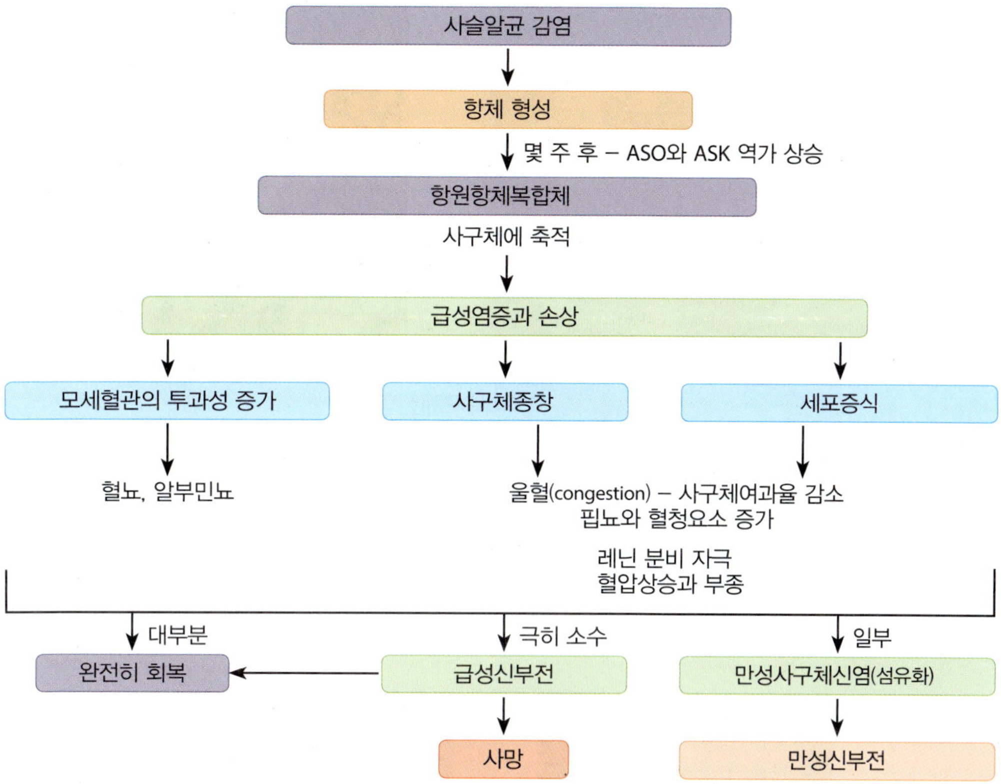

그림 19–6 용혈사슬알균 감염 후 사구체신염

2) 미세변화신증후군(minimal change nephrotic syndrome)

미세변화신증후군은 소아에게 많은 질환이며, 급성사구체신염과 달리 신증후군이 나타난다.

병리소견 신장생검으로 채취한 조직을 현미경으로 관찰해도 사구체에는 이상이 없어 미세변화신증후군이라고 불린다.

치료 부신피질호르몬(스테로이드제)이 효과가 있으며, 예후는 좋다.

3) 막사구체신염(membranous glomerulonephritis)

막사구체신염은 성인에게 많은 질환으로, 막신(장)병증(membranous nephropathy)이라고도 한다.

병리소견 현미경으로 사구체를 관찰했을 때 사구체의 모세혈관벽이 면역복합체의 침착으로 두꺼운 막처럼 보인다(그림 19–5c 참조, 19–7, 19–8a).

19

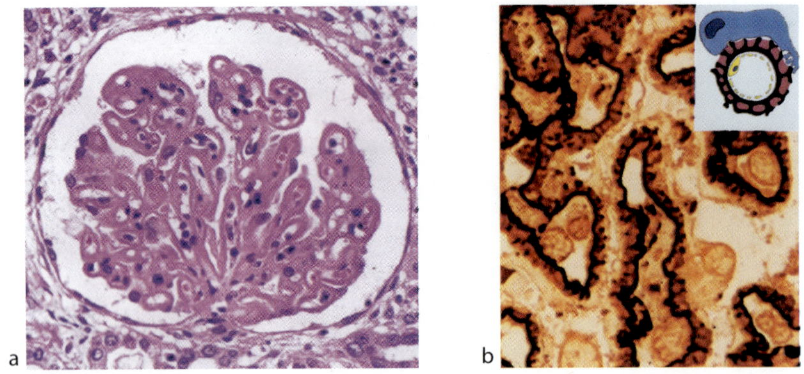

그림 19-7 **막사구체신염**

a. 모세혈관벽이 두꺼워져 분홍색으로 물든 끈처럼 보인다.
b. 바닥막(기저막)을 검게 염색하여 관찰하면 바닥막 바깥쪽에 갈색으로 물든 수많은 과립상 물질이 침착되어 있다. 과립과 과립 사이에는 검은 바닥막이 신생되어 있는데, 그 형태 때문에 스파이크라고 불린다. 오른쪽 위에 삽입된 그림은 모식도로, 푸른색은 상피세포, 검은색은 바닥막과 스파이크, 빨간색은 침착물을 나타낸다.

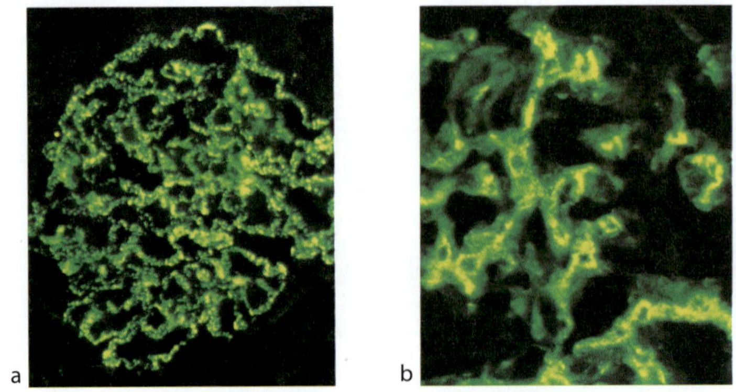

그림 19-8 **사구체 병터의 형광항체법**

항체인 면역글로빈(Ig)에 형광색소를 결합시킨 물질을 이용하여 조직절편 위에서 항원항체반응을 일으켜 관찰한 것이다.

a. 항IgG항체를 반응시킨 것으로, 신장의 사구체 모세혈관벽을 따라 IgG가 과립상의 형광으로 확인되어 IgG가 항원항체복합체로서 침착되어 있음을 나타내고 있다. 막사구체신염이나 일부 루푸스신(장)염 등에서도 관찰된다.
b. IgA신(장)병증으로 IgA가 주로 메산지움에 침착해 있다.

4) IgA신(장)병증(IgA nephropathy)

IgA신(장)병증은 전 세계적으로 가장 흔한 사구체질환으로, 학교나 직장의 건강검진에서 경미한 혈뇨가 처음 발견되는 경우가 많다.

병리소견 **형광항체법**으로 조사하면 IgA라는 종류의 면역글로빈이 사구체에 침착해 있다(그림 19–8b). 만성신(장)염으로 경과하며, 현미경검사에서 메산지움 증식 사구체신염의 상을 나타낸다.

증상 환자의 대부분에서 혈뇨가 나타난다.

5) 급속진행사구체신염(rapidly progressive glomerulonephritis)

급속진행사구체신염은 가장 예후가 나쁜 사구체신염으로, 발병하면 수주일에서 수개월 안에 신부전이 나타난다.

병리소견 현미경으로 관찰하면 사구체 주위(보우만주머니 안)에 많은 **초승달모양**(반월체, crescent form) 육아조직이 관찰되는데(그림 19–5d 참조), 초승달모양에 사구체가 눌려져 신부전이 발생한다. 모세혈관 바깥쪽에 병터가 있어서 관외성 사구체신염이라고도 한다.

2. 신장의 기능상실

신부전(renal failure)은 사구체(토리), 요세관, 사이질의 어느 병터에서나 발생하며, 급성과 만성이 있다. 급성신부전은 가역적이지만, 만성으로 진행되면 비가역적이 된다(그림 19–9).

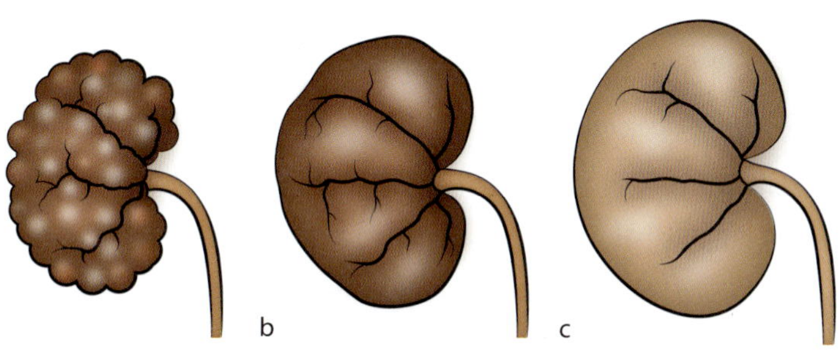

a b c

그림 19–9 **신부전**

a. 만성신부전. 표면이 울퉁불퉁하고 작음 b. 정상
c. 급성신부전. 부어서 정상보다 큼

1) 급성신부전(acute renal failure)

급성신부전은 신장의 기능이 갑자기 나빠진 상태를 말한다. 임상적으로는 **소변량이 감소**하고(핍뇨), BUN, **크레아티닌** 수치가 급격하게 상승한다.

원인 혈류 감소, 염증, 심부전 후 발생하는 요세관괴사, 쇼크, 패혈증, 약물, 화학물질, 결석, 혈전 또는 종양에 의한 물리적 폐쇄 등의 원인으로 발생한다.

병태 신장 안에서도 요세관세포가 심하게 손상하여 발생하는 급성신부전을 **급성요세관괴사**(acute tubular necrosis)라고 하는데, 원인은 크게 두 가지로 나눌 수 있다. 하나는 **중증 화상, 외상 및 감염병**(패혈증) 등에 합병되어 일어나는 것으로, 종종 쇼크 상태를 동반한다. 신장에 혈액이 충분히 도달하지 않은 것(허혈)이 요세관장애의 원인으로 본다. 또 하나는 **다양한 독물**이 요세관세포를 손상시키는 것으로, 예로 수은, 납, 비소 등의 금속이나 사염화탄소 등의 유기용제를 들 수 있다. 일반적으로 급성요세관괴사 환자는 치료가 잘 되어 급성기만 지나면 3~4주 후 요세관이 재생되어 신장 기능이 회복되는 경우가 많다. 따라서 적절한 치료가 중요하며, 중증 화상이나 교통사고 환자인 경우에는 **소변량**을 항상 확인하여 신부전이 일어나지 않는지 살피는 것이 중요하다.

2) 만성신부전(chronic renal failure)

만성신부전은 신장의 기능이 점차 나빠져 비가역적 상태에 이르는 것을 말한다.

원인 고혈압, 당뇨병과 같은 전신질환과 신장 자체의 지속적인 염증질환이 원인으로 발생한다.

증상 소변량 감소, 부종, 고혈압, 대사산증, 심부전, 폐부종, 요독증 등이 나타난다.

병태 신장의 기능이 나쁘면 물이나 염분이 잘 배설되지 않기 때문에 여분의 물이 몸 안에 고여 **부종**(edema)이 생긴다. 요세관이 장애를 받으면 각종 이온교환이 잘 이루어지지 않기 때문에 혈액의 pH가 산성으로 기울어 **산증**(acidosis) 상태가 된다. 또한 체내의 인산이나 칼슘 이상으로 부갑상샘의 기능이 활발해지고 뼈가 약해진다. 게다가 체내에 있는 여분의 수분 때문에 혈액량이 증가해 **심부전**(heart failure)이나 **폐부종**이 일어난다. 뇌의 기능도 나빠져 경련을 일으키거나 혼수상태에 빠지기도 하며, 환자는 종종 빈혈이나 위장염이 발생하기도 한다.

합병증 만성신부전에 동반하여 여러 장기의 기능이 비정상인 상태가 되는 것을 특히 **요독증**(uremia)이라고 한다. 요독증은 신장의 배설 기능저하뿐만 아니라 대사, 호르몬, 전신 장기의 이상이 축적되어 발생한다.

진단 신부전의 정도를 알 수 있는 임상검사로 혈청 중의 요소질소(urea nitrogen) 농도를 검사하는데, 이를 **BUN**(혈액요소질소, blood urea nitrogen)이라고 한다. 신장의 기능이 나쁘면 노폐물인 요소가 잘 배설되지 않아 BUN이 상승하기 때문이다. 또한 **혈청크레아티닌** 수치도 신부전의 지표가 된다.

3. 신장과 고혈압

1) 신(장)성고혈압(renal hypertension)

고혈압이 신장에 영향을 미치는데, 이와 반대로 신장에 질병이 있어도 고혈압이 생기기 쉽다. 이처럼 신장질환에 의해 발생하는 고혈압을 **신(장)성고혈압**이라고 한다. 여러 가지 원인으로 발병한 만성 신부전 환자에게 고혈압이 합병되며, 신장이 몸속 수분이나 소듐 양을 조절하는 것과 관련이 있다(그림 19-10).

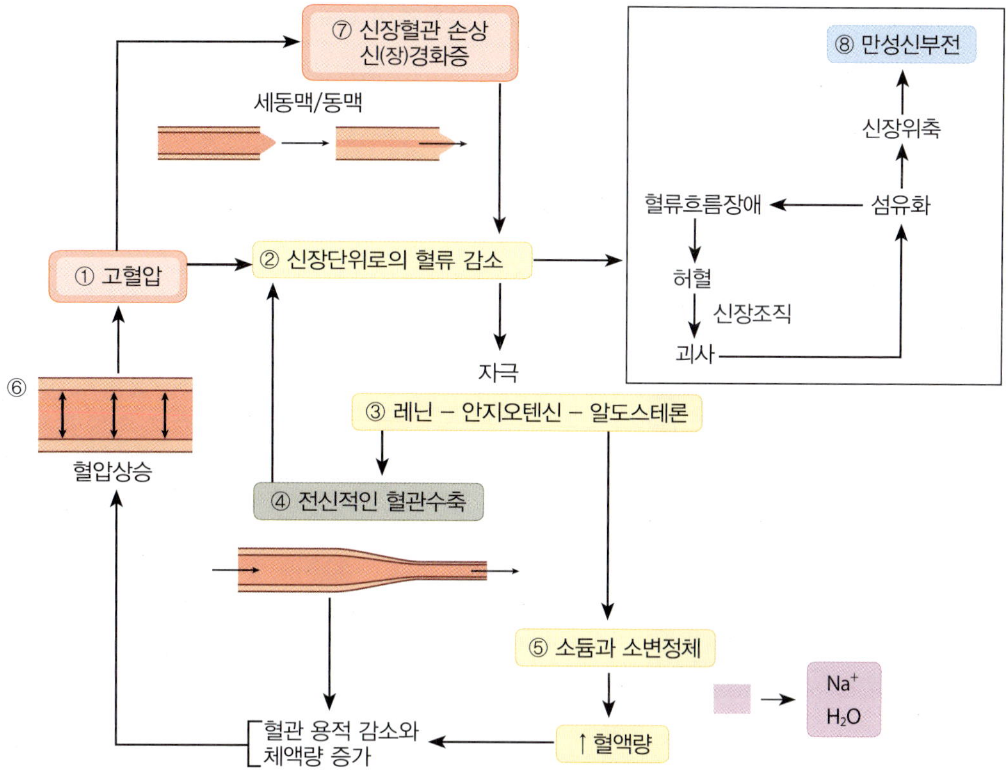

그림 19-10 고혈압과 신장의 관계

2) 신(장)혈관성고혈압(renovascular hypertension)

신(장)혈관성고혈압은 신장 자체에는 병리적 이상이 없으나, 신(장)동맥의 협착으로 인해 신장으로의 혈류가 감소함으로써 발생하는 이차성 고혈압이다.

신장의 사구체옆복합체(그림 19-4 참조)는 혈류 감소를 저혈압 상태로 인식하고, 레닌(renin)을 분비하여 레닌-안지오텐신-알도스테론계(RAAS)를 활성화시킴으로써 전신 혈압을 상승시킨다.

원인 병터는 주로 죽(상)경화증(노인에서 흔함) 또는 섬유근육형성이상(젊은 여성에서 흔함)이며, 협착 부위의 혈관재건술(혈관성형술, 스텐트삽입술, 수술적 절제)을 통해 혈압이 조절되거나 정상화할 수 있다.

4. 종양

1) 신(장)세포암종(renal cell carcinoma)

신(장)세포암종은 **그라비츠종양**(Grawitz tumor)이라고도 불리며, 요세관의 상피세포에서 발생한다. 60~70대 노인에게서 혈뇨가 관찰될 때는 이 종양을 의심할 필요가 있다.

원인 흡연, 비만, 고혈압 등이 발병 원인이며, 특히 흡연은 발병률을 2배 증가시킨다.

증상 신장을 압박하면서 커지기 때문에 혈뇨나 허리통증이 나타나며, 그 밖에도 발열, 빈혈, 식욕 감퇴 등이 나타날 수 있다.

병리소견 탁구공 정도의 크기에서 사람의 주먹 크기에 이르는 것이 발견되기도 하며, 암세포가 지방성분을 함유하고 있어서 노란색을 띤다(그림 19-11).

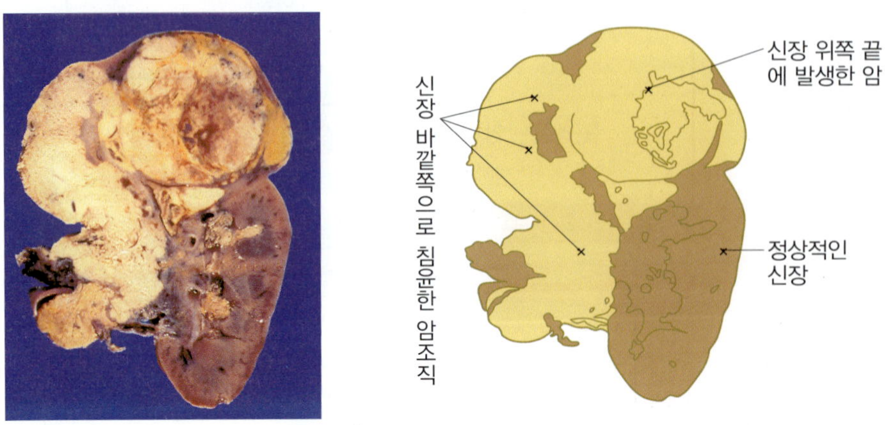

그림 19-11 신(장)세포암종

2) 빌름스종양(Wilms tumor)

빌름스종양은 **신장모세포종**(nephroblastoma)이라 불리며, 태생기의 미숙한 신장조직에서 발생하는 악성종양이다. 보통 3~4세 소아에게서 복부 절반을 차지할 만큼 큰 것이 발견되는 경우도 종종 있다. **11번 염색체**에 위치한 종양억제유전자의 결손과 관련이 있다.

3 하부요로의 질환

1. 감염병

요로감염(urinary tract infection, UTI)은 소변을 몸 밖으로 배출하는 길인 요로(신장, 요관, 방광, 요도)가 병원성미생물에 감염되어 발생하는 질환이다. 요로는 호흡기관과 함께 신체에서 감염병에 걸리기 쉬운 장소이다.

요로감염병에 걸리기 쉬운 조건으로 **요로의 통과장애**가 중요하다. 요로에 통과장애가 있으면 병원성균이 증식하여 감염이 쉽게 발생한다. 요로감염병을 일으키는 세균으로 가장 많은 것은 **대장균**(*Escherichia coli*)이다.

해부학적으로 여성은 요도가 짧고 항문 가까이에 위치하며, 성행위, 잦은 점막조직 자극, 피임도구 삽입 등 다양한 이유 때문에 대장균이 요로에 침입하기 쉬워 방광염이나 신우신염에 걸리는 비율이 남성보다 높다. 또한 임신 중에는 요관이 태아에 의해 압박을 받기 때문에 요로감염이 더 잘 일어난다. 남성의 경우 전립샘이나 고환의 감염이 비뇨계통의 감염을 유발하며, 전립샘비대가 나타나기 쉬운 노인의 경우 상대적으로 빈번하게 감염이 발생한다.

1) 신우신염(pyelonephritis)

신우신염은 신우(콩팥깔때기)나 신장 실질에 세균이 증식함으로써 발생하여 고름이 고이는 질환으로, 주로 요관에서 발생하여 신장으로 퍼진다(그림 19-12). 임신부, 당뇨병, 고혈압 환자 등에서 호발하고, 갈비척추각압통(costovertebral angle tenderness)을 특징으로 한다.

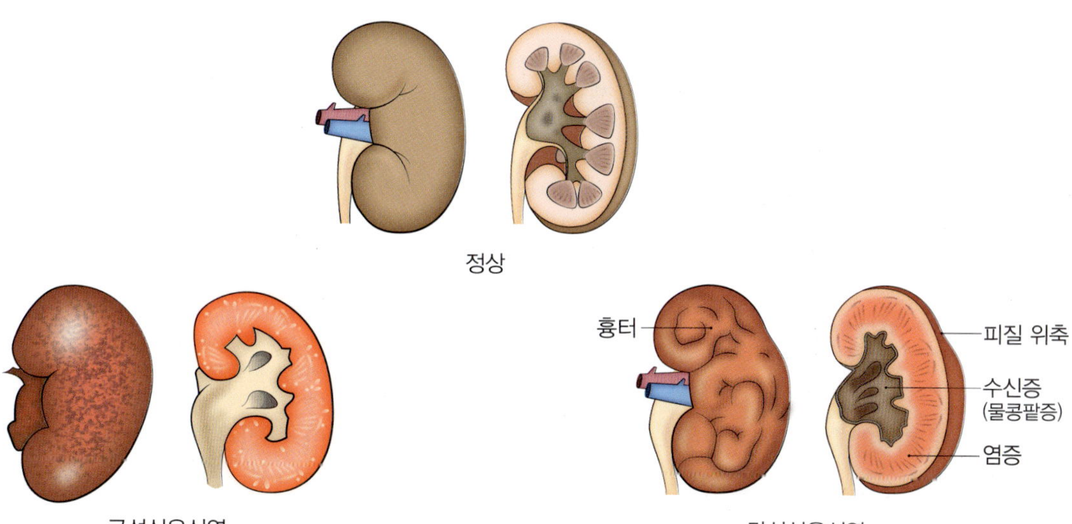

그림 19-12 신우신염

원인 상행 감염, 방광요관역류, 혈행 감염 등에 의한 세균 증식이 원인이다.

증상 발열, 옆구리통증, 배뇨장애, 야간뇨, 긴급뇨, 핍뇨(소변 양이 줄어듦) 등이 나타나고, 소변에서 다수의 백혈구가 확인된다(고름뇨). 한편, 가벼운 염증이 반복해서 발생하는 경우에는 수개월이나 수년에 걸쳐 조금씩 신장조직의 파괴와 기능저하가 진행된다(만성신우신염)(표 19-3).

표 19-3 **급성신우신염의 연령별 증상**

소아	발열, 보행, 식욕부진, 구토, 경련
성인	전신권태감, 한기, 고열, 탁뇨, 빈뇨, 혈뇨
노인	탈수, 비전형적인 증상

2) 방광염(cystitis)

방광염은 방광에 세균의 침입과 증식으로 인해 발생하는 질환으로, 요로감염 중 가장 흔하다.

원인 원인균의 80%가 대장균이고, 10~15%가 포도알균이다.

증상 염증으로 인해 방광벽이 자극을 받기 때문에 빈뇨와 배뇨 시 통증이 나타난다.

3) 요도염(urethritis)

요도염은 요도의 염증질환이다. 원인균에 따라 임균요도염과 비임균요도염으로 분류하고, 발병 양상에 따라 급성요도염과 만성요도염으로 분류한다.

원인 남성의 경우 주로 성병에 의해 감염되고, 여성의 경우 폐경기 이후 에스트로젠(estrogen)의 분비 저하, 상행 세균감염 등에 의해 발생한다.

증상 요도 분비물, 배뇨장애, 배뇨통, 야간뇨, 핍뇨 등이 나타난다.

2. 요로의 통과장애

요로의 흐름을 막는 병터가 생기면 그보다 위쪽 요로의 내압이 높아져 신우나 요관은 확대되어 커진다. 그렇게 되면 신장 실질은 확장된 신우의 압박을 받아 점점 더 얇아지고 마침내 제 기능을 하지 못하게 된다.

요로의 통과장애를 일으키는 주요 원인은 **그림 19-13**과 같다.

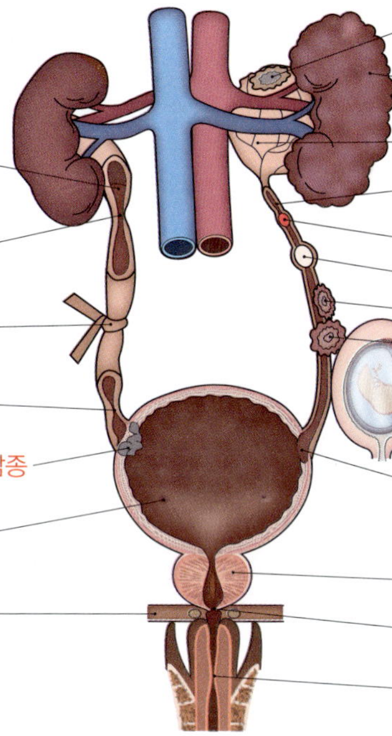

그림 19-13 요로의 통과장애를 일으키는 원인

1) 수신증(물콩팥증, hydronephrosis)

수신증은 요로의 통과장애로 인해 신우(콩팥깔때기)와 신배(콩팥잔)가 확장되고 신장실질이 위축되는 상태를 말하며, 요로 통과장애는 요도에서 신우까지 어느 곳에서나 일어날 수 있다.

원인 소아의 경우는 선천기형이 가장 흔한 원인이다. 성인의 경우는 신우의 종양이나 요로결석, 요도의 협착이 흔한 원인이다.

증상 양쪽 요로가 모두 막히면 무뇨가 발생하는 반면, 한쪽만 막히면 신장의 소변농축 능력이 감소하여 다뇨와 야간뇨가 동반된다.

2) 요로결석증(urolithiasis)

요로결석증은 소변 중에 함유되어 있는 성분이 어떠한 원인으로 결정이 되어 요로에 나타나는 것을 말하며, 30~50대 남성에게서 많이 발생한다.

원인 과도한 단백질 섭취, 수분 섭취 부족, 잦은 비뇨기 감염, 호르몬요법, 이뇨제 사용 등이 있다.

증상 진통제로도 완화시킬 수 없는 극심한 통증이 복부로 퍼져 나타난다.

3. 종양

1) 방광암(bladder cancer)

방광암은 비뇨계통에서 발생하는 암 중 가장 발생빈도가 높은 **악성종양**이며, 여성보다 **남성**에게 주로 발생한다. 연령은 **50~60대**가 많다(그림 19-14).

원인 흡연, 만성방광염, 결석 등의 요인과 다양한 화학물질이 암의 발생과 관련이 있다. 고무, 가죽, 염색과정에서 사용되는 붉은 색소인 **아닐린 염료**가 방광암을 유발하는 대표적인 원인이다. 혈액으로 흡수된 이 물질이 소변으로 배출되면서 소변에서 발암성이 있는 물질로 변하여 방광점막에 작용하기 때문이라고 보고 있다.

병리소견 현미경으로 관찰하면 방광암의 이형성은 환자에 따라, 같은 환자라도 채취한 부위에 따라 다양하게 나타난다. 즉, 거의 양성종양에 가까운 것이 있는가 하면 악성종양이 방광 주위에 심하게 침윤되거나 전이를 일으킨 예후가 나쁜 것도 있다. 따라서 병리학적 검사(세포진단이나 생검)가 중요하다.

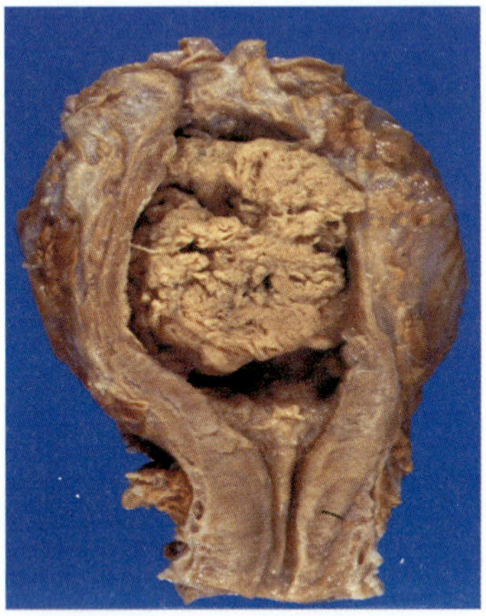

그림 19-14 방광암

방광 안에 큰 유두 모양의 종양이 들어 있다.

Chapter

20

생식계통

학습목표

1. 남성 생식기관에서 발생하는 전립샘비대, 전립샘암, 전립샘상피내 종양, 고환종양에 대해 설명할 수 있다.
2. 여성 생식기관에서 발생하는 자궁경부암, 자궁몸통암종, 자궁근종, 난소종양, 자궁내막증에 대해 설명할 수 있다.
3. 유선에서 발생하는 섬유샘종, 유방병증에 대해 설명할 수 있다.
4. 유방암의 발생요인, 원인, 진단, 치료에 대해 설명할 수 있다.

핵심용어해설

- **난소종양**(ovarian tumor) : 여성 생식기종양 중에서도 가장 사망자 수가 많다. 노인에게 많은 낭종종양에는 점액성과 장액성의 두 종류가 있는데, 각각 양성, 경계악성, 악성 등으로 분류된다. 또한 전이종양으로서 위암이 전이된 크루켄베르크종양이 있다.
- **사람유두종바이러스**(human papilloma virus, HPV) : 피부나 점막의 편평상피세포에 감염을 일으키는 DNA바이러스로, 뾰족콘딜로마(첨규콘딜로마)라는 음부의 사마귀 모양 병터나 여성 자궁경부암의 발생 원인으로 주목을 받고 있다. 대부분은 성행위를 통해 감염이 전파된다. 100개 이상의 유형이 있으며, 발암성에 따라 저위험군과 고위험군으로 나뉜다. 고위험군에 의한 감염이 지속되면 자궁경부의 이형성이나 편평상피암종의 발생 위험성이 높아진다.
- **생검**(biopsy) : 생체 재료의 병리학적 검사를 말하며, 질병에 걸린 장기나 조직 일부를 병리학적 검사를 위해 채취해서 시행한다.
- **양성전립샘비대**(benign prostatic hypertrophy, BPH) : 전립샘이 비대해져 방광의 배출장애를 나타내는 증상을 통칭하는 말이다. 병리조직학적으로는 속샘의 샘성분, 섬유근육성 사이질성분의 결절성 과다증식이다.
- **이형성**(dysplasia) : 암세포만큼은 아니지만 세포질이나 핵에 크기가 다른 모양을 나타내는 세포의 비정상적인 증식을 말한다. 자궁경부를 비롯하여 후두나 식도 등에서도 발생하며, 상피내암종을 거쳐 침윤암으로 진행되는 대표적인 전암병터이다. 특히 자궁경부의 이형성 발생에 사람유두종바이러스가 관여한다.
- **자궁경부암**(cervical cancer) : 자궁경부에서 발생하는 악성종양으로, 사람유두종바이러스(HPV)가 관여한다. 자궁과 질의 현미경검사, 세포진단, 생검으로 진단을 내리며, 자궁경부암 대부분은 편평세포암종이다.
- **자궁근종**(hysteromyoma, uterine leiomyoma) : 자궁의 민무늬근육(평활근)에서 발생하는 경계가 분명하고 둥근 모양의 양성종양으로, 자궁섬유종, 자궁평활근종이라고도 한다.
- **자궁몸통암종**(자궁체부암종, corpus carcinoma) : 자궁몸통의 점막에서 발생하는 악성종양이다. 정상적인 자궁내막과 유사한 조직 구조를 나타내는 자궁내막모양샘암종이 많다. 양성 병터로서 자궁내막증식증이 있다.
- **전립샘암**(prostatic cancer) : 최근 증가 경향에 있는 암 중 하나로, 미분화되었거나 악성종양일수록 더 침습적이고 성장과 전이가 빠르다. 발견되는 형태에 따라 임상암, 잠재암, 우발암, 잠복암으로 나뉜다.
- **크루켄베르크종양**(Krukenberg tumor) : 위의 반지세포암종이 복막으로 파종하여 양쪽 난소로 전이된 종양을 말한다. 일차병터는 대부분 위암이지만 대장암인 경우도 있다.

생식계통(reproductive system)은 다음 세대의 개체를 출산하고 종을 유지하는 기능을 담당한다. 남성과 여성의 생식세포인 정자와 난자가 수정되고 각 세포의 유전정보는 새롭게 만들어낸 개체로 계승된다. 이러한 기능을 담당하는 기관이 생식기관이며, 생식기관의 성숙과 발달, 수정 후의 임신, 분만 과정 대부분은 성호르몬에 의해 조절된다. 성호르몬의 분비는 시상하부–뇌하수체전엽 계통 호르몬의 조절을 받는다.

1 생식계통의 구조와 기능

1. 남성 생식기관

남성 생식기관은 전립샘, 고환, 음경으로 구성된다(그림 20–1).

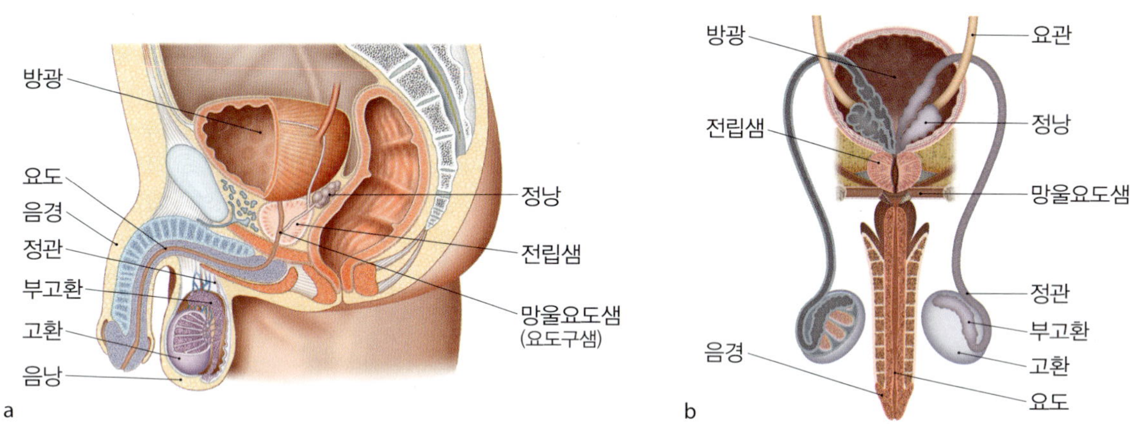

그림 20–1 **남성 생식기관**

a. 남성 골반안, 정중시상면 b. 남성 생식기관

1) 전립샘(prostate)

전립샘은 요도가 시작되는 부위를 둘러싸고 있으며, 건강한 성인의 경우 밤알 크기로 탄성이 있고 단단하다. 또한 샘관 구조가 섬유근육성 조직 안에 분포해 있고, 요도 주변의 전립샘비대가 발생하는 속샘과 그 바깥쪽으로 전립샘암이 많이 발생하는 바깥샘으로 나뉜다. 전립샘에서는 부속해 있는 정낭과 함께 정자의 운농에 필요한 분비물을 만든다.

2) 고환(testis)

고환은 음낭 내에 있으면서 정자를 형성하고 테스토스테론(testosterone)을 분비한다.

3) 음경(penis)

음경은 요도와 이를 둘러싸고 있는 해면체로 구성되며, 요도전립샘부분으로 열리는 사정관에서의 정액 사정과 배뇨에 작용한다.

2. 여성 생식기관

여성 생식기관은 양쪽 난소, 자궁관, 자궁, 질로 구성된다(그림 20-2).

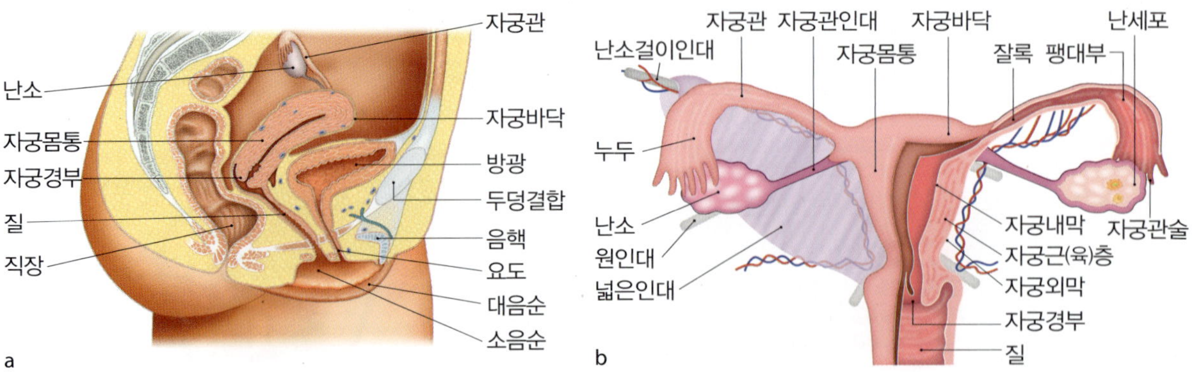

그림 20-2 **여성 생식기관**

a. 여성 골반안, 정중시상면 b. 여성 생식기관

1) 난소(ovary)

난소는 메추리알 정도의 크기로, 난자발생과 배란, 에스트로젠(estrogen)과 황체호르몬(프로제스테론, progesterone)을 분비를 한다.

2) 자궁관(uterinetube)

자궁관은 길이 약 10~12cm의 관상 구조로, 난소에서 배출된 난자를 자궁으로 운반하는 역할을 한다. 일반적으로 난자는 자궁관의 팽대부에서 정자와 만나 수정이 이루어진다.

3) 자궁(uterus)

자궁은 크기나 형태 모두 서양배와 유사하며 수정란이 착상하고 태아가 성장하는 장소이다.

4) 질(vagina)

질은 자궁경부의 질부분에서 이어지는 관 모양의 기관으로, 길이는 약 7~8cm이다. 월경혈의 배출 통로, 분만 시 산도, 성교 시 음경을 삽입하는 통로가 된다. 앞벽은 방광과 요도, 뒤벽은 직장과 접해 있다. 질점막에는 가로주름이 많고 샘은 전혀 없다.

3. 유선

유방은 포유동물에 특징적인 피부의 부속기관으로, 유방 내부에는 출산 후의 신생아에게 영양을 제공하여 성장을 촉진하기 위한 **유선**(젖샘, mammary gland)이 있다. 그래서 유방은 남성보다 여성이 더 크며, 특히 사춘기 이후에는 에스트로젠 증가에 동반하여 발달하며 내부의 유선이나 지방조직이 증가하기 때문에 유방 자체도 크기가 커진다.

유선은 유방의 지방조직(유방지방체)에 둘러싸인 아포크린샘(부분분비샘)의 일종으로, 10~15개의 **유선엽**(젖샘엽, lobe of mammary gland)으로 구성된다. 유두(nipple)를 중심으로 방사상 배열을 하고 있다. 각 샘엽은 다수의 유선소엽으로 구성되며, 각각의 (도)관이 합류하여 1개의 젖샘관(유관, lactiferous duct)이 된 후 유두에 이른다. 또한 젖샘관은 유두구멍 바로 앞에서 방추상으로 확대된 젖샘관팽대(유관동, lactiferous sinus)를 형성한다(그림 20-3).

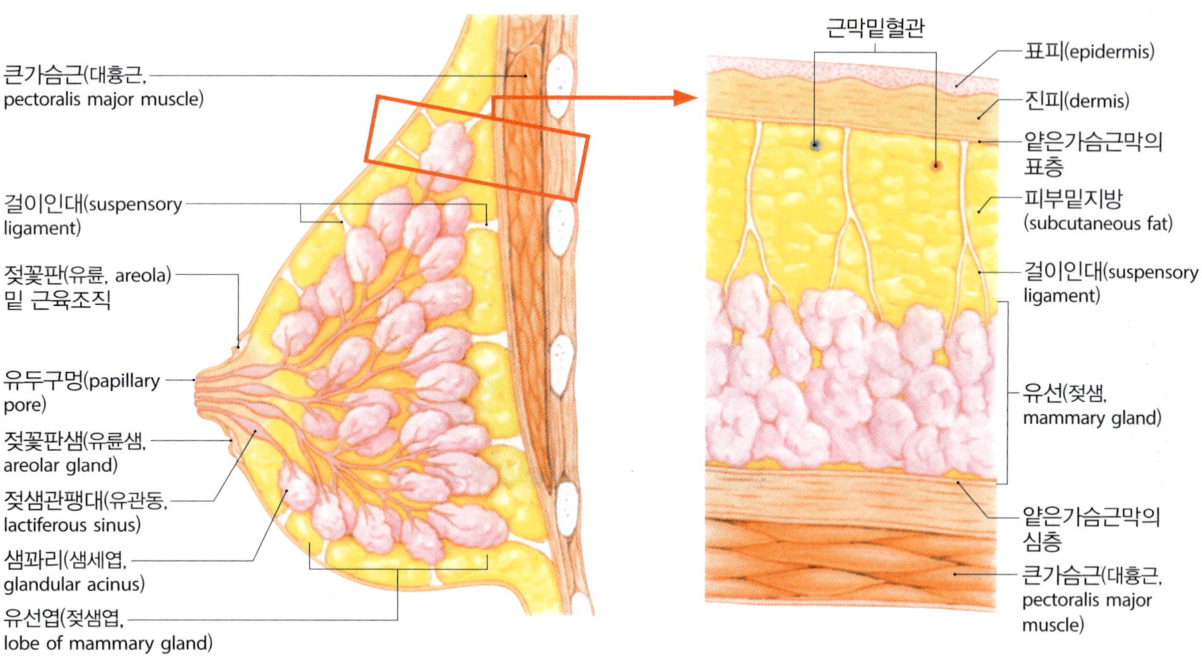

그림 20-3 유선의 구조

2 남성 생식기관의 질환

1) 양성전립샘비대(benign prostatic hypertrophy, BPH)

양성전립샘비대는 전립샘이 비대해져 방광의 배출장애를 나타내는 증상을 통칭하는 말이다. 최근 사회의 **고령화**에 동반하여 문제가 되고 있다. 50대 남성에게 흔하게 발병한다.

원인 안드로젠 상승과 관련이 있고 흡연, 고지방식이 등과 연관이 있다.

증상 전립샘이 비대해지면 요도를 압박하여 배뇨장애(핍뇨, 소변정체), 야간뇨, 다뇨, 배뇨통과 그 합병증(방광염 등)을 일으킨다. 이는 요도를 둘러싸고 있는 전립샘의 **속샘** 부분이 주로 **비대**해지기 때문이다(그림 20-4).

병리소견 임상적으로는 전립샘비대라고 일컬어지지만, 병리조직학적으로는 분비를 행하는 샘 성분과 그것을 둘러싸고 있는 섬유근육성 사이질 성분의 **결절증식**(nodular hyperplasia)이다(그림 20-5).

진단 전립샘의 뒤벽은 직장의 앞벽에 접하고 있어서 커진 전립샘은 직장에 검지를 삽입하여 시행하는 손가락 진찰(**직장검사**)로도 만져지므로 그 단단한 정도에 따라 전립샘암과 감별할 수 있다(그림 20-6). 또한 초음파검사를 통해 전립샘의 부피(정상은 20mL 미만)를 측정하여 진단할 수 있다. 병리조직학적으로는 **바늘생검**으로 채취한 조직을 이용하여 진단한다.

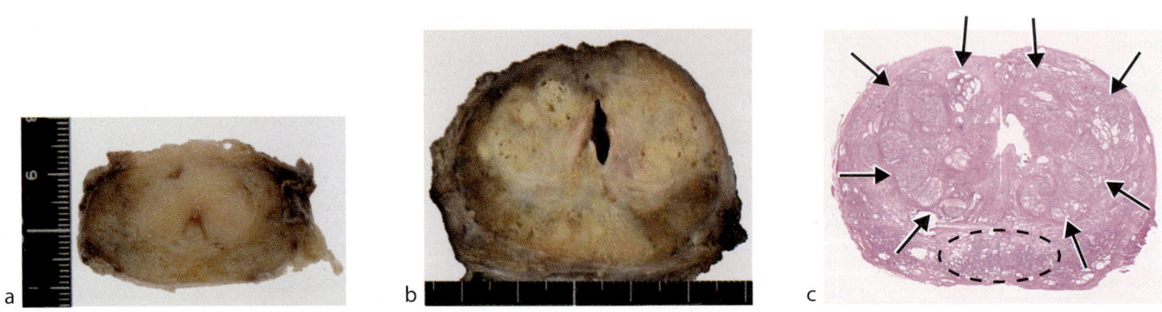

그림 20-4 전립샘비대와 전립샘암의 발생부위

a. 정상 크기의 전립샘이다.
b. 고정 후의 전립샘 단면상으로 요도 주위의 황백색 결정 부분이 비대해진 부분, 등쪽의 경계가 선명하지 않은 백색 부분이 암이다.
c. H&E 염색의 확대경상으로 전립샘비대가 속샘(→)에 발생하고 암(◌)이 바깥샘 부분에 발생해 있음을 알 수 있다.

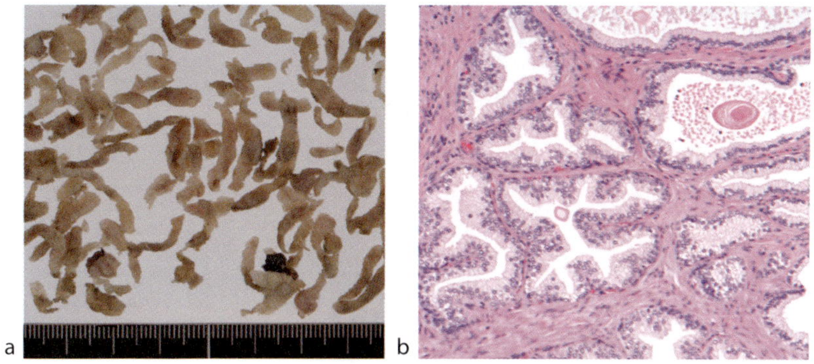

그림 20-5 결절증식을 나타내는 전립샘 조직

a. 요도 경유로 절제된 전립샘 조직편
b. 조직상에서는 증식 샘관이 빼곡히 들어 있다.

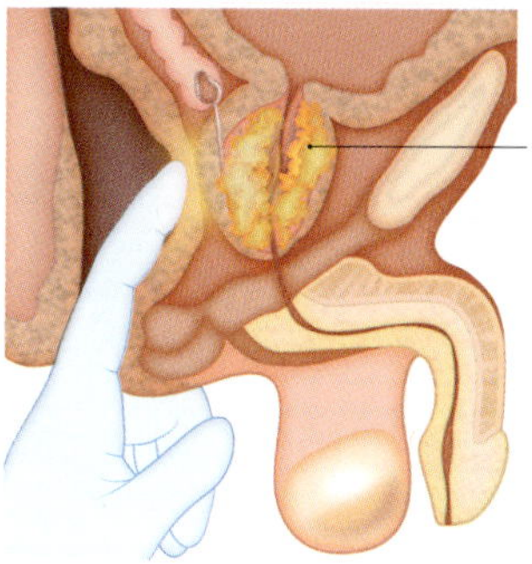

그림 20-6 직장검사

치료 주로 약물치료와 개방수술이나 **요도경유전립샘절제**(transurethral resection of the prostate, TURP) 등의 외과적 치료법이 시행된다. 최근 저침습성의 **광선택전립샘기화술**(photoselective vaporization of the prostate, PVP)의 시행도 조금씩 증가하고 있다.

2) 전립샘암(prostatic cancer)

전립샘암은 최근 증가 경향에 있는 암 중 하나로, 미분화되었거나 악성종양일수록 더 침습적이고 성장과 전이가 빠르다. 50세 이상 남성에게서 많이 발생한다.

병리소견 조직학적으로는 대부분 **샘암종**(adenocarcinoma)이며, 주로 **바깥샘**에서 발생한다(그림 20-4c 참조). **골전이**의 빈도가 가장 높은 악성종양이며, 매우 단단한 골형성성 전이병터를 만드는 것이 특징이다(그림 20-7). 다발골전이나 병적골절에 의해 전립샘암이 발견되는 경우도 드물지 않다.

진단 직장검사, 초음파검사 등의 영상진단, **혈중** PSA(전립샘특이항원, prostate specific antigen)의 정량 등을 통해 진단할 수 있고, 보통 **바늘생검**으로 채취한 조직으로 확진한다.

치료 ①수술요법, ②방사선요법, ③내분비요법, ④무치료 경과관찰의 치료법이 있으며, 암의 범위와 조직상 등을 고려하여 결정한다. 전립샘암은 대부분 남성호르몬인 안드로겐(androgen) 의존성 증식을 하기 때문에 내분비요법이 효과적이며, 예후가 비교적 양호한 것도 있다.

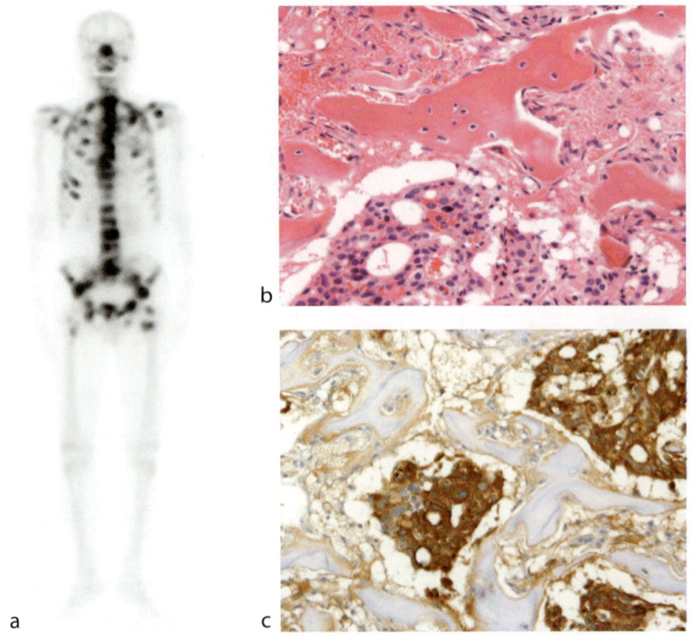

그림 20-7 **다발골전이를 나타내는 전립샘암**

골스캔(a)에서는 갈비뼈, 척추, 골반, 넓적다리뼈 등에 다발전이가 명확하게 나타난다. 조직검사(b)에서는 골형성샘암종의 전이가 확인된다. PSA의 면역염색에 의해(c) 전립샘암의 전이가 증명되었다.

MEMO **잠재암, 우발암, 잠복암**

전립샘암은 보통의 임상증상을 계기로 발견되는 암(임상암) 이외에 전이병터에서 먼저 발견되는 잠재암(occult cancer)과 전립샘비대수술 등에서 채취된 조직으로부터 우연히 발견되는 우발암(incidental cancer), 그리고 생전에는 알지 못하고 사망 후 부검을 통해 비로소 발견되는 잠복암(latent cancer) 등 임상적으로 무증상 상태로 존재하는 경우가 많은 암이다.

3) 전립샘상피내신생물(prostatic intraepithelial neoplasia, PIN)

전립샘상피내신생물은 세포이형 및 구조이형에 따라 저이형도와 고이형도의 2가지로 분류된다. 암으로 진행되는 비율이 높아서 두 가지 모두 경계병터 또는 전암병터로 간주된다.

4) 고환종양(testicular tumor)

고환종양은 대부분이 악성종양이며, 90% 이상이 종자세포종양이다. 발생 원인으로는 잠복고환증(cryptorchidism), 감염, 손상 등이 있다. 증상으로는 통증이 없고, 단단하며, 고환이 확대되거나 무게감을 느낄 수 있고, 하복부에 둔한 통증이 나타날 수 있다. 주기적인 자가검진을 통한 조기발견이 치료의 성공률을 높일 수 있다(그림 20-8).

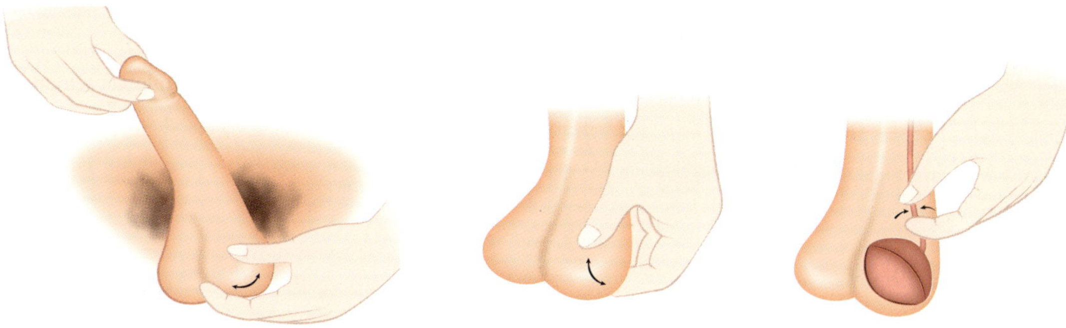

① 고환을 수평으로 굴려본다. ② 고환을 위아래로 굴려본다. ③ 부고환 검진

〈출처 : 국가암정보센터 암정보〉

그림 20-8 고환의 자가검진

(1) 고환종(seminoma)

고환종양 중에서 가장 발생빈도가 높아 고환 종자세포종양의 40~50%, 30~40대의 고환종양 대부분을 차지하는 중요한 종양이다(그림 20-9). 일반적으로 고환종은 고환이 비대해져서 발견되지만, 현재는 초음파검사 등의 영상진단을 통해 임상적으로도 진단할 수 있다. 임상검사에서 고환종에 특이적인 표지자는 없지만, hCG(human chorionic gonadotropin, 사람융모생식샘자극호르몬)가 높은 수치를 나타내는 경우에는 악성도가 더 높은 융모막암종 성분이 섞여 있는지 의심할 수 있다.

조직학적으로 고환종세포는 대형으로 타원형의 투명한 세포질과 중심성 핵을 가지며, 균일하다. 여기에 림프구가 다양한 정도로 침윤되어 있어 두형태성(dimorphism)을 나타낸다. 현재는 화학요법이 발달하여 고환 내에 종양이 국한되는 경우에는 10년 생존율이 90% 이상이다.

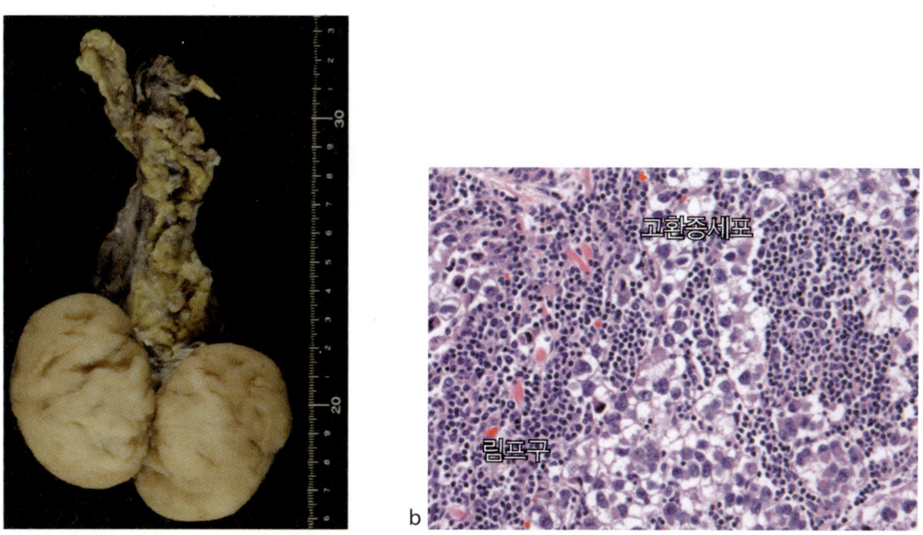

a b

그림 20-9 고환종

a. 단면 육안상. 약 6×4cm로 비대해진 고환은 황백색, 충실성의 균일한 종양조직으로 바뀌어 있다.
b. 조직상. 투명한 대형 종양세포와 림프구의 두형태성이 명확하게 나타나 있다.

(2) 배아암종(embryonal carcinoma)

소아 또는 20~30대에 호발하며, 악성도가 높고 전이를 잘 일으킨다. 혈중 AFP(alpha-fetoprotein, 알파태아단백질)가 높은 수치를 나타낸다. 조직학적으로 대형의 상피모양세포가 샘관 모양이나 유두 모양으로 증식하며, 핵분열상이 많은 점이 특징이다.

(3) 난황낭종양(yolk sac tumor)

악성의 종자세포종양으로, 신생아부터 4세에 걸쳐 호발한다. 종양은 난황낭(난황주머니)과 유사한 그물 모양, 관 모양, 유두 모양의 충실성 구조를 나타내는 미숙한 내피유사세포의 증식으로 이루어진다. 종양세포는 AFP(알파태아단백질)를 생산하기 때문에 혈중 AFP의 수치를 측정하여 진단이나 치료효과 판정에 이용한다. 예전에는 예후가 나빴지만, 최근에는 효과적인 화학요법으로 치유율이 높아지고 있다.

(4) 융모막암종(choriocarcinoma)

혈중 hCG가 높은 수치를 나타내는 고악성도 종양으로, 각각 난소, 자궁의 조직상과 유사하다. 10~20대에 많이 발생한다.

(5) 기형종(teratoma)

25~30세에 호발하는 종자세포종양으로, 성숙기형종, 미성숙기형종, 악성기형종으로 나뉜다. 성숙기형종은 양성이지만, 미성숙기형종이나 악성기형종은 악성종자세포종양을 합병하는 빈도가 높다.

3 여성 생식기관의 질환

1) 자궁경부암(cervical cancer)

자궁경부암은 자궁의 입구부분, 즉 자궁경부의 경관에 발생하는 악성종양으로, 40~50대의 중년 여성에게 많이 발생한다. 대부분 편평세포암종이며, 샘암종은 전체의 5% 정도이다.

원인 발생 원인으로는 **사람유두종바이러스**(human papilloma virus, HPV)가 주로 관여하며, 과거 문란한 성관계, 10대 초기 성관계, 성병 과거력 소유자, 직업적으로 성을 매매하는 사람들에게서 주로 발생한다.

증상 비정기적인 자궁출혈이나 성행위 시 접촉출혈 및 분비물(대하)이 주요 증상이다.

발생기전 사람유두종바이러스(HPV)는 원칙적으로 HPV 감염자와의 성교를 통해 감염되므로, 자궁경부암은 고위험 HPV의 지속감염을 주요 요인으로 하는 바이러스성 발암이라고 할 수 있다(그림 20-10). 이 지속감염은 처음에는 자궁경부의 상피에서 경도로 발생하고 이어서 중등도, **고도 이형성**, **상피내암종**(carcinoma in situ, CIS)을 일으키며(그림 20-11), 방치하면 침윤성 자궁경부암 발생으로 이어진다.

병기 및 예후 자궁경부암의 병기는 0기에서 4기까지 분류된다.

① 0기 : 상피내암으로, 치료 후 재발이 거의 없음
② 1기(1a, 1b) : 암이 자궁경부에 국한된 경우로, 5년 생존율이 90% 이상
③ 2기 : 암이 자궁경부를 넘는 경우로, 5년 생존율이 90% 이상
④ 3기 : 암이 골반부에 도달한 경우로, 5년 생존율이 50% 이하
⑤ 4기 : 암이 직장과 방광을 침범한 경우로, 5년 생존율이 50% 이하

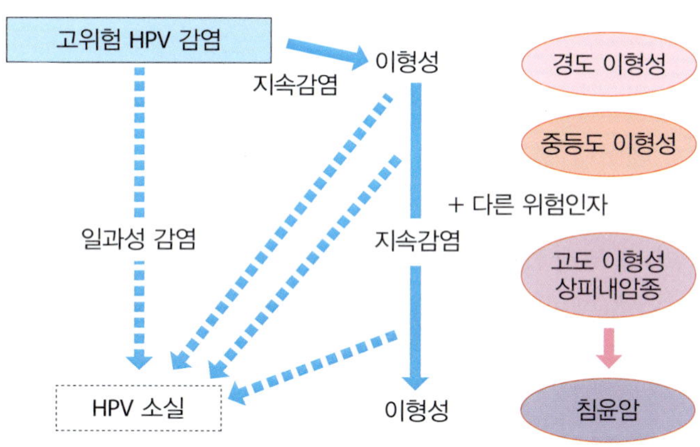

그림 20-10 HPV 감염과 자궁경부암의 발생기전

고위험 HPV가 자궁경부에 감염되면 그 일부는 상피에 경도의 이형성을 일으키고 또 그 일부는 중등도 및 고도 이형성으로 진행하며 방치하면 침윤암이 된다.

20

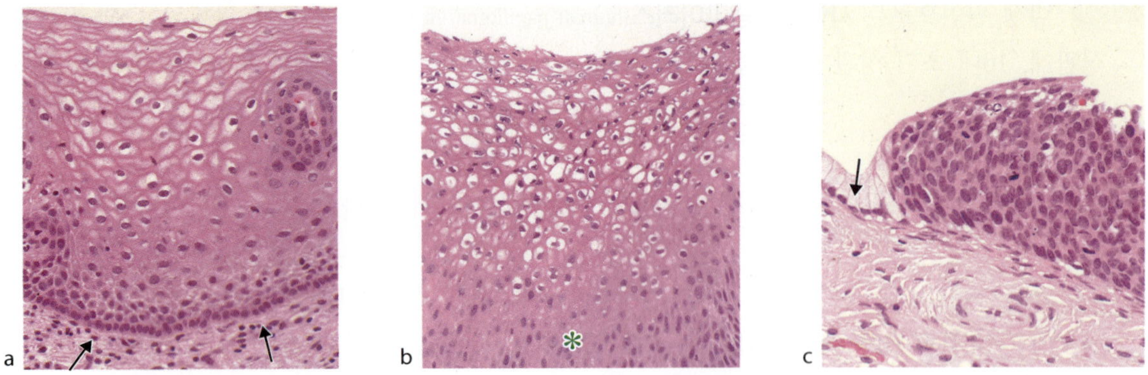

그림 20-11 자궁경부의 이형성과 상피내암종

a. 정상 점막. 중층편평상피에 덮여 있는 부분으로 가장 아래층에는 바닥세포가 바닥막(기저막) 위에 일렬로 배열(→)해 있다. 표층은 각질화층으로 당원이 풍부해서 세포질이 밝다.
b. 이형성. 점막 아래 1/3 정도의 층이 핵이 큰 이형세포로 바뀌어 있다(*). 중층의 세포는 세포질이 현저하게 공포화되어 하얗게 뚫려 보인다(원반세포증).
c. 상피내암종. 상피 전층이 짙게 염색된 큰 핵을 가진 이형세포로 바뀌어 있다. 왼쪽의 점막(→)은 원주상피로 병터가 편평상피와 원주상피의 경계부위에 발생해 있음을 나타내고 있다.

병리소견 대부분 편평세포암종(95%)이며, 샘암종은 5% 정도 된다.

이형성의 상피에서는 핵 주위가 밝고 투명하게 보이는 **원반세포증**(koilocytosis)이라는 특징적인 세포변화가 나타난다. 원반세포증은 HPV 감염의 형태적 지표로서 중요하며, 다른 장기의 유두모양 병터, 예를 들어 후두유두종(laryngeal papilloma) 등에도 나타난다.

진단 임상적으로는 **질확대경술**(colposcopy)에 의한 시진과 세포진단(그림 20-12) 및 병리조직학적으로는 자궁경부에서 떼어낸 생검조직을 이용해 확정진단한다.

치료 및 예방 원칙적으로 방사선과 수술로 치료하지만, 최근 HPV **백신**이 개발되어 임상 응용이 시작되면서 자궁경부암을 예방할 수 있어 자궁경부암은 점점 감소하는 추세에 있다.

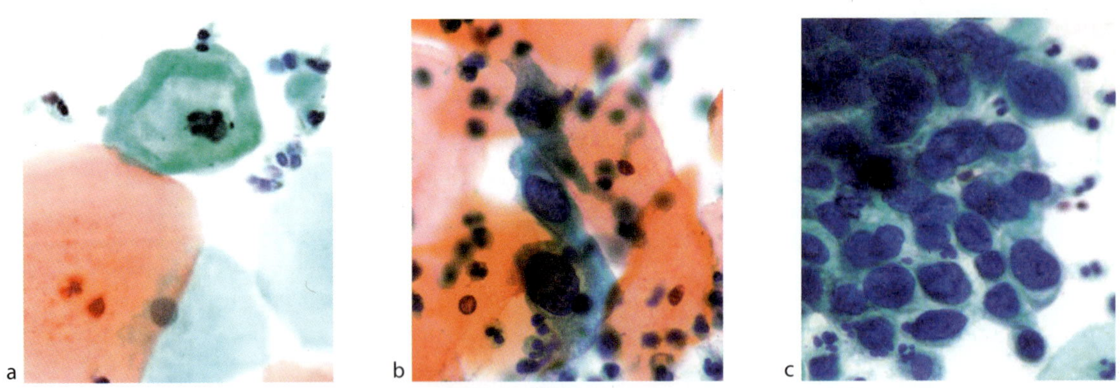

그림 20-12 파파니콜로염색에 의한 자궁경부의 세포진단

자궁경부를 긁어 세포를 유리판에 도말하여 파파니콜로염색을 한 후 관찰한 세포상

a. 원반세포증을 동반한 경도 이형성 b. 중등도 이형성 c. 고도 이형성

2) 자궁내막샘암종(endometrioid adenocarcinoma)

자궁내막에서 발생하는 악성종양을 자궁내막암(endometrial cancer)이라고 하며, 이는 샘암종(adenocarcinoma), 장액암종(serous carcinoma), 투명세포암종(clear cell carcinoma), 암육종(carcinosarcoma) 등을 모두 포함하는 포괄하는 용어이다.

그중 **자궁내막샘암종**은 가장 흔한 조직형으로, 전체 자궁내막암의 약 80~90%를 차지한다. 자궁내막의 샘상피세포에서 기원하며, 주로 폐경 이후 여성에서 발생하고, 주요 증상은 부정 자궁출혈이다. 선행 병변으로 자궁내막증식증, 특히 비정형성(atypia)을 동반한 형태가 관찰된다.

병리소견 조직학적으로는 정상적인 자궁내막과 유사한 샘 구조를 보이는 고분화형(grade 1) 또는 중등도 분화형(grade 2)이 흔하다(그림 20-13). 세포핵의 이형성, 과염색, 핵소체의 비대 및 증가, 유사분열 등의 소견이 나타나며, 드물게 저분화형(grade 3)에서는 고형성분이 증가하고 세포 이형성이 심해진다.

자궁내막에서 시작된 암세포는 점차 자궁근(육)층으로 침윤하고, 더 진행될 경우 자궁외 구조(자궁경부, 난소, 난관 등)나 원격 장기(폐, 간 등)로 전이되기도 한다.

a 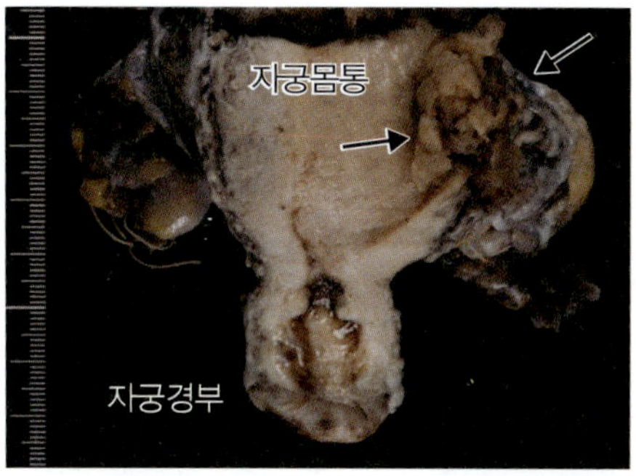

b 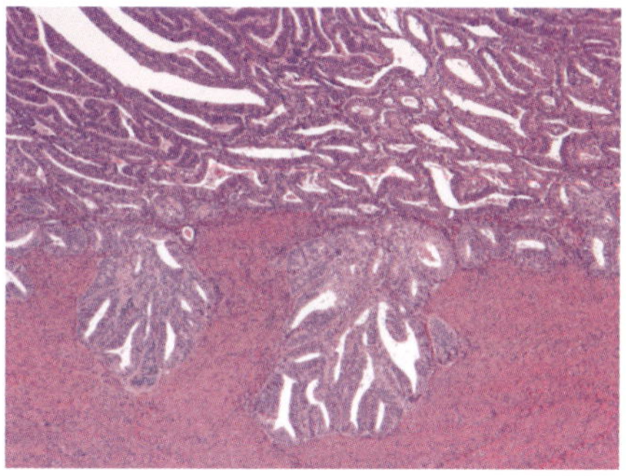

그림 20-13 **자궁내막샘암종**

a. 육안상에서는 자궁내막의 → 부위에 증식하는 종양이 확인된다.
b. 조직상에서는 자궁내막샘암종이 아래쪽의 자궁근(육)층 안에 관 모양으로 침윤성 증식을 나타내고 있다.

진단 생검(biopsy)이나 자궁경검사(hysteroscopy)를 통한 자궁내막의 조직검사로 이루어진다. 경우에 따라서는 자궁몸통의 흡인세포검사가 보조적으로 시도될 수 있으나, 자궁내막은 해부학적으로 접근이 어려워 자궁경부암에 비해 검체 채취 및 정확성이 떨어질 수 있다.

병기 설정은 주로 국제산부인과연맹(FIGO) 병기 체계에 따른다.

감별진단 자궁내막샘암종은 다음 병변들과의 감별이 필요하다.

① **비정형 자궁내막증식증**(atypical hyperplasia) : 경계 불명확할 경우 면역조직화학 및 조직 구조 평가가 필요하다.

20

② **장액암종**(serous carcinoma) : 고분화형 샘암종과 감별이 필요하며, p53 종양억제단백질의 비정상적인 발현이 특징이다.
③ **투명세포암종**(clear cell carcinoma) : 호브네일세포(hobnail cell), 투명세포 등의 확인이 필요하다.
④ **암육종**(carcinosarcoma) : 육종성분의 동반 여부를 확인할 필요가 있다.

예후 분화도, 자궁(근)층의 침윤 깊이, 림프혈관의 침윤 유무, 자궁외 침윤 여부, 림프절 전이 여부, p53 돌연변이 등의 병리학적 요인에 따라 결정된다.
고분화형 및 중등도 분화형은 예후가 비교적 양호하나, 저분화형이며 깊은 자궁(근)층 침윤, 림프절 전이, p53 돌연변이가 동반된 경우에는 불량한 예후를 보인다.

3) 자궁내막증식증(endometrial hyperplasia)

자궁내막증식증은 자궁내막이 비정상적으로 증식하는 질환이다. 병적인 자궁출혈의 원인 중 하나이며, 폐경기 이후 여성에게서 많이 발생한다. 증식의 70~80%는 소실되지만, 3~5%는 이형성과 다형성으로 진행되며, 이형성과 과다형성의 약 25~40%는 암으로 진행한다.

4) 자궁내막증(endometriosis)

자궁내막증은 자궁내막조직이 골반 안의 다른 조직으로 들어가 증식하는 상태를 말한다(그림 20-14).

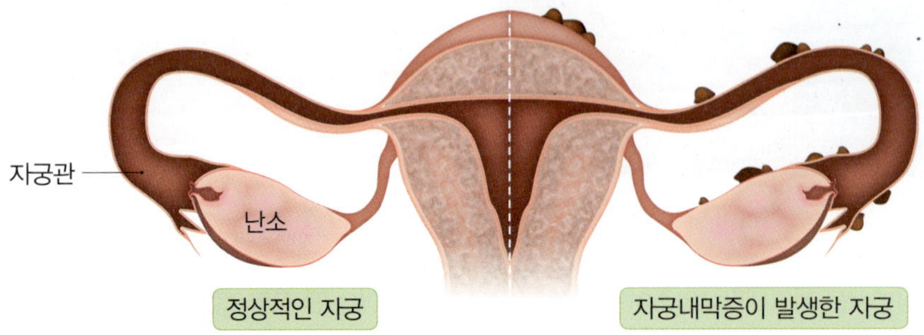

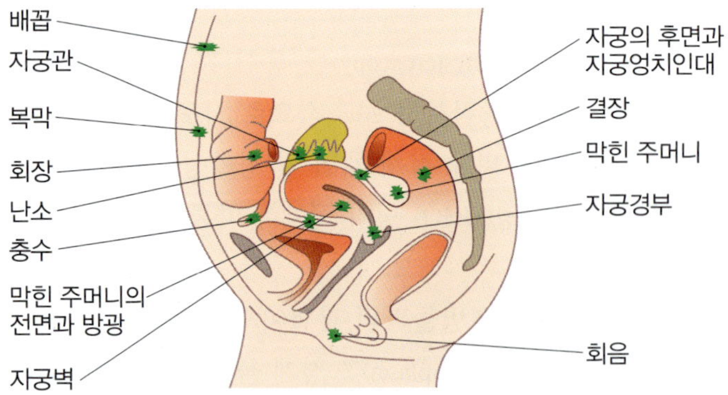

그림 20-14 자궁내막증

원인 월경기간 동안 자궁내막조직이 몸 밖으로 배출되지 않고 자궁관을 통해 골반안(골반강)으로 역류하는 경우, 복부에 있는 배아줄기세포가 자궁내막조직으로 변환되는 경우, 혈액이나 림프를 통해 자궁내막이 전파되는 경우 등에 발생한다. 자궁 이외의 부위에 있는 자궁내막은 월경주기의 호르몬 영향을 받는다.

증상 월경통, 월경 전후의 통증, 경련 및 월경 주기 중의 골반과 허리통증이 나타난다.

5) 자궁근종(hysteromyoma, uterine leiomyoma)

자궁근종은 자궁의 민무늬근육(평활근)에서 발생하는 경계가 분명하고 둥근 모양의 **양성종양**으로, 자궁섬유종, 자궁평활근종이라고도 한다. 악성화하는 경우는 거의 없다.

원인 알려져 있지 않다.

증상 자궁근종의 위치나 크기에 따라 나타나지 않는 경우도 있으나 임상적으로 비정상적인 과다출혈, 빈혈, 복부종양으로서 발견된다.

병리소견 조직학적으로는 다발 모양, 소용돌이 모양, 조밀한 방추형의 민무늬근육 종양세포가 증식한다(그림 20-15). 커지면 유리화(vitrification) 등의 각종 변성을 동반하지만, 경과하면서 악성화하는 경우는 없다.

분류 자궁 내에서 발생하는 위치에 따라 다음과 같이 분류한다(그림 20-16).

① 장막밑근종(subserous myoma) : 자궁을 덮고 있는 복막 바로 아래에서 발생하며, 근종이 늘어져서 줄기를 형성하기도 한다. 대부분 자각증상이 없다.

② 점막밑근종(submucous myoma) : 자궁내막 아래에서 발생한 근종으로, 가장 예후가 나쁘다. 작은 크기로도 출혈의 원인이 되기 쉽고 합병증이 많이 발생한다.

③ 근층내근종(intramural myoma) : 자궁근(육)층 내 깊숙이 위치하며, 자궁의 크기 자체가 커짐으로써 자궁내막의 면적이 증가하여 월경량이 증가한다. 대부분 자각증상이 없다.

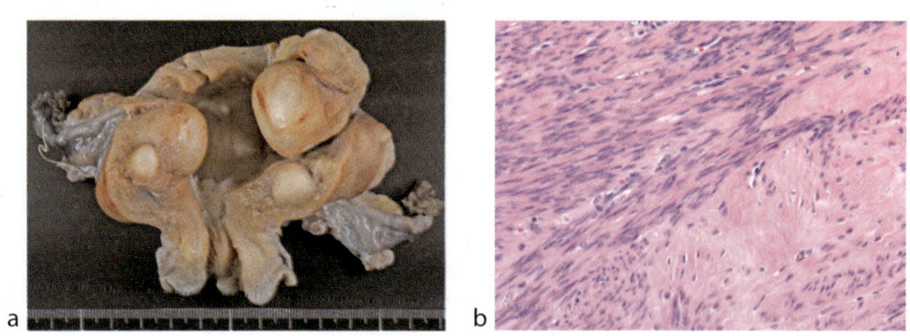

그림 20-15 자궁근종

a. 토란 모양으로 다발한 자궁근종의 육안상
b. 조직상에서는 유리화를 동반하여 민무늬근육세포 유사의 방추형 세포가 다발 모양으로 증식해 있다. 세포분열상은 관찰되지 않으며 다형성은 현저하지 않다.

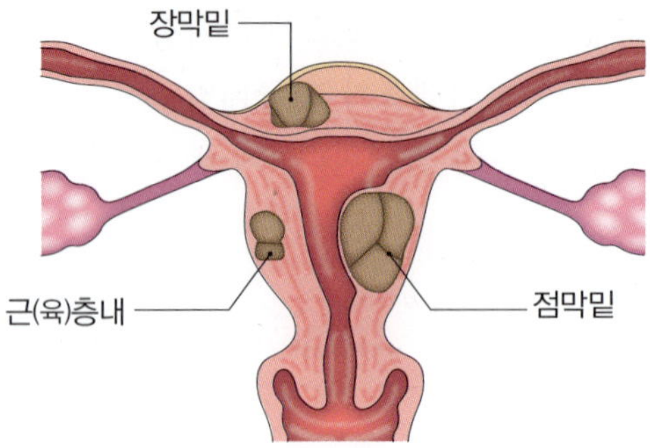

그림 20-16 자궁근종의 발생부위

6) 융모막상피종(chorionepithelioma)

융모막상피종은 포상기태(hydatidiform mole) 등의 비정상 임신에 속발하는 악성도가 높은 **악성종양**으로, 광범위한 **출혈**과 **괴사**를 특징으로 한다. 조기에 폐로 전이되어 치명적인 결과를 초래한다.

병리소견 이형성이 현저한 랑한스형 세포영양막(cytotrophoblast)과 다핵의 융합영양막(합포영양막, syncytiotrophoblast)이 증식하는 두형태성 패턴을 나타낸다.

진단 융합영양막에서 생산되는 β-hCG는 이 종양세포의 표지자가 되며, 분만 후에도 소변 중에 지속적으로 나타나는 β-hCG의 높은 수치는 포상기태나 융모막상피종의 지표로 이용된다.

MEMO **포상기태**(hydatidiform mole)

태반의 영양막세포가 비정상적으로 증식하는 질환으로, 크기 1~30mm에 이르는 큰 융모가 포도송이처럼 자궁 속공간을 채운다. 완전 포상기태와 불완전 포상기태로 나뉘며, 완전 포상기태는 융모막의 융모가 수포성이며 배아나 태아가 보이지 않는 것이 특징이고, 불완전 포상기태는 어느 정도는 태아의 조직을 확인할 수 있으나 기형적이며 생존이 불가능하다.

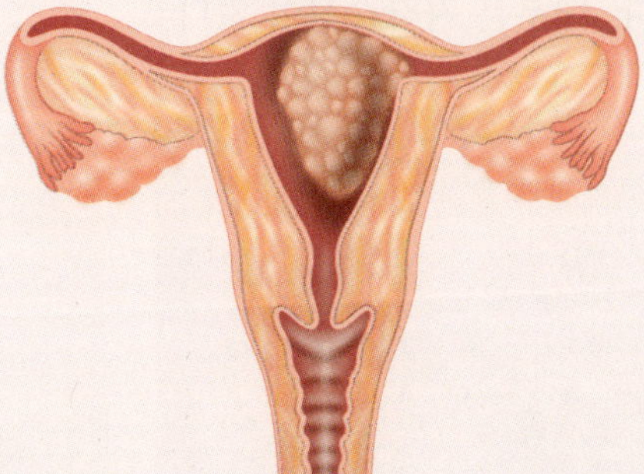

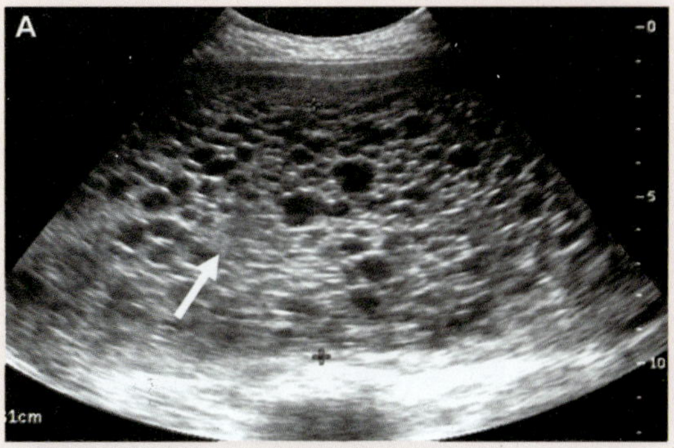

7) 난소종양(ovarian tumor)

난소종양은 난소에 발생하는 종양으로, 악성과 양성이 있으며, 약 80%가 양성종양이다.

증상 종양이 커지거나 복강으로 전이되어 복부팽륜이나 복수 저류가 간혹 관찰된다. 복압이 올라가면 종양줄기가 꼬여 경련성 하복부통을 유발한다. 임상적으로는 대부분 복부 종양으로서 발견된다.

진단 생검을 하기 어려운 장소이므로 혈액검사(CA125, CEA 등의 종양표지자) 및 CT, MRI 등의 영상검사로 수술 전 임상진단이 이루어진다. 대부분은 수술 중 신속진단(동결절편 조직검사) 또는 수술 후 병리조직검사로 최종진단을 내린다.

(1) 표층상피종양(surface epithelial tumor)

점액종양, 장액종양, 자궁내막종양, 투명세포종양으로 분류된다.

점액종양(그림 20-17)에서는 끈적끈적한 점도가 높은 내용액을 함유하고 있다. 양성이나 경계악성형인 경우에도 그 내용액이 새어나오면 복강에 점액이 차게 되는 복막강거짓점액종(pseudomyxoma peritonei)이라는 상태가 되어 치명적인 결과를 초래한다.

장액종양은 연하고 밝으면서 끈적이지 않는 장액성 내용액을 함유하고 있는 점이 점액종양과 다르다. 조직학적으로 양성에서는 종양세포가 단층성이고 이형성이 적지만(그림 20-18), 악성이 되면 유두 모양, 관 모양의 증식을 나타낸다(그림 20-19). 모두 노인의 난소에서 발생한다.

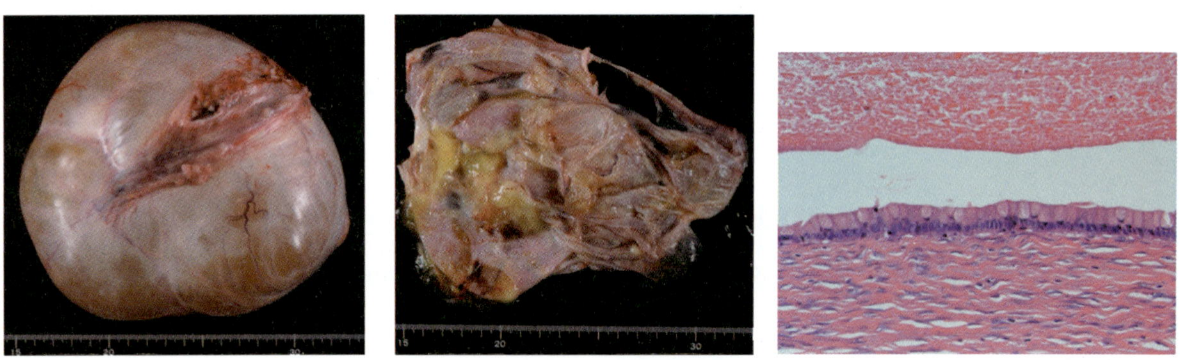

그림 20-17 **점액종양**

약 17cm 크기로 비대해진 다방성 점액낭샘종(cystadenoma). 왼쪽에서부터 표면, 자른 단면, 조직상이다. 자른 단면에서는 속벽에 부착된 황색의 점액이 관찰된다. 조직상에서는 점액성 원주상의 종양세포가 단층으로 증식해 있다.

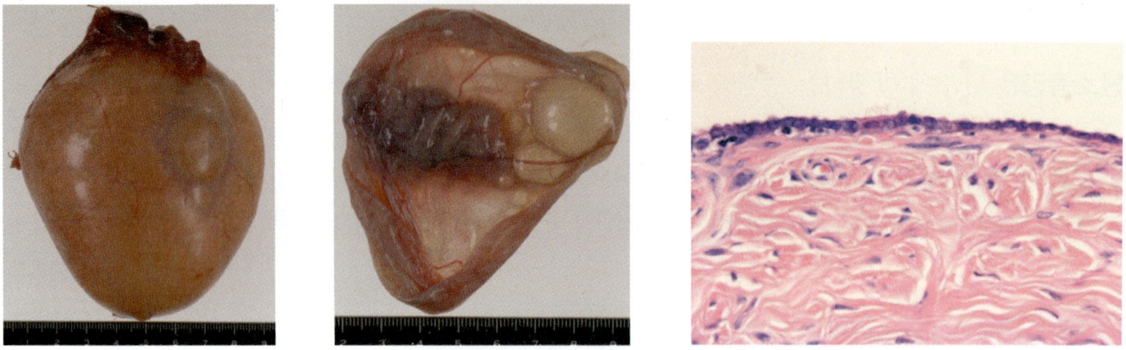

그림 20-18 장액낭샘종

왼쪽에서부터 표면, 자른 단면, 조직상이다. 자른 단면에서는 끈적이지 않는 장액성 내용액이 유출되어 매끄러운 속벽이 관찰된다. 조직상에서는 장액성 정육면체 모양의 작은 종양세포가 단층으로 증식해 있다.

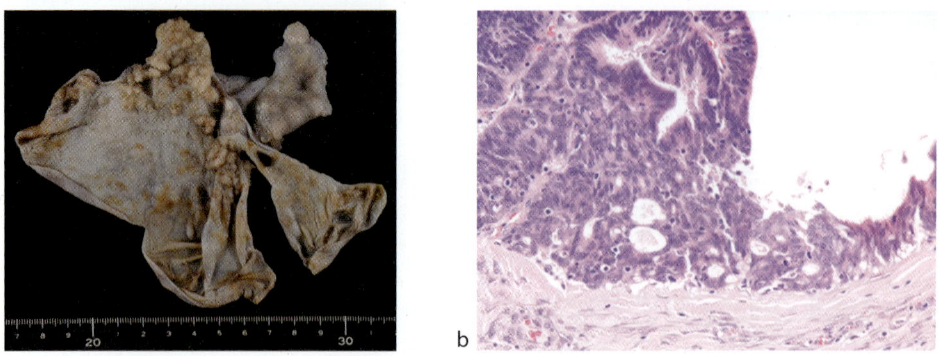

그림 20-19 장액낭샘암종

a. 자른 단면에서는 충실성의 결절 모양 종양이 다발해 있다.
b. 조직상에서는 이형성이 두드러진 대형 원주상 종양세포가 침윤성으로 증식해 있다.

(2) 성끈버팀질종양(sex cord stromal tumor)

난소에서 발생하는 종양의 10% 이내를 차지하며, 전 연령층에서 발생한다.

종류 과립막세포종양, 과립난포막세포종양, 섬유종 등의 종류가 있다.

① **과립막세포종양**(granulosa cell tumor) : 성숙난포(graafian follicle)와 비슷한 구조이며, 다양한 조직상을 나타낸다. 에스트로젠을 다량 분비하며, 크기는 작지만 악성으로 전환될 가능성이 있다.

② **과립난포막세포종양**(granulosa theca cell tumor) : 양성종양으로, 자른 단면이 황백색을 띤다. 종양세포는 난포막세포와 유사하고, 넓은 세포질에는 다량의 지방이 관찰되는 것이 특징이다.

③ **세르톨리라이디히종양**(Sertoli-Leydig cell tumor) : 안드로젠(남성호르몬)을 생산하기 때문에 남성화를 일으킨다(다모, 무월경, 유방퇴화). 경계악성종양이다.

(3) 종자세포종양(germ cell tumor)

젊은 사람의 난소종양 중에서 15~20%를 차지한다. 난소에 발생하는 종자세포종양 중에서 가장 많은 것이 **성숙낭성기형종**[mature cystic teratoma; **유피낭종**(피부모양기형낭종, dermoid cyst)]이며, 낭종 내용물로서 피지, 모발, 낭종벽에 이, 연골, 표피조직 등을 함유한다(그림 20-20).

악성종자세포종양에는 난소고환종(dysgerminoma), 난황낭종양, 배아암종, 융모막암종을 들 수 있다. 난소고환종은 고환종과 같은 조직상을 나타낸다.

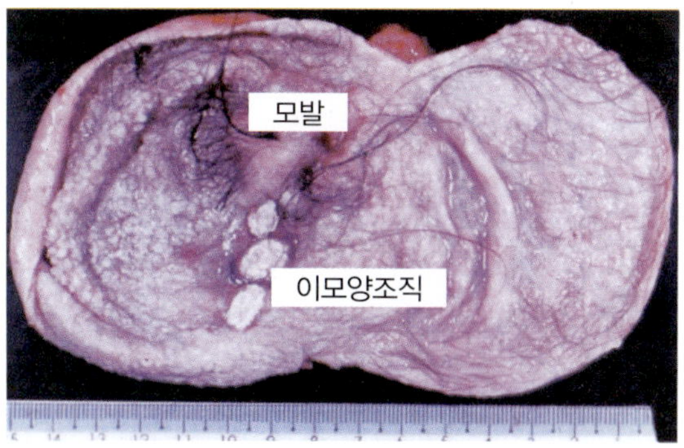

그림 20-20 **성숙낭성기형종(유피낭종)**

낭종을 열어 속면을 관찰하면 다수의 모발, 이 모양의 단단한 조직이 확인된다. 내부에 가득 차 있던 피지 유사 물질이나 다량의 모발 덩어리는 제거되어 있다.

(4) 전이 난소종양

위, 대장, 유선(젖샘)에서 전이되는 경우가 많다. 전이 난소종양으로서 특징적인 것은 **크루켄베르크 종양**(Krukenberg tumor)이다. **위의 반지세포암종**이 양쪽 난소로 전이된 것으로, 난소는 커지고 자른 단면의 조직상은 충실성, 점액상을 나타낸다.

4 유선의 질환

20

유선에서 발생하는 질환 중에 유방병증, 섬유샘종, 유방암의 3가지가 중요하다(그림 20-21).

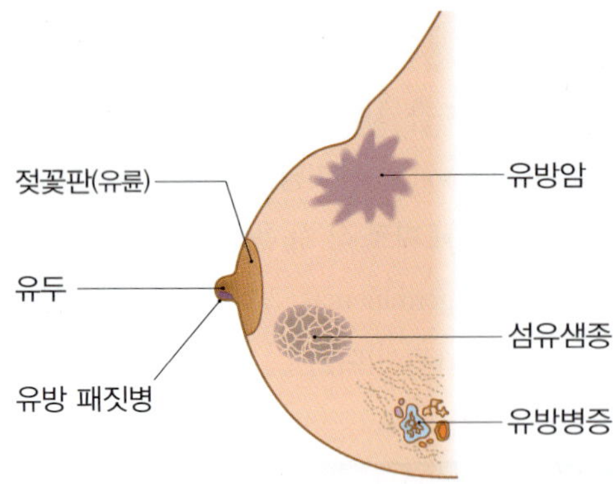

그림 20-21 각종 유선질환

1) 유방병증(mastopathy)

유방병증은 보통 40대 이상의 여성에게서 발생하는 양성종양으로, 유선질환 중에서 가장 발생률이 높다. 섬유화, 낭종형성, 아포크린화생, 샘증식증, 유두종증 등 여러 가지 조직변화가 섞여 있는 병터이다. 영상검사 등으로 진단되며, 적출한 검체를 이용하여 병리적으로 확진할 수 있다. 악성화하지는 않는다(그림 20-22).

2) 섬유샘종(fibroadenoma)

섬유샘종은 20~30대 여성에게 발생하는 양성종양으로, 보통 크기가 3cm이하로 가동성이 좋고 탄성이 있는 둥근 종양이다. 피막으로 덮여 있으며, 사이질 섬유 성분과 샘관 성분의 증식에 의해 형성되는 경계가 명료한 종양이다(그림 20-23). 악성화하지는 않는다.

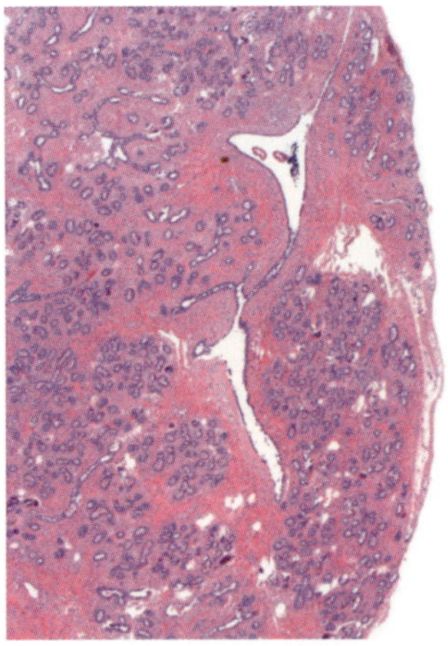

그림 20-22 유방병증

섬유성 사이질증식과 관 모양의 젖샘관 증식

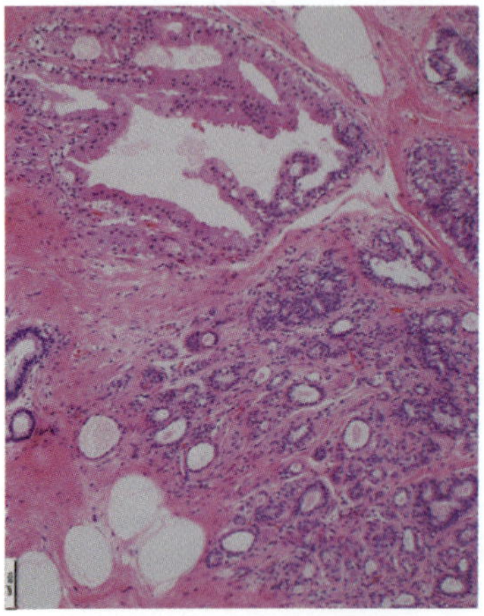

그림 20-23 섬유샘종

아포크린화생을 나타내는 미세낭종 모양의 젖샘관(위쪽)과 소형 젖샘관의 집락으로 이루어진다(아래쪽).

3) 유방암(breast cancer)

유방암은 증가 경향에 있는 **악성종양**의 하나로, 40대 이상의 여성에게 많이 발생한다.

원인 명확하지 않지만 유방암 가족력, 이른 초경, 늦은 폐경, 폐경 후의 호르몬 치료, **유전**요인 등이 영향을 미치는 것으로 보고 있다.

증상 임상적으로는 단단한 유선종괴, 유방 비대칭, 피부함몰, 비정상적인 유두분비 등이 특징적으로 나타난다.

분류 유방암은 종양세포가 젖샘관(유관) 내에 국한된 **비침윤암**(noninfiltrating cancer)과 사이질에 침윤한 **침윤암**(infiltrating cancer)으로 나뉘는데, 전자는 예후가 양호하지만 후자 중에서 림프절전이가 있는 경우에는 예후가 좋지 않다. 또한 증식하는 종양세포의 종류에 따라 **소엽암종**(lobular carcinoma)과 **관암종**(duct carcinoma)으로 나뉘지만, 본질적으로는 모두 샘암종이다. 우리나라에서는 유방암의 80% 이상이 침윤성의 관암종이다(그림 20-24).

진단 유방(방사선)촬영(mammography), 초음파, MRI 등의 검사로 진단할 수 있다. 임상적으로 유용한 표지자는 없으므로 유방암이 의심되는 경우에는 먼저 **바늘흡인세포진단**이나 **바늘생검**을 통해 세포학적 또는 조직학적 진단을 한다. 그 다음 종양의 진행 상태를 보아 유방절제나 부분절제 등이 시행된다. 수술 전에 확정진단을 내리지 못하는 경우 수술 시 신속진단(동결절편 조직검사)을 통해 확정진단을 내린다.

치료 지금까지는 수술(유방절제 또는 보존요법), 호르몬요법(항에스트로젠 제제), 화학요법(항암제)이 치료의 중심이었지만, 최근 HER2(c-erbB2/neu) 양성 유방암(그림 20-25)에 대해서는 항HER2 항체를 이용한 치료도 이루어지고 있다. 이러한 치료는 종양세포의 특정 분자를 표적으로 하여 그 증식을 억제하기 때문에 **분자표적치료**라고 한다.

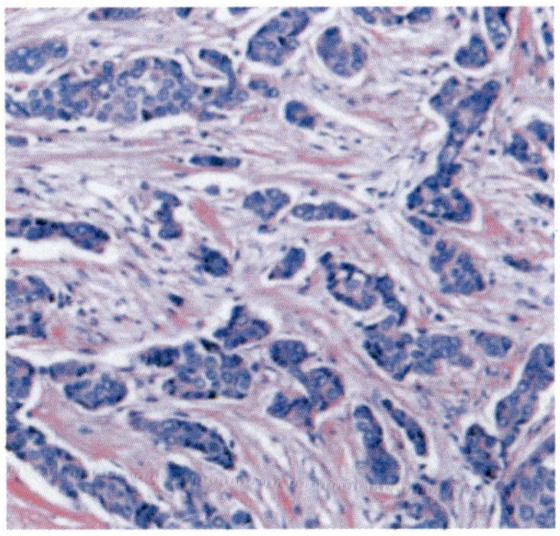

그림 20-24 **침윤성 관암종**

암세포가 불규칙한 젖샘관을 만들어 증식

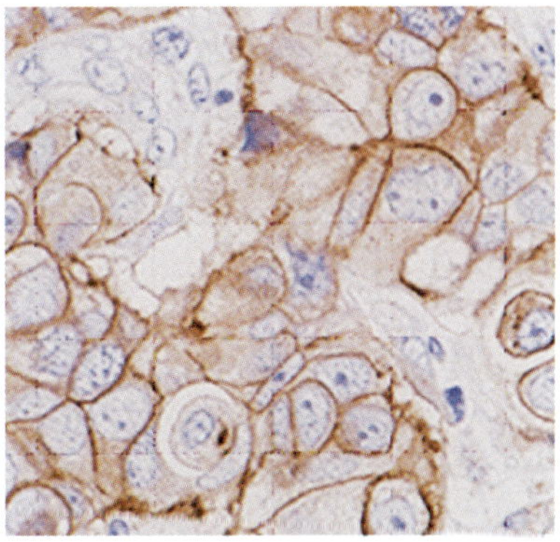

그림 20-25 **HER2 양성 유방암**

HER2 양성 유방암의 면역조직화학(암세포막에 선 모양의 양성상)

20

MEMO **HER2**

HER2(human epidermal growth factor receptor type 2)란 세포증식인자수용체의 하나로, 이 수용체에 증식인자가 결합하여 세포의 증식이 촉진된다. 유방암의 약 20%에서 HER2의 과잉발현이 관찰되는데, 항 HER2 항체는 이 수용체에 결합하여 암세포의 증식을 억제한다.

4) 패짓병(Paget disease)

패짓병은 유선(젖샘) 내에 종양을 만들지 않고 유두부분의 미란만을 특징으로 하며, 암세포가 표피 내에서 증식하는 특수한 질환이다. 임상적으로 습진과 비슷하게 피부가 가려운 증상을 나타낸다. 유선 내에 유방암이 확인되는 경우와 표피 내에서만 병터가 국한되는 경우가 있다(그림 20-26). 예후는 양호하다.

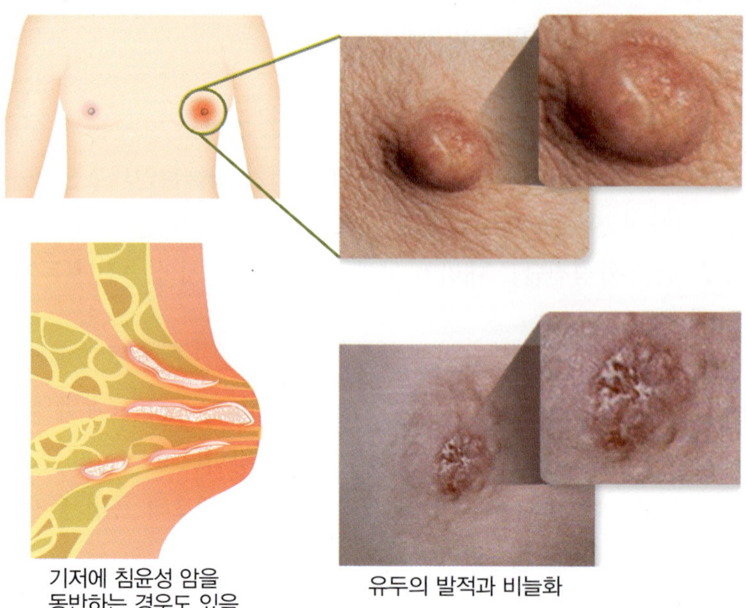

〈출처 : 보건복지부 · 대한의학회〉

그림 20-26 유방 패짓병

Chapter 21

감각계통

학습목표

1. 시각기관이나 청각기관의 해부와 기능을 이해하고 주요 질환을 설명할 수 있다.
2. 피부의 구조와 기능을 이해하고 주요 피부질환의 개념을 설명할 수 있다.
3. 습진피부염, 단순포진 및 대상포진, 물집증 및 유사물집증, 여드름, 건선 등 각각의 피부병터에 대해 설명할 수 있다.
4. 악성종양인 가시세포종과 악성흑색종에 대해 설명할 수 있다.

핵심용어해설

- **녹내장**(glaucoma) : 안압의 상승으로 시(각)신경이 장애를 받아 시야가 좁아져서 실명의 원인이 되는 질환이다. 갱년기 이후의 여성에게 많은 폐쇄각녹내장과 무자각 상태에서 진행되어 안압이 서서히 상승해 시신경위축이나 시야결손을 일으키는 개방각녹내장이 있다.
- **단순포진**(herpes simplex) : 단순헤르페스바이러스에 의한 피부 감염병이다. 입술포진에서는 입술에 물집이 생기는데, 표피세포 자체가 부종이 되어 풍선 모양 또는 공 모양으로 부풀어 올라 결국 변성 및 팽화하여 괴사한다.
- **당뇨병망막병증**(diabetic retinopathy) : 당뇨병으로 인해 망막의 미세혈관이 손상되어 모세혈관류, 망막출혈, 백반, 혈관신생 또는 망막박리나 녹내장이 나타나 실명하기도 하는 질환이다.
- **대상포진**(herpes zoster) : 수두가 나은 후 척수에 있는 신경절에 잠복감염해 있던 수두대상포진바이러스가 몸의 면역력, 저항력이 떨어졌을 때 재활성화하여 편측성으로 띠 모양의 작은 물집을 형성하는 질환이다. 신경의 심한 통증을 동반한다.
- **백내장**(cataract) : 수정체가 혼탁해진 것으로, 노화와 함께 진행되는 노년백내장 외에 선천백내장이나 외상, 방사선에 의한 백내장이 있다. 당뇨병 환자에게서도 나타난다.
- **악성흑색종**(malignant melanoma) : 멜라닌세포의 악성종양이다. 표피 내의 악성흑색종은 전이되는 일이 없지만, 진피 깊숙이 침윤되면 쉽게 전이되는 악성도 높은 피부종양이다. 멜라닌 과립을 생산하여 외형적으로 검은색을 띤다.

감각기(관)(sensory organ)은 외부나 체내에서 가해지는 자극을 감지하여 이를 중추신경계통에 전달하는 말초신경계통의 수용체이다. 감각기(관)로서 분화된 것에는 시각기관인 눈, 평형청각기관인 귀, 후각기관인 코가 있으며, 모두 뇌의 발달에 영향을 미친다. 눈은 중(간)뇌(mesencephalon), 귀는 다음뇌(metencephalon), 코는 앞뇌(전뇌, prosencephalon)와 관계가 깊다. 뇌의 이러한 부분은 각 감각기(관)에서 보내오는 정보 처리와 관련해서 발달한다고 할 수 있다.

감각기(관)에는 그 밖에 신체의 감각인 통각, 온·냉각, 촉각, 근육이나 관절의 심부감각 등에 관여하는 것 등이 있다.

1 감각기(관)의 구조와 기능

1. 시각기관(눈)

시각기관은 눈, 시(각)신경, 눈꺼풀(안검), 눈물기관, 결막, 눈바깥근육(외안근)으로 구성된다. 이 가운데 눈은 각막, 공막, 홍채·섬모체·맥락막으로 이루어진 포도막, 빛을 느끼는 망막, 내부에 들어있는 수정체와 유리체로 구성된다(그림 21-1).

빛은 수정체에서 굴절되어 망막에 상을 맺고, 빛 감수성을 가진 망막세포로부터 시(각)신경을 통해 대뇌로 정보가 전달된다.

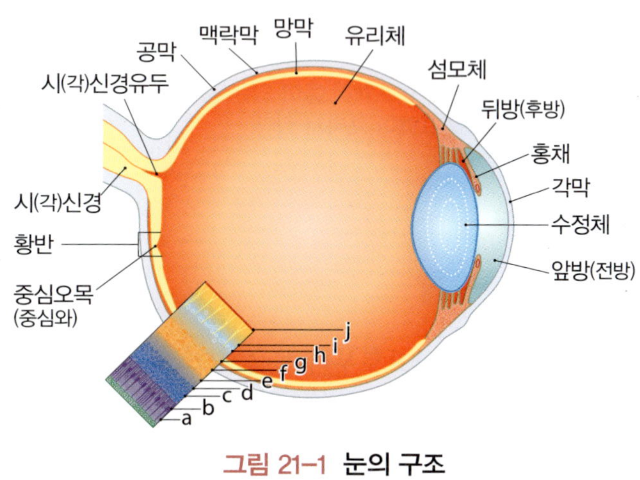

그림 21-1 눈의 구조

각막을 통과한 빛은 수정체에서 굴절되어 망막에 상을 맺는다. 이 망막은 바깥쪽에서부터 색소상피층(a), 막대세포원뿔세포층(b), 비깥경계층(c), 바깥과립층(d), 바깥얼기층(e), 속과립층(f), 속얼기층(g), 신경세포층(h), 신경섬유층(i), 속경계층(j)의 10층으로 구성된다.

21

2. 청각기관(귀)

귀는 청각과 몸의 평형감각(몸의 회전, 기울기 등)을 느끼는 부분이다. 귓바퀴(이개), 외이도(바깥귀길)로 구성되는 **외이**(바깥귀), 고막, 3개의 이소골(귓속뼈)을 포함하는 고실과 이관(귀관)으로 구성되는 **중이**(가운데귀), 그리고 **내이**(속귀)로 구성된다. 내이에는 소리를 느끼는 달팽이관과 평형감각에 관여하는 안뜰(전정) 및 반고리관이 있다(그림 21-2).

정보는 달팽이관으로부터 달팽이신경(청(각)신경 가지)을 통해, 안뜰에서는 안뜰신경(청(각)신경 가지)을 통해 뇌줄기(다리뇌)로 보내진다.

바깥림프액이 들어 있는 골미로(뼈미로)라는 공간에 속림프액이 들어 있는 막미로를 구성하는 반고리관, 타원주머니(타원낭), 둥근주머니(구형낭), 달팽이관이 들어 있다. 이 가운데 타원주머니와 둥근주머니가 들어 있는 부분을 안뜰(전정)이라고 하며, 안뜰창(타원창)을 통해 고실과 연결된다.

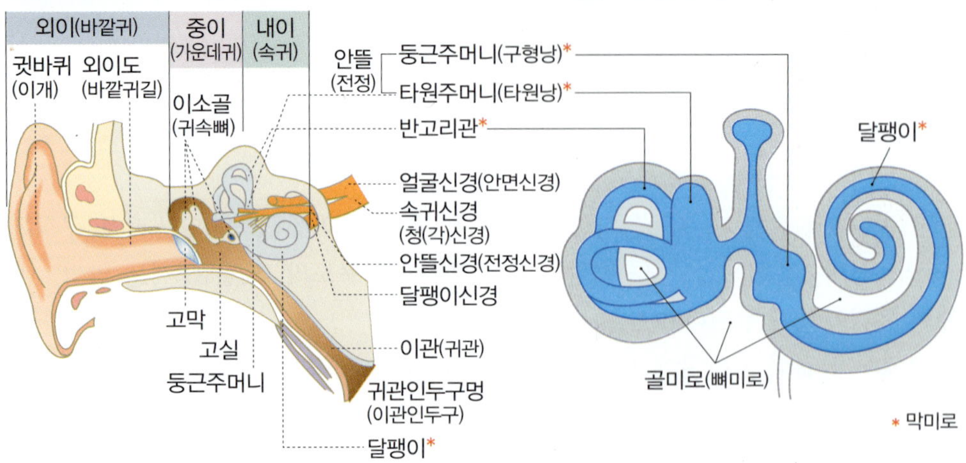

그림 21-2 귀의 구조

귀는 외이(귓바퀴와 외이도), 고막, 중이(고막과 이소골을 포함한 고실과 이관), 내이(달팽이관과 안뜰)로 구성된다. 뼈미로(골미로)라고 하는 복잡한 형태의 바깥림프액이 들어 있는 공간에 막미로를 형성하는 안뜰 · 반고리관 · 달팽이관이 들어 있으며, 내부에 속림프액이 채워져 있다.

3. 피부

피부는 온몸을 덮고 있으면서 외부의 자극으로부터 몸을 지키는 중요한 장기이다. 표면에서부터 표피, 진피, 피부밑지방조직으로 구성되며, 모낭(털집)과 털, 기름샘(피지샘), 아포크린샘(부분분비샘), 털세움근(입모근), 에크린샘이라는 부속기관이 있다(그림 21-3a).

표피(epidermis)를 구성하는 세포는 바닥층(기저층)에서부터 분열 및 분화하면서 상층을 향해 **가시층**(극층), **과립층**을 지나 각(질)화라는 현상을 일으켜 **각질층**이 된다(그림 21-3b).

표피의 각질층은 각(질)화에 의해 세포질이 단단한 **각질**(keratin)섬유로 채워져 있어, 외부로부터 미생물이나 유해물질이 침입하는 것을 막고, 수분 상실을 막는 매우 중요한 장벽기능을 한다.

표피와 진피는 바닥막(기저막)에 의해 구분되는데, 표피에는 표피세포 외에 표피바닥층에 **멜라닌세포**(색소세포)가 있으며, 이 세포가 멜라닌과립을 생성하여 유해한 자외선을 방어한다.

기름샘에서 분비되는 피부기름(피지)은 피부 표면을 덮어 피부를 매끄럽게 해주며 산성이기 때문에 항균작용을 한다. 아포크린샘은 체취, 페로몬(pheromone)과 관련이 있으며, 에크린샘은 땀남(발한)에 의한 체온조절이나 노폐물 배설 등의 중요한 기능을 한다.

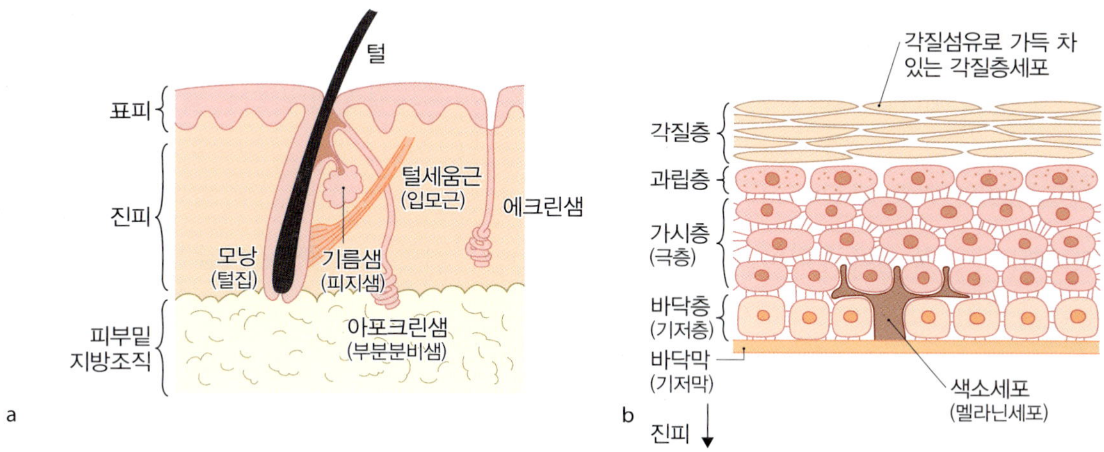

그림 21-3 피부의 구조

a. 정상 피부의 구조 b. 정상 표피의 구조

2 시각기관의 질환

1. 눈꺼풀(안검)의 질환

1) 눈꺼풀염(blepharitis)

눈꺼풀염은 눈꺼풀의 피부와 속눈썹 부위에 만성적으로 염증이 생기는 질환이다.

원인 대부분은 황색포도알균 등의 감염에 의해 발생하며, 그 밖의 원인으로 상처, 기생충, 알레르기, 면역질환, 영양결핍 등이 있다.

증상 가려움과 함께 눈에 이물감과 자극을 느끼며, 눈이 충혈되기도 한다.

합병증 다래끼(맥립종), 콩다래끼, 눈꺼풀겉말림(안검외번) 등을 합병하기도 한다.

2) 다래끼(맥립종, hordeolum)

다래끼는 눈꺼풀의 기름샘(피지샘)이나 땀샘, 눈꺼풀판샘에 생긴 **급성고름염증**이다.

원인 주로 황색포도알균 등의 **감염**이 원인이다.

증상 눈곱이 많이 끼고 눈 뜨기가 어려우며 눈의 충혈, 눈꺼풀에 발적, 부기(종창), 통증이 나타난다.

합병증 증상에 대한 치료가 잘 되지 않을 경우 결막염과 각막염을 유발할 수 있다.

3) 콩다래끼(산립종, chalazion)

콩다래끼는 눈꺼풀 안쪽에 위치하는 기름샘(마이봄샘)이 막히면서 발생하는 비감염성의 만성염증 병터이다.

원인 눈꺼풀판샘의 기름샘이 막히고 분비물이 고여서 발생한다.

증상 관련 부위에서 딱딱한 돌기를 형성하며, 통증은 거의 없다.

2. 결막 · 각막의 질환

1) 결막염(conjunctivitis)

결막염은 안구를 외부에서 감싸는 조직에서 발생하는 염증으로, **전염성**이 높으므로 여름철 대중이 모이는 수영장이나 겨울철 찜질방이나 사우나 등에서의 감염 예방이 중요하다.

원인 바이러스, 세균, 알레르기반응, 외부 자극제 등이 있고, 바이러스 감염이 이차 세균감염으로 발전하는 경우도 있다.

증상 충혈, 분비물 증가, 한쪽 눈에서 다른 쪽 눈으로의 감염 등이 발생하며, 심한 경우 세균감염으로 발전되어 눈곱이 많이 끼고 눈부심(photophobia)이 나타나기도 한다.

2) 각막염(keratitis)

각막염은 눈의 각막에서 발생하는 염증질환이다.

원인 바이러스, 세균, 진균, 클라미디아, 아메바 감염 및 콘텍트렌즈, 외상, 자가면역질환, 화학제품, 찰과상 등이 원인이 되어 발생한다.

증상 이물감, 충혈, 통증, 눈부심, 눈물 증가, 시력저하 등이 나타난다.

3. 포도막의 질환

1) 포도막염(uveitis)

포도막염은 안구의 중(간)막인 포도막에서 발생하는 염증으로, 홍채염, 섬모체염, 맥락막염으로도 불린다.

원인 바이러스, 세균, 진균 감염과 자가면역질환 등에 의해 발생한다.

증상 충혈, 통증, 눈부심, 시력저하 등이 나타나고, 경우에 따라서는 증상이 전혀 나타나지 않기도 한다.

4. 망막의 질환

1) 망막박리(retinal detachment)

망막박리는 망막의 신경상피가 색소상피로부터 분리된 상태를 말한다.

증상 눈이 부시고 시야가 좁아지며, 더 진행되면 시력이 감소하고 사물이 찌그러져 보이며 색각장애가 나타날 수 있다.

분류

① **열공망막박리**(rhegmatogenous retinal detachment) : 망막의 열공을 통해 망막밑공간으로 액화한 유리체가 침입하여 발생한다. 시야가 결손되거나 실명하기도 하므로 수술이 필요하다.

② **비열공망막박리**(nonrhegmatogenous retinal detachment) : 당뇨병망막병증이나 눈 속 염증으로 발생한 증식막으로 인해 망막이 견인됨으로써 박리되는 **당김망막박리**(tractional retinal detachment)와 포도막염 등 염증으로 생긴 삼출액이 망막밑공간에 고이는 **장액망막박리**(serous retinal detachment)가 있다.

21

2) 당뇨병망막병증(diabetic retinopathy)

당뇨병망막병증은 당뇨병에서의 대사이상이 장기간 계속되어 망막의 미세혈관이 손상되는 병태로, 한국인의 실명원인으로 가장 많다. 병기의 진행에 따라 모세혈관류, 망막출혈, 백반, 혈관신생이 나타나며, 심해지면 망막박리나 녹내장이 동반되어 실명한다(그림 21-4, 21-5).

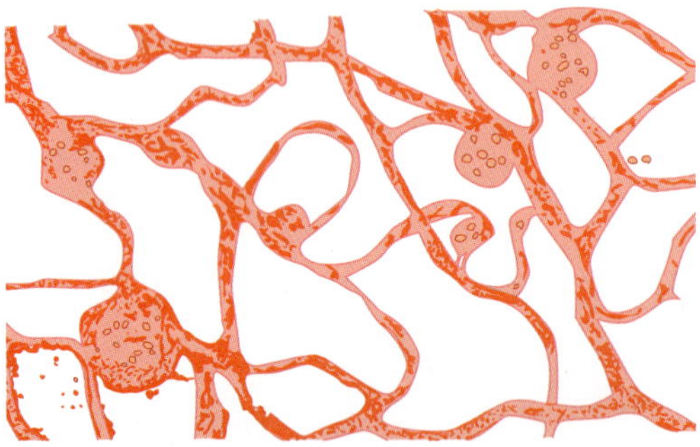

그림 21-4 당뇨병망막병증 환자의 망막
망막에서 모세혈관 신생과 모세혈관류가 관찰된다.

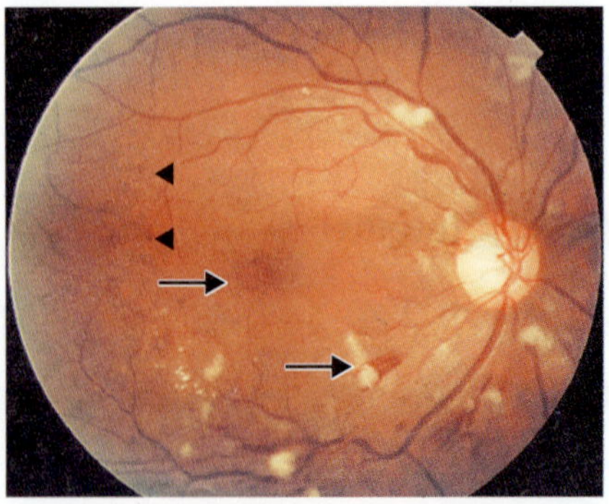

그림 21-5 당뇨병망막병증의 안저
출혈(→), 모세혈관류(▶), 백반이 관찰된다.

3) 고혈압망막병증(hypertensive retinopathy)

고혈압망막병증은 고혈압으로 인해 세동맥이 좁아져 발생하는 병태로, 망막에 부종, 출혈, 백반 등이 나타난다.

4) 나이관련황반변성(노년기황반변성, age-related macular degeneration)

나이관련황반변성은 노화에 따른 위축이나 비정상적인 혈관의 진입으로 망막 중심에 변형이 생기는 병태로, 진행되면 실명한다. 서양에서는 성인 실명 원인의 1위를 차지하며, 우리나라에서도 최근 급격하게 증가하고 있다.

5) 망막모세포종(retinoblastoma)

영유아에게 발생하는 **망막모세포종**은 미숙한 신경조직으로 분화를 나타내는 로제트(rosette) 형성을 특징으로 하는 종양이다. 미숙한 세포로 이루어지며, 13번 염색체 위의 Rb유전자이상으로 발생하는 것으로 밝혀졌다.

5. 기타

1) 녹내장(glaucoma)

녹내장은 시(각)신경이 장애를 받아 시야가 좁아지는 병태이다. 위험요인으로는 50세 이상, 가족력, 염증이나 종양, 당뇨병 등이 있다. 안압이 정상범위(10~21mmHg)에 있음에도 불구하고 녹내장성시신경병증을 초래하는 정상압 녹내장이라는 개념이 있는데, 최근의 역학조사에서는 녹내장의 약 60%가 여기에 해당한다. 서양에 비해 동양인에게 발병률이 높다.

원인 안압의 상승이 주요 원인 중 하나이며, 방수(aqueous humor)가 유출되는 통로가 막혀 과도한 액체가 축적되어 유발된다(그림 21-6).

증상 안압의 증가로 인해 복시(겹보임, diplopia), 눈의 통증, 시력저하의 증상이 나타난다. 시력 저하가 나타나는 경우는 질병이 어느 정도 진행된 상태이다.

분류

① **폐쇄각녹내장**(angle closure glaucoma) : 갱년기 이후의 여성에게 많이 발생하며 급성형에서는 어떠한 원인으로 방수의 유출로가 갑자기 막혀 안압이 현저하게 상승한다. 눈통증, 시력 저하, 두통, 구역, 구토가 동반되며 급성녹내장발작을 일으킨다.

② **개방각녹내장**(open angle glaucoma) : 증상이 느리게 진행되기 때문에 자각증상이 나타날 때는 말기 상태가 된 이후이다.

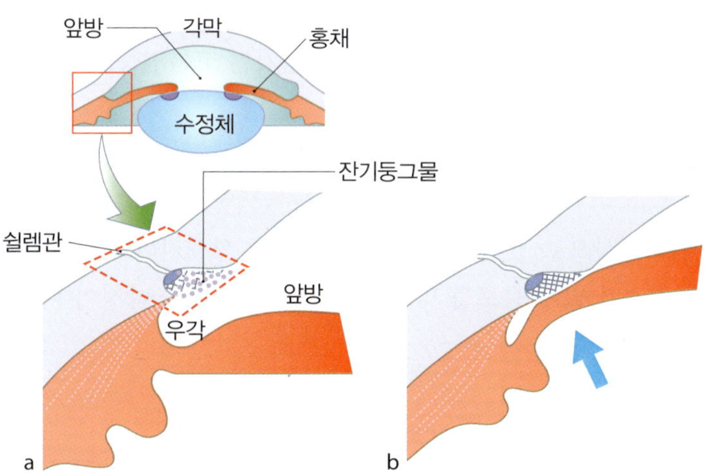

그림 21-6 녹내장의 분류와 발생기전

a. 개방각녹내장에서는 쉴렘관의 내피가 변성되고 방수의 유출이 방해를 받아 안압이 상승한다.
b. 폐쇄각녹내장에서는 홍채근부가 앞방을 향해 융기해 있기 때문에 잔기둥그물 부분에서 폐쇄가 일어나 방수의 유출장애가 일어난다.

2) 백내장(cataract)

백내장은 수정체를 구성하는 단백질이 변성에 의해 혼탁해져 전체적 또는 부분적으로 투명도가 상실되는 병태이다.

원인 노화, 외상, 자외선 과다노출, 당뇨병, 방사선, 약물, 유전요인 등이 원인이다.

증상 흐려진 시야, 야간시야 악화, 색깔인식 감소, 시력 저하, 복시 등이 나타난다.

분류 노화와 함께 진행되는 노년백내장(senile cataract)과 선천백내장(congenital cataract)이 있다. 당뇨병에 의한 백내장은 노년백내장과 구별하기 어렵지만, 젊은 당뇨병 환자의 경우 양쪽 눈에서 발생하여 빠르게 진행된다.

3 청각기관의 질환

1. 외이(바깥귀)의 질환

1) 외이도염(otitis externa)

외이도염은 외이도의 모낭(털집), 기름샘(피지샘)에서 생기는 고름염증이다.

원인 황색포도알균에 감염되어 발병한다.

증상 가장 특징적인 증상으로 귓바퀴를 당기면 통증이 심해진다. 염증으로 외이도 내에 부기(종창)가 심해지거나 귀지가 많아 통로를 막게 되면 일시적인 전도난청이 나타난다.

2. 중이(가운데귀)의 질환

1) 중이염(otitis media)

중이염은 감기 합병증으로서 소아에게 많이 발생하는 염증질환이다.

원인 폐렴알균, 인플루엔자균 등의 세균에 감염되어 발병한다.

증상 염증, 발열, 통증, 식욕부진, 청각저하 등의 증상이 나타난다.

분류

① **만성화농성중이염** : 급성화농성중이염의 불완전한 치유나 재발이 반복됨으로써 중이에 고인 고름성 물질 배농 시 열린 고막 구멍이 닫히지 않아 발생하는데, 황색포도알균, 녹농균이 종종 검출된다.

② **진주종성중이염** : 고막의 중층편평상피가 천공 부분을 넘어 중이 공간 내로 진입하여 박리물질(각화물질)이 축적한 상태이며, 귓속 점막의 염증과 함께 고실 또는 뼈 병터가 합병되어 꼭지방(유돌동), 꼭지벌집(유돌벌집)으로 파급되는 경우가 있다.

3. 내이(속귀)의 질환

1) 메니에르병(Meniere disease)

메니에르병은 미로 안의 림프액 압력이 상승하여 막미로가 확장되기 때문에(그림 21-7) 돌발현기증(paroxysmal vertigo), 감음난청, 귀울림(이명)이 반복되는 난치질환이다.

원인 확실하지 않지만, **속림프압의 이상**이 발병 원인이다.

증상 심한 현기증과 구토를 동반한다.

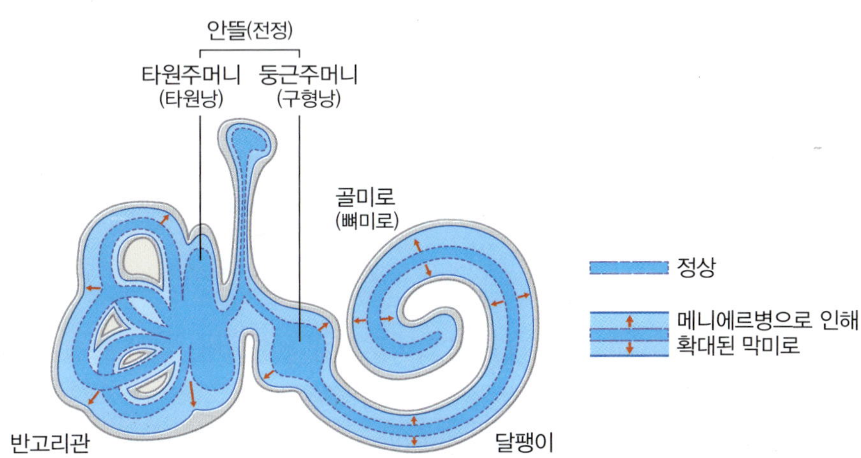

그림 21-7 **메니에르병의 내이**

메니에르병은 속림프의 수종(hydrops)으로 둥근주머니(타원낭)나 달팽이 등의 막미로가 확대되어 있다.

2) 귀경화증(otosclerosis)

귀경화증은 중이의 이소골을 통한 전도가 악화하는 원인 불명의 난청질환이다.

원인 등자뼈가 내이에 끼이는 부위의 움직임이 저하되는 것이 원인이다.

증상 주로 귀울림(이명)과 진행난청이 나타난다.

치료 이소골을 절제하여 인공 이소골을 유치하는 수술로 치료한다.

4 피부의 질환

1. 염증질환

1) 습진피부염(eczematous dermatitis)

외래 항원이나 자극에 반응해서 홍반, 장액성 구진, 잔물집을 나타내며 병리조직학적으로 표피가 해면 상태로 특징지어지는 것을 **습진피부염**이라고 한다.

증상 표피세포 사이의 부종이 심해지면 눈으로 보았을 때 물(장액)이 들어 있는 구진이나 잔물집이 나타난다.

병리소견 예를 들어 옻나무나 검양옻나무에 옻이 오르는 사람은 피부가 옻나무과 식물의 화학물질인 우루시올(urushiol)에 노출되면 표피에서는 그에 반응하는 림프구의 침윤이 나타난다. 그리고 부종으로 인해 표피세포와 표피세포 사이가 벌어지고 해면 상태가 되어 틈새가 생긴다(그림 21-8).

분류 습진피부염에는 접촉피부염이나 아토피피부염이 포함되며, 원인 물질을 특정할 수 없는 경우를 **습진**이라고 한다.

① **접촉피부염**(contact dermatitis) : 외부 물질과의 접촉에 의하여 생기는 모든 피부염을 말한다. 접촉 물질의 자체 자극에 의해 발생하는 자극접촉피부염과 접촉 물질에 대한 알레르기반응이 있는 사람에게만 발생하는 알레르기접촉피부염이 있다. 자극접촉피부염은 피부에 자극을 줄 수 있는 화학물질이나 물리적 자극물질에 일정한 농도 이상과 일정한 시간 이상 노출되면 모든 사

람에게 일어날 수 있는 피부염이다. 알레르기접촉피부염은 알레르기항원이 피부에 부착한 후 12~24시간 내에 피부에 나타나며, 세포면역에 의한 Ⅳ형 알레르기반응(지연형)이다.

② **아토피피부염**(atopic dermatitis) : 주로 유아기 또는 소아기에 시작되는 만성적이며 재발성인 피부의 염증질환으로, 가려움증과 피부건조증, 특징적인 습진을 동반한다. 유아기에는 얼굴과 팔다리의 펼쳐진 쪽 부분에 습진으로 시작되는데, 대부분 성장하면서 자연히 호전되는 경향을 보인다. 성인의 경우 접히는 부위의 피부가 두꺼워지는 태선화(lichenification)가 나타나고, 유소아기에 비해 얼굴에 습진이 발생하는 경우가 많다.

발생 원인은 아직 확실하게 밝혀지지 않았으나 환경요인과 유전소인, 면역반응 및 피부보호막의 이상 등이 주요 원인으로 보인다. 환경요인으로는 매연 등 환경 공해, 식품첨가물 사용 증가, 집먼지 진드기 등의 알레르기를 일으키는 원인 물질의 증가 등이 있다. 또한 유전소인으로는 아토피피부염 환자들의 경우 가족력이 있는 경우가 많다.

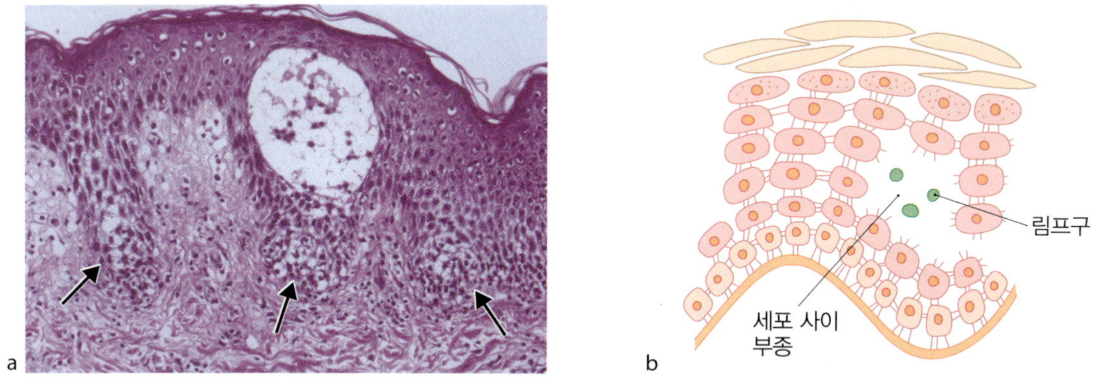

그림 21-8 습진피부염

a. 병리조직상. 표피 내에 해면 상태(⟶), 잔물집이 확인된다. b. 세포 사이 부종(해면 상태)

2) 여드름(acne)

여드름은 기름샘(피지샘)에서 분비되는 피부기름(피지)이나 각화물이 모낭(털집) 내에 정체되어 낭종 모양으로 구진, 고름물집, 결절 등 다양한 외부 변화가 나타나는 질환이다(그림 21-9).

사춘기에 얼굴 등 기름샘 모낭이 분포하는 부위에 외형적으로 오돌토돌한 여드름이 형성된다. 모공에 상주하는 **여드름 막대균**(간균)이 증식하면 여드름은 염증을 동반하여 붉어지고, 결국에는 고름물집도 형성된다.

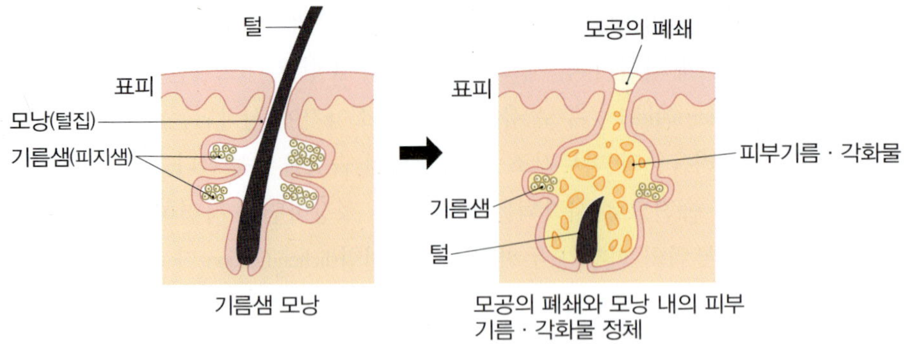

그림 21-9 여드름의 형성기전

2. 감염병

1) 단순포진(herpes simplex)

단순포진은 감기 등으로 몸 상태가 나빠졌을 때나 강한 햇볕을 쬔 후에 발병하며 증상으로 입술 등에 물집이 생기는 피부 감염병이다.

원인 **단순헤르페스바이러스**에 감염되어 발병한다.

발생부위 가장 많이 관찰되는 것은 **입술포진**(herpes labialis)(그림 21-10a)이다. 생식기에서 발생하는 것을 **생식기포진**(genital herpes)이라고 하며, 성교를 통해 감염되는 성매개병이다.

병리소견 표피세포가 단순헤르페스바이러스에 감염됨으로써 표피세포 자체에 부종이 생겨 풍선 모양 또는 공 모양으로 부풀어 오르고 변성, 괭화하여 괴사된다(그림 21-10b). 그 결과 표피세포가 변성되고, 괴사된 틈새에 장액이 고여 잔물집이 생긴 것처럼 보인다.

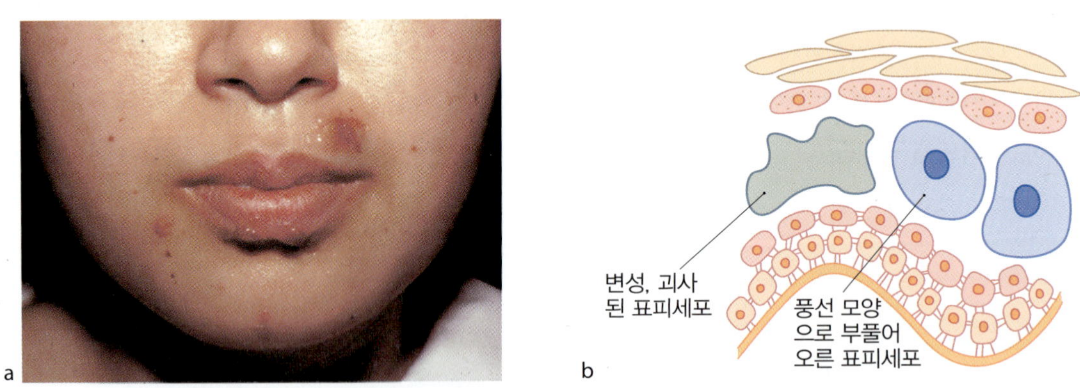

그림 21-10 단순포진

a. 입술포진. 입술 및 그 주위에 윤기 있는 잔물집과 물집막이 터져 생긴 작은 미란이 다발해 있다.
b. 표피세포에 발생한 풍선 모양의 세포 내 부종 및 변성

2) 대상포진(herpes zoster)

대상포진은 수두(varicella)가 나은 후 그 원인 바이러스인 **수두대상포진바이러스**가 척수에 있는 신경절에 잠복감염해 있다가 재활성화하여 신경을 따라 피부에 도달해 단순포진과 같은 변화를 나타내는 질환이다.

원인 잠복감염해 있던 수두대상포진바이러스가 신체의 면역력과 저항력이 저하되었을 때 재활성화함으로써 발병한다.

증상 바이러스가 증식한 **신경 지배 영역**의 피부에 편측성 띠 모양의 잔물집이 형성되는 것을 관찰할 수 있으며, 신경의 심한 통증이 동반된다.

3. 물집 질환

1) 물집증(천포창, pemphigus)

정상적인 표피에서 표피세포는 세포 사이에 가교와 같은 구조물이 달라붙어 있는데, 이 가교 역할을 하는 것이 **부착반점**(결합소체, desmosome)이라는 표피세포 사이의 부착장치이다. **물집증**은 어떤 이상으로 인해 자신에 대한 면역반응으로 표피세포 사이의 부착에 관여하는 가교를 공격하는 피부의 자가면역질환이다.

증상 외형적으로 피부나 입안점막에 이완된 물집과 미란으로 나타난다.

병리소견 표피세포 사이의 부착이 방해를 받아 표피세포가 뿔뿔이 흩어져 박리되고, 표피 내에 장액이 고여 물집이 형성된다(그림 21-11).

a
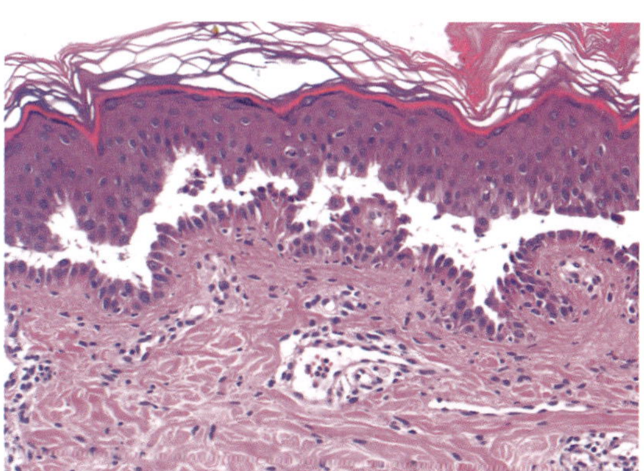

b
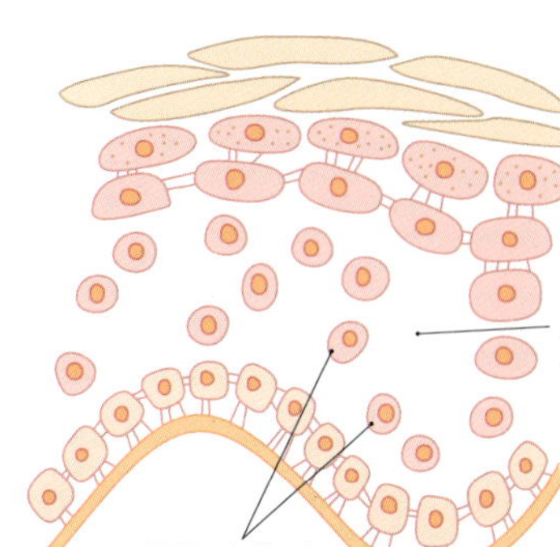

그림 21-11 물집증의 물집

a. 표피 내에 물집이 관찰되고 임상적으로는 이완된 물집이 된다.
b. 물집증의 표피 내 물집

21

2) 물집유사물집증(bullous pemphigoid)

물집유사물집증은 자가면역성 물집피부질환으로, 표피 바닥세포와 바닥막 사이의 접합부에 대한 자가항체가 형성되어 표피와 진피 사이의 분리가 발생한다.

증상 외형적으로 피부가 잔뜩 부풀어 오른 물집으로서 나타난다.

병리소견 표피 바닥세포와 바닥막과의 부착이 방해를 받아 표피와 진피와의 접합이 풀려 박리되고 표피 아래에 장액이 고여 물집이 형성된다(그림 21-12).

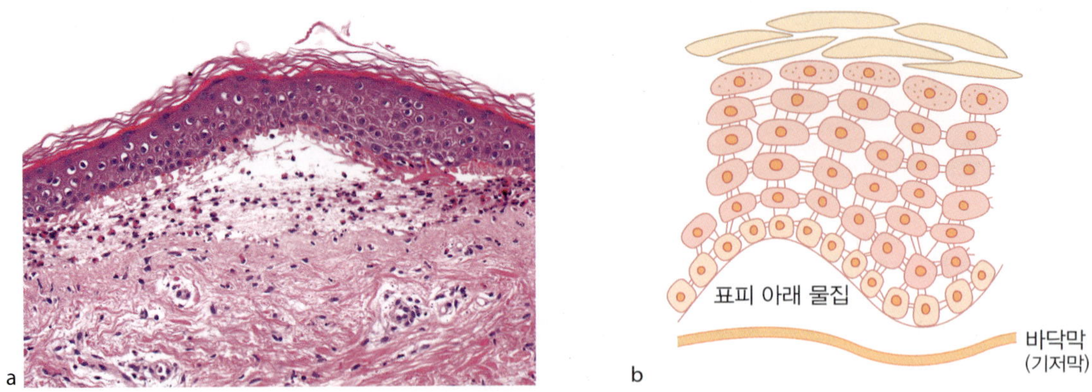

그림 21-12 물집유사물집증의 물집

a. 표피 아래에 물집이 관찰되며 임상적으로는 부풀어 오른 물집이다.
b. 물집유사물집증의 피부 아래 물집

4. 구진 질환

1) 두드러기(urticaria)

두드러기는 피부나 점막 혈관의 투과성(물질분자의 통과나 침입을 허용하는 성질)이 증가되면서 일시적으로 혈액의 혈장성분이 조직 내에 축적되어 피부가 붉거나 흰색으로 부풀어 오르고 심한 가려움증이 동반되는 피부질환이다.

원인 대부분 그 원인을 찾을 수 없는 경우가 많다.

증상 급격하게 피부가 부어오르면서 심한 가려움증을 동반하고, 피부의 증상이 3~4시간 이내에 사라졌다가 다시 다른 자리에 생긴다. 대개의 경우 각 피부의 변화는 12~24시간 이내에 사라진다.

2) 건선(마른비늘증, psoriasis)

건선은 붉은 반점과 비늘처럼 일어나는 피부각질(인설)을 동반한 발진(구진)이 주로 압력이나 마찰을 받는 부위(팔다리의 관절부위, 엉덩이, 두피)에 흔히 나타나는 질환이다. 한번 걸리면 대부분 10~20년은 지속된다.

원인 아직 밝혀지지 않았다.

병리소견 건선의 피부 병터는 눈으로 보면 각(질)화가 불충분하기 때문에, 표면에 두꺼운 백색의 비늘(인설)이 부착되고 표피가 비후되며 염증도 동반되기 때문에 약간 불거져 오른 홍반 모양이 된다(그림 21-13).

a 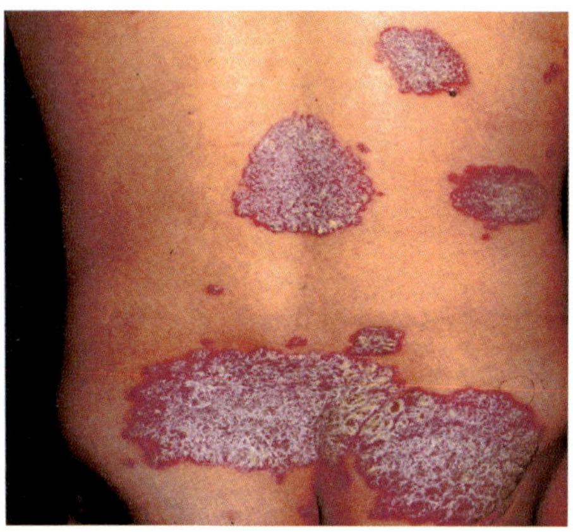

b 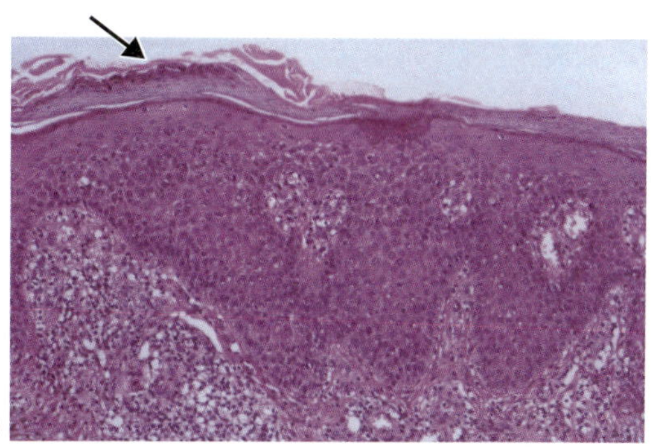

그림 21-13 건선

a. (보통) 건선. 허리등부분에서 엉덩이부분에 크고 작은 다양한 홍반이 다발해 있다. 표면에 두꺼운 은백색 비늘(인설)이 관찰되는 것이 특징이다. 비늘은 정상 표피에서는 각질세포가 개별적으로 벗겨지기 때문에 육안으로는 관찰할 수 없다. 비늘이 관찰된다는 말은 각(질)화가 불충분하여 각질세포가 정상적으로 벗겨지지 않고 피부 표면에 비정상적으로 축적되어 있음을 의미한다.
b. 현미경으로 관찰하면 표피 돌기의 연장이 동반된 표피 비후, 진피유두층의 모세혈관 확장, 중성구가 섞인 불완전한 각(질)화층(→)을 확인할 수 있다.

5. 종양

1) 기름흐름각화증(지루각화증, seborrheic keratosis)

21

기름흐름각화증은 노인에게서 발병 빈도가 높은 양성종양으로, 경계가 뚜렷하고 융기한 구진 모양의 각(질)화 병터가 형성된다. 노인사마귀라고도 불리며, 종종 검은색 점과 유사한 병터가 다발한다. 머리, 몸통, 팔다리 등의 피부기름 분비가 많은 부위에서 많이 발생한다.

2) 바닥세포암종(기저세포암종, basal cell carcinoma)

바닥세포암종은 암세포가 바닥세포(기저세포)와 닮아 있어서 이러한 명칭이 붙었다. 햇볕 노출부위(얼굴)에서 많이 발생한다. 조직학적으로는 소형세포암의 핵이 반상으로 배열하는 것을 특징으로 한다. 출혈성으로 궤양을 만들면서 침윤하지만, 전이되는 일은 없고 완전절제하면 완치된다.

3) 가시세포종(극세포종, acanthoma)

가시세포종은 표피(각(질)화)세포의 악성종양으로, 편평세포암종이다(그림 21-14). 대부분은 표피내암 또는 표재성암(빛각화증이나 보엔병)에 머물지만, 일부는 진피 내로 침윤되는 가시세포종이 된다. 표피세포의 암이기 때문에 각(질)화한다. 외형으로는 주로 햇빛 노출부위에 비늘이 부착한 홍반으로서 관찰되며, 침윤암이 되면 결절 모양으로 불거져 나오고 미란과 궤양을 동반한다.

4) 악성흑색종(malignant melanoma)

악성흑색종은 색소세포 즉, 멜라닌세포의 악성종양이다. 자외선 방어능력이 약한 백인에게서 발생빈도가 높고 몸통에서 많이 발생하며, 동양인이나 흑인은 팔다리의 말단부위에서 많이 발생한다(그림 21-15).

표피 내의 악성흑색종이라면 전이되는 일은 없지만, 진피 깊숙이 악성흑색종세포가 침윤되면 쉽게 전이되는 **악성도 높은 피부종양**이다. 멜라닌세포의 악성종양이기 때문에 멜라닌과립을 생산하므로 외형적으로 보면 검은색을 띤다. 표피 내 악성흑색종은 불규칙한 검은색 반점으로서 관찰되며, 침윤암이 되면 검은색 반점 일부가 부풀어 올라 미란과 궤양이 발생한다. 표피 내 악성흑색종 단계일 때 진단과 치료가 이루어지는 것이 매우 중요하다.

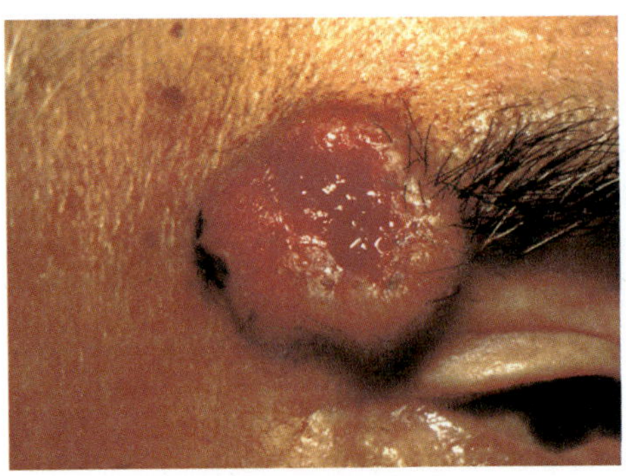

그림 21-14 가시세포종

호발부위인 햇빛 노출부분(얼굴)에 발생해 있다. 침윤암이기 때문에 결절 모양으로 부풀어 올라 있으며 표면에는 미란과 궤양이 있다.

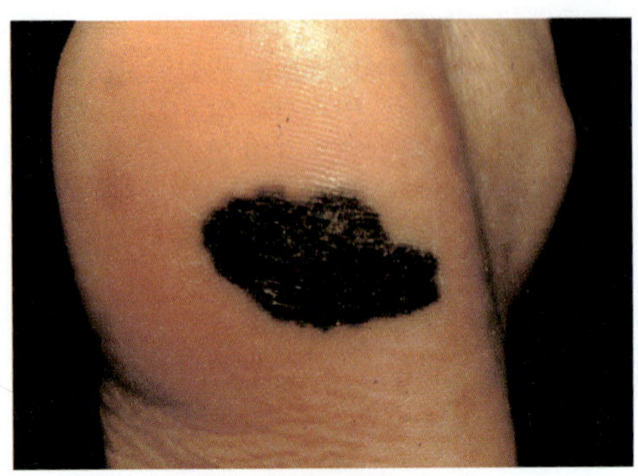

그림 21-15 악성흑색종

호발부위인 발바닥에 발생해 있다. 멜라닌세포의 종양이기 때문에 검고 악성이어서 커다랗고 형태가 고르지 못한 색소 반점이 나타난다. 종양세포가 다시 진피 아래로 침윤되면 이 색소 반점의 일부가 부풀어 오르게 된다.

참고문헌

- 강현숙 외, 〈쉽게 배우는 핵심 병리학〉, 의학교육, 2020
- 김성민 외, 〈보건인을 위한 아틀라스 병리학〉, 의학교육, 2022
- 김양호 외, 〈병리학 5판〉, 현문사, 2016
- 대한병리학회, 〈병리학 8판〉, 고문사, 2017
- 대한병리학회, 〈핵심 병리학 2판〉, JMK, 2018
- 신미자 외, 〈최신 알기쉬운 병리학 제3판〉, 현문사, 2022
- 신미자, 강현숙, 김원순, 오은정 등저, 〈알기쉬운 병리학 제2판〉, 현문사, 2020
- 이상형 외, 〈질환으로 배우는 병리학〉, 의학서원, 2016
- 이용덕 외, 〈알기 쉬운 인체병리학 4판〉, 학지사메디컬, 2018
- C.J. Finlayson, B.A.T. Newell 공저, 조재오 역, 〈한눈에 알 수 있는 병리학〉, 범문에듀케이션, 2012
- Robin Reid, Fiona Roberts, Elaine Macduff 공저, 나연경 등역, 〈그림으로 보는 병리학 7판〉, 현문사, 2013
- Utaka Tsutsumi 저, 김경아 역, 〈최신 심플 병리학〉, 대광의학, 2018
- Vinay Kumar, Abul K. Abbas, Jon C. Aster, 범문에듀케이션 편집부 역, 〈Robbins & Cotran 병리학 제9판〉, 범문에듀케이션, 2018
- Finalyson, Caroline, Newell, Barry, 〈Pathology at a Glance〉, Wiley-Blackwell, 2009
- Reid, Robin, Roberts, Fiona, Macduff, Elaine, 〈Pathology Illustrated(7th edition)〉, Churchill Livingstone, 2011
- Tamparo, Carol D., F.A., 〈Diseases of the Human body(6th edition)〉, Davis Company, 2016

INDEX

찾아보기

한글

ㄱ

ㄴ

ㄷ

● 영어

A

B

C

U

V

W

Y

● 저자진

권태현	안동과학대학교
권혁규	을지대학교
길초롱	진주보건대학교
김귀희	구미대학교
김기용	김천대학교
김미영	연성대학교
김미희	서정대학교
김석환	동국대학교
김세훈	동신대학교
김수정①	동서대학교
김수정②	동서대학교
김영화	경일대학교
김윤정	영남이공대학교
김윤정	창신대학교
김은숙	원광보건대학교
김은유	광주보건대학교
김진이	동남보건대학교
김하나	목포과학대학교
김해영	전주비전대학교
김현성	상지대학교
김현심	경운대학교
김희영	대구보건대학교
김희진	부산과학기술대학교
도여정	한림성심대학교
류명희	안산대학교
문미선	춘해보건대학교
문성모	광주대학교
박경미	대전과학기술대학교
박보영	경복대학교
박연자	경북과학대학교
박은희	광주여자대학교
박정서	대전과학기술대학교
박정훈	대림대학교
박주희	부천대학교
서보경	대구보건대학교
서우순	경동대학교
성윤정	경운대학교
송혜진	경민대학교
신환호	서영대학교
양경진	숭의여자대학교
오광조	전주비전대학교
유정희	유한대학교
윤정은	경남대학교
이미호	선린대학교
이민희	김해대학교
이승민	창원문성대학교
이여울	서영대학교(파주)
이예지	수원과학대학교
이옥희	경동대학교
이준호	대전대학교
이효정	광주대학교
임유성	경인여자대학교
장선일	전주대학교
장태수	단국대학교
전보영	명지전문대학교
전혜진	나사렛대학교
정보영	한양여자대학교
정세인	송원대학교
정옥연	동강대학교
조경희	상지대학교
조지연	유한대학교
조혜경	공주대학교
최미옥	안동과학대학교
최영실	경인여자대학교
최준영	거제대학교
최하림	남부대학교
최현숙	경동대학교
허창주	호산대학교
홍이진	수원과학대학교
홍주영	영진전문대학교

3판

알기 쉬운
핵심 병리학

2022년 8월 10일 초판 발행
2024년 3월 5일 2판 발행
2025년 8월 25일 3판 발행
2026년 2월 20일 3판 3쇄 발행

저 자 길초롱 · 김귀희 · 김미희 · 서보경 · 임유성 · 최영실 외
발 행 인 배영환 외
발 행 처 도서출판 의학교육
등록번호 제 2013-114 호
주 소 서울시 영등포구 영중로 138-1(영등포동 8가 80-2) 드림프라자 B 901호
Tel 02) 2637-4806, 4863 Fax 02) 2637-4807
홈페이지 www.medipub.co.kr
E - mail okpress1208@naver.com
정 가 44,000 원
I S B N 979-11-6127-279-5 93510